Haug

Taschenatlas Homöopathie in Wort und Bild

Grundlagen, Methodik und Geschichte

Von Josef M. Schmidt

Karl F. Haug Verlag · Heidelberg

Die Deutsche Bibliothek – CIP-Einheitsaufnahme

Schmidt, Josef M.:
Taschenatlas Homöopathie in Wort und Bild : Grundlagen, Methodik und Geschichte / von Josef M. Schmidt. [Grafiken von Roland Nagl]. – Heidelberg : Haug, 2001
ISBN 3-8304-7089-4

Sämtliche Grafiken wurden von Roland Nagl nach Vorlagen von Josef M. Schmidt erstellt

ISBN 3-8304-7089-4

Umschlagphoto: © Goethe-Institut Inter Nationes und William Gilcher
Layout und Satz: Josef M. Schmidt, 81545 München
Druck und Verarbeitung: Gulde Druck GmbH, 72072 Tübingen

Vorwort

Homöopathie wird heute nicht nur von drei Viertel der praktischen Ärztinnen und Ärzte in Deutschland – zumindest gelegentlich – angewandt, sondern auch von einer wachsenden Zahl aufgeklärter Patienten nachgefragt. In fast allen Medien ist das Thema kontinuierlich präsent, und aufgrund nachweislich geringerer Behandlungskosten werden auch Krankenkassen und Gesundheitspolitiker zunehmend auf diese Heilmethode aufmerksam. Die Mitgliederzahl des Deutschen Zentralvereins homöopathischer Ärzte hat sich in den letzten 20 Jahren versechsfacht und das Weiter- und Fortbildungsangebot – nicht zuletzt auch in den neuen Bundesländern – auf fast 100 Kurse pro Jahr ausgeweitet.

Trotz der Renaissance, die die Homöopathie seit einigen Jahrzehnten weltweit erlebt, haben die meisten ihrer Anhänger wie auch Kritiker oft unklare bzw. widersprüchliche Vorstellungen, was mit dem Begriff eigentlich genau gemeint sei. Angesichts der Unterschiedlichkeit der Auffassungen in der Literatur und den Seminaren gewisser Schulen und Richtungen scheint es sogar nahezuliegen, statt von *einer* genau definierten Homöopathie eher von einer *Vielzahl* heute vertretener »Homöopathien« zu sprechen.

In dieser unübersichtlichen Situation eines Pluralismus alternativer Konzepte war ein Grundlagenwerk, das sowohl den unveräußerlichen Kernbereich der Homöopathie als auch die darauf aufbauenden aktuellen Spielarten darstellt, seit langem ein Desiderat. Nachdem sich der Verfasser geraume Zeit nicht nur praktisch-klinisch, sondern auch philosophisch und historisch eingehend mit diesem weiten und diffizilen Gebiet auseinandergesetzt hat, wird hier der Versuch einer umfassenden Gesamtdarstellung in moderner Konzeption vorgelegt.

So werden nach einer Einführung in die Prinzipien der Homöopathie zunächst ihre Methodik, wie sie ihr Begründer in seinem Hauptwerk ›Organon der Heilkunst‹ niedergelegt hat, und dann ihre wichtigsten Weiterentwicklungen und Schulen dargestellt. Es folgen Hinweise auf die Besonderheiten der Homöopathie aus praktischer Sicht sowie eine Diskussion naturwissenschaftlicher Studien und philosophischer Perspektiven. Im anschließenden historischen Teil werden die Vorläufer der Homöopathie, Hahnemanns Leben und Werk, die unterschiedliche Rezeptionsgeschichte in Deutschland, Europa, Amerika, Asien, Australien und Afrika sowie die internationale Entwicklung beschrieben. Ein wissenschaftlicher Anhang enthält neben nützlichen Informationen zur Weiterbildung eine detaillierte Bibliographie, die in ihrer Zusammenstellung und Zuverlässigkeit ihresgleichen sucht, sowie ein umfassendes Abbildungs-, Personen- und Sachregister.

Um beide Gehirn-Hemisphären der Leser anzusprechen, finden sich im Hauptteil gegenüber jeder Textseite farbige Abbildungen, die das im Text Ausgeführte illustrieren, ergänzen oder durch zusätzliche Informationen bereichern. Sämtliche Grafiken wurden nach Vorlagen des Verfassers, die von Bleistiftskizzen über Textdateien bis zu reprofähigen Fotografien reichten, von Herrn Roland Nagl erstellt, dem an dieser Stelle für die intensive und freundschaftliche Zusammenarbeit herzlich gedankt sei. Die über fünfjährige Entstehungsgeschichte des Werkes begleiteten als Lektorinnen zunächst Frau Margit Ketterle, Frau Elisabeth Graf-Riemann und schließlich Frau Gabriele Müller, denen ebenfalls aufrichtiger Dank für ihre Mühen, Vorschläge und Hinweise gebührt.

Natürlich läßt sich ein Fachbuch wie dieses nicht ohne wissenschaftliche Vorarbeiten vieler anderer Forscher erstellen. Neben Hahnemanns gesamtem literarischen Vermächtnis sowie den Hauptwerken seiner Nachfolger seien hier für den historischen Teil – pars pro toto – vor allem die Pionierarbeiten von Richard Haehl und Rudolf Tischner genannt (s. Literaturverzeichnis).

Die Darstellung der Methodik nach Hahnemann hält sich streng an den Wortlaut der textkritischen bzw. Standardausgabe der sechsten Auflage von Hahnemanns ›Organon der Heilkunst‹ und entspricht in Aufbau und Gliederung der Art und Weise, wie der im Original oft schwer lesbare Stoff vom Verfasser im Rahmen seines Lehrauftrags an der Ludwig-Maximilians-Universität in München seit 1992/93 Medizinstudenten vermittelt wird. Durch das vorliegende Werk werden die Themen sowohl des Gegenstandskatalogs für die Ärztliche Prüfung als auch der Weiterbildungskurse A–F des Zentralvereins – abgesehen von den dort zusätzlich verlangten Arzneimittelbildern – weitgehend abgedeckt (s. Anhang).

Das System der kombinierten Text-Bild-Einheiten ermöglicht zweifellos große Übersichtlichkeit, verlangt aber auch die strikte Beschränkung des Textes auf die jeweiligen Seitengrenzen. Rezensenten werden daher um Nachsicht gebeten, wenn nicht alle Punkte in der ihnen gebührenden Ausführlichkeit dargestellt werden konnten. Ansonsten ist der Verfasser für Kritik, Anregungen und Vorschläge stets dankbar.

Möge der Taschenatlas dazu beitragen, authentische Information und gesichertes Wissen über die Homöopathie bei ihren Anhängern und Kritikern, bei Therapeuten und Patienten, bei Wissenschaftlern und Laien gleichermaßen zu verbeiten, und dabei dem Anspruch gerecht werden, ansprechende Gestaltung und Seriosität des Inhalts sinnvoll und zeitgemäß miteinander zu verbinden.

München, im Dezember 2000 *Dr. med. Dr. phil. Josef M. Schmidt*

Inhalt

ANHANG

Informationen zur Weiterbildung

Bibliographie

Register

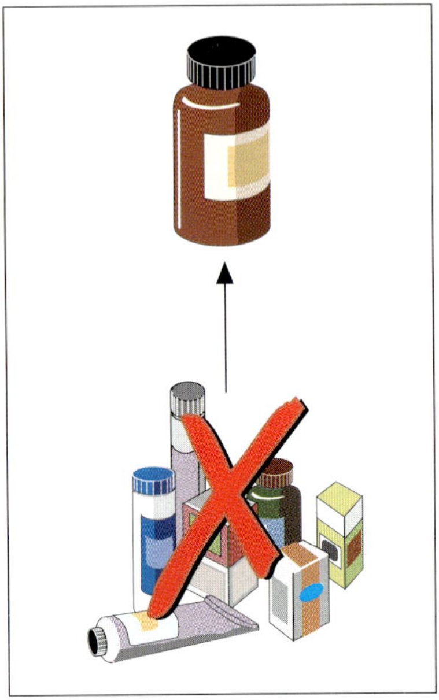

A Einzelmittel

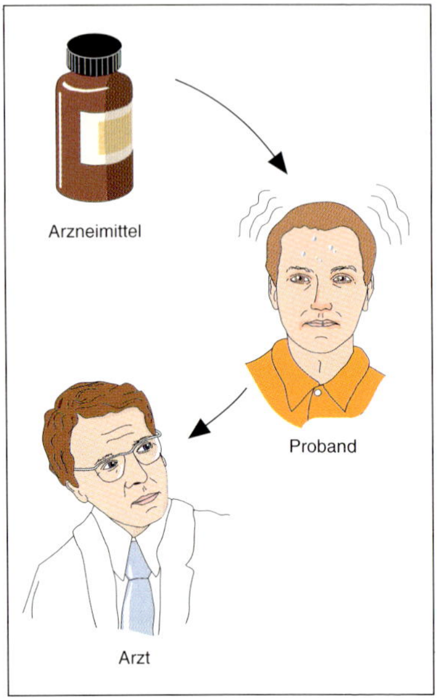

B Die Arzneimittelprüfung an Gesunden

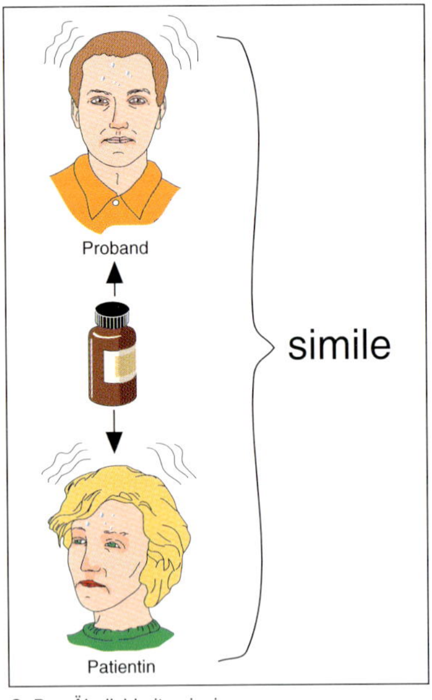

C Das Ähnlichkeitsprinzip

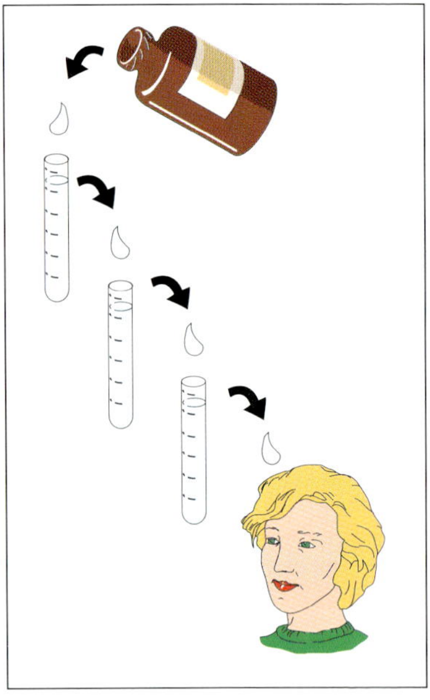

D Kleinste Arzneigaben

Die Homöopathie basiert auf einer Reihe von Prinzipien, die nicht alle denselben Stellenwert haben. Es sind zu unterscheiden
– die **konstitutiven Prinzipien** der Homöopathie, mit denen sie als eigenständige Arzneitherapie begründet wird;
– **Ergänzungen**, die von HAHNEMANN (→S. 133) erst beträchtliche Zeit nach seiner eigentlichen Begründung der Homöopathie eingeführt wurden. Diese können sich bewähren oder nicht, ohne daß damit die Homöopathie als solche in Frage gestellt ist.
– **Weiterentwicklungen** der Lehre durch spätere Homöopathen. Sie sind mit Vorbehalt zu betrachten und teilweise nicht zur Homöopathie im engeren Sinne zu rechnen.

Folgende **Grundprinzipien** bilden seit der Begründung der Homöopathie im Jahre 1796 (→S. 143) ihren »harten Kern«. Sie wurden weder von HAHNEMANN noch von seinen Schülern jemals grundsätzlich in Frage gestellt.

Die Verwendung von Einzelmitteln
Die Homöopathie im Sinne HAHNEMANNS verwendet grundsätzlich nur Einzelmittel (A). Die Verabreichung von Gemischen aus verschiedenen Arzneimitteln (→S. 55) wird kategorisch abgelehnt, weil dadurch weder deren Gesamtwirkung vorauszusehen noch etwas über die Wirkungsweise der einzelnen Bestandteile ausgesagt werden kann. »Je zusammengesetzter unsere Rezepte sind, desto finsterer wird es in der Arzneikunde« (HAHNEMANN).

Die Arzneimittelprüfung an Gesunden
Die Wirkungen der Arzneien am Menschen werden in der Homöopathie durch sogenannte Arzneimittelprüfungen an Gesunden erforscht (B). Dazu werden sämtliche körperlichen, seelischen und geistigen Veränderungen, die an freiwilligen gesunden Probanden nach der Einnahme eines bestimmten Arzneimittels auftreten, aufgezeichnet (→S. 29 ff.). Auf diese Weise versucht man, sicherzustellen, daß die erworbenen Kenntnisse über die Wirkung der Arzneimittel nicht auf Theorien, Spekulationen oder ähnlichem beruhen, sondern ausschließlich auf sinnlich wahrnehmbaren Symptomen. Arzneimittelprüfungen werden grundsätzlich nicht an Tieren durchgeführt, weil sie die auftretenden Symptome nicht beschreiben können. Auch kranke Menschen sind für Arzneimittelprüfungen ungeeignet, weil ihre Krankheitssymptome fälschlich als Wirkungen der Arzneimittel interpretiert werden könnten. Aus den Ergebnissen solcher experimenteller Prüfungen werden »Reine Arzneimittellehren« erstellt, die »rein« genannt werden, weil sie ausschließlich auf direkten Beobachtungen beruhen.

Das Ähnlichkeitsprinzip
Therapiert wird in der Homöopathie nach dem Ähnlichkeitsprinzip »Similia similibus curentur« (»Behandle Ähnliches mit Ähnlichem«) (C). Es besagt, daß ein Patient mit dem Arzneimittel behandelt werden soll, das in der Arzneimittelprüfung an Gesunden Symptome erzeugt hat, die denen des Patienten möglichst ähnlich sind. Ein Fieberkranker wird demgemäß nicht mit einem fiebersenkenden Medikament behandelt, sondern mit einem, das bei einem Gesunden Fieber hervorruft. Allerdings sollte der Homöopath bei der Arzneimittelwahl nicht nur ein einzelnes Symptom berücksichtigen, sondern möglichst den »Inbegriff« bzw. die Gesamtheit der am Patienten erfaßbaren Symptome (→S. 45).
Der Konjunktiv in »Similia similibus curentur« weist darauf hin, daß das Ähnlichkeitsprinzip ursprünglich als therapeutische Maxime und nicht als unumstößliches Naturgesetz im eigentlichen Sinne aufgefaßt wurde.

Die Verabreichung kleinster Arzneigaben
Als Arzneigaben werden in der Homöopathie wenige Tropfen aus alkoholischen Lösungen oder kleine Kügelchen (Globuli, →S. 69 ff.) verwendet, deren Durchmesser etwa 1 mm beträgt. Verabreicht man Substanzen, die ähnliche Symptome erzeugen können, wie sie beim zu behandelnden Patienten vorliegen, besteht grundsätzlich die Gefahr einer Verschlimmerung seines Zustandes. Deshalb wird in der Homöopathie die Dosis der Arzneimittel so weit verkleinert (D), daß unter Erhaltung der therapeutischen Wirkung die sogenannte Erstverschlimmerung möglichst mild verläuft.
Nach langjährigen Versuchen fand HAHNEMANN eine **stufenweise Verdünnung und Verschüttelung** der Arzneimittel (meist im Verhältnis 1:100) als zu diesem Zweck am besten geeignet. Homöopathische Globuli enthalten also die Arznei nicht in ihrer ursprünglichen Stärke, sondern in verdünnter und verschüttelter Form.

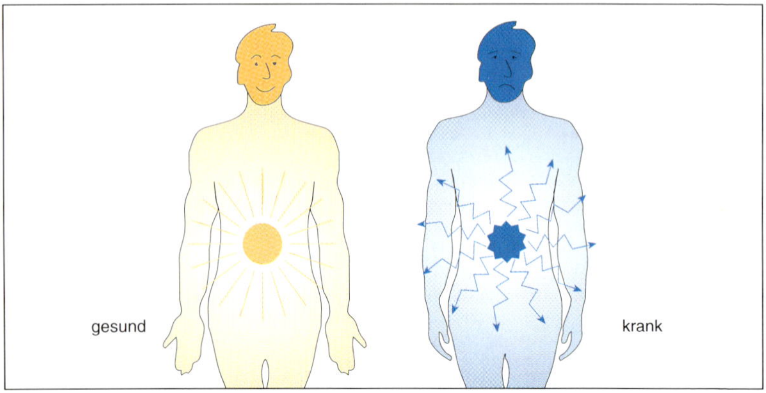

A Die Lebenskraft und ihre Verstimmung

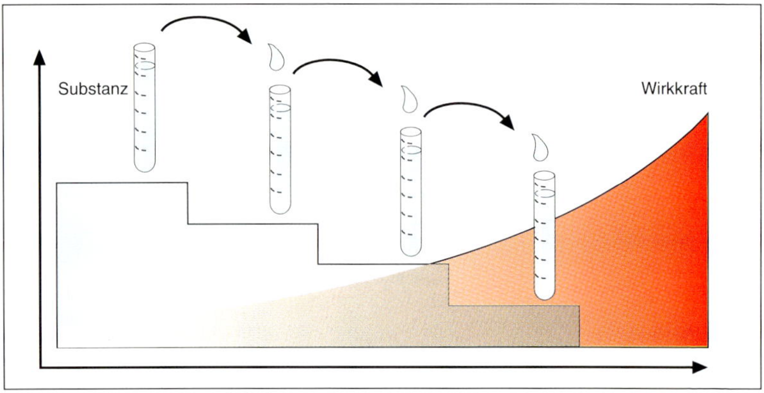

B Das Potenzieren von Arzneimitteln

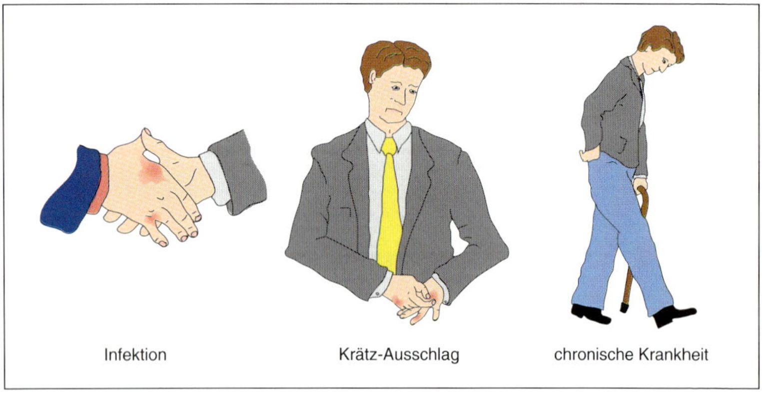

C Die Psora als Ursache chronischer Krankheiten

Etwa drei Jahrzehnte nach der Begründung der allgemeinen Homöopathie ergänzte HAHNEMANN sie um einige weitere Prinzipien, die jedoch nicht von allen seinen Nachfolgern anerkannt wurden (→S. 79, 81 u. a.) und zum Teil bis heute umstritten sind. HAHNEMANN selbst war sich des spekulativen Charakters dieser Ergänzungen durchaus bewußt. In der weiteren Rezeption wurden sie allerdings fälschlicherweise häufig für die eigentlichen Grundlagen der Homöopathie gehalten und entsprechend überbewertet. Während die »Hahnemannianer« bzw. die »klassischen« Homöopathen diese Prinzipien bis heute anerkennen, stehen ihnen die »naturwissenschaftlich-kritischen« Homöopathen (→S. 185 ff.) skeptisch gegenüber.

Die Lebenskraft und ihre Verstimmung

Den Ursprung von Krankheiten sehen die meisten Homöopathen darin, daß die »Lebenskraft« (→S. 41), die jeden Organismus am Leben erhält und seine normalen Funktionen reguliert, im Krankheitsfall »verstimmt« ist (A). Krankheit wird als ein Produkt aus dem belebenden Prinzip des Organismus einerseits und krankmachenden inneren oder äußeren Einflüssen andererseits aufgefaßt. Heilung kommt dadurch zustande, daß die Lebenskraft über die schädlich auf sie einwirkenden Reize wieder Oberhand gewinnt und so ihre Verstimmung überwindet.
Da die Lebenskraft selbst nicht sichtbar ist, kann ihr aktueller Zustand nur aus ihren Äußerungen, das heißt den Krankheitssymptomen, erkannt werden.

Potenzieren von Arzneimitteln

Unter »Potenzieren« oder »Dynamisieren« von Arzneimitteln (→S. 69) versteht man die stufenweise Verdünnung und Verschüttelung einer arzneilichen Substanz, und zwar mit der Vorstellung, daß sich dadurch ihre Wirksamkeit nicht etwa verringere, sondern im Gegenteil sogar erhöhe (B).
Zu dieser Vorstellung kam der Begründer der Homöopathie nicht durch apriorische Spekulation, sondern aufgrund wiederholter Versuche, durch schrittweise Verdünnung und Verschüttelung von Arzneiauflösungen ihre Dosis und damit ihre Wirkkraft zu reduzieren. Merkwürdigerweise konnte er, soweit er die Verdünnungsreihen auch fortsetzte, keine Grenze finden, ab der die Verabreichung einer Auflösung eines homöopathischen Arzneimittels keine Wirkung mehr zeigte. Das führte HAHNEMANN schließlich zu der Auffassung, das mit Verreiben und Verschütteln verbundene Verdünnen einer Arzneimittelauflösung bewirke nicht nur ihre Entstofflichung, sondern auch ihre »Vergeistigung«. Durch das »Potenzieren« wie er das Verdünnen und Verschütteln dann nannte, würden die im unpotenzierten Zustand nur »schlummernden Arzneikräfte« einer Substanz überhaupt erst freigesetzt und die Auflösung mit jeder Potenzierung wirksamer (→S. 69).

Die Psora als Ursache chronischer Krankheiten

Die »Psora-Theorie« stellt eine Modifikation der allgemeinen Homöopathie für die Behandlung chronischer Krankheiten dar. Ohne ihre Berücksichtigung sind nach HAHNEMANNS revidierter Ansicht mit der Homöopathie sonst nur bei akuten Krankheiten dauerhafte Erfolge zu erzielen (C).
Nach HAHNEMANNS Hypothese sollten alle nicht-venerischen chronischen Krankheiten auf einer früheren Ansteckung mit Krätze beruhen. Dabei ist Krätze hier nicht im Sinne einer bloßen Übertragung der Krätz-Milbe, die HAHNEMANN bereits gekannt hatte, zu verstehen. Wesen und Verlauf der »inneren Krätzkrankheit« oder »Psora« müsse man sich vielmehr in Analogie zur Syphilis vorstellen. Zunächst erfolge die Ansteckung mit dem spezifischen (nicht näher definierten) »Miasma« über die Haut. Während der Inkubationszeit breite sich die Krankheit im ganzen Organismus aus. Es folge die Ausbildung eines lokalen Hautausschlags und bei dessen ausschließlich örtlicher Behandlung die Aktivierung der im Inneren des Organismus schlummernden Krankheit (→S. 49).
Praktisch-therapeutisch ändert die Zugrundelegung dieser Theorie keines der für die Homöopathie konstitutiven Prinzipien, sondern lediglich den Umfang der zu erhebenden biographischen Anamnese sowie die Einbeziehung potentiell vorhandener psorischer Symptome in die Arzneimittelwahl (→S. 53).
Heute wird die Psora-Theorie meist in Form verschiedenster Umdeutungen des Miasma-Begriffs vertreten (→S. 83 ff.).

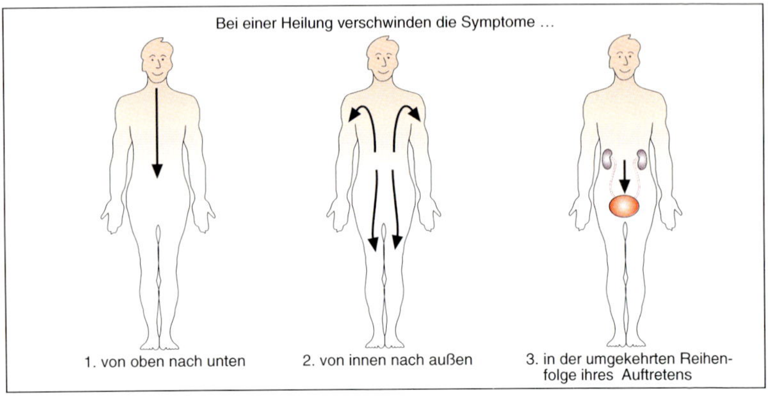

A Die Heringsche Regel

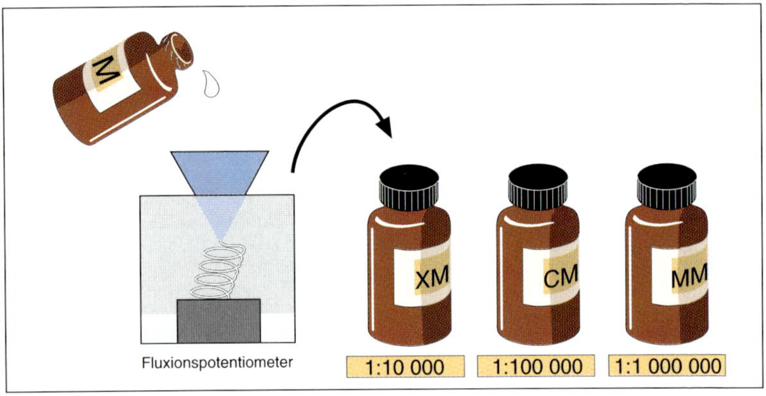

B »Ultra-Hochpotenzen«

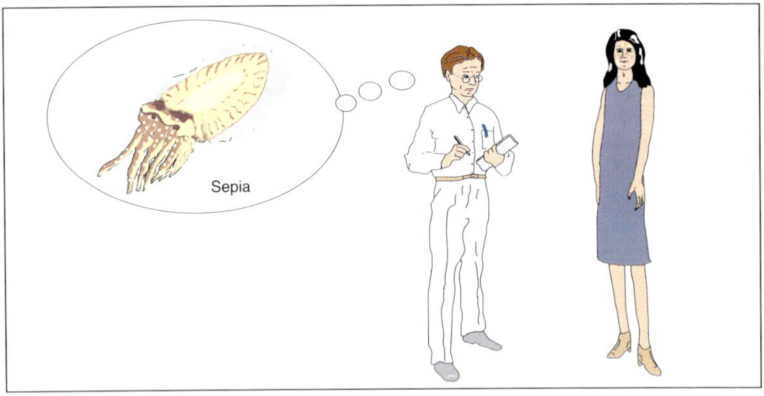

C Die Arzneimittelbilder

Neben den für die Homöopathie konstitutiven und den von HAHNEMANN später ergänzten Prinzipien werden zur Homöopathie heute meist auch diejenigen gerechnet, die im Laufe der Geschichte von späteren Homöopathen als »Weiterentwicklungen« der Lehre eingeführt wurden. Da keine generelle Übereinstimmung darüber besteht, ob sie, gemessen am ursprünglichen Ansatz HAHNEMANNS, einen Fortschritt oder einen Rückschritt darstellen, sollte ihr Stellenwert im Vergleich zu den Grundprinzipien der Homöopathie nicht überbewertet werden.

Die Heringsche Regel

Nach der sogenannten Heringschen Regel (A) verschwinden bei der Heilung einer Krankheit die Symptome »von oben nach unten, von innen nach außen und in der umgekehrten Reihenfolge ihres Auftretens«. Kopfschmerzen sollen also vor Magenschmerzen oder ähnlichem vergehen, ein Asthma bronchiale vor einem Hautausschlag, eine Nierenentzündung vor einer Blasenentzündung, und psychisch soll es einem Patienten bereits besser gehen, noch bevor zum Beispiel seine Gelenkbeschwerden ganz abgeklungen sind.

Nachdem CONSTANTIN HERING (→S. 75) verschiedene Überlegungen zu von ihm beobachteten Heilungsverläufen von Krankheiten publiziert hatte, wurde daraus später der zitierte Satz extrahiert und wird seither als »Heringsche Regel« tradiert.

Diese Regel wird oft zu den wichtigsten Grundlagen der Homöopathie gerechnet und von manchen Autoren (KENT, VITHOULKAS u. a.) sogar als »Heringsches Gesetz« bezeichnet. Tatsächlich handelt es sich um eine Verallgemeinerung einzelner wohl richtiger Beobachtungen, die in dieser strikten Form jedoch nicht auf alle homöopathischen Heilungsverläufe zutrifft.

Die Ultra-Hochpotenzen

Die Entwicklung von »Ultra-Hochpotenzen« (B) war eine Konsequenz aus HAHNEMANNS Konzept des Potenzierens und der damit verbundenen Annahme einer Steigerung der Arzneimittelwirkung durch stufenweises Verdünnen und Verschütteln von Arzneiauflösungen (→S. 147). HAHNEMANN stellte seine »Potenzen« noch im sogenannten Mehrglasverfahren (bei dem zur Herstellung etwa einer 30. Potenz 30 Fläschchen benötigt werden) her, KORSAKOFF (→S. 213) bereits im Einglasverfahren (bei dem zur Herstellung jeder beliebigen Potenzstufe nur ein Fläschchen benötigt wird), das sich als wesentlich einfacher und billiger erwies. Beide verdünnten jedoch per Hand sowie meist im Verhältnis 1:100.

Vor allem in den USA ging man schließlich zur maschinellen Fabrikation von Ultra-Hochpotenzen über. Bei den sogenannten Fluxionspotentiometern beruhte allerdings der Potenzierungsvorgang nur noch auf einer in der Verdünnungsflüssigkeit erzeugten kontinuierlichen Wirbelbildung, die durch einen mit hohem Druck durch spiralförmige Röhren und enge Düsen gepreßten Wasserstrahl bewirkt wurde. So kamen 10 000ste, 100 000ste, Millionste und höhere Potenzen auf den Markt und wurden als homöopathische Mittel verordnet, obwohl ihre Herstellungsweise weder HAHNEMANNS noch KORSAKOFFS Vorschriften entsprach.

Die Kentschen Arzneimittelbilder

»Arzneimittelbilder« (C) sind anschauliche Zusammenfassungen der charakteristischen Symptome, die ein bestimmtes Arzneimittel an gesunden Probanden hervorruft. Von den vergleichsweise trockenen Protokollen der Arzneimittelprüfungen an Gesunden (→S. 33) unterscheiden sie sich durch ihre größere Plastizität und leichtere Einprägsamkeit. So assoziieren Kentianer etwa bei *Sepia* eine große, schlanke, dunkelhaarige Frau mit rundem Gesicht, obwohl sich dies durch keine Arzneimittelprüfung belegen läßt. Da eine der Hauptschwierigkeiten der Homöopathie in der Beherrschung der ebenso umfang- wie facettenreichen homöopathischen Arzneimittellehre liegt, finden Arzneimittelbilder sowohl bei Lehrenden als auch bei Lernenden großen Anklang.

Die Tendenz des Malens von Arzneimittelbildern geht zurück auf die Vorlesungen JAMES TYLER KENTS (→S. 83) und wirkt bis heute fort, etwa in GEORGE VITHOULKAS' ›Essenzen‹ oder CATHERINE COULTERS ›Portraits‹ der homöopathischen *Materia medica*.

Im Gegensatz zu den ursprünglichen Symptomenverzeichnissen, die entweder auf Arzneimittelprüfungen oder auf klinisch verifizierten Heilwirkungen beruhen, sind die Quellen dieser Art von Arzneimittellehren nicht immer sicher nachprüfbar.

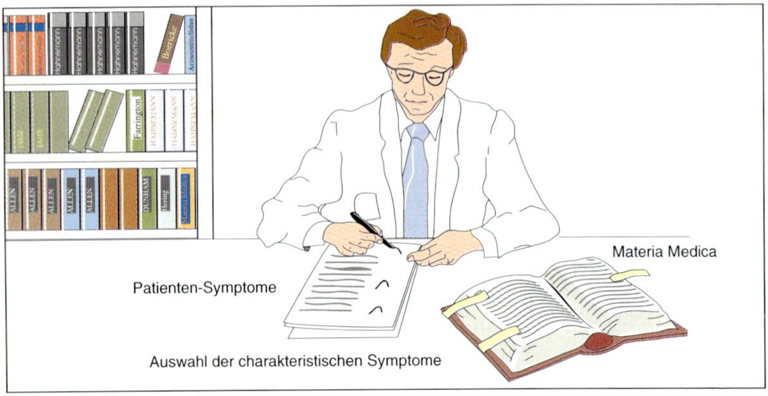

A Die Spezifizierung der Ähnlichkeits-Beziehung

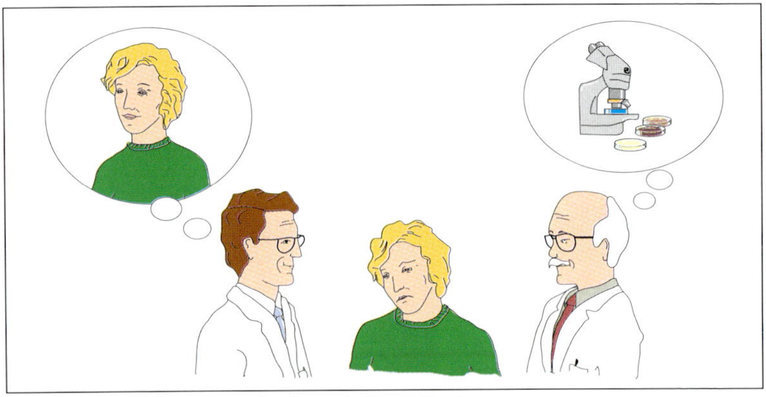

B Phänomenologischer versus naturwissenschaftlicher Ansatz

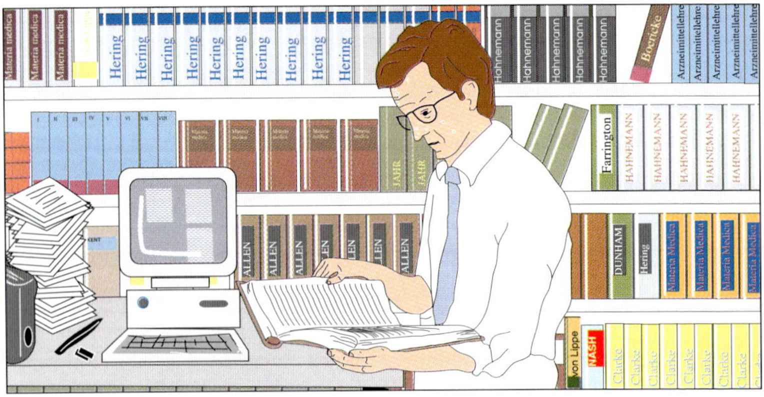

C Die Beherrschung der Materia medica

Aus den Grundprinzipien der allgemeinen Homöopathie (→S. 11) ergeben sich eine Reihe von Problemen. Ihre Lösungsversuche haben in der Entwicklungsgeschichte der Homöopathie zu innerhomöopathischen Differenzen bzw. Schulbildungen geführt (→S. 87 ff.).

Spezifizierung der Ähnlichkeits-Beziehung
Ein dem homöopathischen Ansatz immanentes Problem liegt in der Schwierigkeit, daß der Arzt in der Praxis manchmal vor hunderten von Symptomen eines Patienten und vor tausenden von Symptomen der Arzneimittellehre steht und entscheiden muß, welche der zahlreichen Symptome bei der Auswahl einer möglichst ähnlichen Arznei wirklich wesentlich und welche weniger entscheidend sind (A). Bereits HAHNEMANN war sich darüber im klaren, daß es eine vollkommene Übereinstimmung zwischen Patienten- und Arzneimittelsymptomen praktisch nicht geben kann. Er sprach daher zunächst von der notwendigen Übereinstimmung der »meisten« Symptome, dann der »stärksten« und »beschwerlichsten«, aber auch der »singulärsten« und »individuellsten«, und schließlich der »auffallenderen, sonderlichen und charakteristischen« Symptome (→S. 45). Spätere Autoren betonten die Vorrangigkeit von pathophysiologisch erklärbaren bzw. nicht erklärbaren Symptomen für die Arzneimittelwahl, von »Organotropien«, sogenannten Leitsymptomen, psychischen Symptomen einschließlich von Träumen und Wahnvorstellungen sowie der sogenannten Essenz von Arzneimitteln (→S. 89 ff.).
So einfach und eindeutig das Ähnlichkeitsprinzip auf den ersten Blick erscheint, so vielfältige Wege ergeben sich bei seiner konkreten Anwendung im Einzelfall.

Phänomenologie versus Naturwissenschaft
Ein weiterer Problembereich ist das Verhältnis der Homöopathie zu den medizinischen Hilfswissenschaften, etwa zur Pathologie und Bakteriologie (B). Als HAHNEMANN die Prinzipien seiner Heilmethode entwickelte, gab es weder eine Bakteriologie noch eine Zellular-Pathologie im heutigen Sinne (→S. 137). So entwarf der Begründer der Homöopathie eine phänomenologisch orientierte Arzneitherapie, die primär nicht aufgrund von Spekulationen über mögliche Krankheitsursachen, sondern allein aufgrund der feststellbaren Ähnlichkeit zwischen Patienten- und Arzneimittelprüfungs-Symptomen vorging. Als nach HAHNEMANNS Tod vor allem die Pathologie und Bakteriologie zunehmend das Wesen der modernen Medizin bestimmten, bekam die Frage des Verhältnisses der Homöopathie zu diesen Wissenschaften eine ungleich größere Brisanz. Das Resultat war eine bis weit in das 20. Jahrhundert reichende Spaltung der Homöopathen in »Puristen«, die weiterhin ausschließlich phänomenologisch therapieren, und »Kritische«, die auch naturwissenschaftliche Überlegungen in ihre Arzneiwahl einbeziehen (→S. 173, 187 ff.).

Die Beherrschung der Materia medica
Eine weitere Schwierigkeit der Homöopathie ist die Vielzahl von Einzelsymptomen, die sich in den Arzneimittellehren (*Materia medica*) finden (C). Die zehn Bände von T. F. ALLENS ›Encyclopedia of Pure Materia Medica‹, die nur reine Arzneimittelprüfungs-Symptome enthält, umfassen ca. 6000 Seiten, ebenso die zehn Bände von HERINGS ›Guiding Symptoms of Our Materia Medica‹, die darüber hinaus klinisch verifizierte Symptome enthalten. Selbst homöopathische Koryphäen wie HERING, VON LIPPE, DUNHAM, FARRINGTON, KENT und andere haben ihr Leben lang damit gerungen, eine gewisse Ordnung bzw. Hierarchie in die von ihnen unterrichtete *Materia medica* zu bringen. Neben den Standardwerken dieser Autoren erschienen auch kurzgefaßte Arzneimittellehren, wie etwa die von NASH oder H. C. ALLEN, die sich auf die angeblich wichtigsten bzw. die sogenannten Schlüsselsymptome der Arzneimittel beschränken. Einen Kompromiß aus beiden Ansätzen stellt die noch heute viel verwendete *Materia medica* von BOERICKE dar.
Seit einigen Jahren sind die wichtigsten Arzneimittellehren auch als CD-ROM für Computer verfügbar, wodurch sich einzelne Symptome wesentlich schneller auffinden lassen. Die meistverwendeten Programme sind ›RADAR‹/›ExLibris‹ (enthaltend eine Datenbank von mehreren Dutzend Arzneimittellehren, das ›VITHOULKAS Experten System‹ und Analyse-Module nach HERSCU oder VAKIL) sowie ›MacRepertory‹/›ReferenceWorks‹ (enthaltend eine Datenbank homöopathischer Literatur von fast 200 Bänden sowie kombinierte Suchmöglichkeiten und Verfahren zur Fallanalyse nach MANGIALAVORI und KENT-WARKENTIN) (→S. 103 f.).

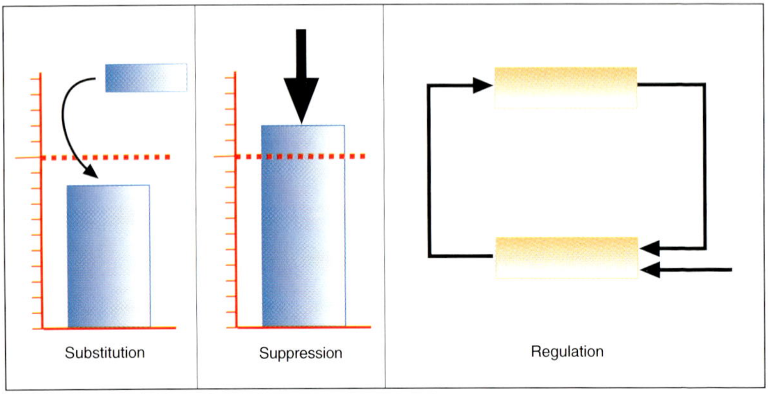

A Homöopathie als regulative Arzneitherapie

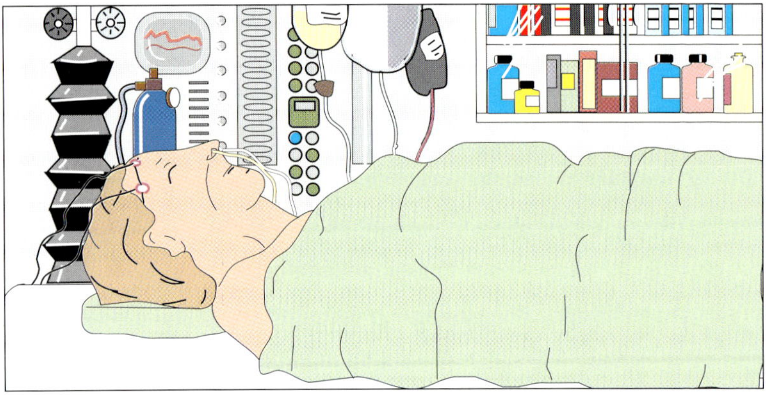

B Vorrang der kausalen Arzneitherapie

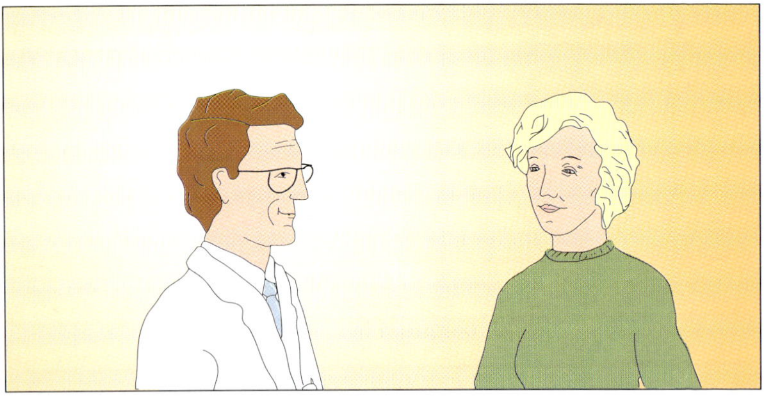

C Das Können des Homöopathen

Mit homöopathischer Behandlung lassen sich erstaunliche Heilungen bewirken, dennoch ist die Homöopathie keine Allheilmethode. Durch unkritische Anwendung bzw. Unkenntnis ihrer Grenzen können zum Schaden des Patienten wichtige andere therapeutische Maßnahmen versäumt werden.

Homöopathie als regulative Arzneitherapie

Die Homöopathie ist eine Form der Arzneitherapie. Alle übrigen Gebiete der Medizin, etwa die gesamte Diagnostik, sämtliche chirurgischen Disziplinen einschließlich der Anästhesie, die Hygiene, die Sozialmedizin, die Diätetik, die physikalische Therapie, die Psychotherapie usw. liegen – sofern keine Pharmakotherapie zur Anwendung kommt – außerhalb des Anwendungsgebietes der Homöopathie.

Die Arzneitherapie insgesamt läßt sich grob nach drei Prinzipien unterteilen:

- **Substitutionstherapien**, das heißt Zufuhr von mangelnden Stoffen, zum Beispiel Vitamine, Mineralien, Hormone, Gerinnungsfaktoren usw.;
- **Suppressionstherapien**, das heißt Unterdrückung von Schmerzen oder krankhaften Reaktionen, zum Beispiel mit Analgetica, Glucocorticoiden, Beta-Blockern, Thyreostatika usw.;
- **Regulationstherapien**, das heißt gezielte Beeinflussungen körpereigener Regulationen, zum Beispiel Immunisierungen, Desensibilisierungen usw.

Aufgrund der äußerst kleinen Arzneidosen kann die Homöopathie weder Substitutions- noch Suppressions-, sondern ausschließlich Regulationstherapie sein (A).

Vorrang kausaler Arzneitherapie

Vor jeder Behandlung hat grundsätzlich eine genaue Diagnose zu stehen. Ist für eine Krankheit eine kausale Arzneitherapie bekannt (wie bei einigen Infektionskrankheiten mit obligatorisch pathogenen Erregern, etwa Syphilis oder Malaria), hat diese grundsätzlich Vorrang. Dasselbe gilt für lebensrettende bzw. nachweislich die Lebensqualität erhöhende Maßnahmen der konventionellen Medizin, etwa die Therapie des Schocks oder die Behandlung von Rheumatikern und Diabetikern (B). In den (zahlreichen) Fällen jedoch, in denen derzeit keine kausale Pharmakotherapie, sondern lediglich die palliative Eindämmung von Schmerzen bzw. fehlgeleiteten Reaktionen des Organismus möglich ist, bietet sich eine homöopathische Behandlung an. Erfolg wird, wie bei jeder Regulationstherapie, grundsätzlich nur in solchen Fällen zu erwarten sein, in denen noch keine irreversiblen morphologischen Veränderungen, sondern funktionelle Regulationsstörungen im weitesten Sinne vorliegen.

Falls aufgrund der Schwere des Krankheitsbildes die permanente Behandlung mit konventionellen Pharmaka unabdingbar ist, kann der Patient homöopathisch mitbehandelt werden. Auf diese Weise läßt sich häufig die Dosis der benötigten Medikamente deutlich reduzieren, was angesichts ihrer bedenklichen Nebenwirkungen einen nicht zu unterschätzenden Erfolg bedeutet.

Die eigentliche Domäne der Homöopathie sind solche Krankheitszustände, die trotz des Fehlens einer kausalen konventionellen Pharmakotherapie durch einige Gaben eines homöopathischen Arzneimittels »schnell, sanft und dauerhaft geheilt« (HAHNEMANN) werden können (→S. 23).

Das Können des Homöopathen

Innerhalb dieses allgemeinen disziplinären und methodischen Rahmens ist die Grenze des Indikationsbereichs der Homöopathie auch von der Ausbildung, den Fähigkeiten und der Erfahrung des einzelnen Homöopathen abhängig. So bewirkt sie in den Händen eines Anfängers entsprechend weniger als in den Händen eines Meisters seines Fachs (C).

Dies macht die Notwendigkeit und Wichtigkeit einer soliden homöopathischen Ausbildung deutlich (→S. 21), aber auch ein gewisses kreatives Moment ihrer Ausübung.

Trotz des dezidierten Anspruchs auf die Rationalität ihrer Prinzipien ist die Homöopathie im Laufe ihrer Entwicklung nie zu reiner Wissenschaft geworden, sondern immer auch eine die Erfahrung und Kreativität des Ausübenden fordernde Kunst geblieben.

Gleiches gilt überhaupt für jede Art rationaler Medizin. In dem Maß, in dem der Patient nicht nur als Gattungswesen, sondern auch als Individuum gesehen und behandelt wird, ist nicht nur die naturwissenschaftliche, sondern auch die künstlerische Seite der Medizin gefordert. Im Zweifelsfall sollte ein ungeübter Behandler immer einen erfahreneren Kollegen zu Rate ziehen.

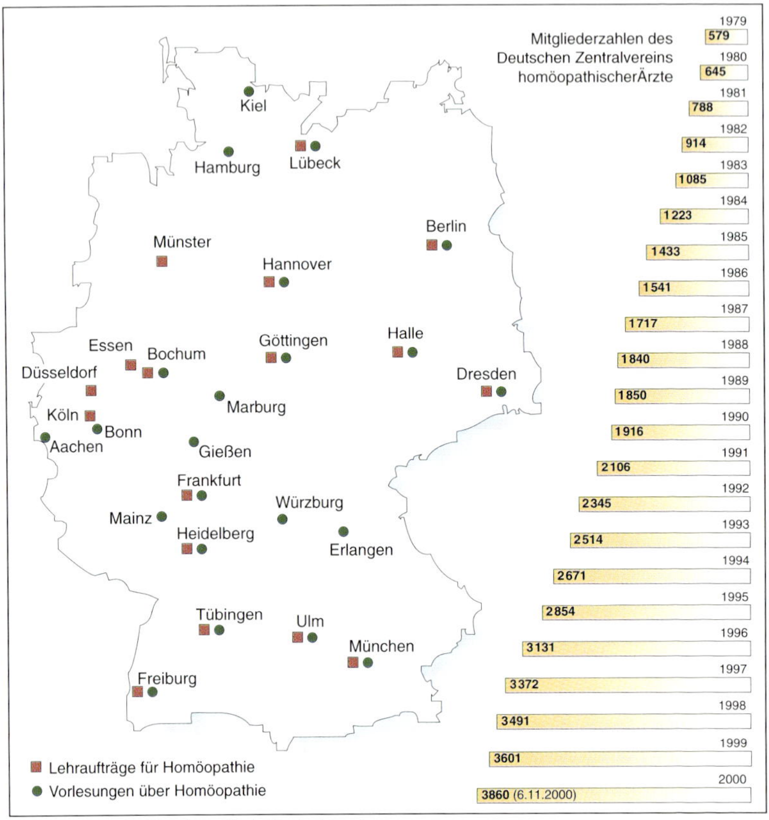

A Verbreitung der Homöopathie in Deutschland

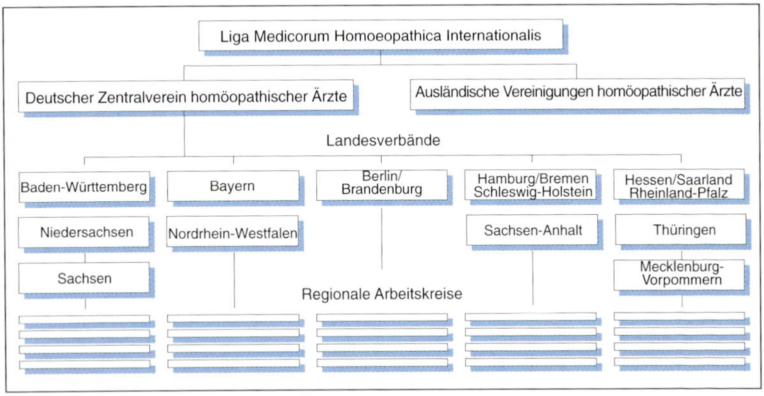

B Berufsorganisation homöopathischer Ärzte

Lehrfach an deutschen Universitäten
In Deutschland ist die Homöopathie seit 1993 Bestandteil des Gegenstandskatalogs für den Zweiten Abschnitt der Ärztlichen Prüfung (GK 3, →S. 232) und somit Lehrfach an den Medizinischen Fakultäten deutscher Universitäten. Jeder Medizinstudent wird im zweiten Teil des Staatsexamens somit auch in Homöopathie geprüft. Seit 1981 wurden an einzelnen Universitäten Lehraufträge für Homöopathie geschaffen (Düsseldorf, Essen, Frankfurt, Heidelberg, Hannover, Lübeck, Münster, München u. a.) bzw. Vorlesungen über Homöopathie gehalten (Aachen, Berlin, Bochum, Bonn, Erlangen, Freiburg, Göttingen, Gießen, Kiel, Köln, Tübingen, Ulm, Würzburg) (A). Es gibt jedoch keinen Lehrstuhl für Homöopathie in Deutschland.

Anerkannte Zusatzbezeichnung »Homöopathie«
Bereits 1937 wurde die Zusatzbezeichnung »homöopathischer Arzt« in die ärztliche Berufs- und Facharztordnung aufgenommen. Seit 1956 wird die Zusatzbezeichnung »Homöopathie« nur bei Nachweis einer genau definierten, von der Bundesärztekammer anerkannten Weiterbildung verliehen. In der Weiterbildungsordnung für Ärzte wird unterschieden zwischen »Gebieten« wie Innere Medizin, Chirurgie, Dermatologie usw. und »Bereichen« wie Sportmedizin, Tropenmedizin, Naturheilverfahren, Psychotherapie usw. Die Homöopathie hat den Status eines solchen Bereichs. Wenn ein Arzt die vorgeschriebenen Voraussetzungen zum Führen des Titels »Homöopathie« nicht erfüllt und sich dennoch als »Homöopath« bezeichnet, kann er berufsrechtlich belangt werden.

Die Voraussetzungen für Ärzte zur Erlangung der Zusatzbezeichnung sind laut **Weiterbildungsordnung** von 1993:
– Approbation als Arzt;
– Nachweis einer mindestens zweijährigen klinischen Tätigkeit;
– Theoretische und praktische Beschäftigung mit homöopathischen Heilverfahren über mindestens drei Jahre oder eine einjährige Weiterbildung an einem Krankenhaus;
– Teilnahme an sechs Kursen von einer Woche Dauer mit 40 Stunden oder an einem sechsmonatigen Kurs in der homöopathischen Therapie;
– Dokumentation von mindestens fünf eigenen Behandlungsfällen;
– Arzneidiagnose an mindestens fünf vorgegebenen Krankheitsfällen;
– Teilnahme an einer homöopathischen Arzneimittelprüfung unter wissenschaftlichen Kriterien;
– bestandene mündliche und schriftliche Prüfung.

Ausbildung zum homöopathischen Arzt
Der Weg zum homöopathischen Arzt ist relativ lang. Nach sechs Jahren Medizinstudium (einschließlich »Praktischem Jahr«) folgen eineinhalb Jahre als »Arzt im Praktikum« (AiP), bis die Approbation als Arzt erlangt wird. Erst danach beginnt für den Gesetzgeber die ärztliche »Weiterbildung«, die für die Zusatzbezeichnung »Homöopathie« noch einmal drei Jahre beträgt, so daß das Mindestalter eines homöopathischen Arztes etwa 30 Jahre beträgt.
Im Gegensatz hierzu ist der Titel »Homöopath« bei Heilpraktikern nicht geschützt. Wer einen Hauptschulabschluß und ein Mindestalter von 25 Jahren hat, darf sich nach einer beim Amtsarzt bestandenen Heilpraktiker-Prüfung derzeit noch ohne weiteren Qualifikationsnachweis auch »Homöopath« nennen.

Berufsorganisation
Die berufspolitische Organisation deutscher homöopathischer Ärzte ist hierarchisch gegliedert (B). An vielen Orten existieren regionale Arbeitskreise, die sich meist monatlich treffen. Homöopathische Ärzte können Mitglieder in dem für sie zuständigen Landesverband des »Deutschen Zentralvereins homöopathischer Ärzte« (DZVhÄ) werden. Der DZVhÄ ist der Dachverband der einzelnen Landesverbände. Er besteht seit 1829 und ist der älteste deutsche kontinuierlich existierende medizinische Verein. Während die Landesverbände die Weiterbildungskurse für Ärzte durchführen, hält der DZVhÄ eine jährliche Tagung für Delegierte sämtlicher Landesverbände ab.
Die nationalen homöopathischen Ärzte-Organisationen sind in der »Liga Medicorum Homoeopathica Internationalis« zusammengeschlossen. Sie organisiert jährlich einen Internationalen Kongreß (abwechselnd in Europa und Amerika bzw. Indien), an dem jeweils mehrere hundert homöopathische Ärzte aus aller Welt teilnehmen (→S. 231).

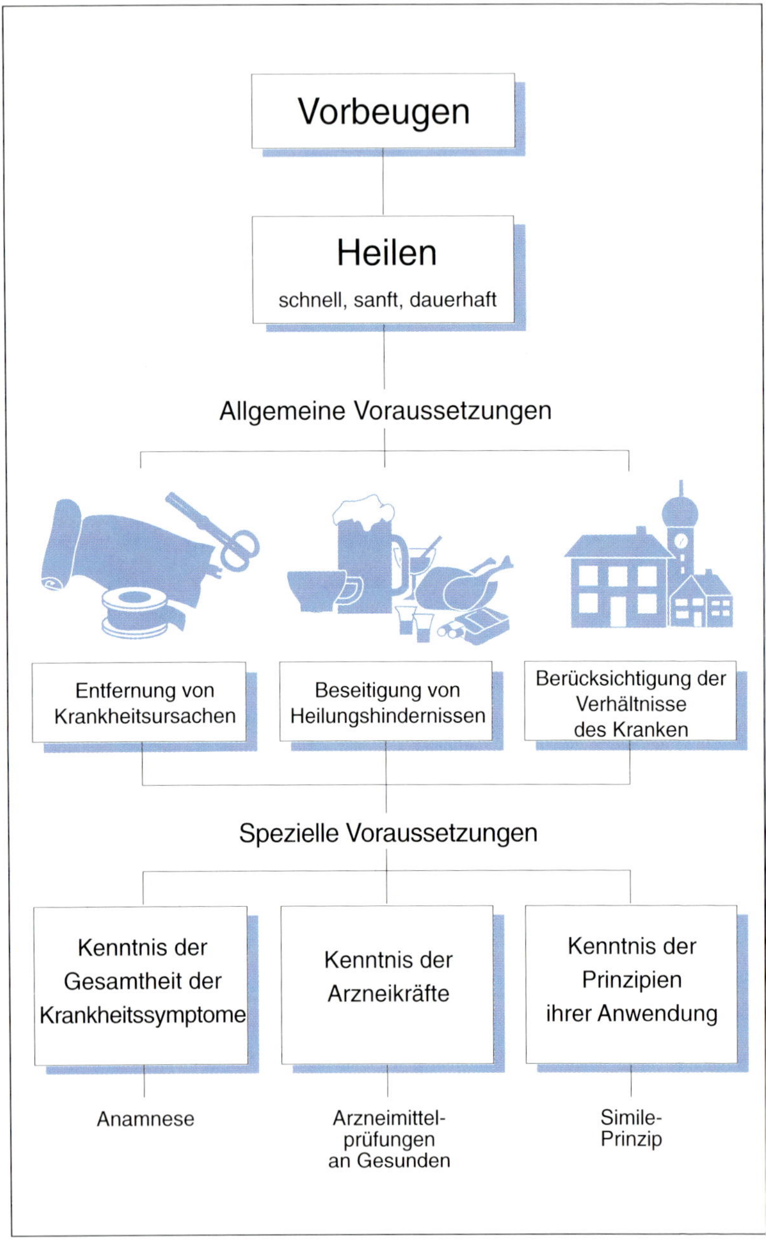

Aufgaben des Arztes und Heilungsvoraussetzungen

Die Methodik der Homöopathie wurde von ihrem Begründer SAMUEL HAHNEMANN (→S. 133) im ›Organon der Heilkunst‹ (6. Auflage, 1842) in 291 Paragraphen niedergelegt (die Nummern der entsprechenden Paragraphen stehen im folgenden in Klammern). Alle Homöopathen berufen sich weltweit bis heute auf dieses wichtigste Grundlagenwerk der Homöopathie. Spätere, darüber hinaus gehende Weiterentwicklungen der Lehre (→S. 73 ff.) werden dagegen nicht von allen homöopathischen Richtungen gleichermaßen anerkannt.

Aufgaben des Arztes

Das Entstehen von Krankheiten sollte möglichst durch Prävention verhindert werden. Um die Gesundheit der Menschen zu erhalten, sollte der Arzt daher die Dinge, die »die Gesundheit stören« bzw. »Krankheiten erzeugen und unterhalten« können, »kennen und sie von den gesunden Menschen zu entfernen wissen« (§ 4).

Ist ein Mensch erkrankt, so ist die ausschließliche Aufgabe des Arztes die Heilung der Krankheit: »Des Arztes höchster und einziger Beruf ist, kranke Menschen gesund zu machen, was man heilen nennt« (§ 1). Das höchste Ideal der Heilung ist dabei eine »schnelle, sanfte, dauerhafte Wiederherstellung der Gesundheit«, und zwar »auf dem kürzesten, zuverlässigsten, unnachteiligsten Wege, nach deutlich einzusehenden Gründen« (§ 2).

Allgemeine Heilungsvoraussetzungen

1. Zunächst muß festgestellt werden, ob die vorliegende Krankheit auf eine eindeutige **Ursache** zurückzuführen ist. Sofern dies zutrifft und es möglich ist, sie zu beseitigen, wird als erste Maßnahme die Krankheitsursache entfernt (§§ 4 f., 7, 93 f., 186, 206 f., 252). So sollen etwa stark duftende Blumen, die Ohnmacht und hysterische Zustände erregen können, aus dem Zimmer entfernt werden; ein Splitter, der eine Augenentzündung erregt, wird herausgezogen; ein allzu fester Verband, durch den ein Brand zu entstehen droht, muß gelockert und passender angelegt werden; eine verletzte Arterie muß bloßgelegt und unterbunden werden; verschluckte Belladonna-Beeren werden durch Erbrechen entfernt, Fremdkörper herausgezogen, ein Blasenstein zermalmt und ein verwachsener After eines Neugeborenen geöffnet.

Wird eine solche die Krankheit offenbar veranlassende oder unterhaltende Ursache (*causa occasionalis*) beseitigt, läßt das Leiden normalerweise von selbst nach und alle weiteren therapeutischen Bemühungen erübrigen sich (§ 7).

2. Auch Faktoren, die bestehende Krankheiten weiter unterhalten, sogenannte **Heilungshindernisse**, müssen beseitigt werden (§§ 3 f., 7, 94, 240, 244, 252, 255, 260 f.). Als Beispiel nannte HAHNEMANN an Wechselfieber Erkrankte, die erst aus der Sumpfgegend, in der sie wohnen, in eine trockene Gegend umziehen müssen, ehe sie definitiv geheilt werden können (§ 240).

3. Um die Heilungshindernisse aufzuspüren, müssen die **Lebensverhältnisse** des Patienten berücksichtigt werden. Dazu gehören seine Lebensweise, seine Beschäftigung, sein Charakter, sein Alter, seine Wohnsituation usw. (§§ 5, 7, 208, 259 f.). Besonders bei der Behandlung chronischer Krankheiten muß sehr genau auf die Ernährungsweise des Patienten geachtet werden. Kaffee, Tee, starke Gewürze, ein Übermaß an Zukker und Salz sollten ebenso vermieden werden wie eine »sitzende Lebensweise in schlechter Luft, Nachtleben, Unreinlichkeit, übermäßiges Stillen« usw. (§ 260).

Spezielle Heilungsvoraussetzungen

Sind die allgemeinen Voraussetzungen einer Heilung erfüllt, das heißt Ursachen und Hindernisse abgeklärt bzw. beseitigt, kann zur eigentlichen Arzneitherapie übergegangen werden, die bei einer homöopathischen Behandlung auf drei speziellen Voraussetzungen beruht:

1. der genauen Kenntnis sämtlicher **Krankheitssymptome** des Patienten (§§ 3, 6–8, 17 f., 70 f., 82–104, 209), die durch eine genaue, individuelle Anamnese eruiert werden (→S. 25 ff.);
2. der Kenntnis der Wirkungen der **Arzneikräfte**, das heißt der Fähigkeit der Arzneimittel, Veränderungen am menschlichen Organismus zu bewirken (§§ 3, 19–21, 105–145), die durch Arzneimittelprüfungen an Gesunden eruiert werden (→S. 29 ff.);
3. der Kenntnis der **Anwendungsprinzipien** von Arzneien in Krankheitszuständen, also die Art der Verknüpfung der unter 1. und 2. erhobenen Daten (§§ 3, 22–27, 146–285). Hier geht die Homöopathie nach dem Simile-Prinzip vor und gibt kleinste Gaben des ausgewählten Medikaments (→S. 45).

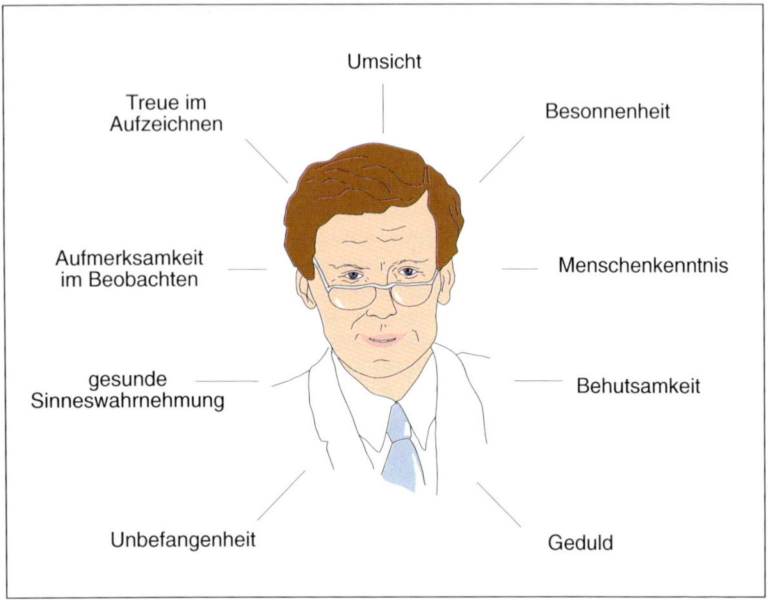

A Anforderungen an den Arzt

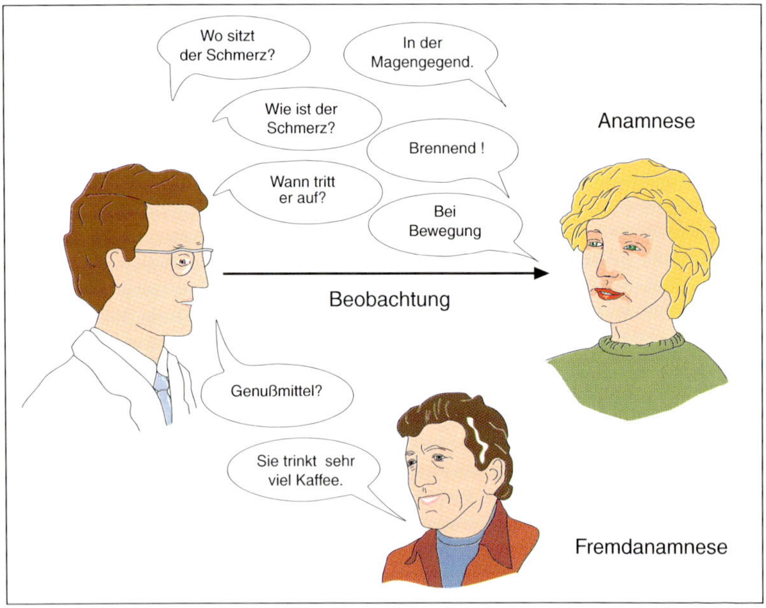

B Vorgehen bei der homöopathischen Anamnese

Die Basisanamnese

Vor jeder Therapie sollte eine Diagnose stehen. Daher muß vor der homöopathischen Anamnese eine allgemeine (schulmedizinische) Basisanamnese erhoben werden. Nur aufgrund bestimmter pathognomonischer (krankheitstypischer) Symptome sowie eventueller Zusatzuntersuchungen kann gewöhnlich die Schwere des jeweiligen Krankheitsbildes bzw. die Prognose für den Patienten abgeschätzt werden.
Sofern keine kausale Therapie bekannt oder möglich ist, schreitet der konventionelle Arzt danach zur symptomatischen Arzneitherapie: bei Schmerzen werden Analgetica verordnet, bei Entzündungen Antiphlogistica, bei Husten Antitussiva usw.
Für den homöopathischen Arzt dagegen beginnt nun seine eigentliche Aufgabe: In der homöopathischen Anamnese werden jetzt gerade die nicht-pathognomonischen Symptome des Kranken eruiert, die den Homöopathen direkt zur Arzneimitteldiagnose führen.

Anforderungen an den Arzt

Die Anforderungen an den Arzt sind bei der homöopathischen Anamnese ganz allgemein: »Unbefangenheit, gesunde Sinne, Aufmerksamkeit im Beobachten und Treue im Aufzeichnen« (§ 83). Aber auch Kritikvermögen und Einfühlungsvermögen sind gefordert, in HAHNEMANNS Worten »Umsicht, Bedenklichkeit, Menschenkenntnis, Behutsamkeit im Erkundigen und Geduld« (§ 98) (A).
Die Anamnese ist nach HAHNEMANN »das eigentlich nachdenklichste aller Geschäfte« und »die schwerste Arbeit« während der ganzen Behandlung (§ 104). Der Arzt muß nicht nur Symptome sammeln, sondern vor allem sogenannte hochwertige Symptome erfragen bzw. entdecken. Dazu muß er ununterbrochen hoch aufmerksam sein, auch bei den anscheinend nebensächlichsten Äußerungen des Patienten (→S. 45).

Vorgehen

Den Anfang einer homöopathischen Anamnese bildet in der Praxis stets der **Spontanbericht** des Patienten, den man möglichst immer ausreden lassen sollte, da jede Unterbrechung die Gedankenreihe des Erzählenden stört. Die einzig angebrachte Anweisung an den Patienten ist hier, daß er langsam sprechen soll, damit der Arzt mitschreiben kann (§ 84).
Wenn der Patient seinen Bericht beendet hat, folgen gezielte Nachfragen zu einzelnen Punkten (§ 86), zum Beispiel: wann genau traten die Beschwerden auf, wie ist der Schmerz genau (stechend, brennend, drükkend usw.), zu welchen Zeiten tritt er besonders auf (morgens, abends, nachts usw.), in welcher Lage des Körpers ist es am schlimmsten (im Liegen, im Stehen, bei Bewegung usw.) (B).
Dann werden **die Teile und Funktionen** des Organismus systematisch abgefragt, die bisher noch nicht thematisiert worden sind, um sicher zu gehen, daß nichts übersehen wurde. Der Arzt fragt nach Stuhl, Urin, Schlafverhalten, Gemütszustand, Laune, Konzentrationsfähigkeit, Appetit, Durst, Geschmack, Essen und Trinken, Kopf, Gliedern, Unterleib usw. Wichtig ist auch der geistige und psychische Zustand des Patienten, da sich hieraus oft wertvolle Hinweise auf das gesuchte Arzneimittel ergeben (§ 88).
Nachdem der Arzt Organe und Funktionen allgemein abgefragt hat, stellt er speziellere Fragen, zum Beispiel: wie ist der Stuhl bzw. der Urin beschaffen, in welcher Lage schläft der Patient, treten die Beschwerden in Zusammenhang mit den Mahlzeiten auf, wie läßt sich das angegebene Kältegefühl genau beschreiben usw. (§ 89).
Nun ergänzt der Arzt, was er selbst am Patienten wahrnimmt, zum Beispiel ob er sich ihm gegenüber als verdrießlich, weinerlich, ängstlich oder gelassen darstellt; ob er besonders leise spricht; wie die Gesichtsfarbe ist; wie gut er hört; wie sein Puls, sein Unterleib, seine Haut sich anfühlen usw. (§§ 90, 220). Hierher gehört die körperliche Untersuchung, soweit sie für die Arzneimittelwahl verwertbare Symptome ergibt. Die routinemäßige Eingangsuntersuchung sollte in der Basisanamnese bereits vorausgegangen sein.
Schließlich, wenn nötig und möglich, sollte die Anamnese durch eine **Fremdanamnese**, also die Befragung von Angehörigen ergänzt werden. Die Vorgeschichte von Krankheiten läßt sich manchmal nur auf diese Weise erfahren, wie etwa bei Vergiftungen, Selbstmordversuchen, Ausschweifungen, Geschlechtskrankheiten, Mißhandlungen, Hunger usw. (§§ 84, 93, 218, 220).

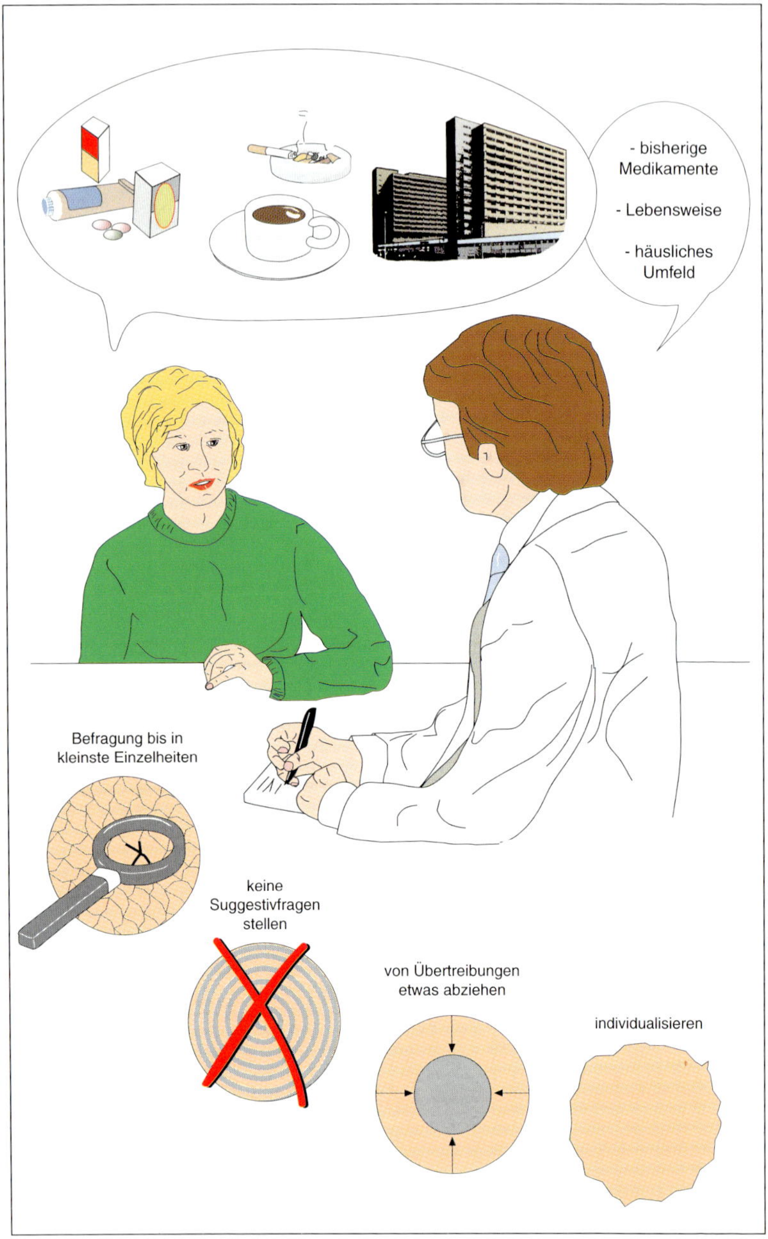

Prinzipien einer homöopathischen Anamnese

Neben den praktischen Anweisungen für das Vorgehen bei der homöopathischen Anamnese (→S. 25) sind aber auch gewisse allgemeine Prinzipien zu beachten.

Absetzen von Medikamenten

Zunächst sollten möglichst alle bisherigen Arzneien abgesetzt werden, um ein klares, untrügliches Bild der eigentlichen Krankheitssymptome des Patienten zu bekommen. Werden dagegen starke Medikamente eingenommen, sind dadurch meist einige Krankheitssymptome unterdrückt, während andere aktuelle Symptome Nebenwirkungen des Medikaments sein können.

Natürlich ist es nicht immer möglich, eine laufende Medikation abzusetzen. In diesem Falle ist es allerdings schwierig oder gar unmöglich, das wahre Bild des Krankheitszustandes zu eruieren.

Wo ein Absetzen dagegen medizinisch verantwortet werden kann, der Patient aber auf sein bisheriges Arzneimittel fixiert ist, kann für einige Zeit ein Placebo gereicht werden. HAHNEMANN gebrauchte zwar noch nicht den Begriff »Placebo«, doch drückte er sinngemäß dasselbe aus, indem er empfahl, »indes etwas Unarzneiliches [zu] geben« (§ 91).

Erforschung besonderer Ursachen und der Lebensumstände

Es muß außerdem nach möglichen »Verursachungen« gefragt werden, wie zum Beispiel »entehrende Veranlassungen«: Vergiftungen, Selbstmord, Ausschweifungen, Geschlechtskrankheiten, Eifersucht, familiäre Sorgen, erlittene Mißhandlungen, gekränkter Stolz, finanzielle Probleme, Hunger und ähnliches (§ 93).

Erfragt werden müssen ebenso die besonderen Lebensverhältnisse des Kranken, seine Lebensweise, Diät, das häusliche Umfeld usw. Bei Frauen sollten besonders Schwangerschaften, Geburten, Fehlgeburten, Infertilität, Periode usw. mitberücksichtigt werden. Darüber hinaus sollte alles, was die Krankheit erregen oder unterhalten kann, aufgefunden und beseitigt werden (§ 94).

Aufzeichnung der Anamnese

Die Anamnese sollte auf jeden Fall schriftlich aufgezeichnet werden (§§ 84 f., 255). Nach HAHNEMANNS detaillierten Anweisungen sind die Symptome einzeln untereinander zu schreiben und am Rand ist etwas Platz zu lassen, damit später noch einiges ergänzt werden kann. Sofern man heute einen Computer benutzt, erübrigen sich diese Ratschläge natürlich, da in diesem Fall an jeder Stelle des Textes nachträglich beliebig viel eingefügt werden kann. HAHNEMANN war einer der ersten Ärzte, die eine schriftliche Anamnese gefordert haben.

Die Erforschung der Krankheitssymptome soll bis in die kleinsten Einzelheiten gehen, weil hier oft gerade die »sonderlichsten« Symptome zu entdecken sind (§ 95). Da der Patient meist glaubt, diese Dinge seien nicht wichtig, muß der Therapeut besonders darauf achten, sie im Gespräch nicht zu übergehen.

Bereits HAHNEMANN hatte erkannt, daß durch Suggestivfragen oft ein verfälschtes Bild vom Zustand des Patienten entsteht (§ 87). Der Arzt sollte also keine Fragen stellen, die der Patient mit »ja« oder »nein« beantworten kann, sondern Fragen, auf die er mit Beschreibungen antworten muß (W-Fragen).

Patienten, die in ihrem Bericht ihre Beschwerden übertreiben, nannte HAHNEMANN Hypochonder. Er gestand ihnen zwar zu, daß ihren Klagen durchaus etwas Wahres zugrunde liegen mag, das heißt, daß es sich dabei nicht um reine »Erdichtungen« handle, doch sei es ratsam, »von ihren Übertreibungen etwas abzuziehen« (§ 96).

Eruierung individueller Symptome

Auf jeden Fall ist der Krankheitszustand eines jeden Patienten zu individualisieren (§§ 82 f.), das heißt es muß besonders nach individuellen Merkmalen des Krankheitsfalles gesucht werden. Je eigentümlicher und unverwechselbarer die eruierten Symptome sind, desto aussagekräftiger und griffiger wird anschließend nämlich der daraus erstellte »Steckbrief« des gesuchten Arzneimittels. Die Regel des Individualisierens jedes Einzelfalls stößt allerdings dort an ihre Grenzen, wo Krankheitsepidemien vorliegen (§ 100), die ihrerseits wiederum als Individuen zu betrachten sind (→S. 47).

Über die Anwendung in der täglichen Praxis hinaus ist es vor allem in wissenschaftlichen Studien zur Überprüfung der Leistungsfähigkeit individueller homöopathischer Behandlung methodisch von entscheidender Bedeutung, daß diese Prinzipien HAHNEMANNS genauestens eingehalten werden.

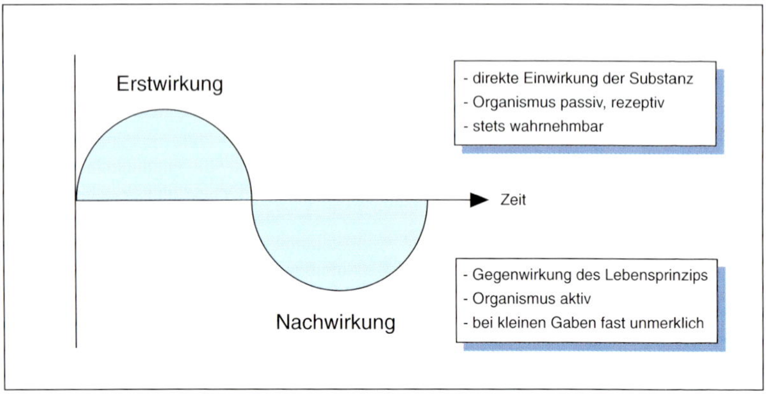

A Erst- und Nachwirkung

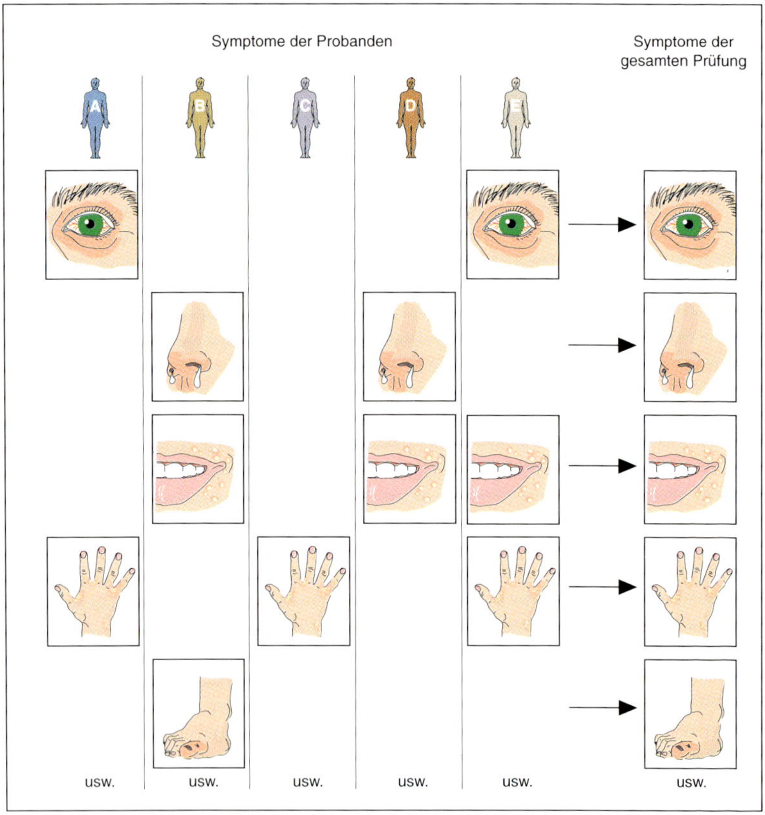

B Reihenbildung bei Arzneimittelprüfungen

Die zweite Voraussetzung einer homöopathischen Behandlung ist die Kenntnis der Wirkung der Arzneimittel, die nach HAHNEMANN durch Arzneimittelprüfungen an Gesunden zu erlangen ist (→S. 33).

Bei der Begründung seiner rationalen Arzneitherapie war es HAHNEMANNS Ziel, soweit wie möglich jede Art von Spekulation, Hypothesen und Theorie zu umgehen und eine ausschließlich auf **empirischer Beobachtung** aufgebaute Heilmethode zu entwickeln. Dennoch basieren die Arzneimittelprüfungen an Gesunden, die auf den ersten Blick ausschließlich auf der sinnlichen Wahrnehmung von Symptomen zu beruhen scheinen, auf bestimmten theoretischen Grundannahmen.

Eine davon ist das Postulat, daß jede Substanz grundsätzlich immer die gleichen, nämlich ganz bestimmte, für sie typische Symptome erzeugt, die damit **spezifisch** für sie sind. Diese Symptome dürften in ihrer Gesamtheit von keinem anderen Arzneistoff genau so erzeugt werden (§§ 111, 118 f.).

Des weiteren unterschied HAHNEMANN zwischen der **Erstwirkung** und der **Nachwirkung** einer Arznei, wobei letztere sich meist als der ersteren genau entgegengesetzt erweise (A). Die Erstwirkung des Kaffees zum Beispiel ist vermehrte Wachheit und Munterkeit, die Nachwirkung dagegen, wenn die Erstwirkung nachläßt, vermehrte Müdigkeit und Schläfrigkeit. Je kleiner nun die Gabe der verabreichten Substanz ist, desto ausschließlicher sei bloß die Erstwirkung wahrnehmbar.

Die Erstwirkung einer bestimmten Substanz wird von Hahnemann als deren direkte Einwirkung auf den Organismus angesehen, wobei sich dieser dabei eher passiv bzw. rezeptiv verhält. Sofern überhaupt Symptome erscheinen, ist die Erstwirkung stets deutlich wahrnehmbar.

Die Nachwirkung, normalerweise etwa ebenso stark wie die Erstwirkung (A), ist sozusagen die Gegenwirkung des Organismus bzw. des »Lebensprinzips« gegen die vorhergehende direkte Einwirkung der Substanz, wobei der Organismus jetzt aktiv wird, also selbst gegenwirkt.

Wenn sehr kleine Gaben verabreicht werden, also nur ein kleiner Ausschlag nach der einen Seite zustande kommt, schlägt die Kurve praktisch gar nicht mehr nach der anderen Seite aus, sondern kehrt gleich wieder zur Nullinie zurück (§§ 63–66, 69, 112–114, 137, 161).

Die Menschen, die besonders heftig auf bestimmte Stoffe reagieren, bezeichnete HAHNEMANN als **Idiosynkratiker** (nach heutigem Sprachgebrauch Allergiker). Obwohl die meisten gesunden Menschen auf solche Stoffe kaum oder gar keine Beschwerden und Symptome entwickeln, werden die zum Teil sehr heftigen Erscheinungen, die bei überempfindlichen Personen auftreten, zwar einerseits der besonderen Konstitution der Versuchsperson, vor allem aber dem Mittel zugerechnet. Diese Symptome finden ebenfalls Eingang in die *Materia medica* (§ 117).

Die wichtigste und am heftigsten kritisierte Prämisse ist, daß sämtliche Symptome, die während der Wirkungsdauer einer Arznei auftreten, nur auf diese bezogen werden. Alle Beschwerden, die ein Proband während einer Arzneimittelprüfung bekommt, gehen also nach dieser Auffassung **allein** auf **die Arznei** zurück (§ 138). Die Möglichkeit, daß Symptome auch spontan entstehen können oder durch psychische oder Umwelteinflüsse ausgelöst werden können, räumte HAHNEMANN grundsätzlich nicht ein, zumal gleichzeitig ja versucht wird, durch strenge Vorschriften zur Ernährung und Lebensweise des Probanden störende Einflüsse auszuschalten.

Heute löst man dies so, daß man zunächst eine Baseline-Phase vorschaltet, in der sich der Proband – noch ohne ein Mittel zu nehmen – nur selbst beobachtet. Dann werden gewöhnlich nacheinander aus zwei Fläschchen je einige Wochen lang täglich mehrere Tropfen oder Globuli eingenommen, von denen eines Verum und eines Placebo enthält. Die Symptome, die unter der Einnahme des Placebos aufgetreten sind, müssen später von den Prüfungssymptomen abgezogen werden.

Im Gegensatz zur konventionellen Pharmakologie, die nur die allgemeinen, möglichst bei allen Probanden reproduzierbaren Symptome berücksichtigt, werden bei homöopathischen Arzneimittelprüfungen alle Symptome verwertet, auch die, die nur einmal an einem Probanden beobachtet wurden. Es werden hier also **Symptom-Reihen** gebildet (B), das heißt nicht die Durchschnitts-, sondern die Vereinigungsmenge aller aufgetretenen Symptome. Jeder empfindliche Proband bekommt gewöhnlich nur einige der bei einer Arzneimittelprüfung insgesamt aufgetretenen Symptome; keiner bekommt alle. Ebensowenig gibt es in der Regel ein

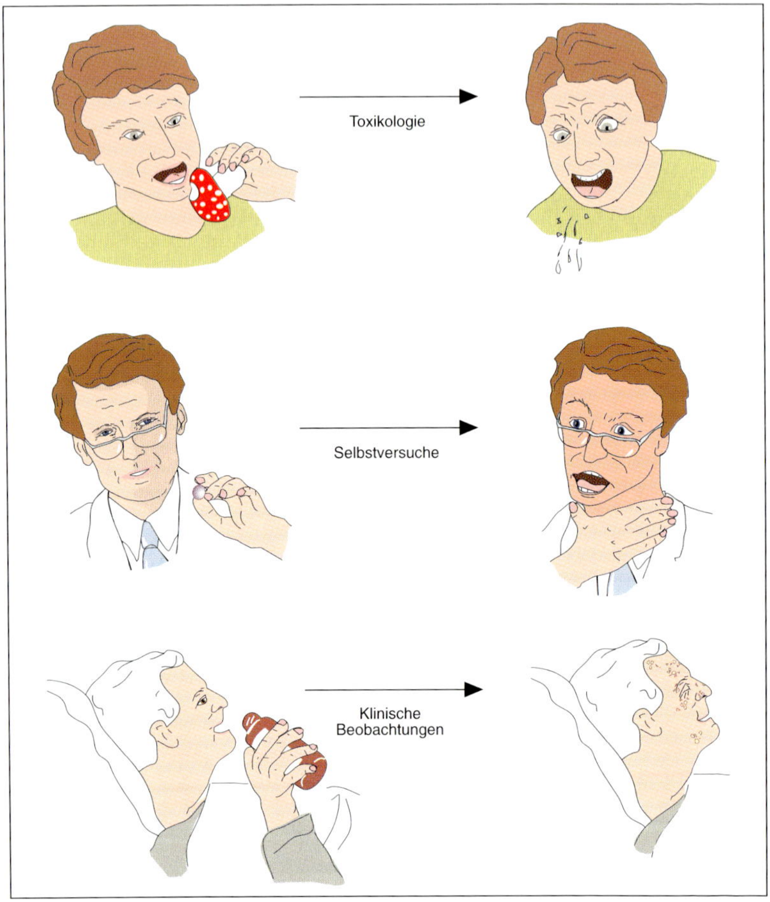

A Quellen der Materia medica

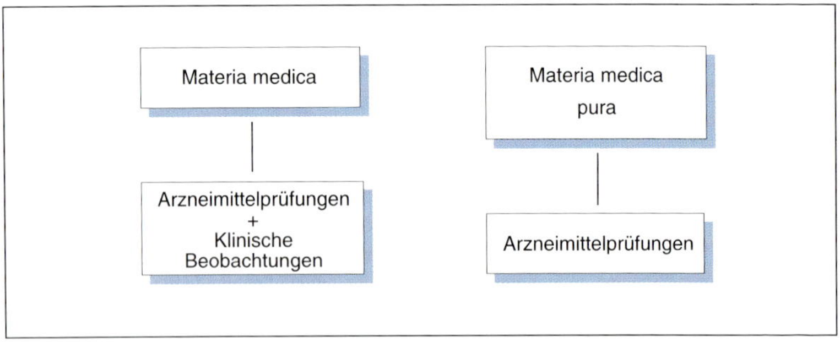

B Unterschied zwischen Materia medica und Materia medica pura bestimmtes Symptom, das wirklich bei jeder Versuchsperson auftritt. Entscheidend ist jedoch nicht, wie oft ein bestimmtes Symptom aufgetreten ist, sondern nur, welche Symptome überhaupt beobachtet wurden (§§ 134 f.).

Quellen der Materia medica
Um experimentell beobachten zu können, welche Veränderungen jede einzelne Arzneisubstanz im Befinden des Menschen hervorbringt, hatte HAHNEMANN systematische Arzneimittelprüfungen an Gesunden vorgenommen. Darauf beruht die homöopathische Arzneimittellehre (*Materia medica*), in der all diese Wirkungen verzeichnet sind.
HAHNEMANN sammelte bewußt Berichte über **Vergiftungen** mit bestimmten Stoffen. Sie bildeten für ihn bereits »die ersten Anfangsgründe« einer reinen Arzneimittellehre. Obwohl es sich hier um Einwirkungen auf den Organismus in toxischen Dosen handelte, ließ sich dennoch bereits die Wirkrichtung bestimmter Substanzen erkennen (§ 110) (A).
Die wertvollsten Versuche waren für HAHNEMANN in jedem Fall die, die der Arzt an sich selbst angestellt hat (§ 141).
Hahnemanns Chinarindenversuch. Der erste Selbstversuch HAHNEMANNS war sein Chinarindenversuch (1790). Er nahm einige Tage lang täglich zweimal vier Quentchen (2 x15 g) Chinarinde ein und stellte fest, daß er alle ihm vom Wechselfieber her bekannten Symptome bekam: »Die Füße, die Fingerspitzen usw. wurden mir erst kalt, ich ward matt und schläfrig, dann fing mir das Herz an zu klopfen, mein Puls ward hart und geschwind; eine unleidliche Ängstlichkeit, ein Zittern (aber ohne Schauder), eine Abgeschlagenheit durch alle Glieder; dann Klopfen im Kopfe, Röte der Wangen, Durst; . . . Auch die mir bei Wechselfiebern gewöhnlichen besonders charakteristischen Symptome, [wie] die Stumpfheit der Sinne, die Art von Steifigkeit in allen Gelenken, besonders aber die taube widrige Empfindung, welche im Periost über allen Knochen des ganzen Körpers ihren Sitz zu haben scheint – alle erschienen. Dieser Paroxysm dauerte zwei bis drei Stunden jedesmal und erneuerte sich, wenn ich diese Gabe wiederholte, sonst nicht. Ich hörte auf und ich war gesund« (aus HAHNEMANNS Übersetzung der ›Materia Medica‹ von CULLEN, Bd. 2, S. 109).

Selbstversuche des Arztes sind aus mehreren Gründen den Arzneiversuchen an anderen Probanden vorzuziehen.
1. lernt sich der Arzt dadurch selbst besser kennen,
2. wird er im Beobachten geschult,
3. kann er hier nicht durch undeutliche Aussagen des Probanden getäuscht werden, und
4. wird sein Gesundheitszustand durch solche Versuche nicht etwa verschlechtert, sondern im Gegenteil sogar verbessert.

Da die Einwirkung von Arzneimitteln den Organismus zwingt, sich damit wie mit anderen »Schädlichkeiten« auseinanderzusetzen, wird er sozusagen abgehärteter und robuster (§ 141). So gesehen wäre ihre Wirkung vergleichbar mit dem Effekt von aktiven Immunisierungen.
Am zweitbesten sind **Versuche an geeigneten Probanden**, die nach Einnahme der Substanz ihre Empfindungen, Beschwerden und Befindensänderungen, einschließlich des zeitlichen Verlaufs, genau notieren müssen. Der Arzt muß diese Protokolle täglich durchsehen und sich einzelne Symptome gegebenenfalls genauer erläutern lassen (§ 139).
Während die starken, sogenannten heroischen Substanzen schon in geringster Dosis Befindensveränderungen selbst bei robusten Personen erregen, müssen die schwächer wirkenden zu diesem Zweck bereits in höherer Dosis verabreicht werden. Von den schwächsten Arzneien schließlich sieht man nur dann überhaupt eine Wirkung, wenn man sie sehr zarten, reizbaren und empfindlichen Personen gibt (§ 121).
Neben der Toxikologie und den Arzneimittelprüfungen an Gesunden, aus denen sich die *Materia medica pura* zusammensetzt, ist es nach Hahnemann grundsätzlich zwar möglich, einige Arzneimittelsymptome »selbst **in Krankheiten**« herauszufinden, doch sei dies »ein Gegenstand höherer Beurteilungskunst und bloß Meistern in der Beobachtung zu überlassen« (§ 142).
Tatsächlich wurde später in den meisten homöopathischen Arzneimittellehren nicht mehr zwischen Arzneimittelprüfungssymptomen und klinisch beobachteten Symptomen unterschieden. JULIUS MEZGER hat sich in seiner 1951 erschienenen ›Gesichteten Homöopathischen Arzneimittellehre‹ die Mühe gemacht, diese beiden Klassen von Symptomen wieder zu unterscheiden.

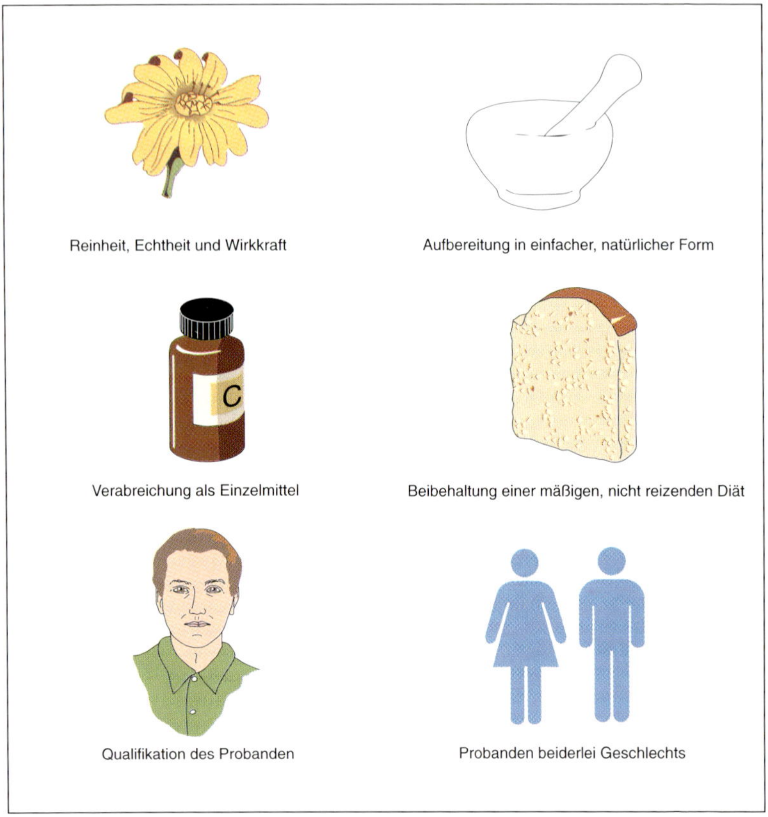

A Voraussetzungen für eine homöopathische Arzneimittelprüfung

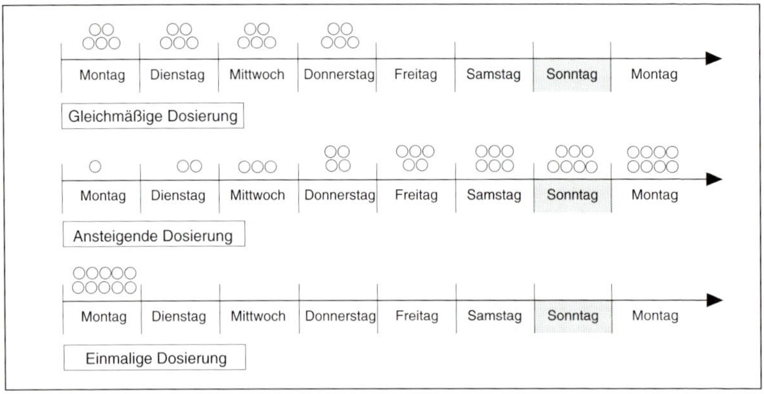

B Dosierung bei einer homöopathischen Arzneimittelprüfung

Praktische Voraussetzungen

Bei Arzneimittelprüfungen an Gesunden ist zunächst die genaue Kenntnis der zu prüfenden **Arznei** wichtig. Es dürfen nur solche Arzneien verwendet werden, über deren Reinheit, Echtheit und »Vollkräftigkeit« kein Zweifel besteht (§ 122) (A).

Außerdem muß die Arznei in einfacher, »ungekünstelter« Form eingenommen werden, das heißt bei einheimischen Pflanzen als frisch ausgepreßter Saft, der lediglich zur Konservierung mit etwas Alkohol vermischt sein kann. Nicht-heimische Gewächse sollten als Pulver oder frisch mit Alkohol zur Tinktur aufbereitet sein (§ 123).

Jeder Arzneistoff muß ganz allein für sich geprüft werden, also nicht gemischt mit anderen Stoffen (§ 124).

Während der Versuchszeit ist auf eine »mäßige Diät« zu achten, die so wenig reizend wie möglich sein soll. Zu meiden sind nach HAHNEMANNS Ansicht insbesondere grüne Gemüsebeilagen und Wurzeln sowie Salate und Suppenkräuter, aber auch Kaffee, Tee, Wein und Branntwein (§ 125).

Nicht jeder Mensch ist als Versuchsperson geeignet. Zu den wichtigsten Voraussetzungen zählen:

Der **Proband** muß

- glaubwürdig und gewissenhaft sein,
- sich außerdem vor geistigen und körperlichen Anstrengungen sowie vor »Ausschweifungen und störenden Leidenschaften hüten«,
- gutwillig die Aufmerksamkeit auf sich selbst richten und
- darf durch keine dringenden Geschäfte davon abgehalten werden.

Darüber hinaus sollte er nicht nur

- gesund, sondern auch
- intellektuell in der Lage sein, seine Empfindungen sprachlich eindeutig zu benennen und zu beschreiben (§ 126).

Grundsätzlich sollten Arzneien stets sowohl an Männern als auch an Frauen geprüft werden, damit zum Beispiel auch geschlechtsspezifische Symptome an den Tag gebracht werden (§ 127).

Vorgehen

Zu Beginn seiner Versuche an sich selbst sowie an Familienmitgliedern und Studenten verwendete HAHNEMANN noch Urtinkturen bzw. unverdünnte Pulver des jeweiligen Stoffs.

Später ging er dann nicht nur in der Therapie, sondern auch bei den Arzneimittelprüfungen zu höheren Verdünnungen bzw. »Potenzierungen« der verwendeten Mittel über (→S. 147).

Potenzierung.

In den letzten beiden Auflagen des ›Organons‹ empfahl HAHNEMANN schließlich die tägliche Gabe einer C30- bzw. Q30-Potenz (→S. 69, 71), und zwar in Form von 4–6 Globuli, gegebenenfalls in Wasser aufgelöst und geschüttelt (§ 128).

Grundsätzlich sollten die Mittel in derselben Form, in der man sie therapeutisch einsetzt, auch in den Arzneimittelprüfungen getestet worden sein.

Zeitliche Abfolge.

- Wenn von einer solchen Gabe nur schwache Wirkungen hervorgerufen werden, kann der Arzt täglich einige Globuli mehr verabreichen, und zwar so lange, bis deutliche Symptome auftreten. Auf diese Weise läßt sich ermitteln, welche Symptome die betreffende Substanz überhaupt erzeugen kann (§§ 129, 131 f.).
- Will man dagegen auch erforschen, in welcher zeitlichen Reihenfolge die einzelnen Symptome auftreten, gibt man sofort zu Beginn eine einmalige starke Einzelgabe. Dann gibt man nichts mehr und beobachtet nur noch (§ 130) (B).

Modalitäten.

Um die sogenannten Modalitäten (Begleitumstände des Auftretens) der verschiedenen Arzneimittelsymptome herauszufinden, muß sich der Proband während der Prüfung auch in verschiedene Lagen begeben. Nur so kann erkannt werden, ob sich ein bestimmtes Symptom zum Beispiel bei Bewegung bessert oder verschlechtert, oder etwa im Sitzen oder Liegen, an frischer Luft, nach oder vor dem Essen, beim Sprechen, Husten, Niesen, nur tagsüber oder auch nachts usw. (§ 133).

Befragung.

Jeder Proband muß genauestens nach seinen Symptomen befragt werden, ähnlich detailliert, wie dies auch bei der Anamnese-Erhebung gefordert wird (§§ 139 f.) (→S. 25).

Arzneimittelprüfungen stellen – *lege artis* durchgeführt – hohe Anforderungen an Probanden und Prüfungsleitung bzw. Protokoll, die naturgemäß nur von relativ wenigen seriösen Forschern erfüllt wurden und werden.

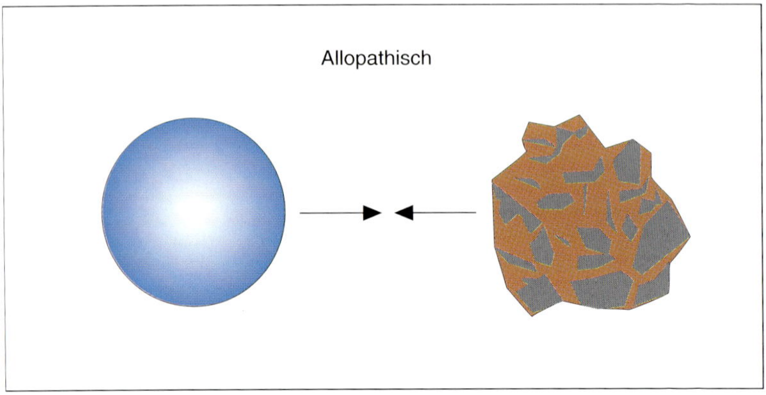

A Allopathie

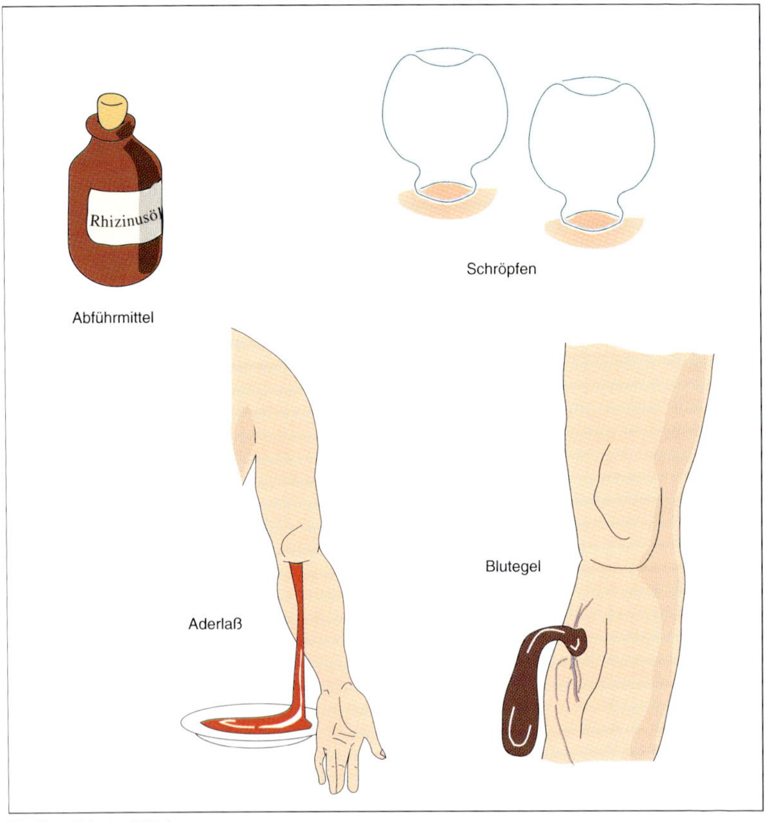

B Allopathische Mittel

Nach Anamnese und Arzneimittelprüfung ist die dritte Voraussetzung einer rationalen Arzneitherapie die Kenntnis der Prinzipien, nach denen die Arzneien den jeweiligen Krankheitszuständen angepaßt werden sollen (→S. 23).

HAHNEMANN unterschied zwei bzw. drei sogenannte **Kurarten**, das heißt grundsätzliche Möglichkeiten der Arzneitherapie. Vergleicht man – unter der Voraussetzung einer ganzheitlichen Betrachtung – die Symptome des Patienten und die Symptome, die eine bestimmte Arznei in der Arzneimittelprüfung erzeugt, so kann dieses Verhältnis entweder **allopathisch**, **antipathisch** oder **homöopathisch** sein. Die Arznei kann, im Vergleich zur Symptomatik des Patienten, in der Arzneimittelprüfung nämlich andersartige, entgegengesetzte oder ähnliche Symptome hervorrufen (§ 52).

Die Abgrenzung der verschiedenen Kurarten voneinander ist für das Verständnis der Homöopathie grundlegend und gilt im Prinzip heute noch genauso wie zu HAHNEMANNS Zeit. Nach dieser Unterscheidung läßt sich die Homöopathie zum Beispiel nicht unter den Oberbegriff der Naturheilverfahren einordnen (wie dies oft geschieht), da die Naturheilverfahren ja vor allem allopathische und antipathische Mittel anwenden, während die Homöopathie mit ihrer Ähnlichkeitstherapie etwas ganz Eigenständiges darstellt, das es so in keiner anderen Heilmethode gibt.

Allopathische Arzneitherapie

Mit allopathischen Arzneimitteln werden nicht den Patientensymptomen ähnliche, sondern andersartige Symptome erzeugt (A). Zahlreichen Patienten wurden zu HAHNEMANNS Zeit bei einer fieberhaften Erkrankung Aderlässe oder Abführmittel verordnet oder am Fuß ein künstliches Geschwür erzeugt, um die Krankheit dorthin »abzuleiten«. Das waren Maßnahmen, die weder in einer kausalen noch in einer Ähnlichkeitsbeziehung zum tatsächlichen Krankheitszustand des Patienten standen.

HAHNEMANN kritisierte den materialistischen Krankheitsbegriff dieser sich rationell nennenden Medizin. Man glaubte, die Krankheit bestünde in einer schädlichen Materie (*materia peccans*), die man durch Ausleerungskuren hinwegschaffen müsse. Außerdem prangerte er die meist nur auf Vermutungen und Spekulationen beruhenden Klassifikationen von Krankheiten und Arzneiwirkungen an, ebenso die meist aus verschiedenen Ingredienzen zusammengesetzten Rezepte. Er war der Überzeugung, daß Aderlässe und Ausleerungskuren den Organismus als Ganzen letztlich nur schwächten, ohne daß dabei die »guten« von den »schlechten« Säften geschieden würden (§§ 54 f.).

Allopathische Mittel

Als Beispiele für allopathische Mittel nannte HAHNEMANN vor allem die zu seiner Zeit sehr verbreiteten Brech- und Abführmittel sowie den Mißbrauch der sogenannten heroischen, das heißt sehr stark wirkenden Arzneien. Ebenso den übermäßigen Aderlaß sowie die Blutegel und das blutige Schröpfen, die alle den Körper nur schwächten, ohne ihn zu heilen (B). Außerdem Blasenpflaster, Ziehpflaster, Fontanellen (künstliche Geschwüre), Haarseile (zum Offenhalten der Geschwüre), das lokale Beizen und Brennen (Maßnahmen, um eine lokale Wunde zu erzeugen und zu unterhalten), schließlich lauwarme Bäder und Hunger- bzw. Fasten-Diät (§§ 54, 60, 74, 76).

Viele dieser Maßnahmen gehören noch heute zum Instrumentarium etwa der Ärzte für Naturheilverfahren. Die moderne Pharmakotherapie würde bei der hier getroffenen ganzheitlichen Unterscheidung der Therapiearten überwiegend zu den »heroischen« (stark wirksamen) Mitteln der Allopathie zu rechnen sein, da auch hier zum größten Teil Wirkungen am menschlichen Organismus hervorgebracht werden, die den Krankheitssymptomen des Patienten unähnlich, wenn nicht entgegengesetzt sind.

Insofern, als es HAHNEMANN weniger um die jeweiligen konkreten Substanzen, als vielmehr um allgemeine Prinzipien ging, lassen sich seine Unterscheidungen und Kritikpunkte der verschiedenen Verfahren auch heute noch nachvollziehen.

Um seinen Standpunkt bzw. seine Kritik auch empirisch zu belegen bzw. wissenschaftlich zu untermauern und allgemein plausibel zu machen, trug HAHNEMANN im ›Organon‹ eine Menge von Beobachtungen zusammen, die zeigen sollten, wie die Natur selbst vorgeht, um einzelne Krankheiten auszulöschen, zu suspendieren oder zu unterdrücken (→S. 43).

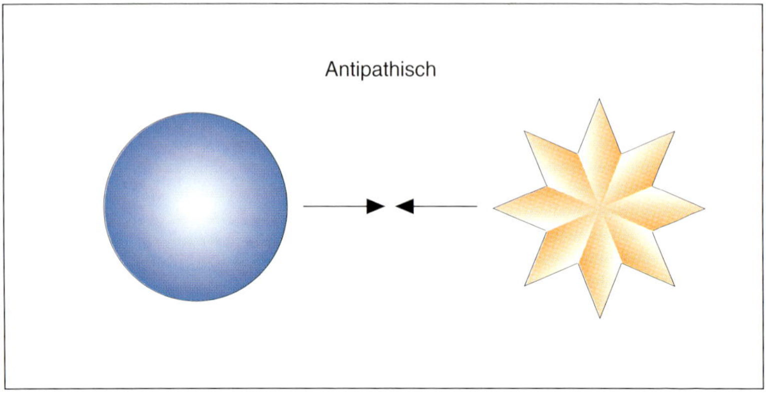

A Antipathie

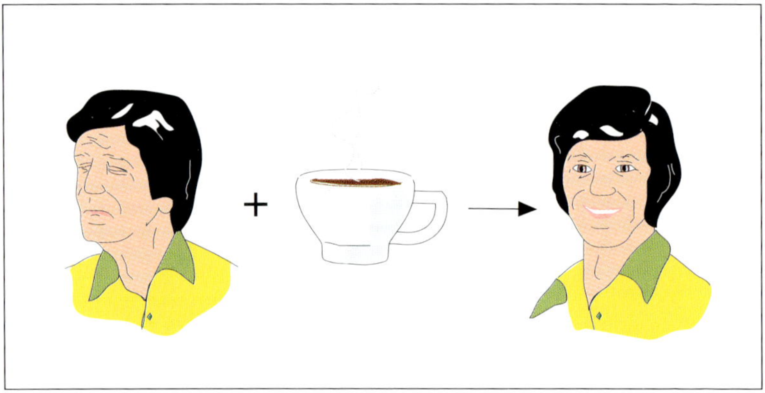

B Antipathische Mittel

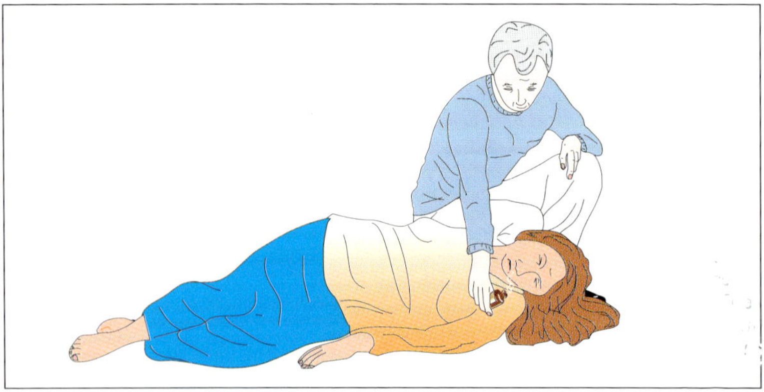

C Indikationen für eine antipathische Behandlung

Antipathische Arzneitherapie

Eine Untergruppe der allopathischen Mittel bildeten zu HAHNEMANNS Zeiten und bilden bis heute die antipathischen Arzneien, die ebenfalls »andersartige«, genaugenommen der Symptomatik des Patienten entgegengesetzte Symptome erzeugen können (A). Diese Arzneimittel kamen und kommen bei Behandlungen nach dem Prinzip »Contraria contrariis« zum Einsatz, das heißt beim Versuch, möglichst das Gegenteil des jeweiligen krankhaften Zustands zu bewirken. So gab man bei Schmerzen, Durchfall oder Schlaflosigkeit ein Mittel, das gegen diese Beschwerden wirkte (etwa Mohnsaft), bei Verstopfung verabreichte man Purganzen, eine verbrannte Hand hielt man in kaltes Wasser, einem frierenden Kranken verordnete man ein warmes Bad usw. (§ 56).

HAHNEMANNS Kritik an diesem Verfahren lautete, daß dabei nur eine momentane palliative (lindernde) Erleichterung erzielt würde, daß pro Mittel immer nur ein einzelnes Symptom behandelt wurde und daß die nur unterdrückende Wirkung der Arznei nur relativ kurz andauerte. Aufgrund des Zusammenhangs zwischen Erst- und Nachwirkung (→S. 29) folgte auf die anfängliche Besserung meist eine anschließende Verschlimmerung. Bei der wiederholt nötigen Einnahme des immer schwächer wirkenden Mittels trat außerdem eine Gewöhnung ein, weshalb die Dosis letztlich immer weiter erhöht werden mußte (§§ 56–60).

Antipathische Mittel

Antipathische Mittel können das Gegenteil von dem gerade vorliegenden Leiden erzeugen und deshalb als Untergruppe der allopathischen Mittel angesehen werden.

Gebräuchlich waren zu HAHNEMANNS Zeit Mohnsaft (*Opium*) gegen Schmerzen, Durchfälle, Schlaflosigkeit und Nachthusten; Abführmittel gegen Verstopfung; Baldrian gegen Lähmungserscheinungen bei Typhus; *Digitalis* gegen Tachykardien (Herzjagen) in Kachexien (Kräfteverfall); Kaffee gegen Tagesschläfrigkeit (B); Bitterstoffe und starke Gewürze gegen Magen-Schwäche; Kanthariden-Tinktur gegen Harnblasen-Schwäche; Nießmittel gegen Stockschnupfen; Wein gegen allgemeine Schwäche; warme Bäder gegen Frostigkeit; Elektrizität und Galvanismus gegen Lähmungen; sowie Aderlaß gegen Blutandrang mit verstärktem Herzklopfen (§§ 57, 59, 66).

Diese Aufzählung HAHNEMANNS ließe sich heute durch zahlreiche moderne Präparate sowohl aus der Phytotherapie als auch aus der konventionellen Pharmakotherapie ergänzen. Wenn sich auch die chemischen Bestandteile moderner Medikamente und die Methoden ihrer Synthese geändert haben, so ist doch das Prinzip ihrer Anwendung (*Contraria contrariis*) und damit die prinzipielle Kritik von seiten der Homöopathie unverändert geblieben.

Zu den antipathischen Mitteln zählen insbesondere alle die Vorsilbe »Anti-« enthaltenden Klassen von Medikamenten, also zum Beispiel Antiphlogistika, Antirheumatika, Antihypertonika, Antihypotonika, Antitussiva, Antidiabetika, Antibiotika, Antimykotika usw.

Indikationen für eine antipathische Behandlung

Trotz seiner grundsätzlichen Kritik an den antipathischen Mitteln – soweit es um das Ziel einer Heilung geht – nannte HAHNEMANN aber auch einige Indikationen für eine antipathische Behandlung, nämlich akut lebensbedrohende Zustände, die rasches unverzügliches Handeln erfordern (C).

Bei Asphyxien (Atemstillstand) zum Beispiel oder dem Scheintod, verursacht durch Blitzschlag, Ersticken, Erfrieren oder Ertrinken usw. wären Palliative (Linderungsmittel) durchaus angezeigt, etwa mäßige elektrische Erschütterungen, Kaffee-Klistiere, anregende Riechmittel oder allmähliche Erwärmungen. Der Sinn dieser Maßnahmen bestehe nach HAHNEMANN darin, vorerst wenigstens die Reizbarkeit und Empfindung, das heißt das physische Leben, wieder anzuregen bzw. die Hemmung und Unterdrückung der an sich gesunden Lebenskraft zu beseitigen.

Ebenso sollten bei akuten Vergiftungen Antidote verabreicht werden, also zum Beispiel Alkalien gegen verschluckte Mineralsäuren, Schwefelleber gegen Metallgifte, Kaffee, *Campher* (und *Ipecacuanha*) gegen Opiumvergiftung usw.

Sinngemäß kann man hier auch die Sofortmaßnahmen der modernen Notfallmedizin ergänzen, die, von ihrem Indikationsgebiet her gesehen, somit in keinem Widerspruch zur Homöopathie stehen.

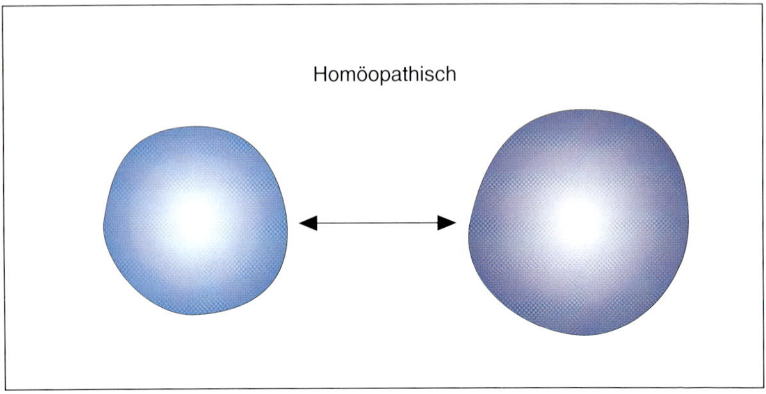

A Homöopathie

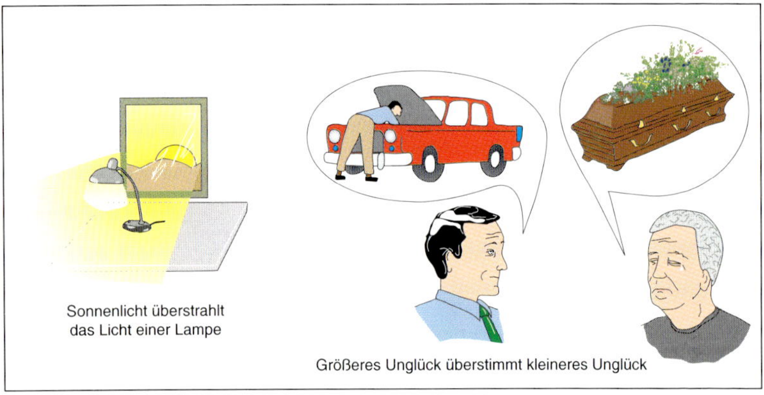

B Homöopathische Wirkungen

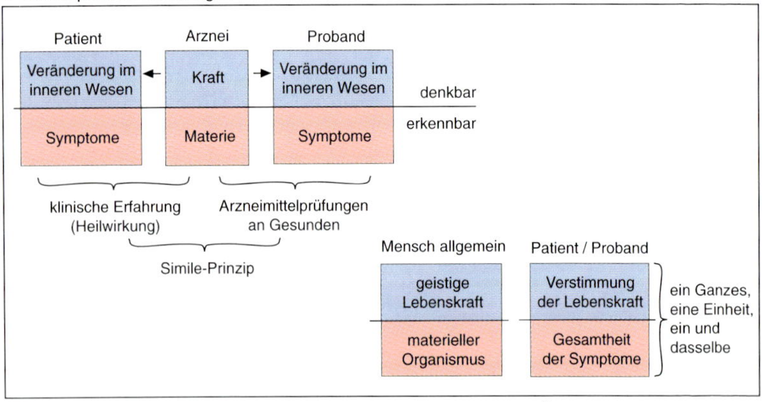

C Die Veränderung im inneren Wesen und die Einheit von Innerem und Äußerem

Homöopathische Arzneitherapie

HAHNEMANN war überzeugt, daß wirkliche Heilung nur durch Homöopathie möglich ist: »Die reine homöopathische Heilart ist der einzig richtige, der einzig durch Menschenkunst mögliche, geradeste Heilweg, so gewiß [wie] zwischen zwei gegebenen Punkten nur eine einzige gerade Linie möglich ist« (§ 53).

Es sollte also ein Arzneimittel gewählt werden, das selbst solche Symptome erzeugen kann, die denen des Patienten möglichst ähnlich sind (A). Ähnliches soll mit Ähnlichem behandelt werden: »Similia similibus curentur«.

Herleitung der Ähnlichkeitsbeziehung

Die für die Homöopathie konstitutive Ähnlichkeitsbeziehung illustrierte HAHNEMANN im ›Organon‹ mit anschaulichen Beispielen aus der Lebenswelt.

Die Auslöschung eines bestimmten Eindrucks auf den Organismus durch einen ähnlichen, stärkeren Eindruck liegt etwa vor, wenn der zunächst helleuchtende Jupiter durch die ihn überstrahlende Helligkeit des anbrechenden Tages unseren Augen entschwindet; ebenso auch, wenn das Licht einer Lampe vom Sonnenlicht überstrahlt wird (B). Das Dröhnen von Trommeln kann Kanonendonner wirksam übertönen. Schnupftabak wird eingenommen, um der Belästigung durch üble Gerüche zu entgehen, und durch Kaffee, der selbst eine Art »Überfreudigkeit« erzeugen kann, kann allzu heftige Freude aufgehoben werden. Ein neuer Trauerfall löscht alte Trauer aus (B), und im Zustand von Apathie und »Sklavensinn« bedarf es nach HAHNEMANN manchmal einer erneuten, noch stärkeren Erniedrigung, damit ein Leidender die Kraft aufbringt, dagegen anzugehen.

Wahrnehmung und Vorstellung

HAHNEMANN wollte eine Arzneitherapie begründen, die ausschließlich auf reiner Beobachtung beruht. Das Simile-Prinzip verknüft Beobachtungen aus den Arzneimittelprüfungen an Gesunden mit der klinischen Erfahrung (C).

Objektiv erkennbar bzw. mit den Sinnen wahrnehmbar sind strenggenommen an den Arzneimitteln nur deren Materie sowie an Probanden bzw. Patienten deren Symptome. Der Zusammenhang dagegen, wie durch das Arzneimittel schließlich die Symptome des Probanden entstehen bzw. die Symptome des Patienten verschwinden, ist an sich nicht mit den Sinnen wahrnehmbar.

In Anlehnung an KANTS Unterscheidung einer sensiblen und intelligiblen Welt bzw. von *Phänomenon* und *Noumenon* unterschied HAHNEMANN zwischen

– direkt Erkennbarem und
– bloß Denkbarem bzw.

zwischen Sichtbarem und Unsichtbarem.

Obwohl HAHNEMANN KANT sehr verehrte, weil dieser »die Grenzen der Philosophie und alles menschlichen Wissens da verzeichnete, wo die Erfahrung aufhört«, überschritt HAHNEMANN bei seinen weiteren Erklärungen für die Wirkungsweise homöopathischer Arzneien selbst eben diese Grenze und verließ damit den Boden der wissenschaftlichen Erfahrung.

So nahm er als Ursache der arzneilichen Eigenschaften einer Substanz eine Kraft an, die in dieser wohne »wie der Geist im menschlichen Körper« und die sogar von ihrer Gebundenheit an die Materie durch bestimmte pharmazeutische Zubereitungsverfahren mehr und mehr befreit werden könne (→S. 41).

Die Verhältnisse im Menschen stellte sich HAHNEMANN so vor, daß den von außen sichtbaren Krankheitssymptomen eine Veränderung im inneren Wesen des Organismus entspreche, die er später als »Verstimmung der Lebenskraft« bezeichnete.

Einheit von Innerem und Äußerem

Um den naheliegenden Einwand, Homöopathie sei lediglich symptomatische Therapie, die die eigentliche Ursache der Krankheit ungeheilt lasse, zu entkräften, postulierte HAHNEMANN die Einheit von Innerem und Äußerem (B).

In Anlehnung an SCHELLINGS Identitätsphilosophie, wonach Geist und Natur im Grunde identisch seien, betonte HAHNEMANN die unteilbare Einheit von materiellem Organismus und der ihn belebenden geistartigen Lebenskraft. Gleiches gelte für den krankhaften Zustand des Menschen, dessen Symptome zwar erkennbar, dessen innere Ursache aber nur denkbar sei. Auch hier bilden nach HAHNEMANN die Verstimmung der Lebenskraft und die Gesamtheit der Symptome »ein Ganzes«, »eine Einheit« und »sind eins und dasselbe« (§ 15) (C).

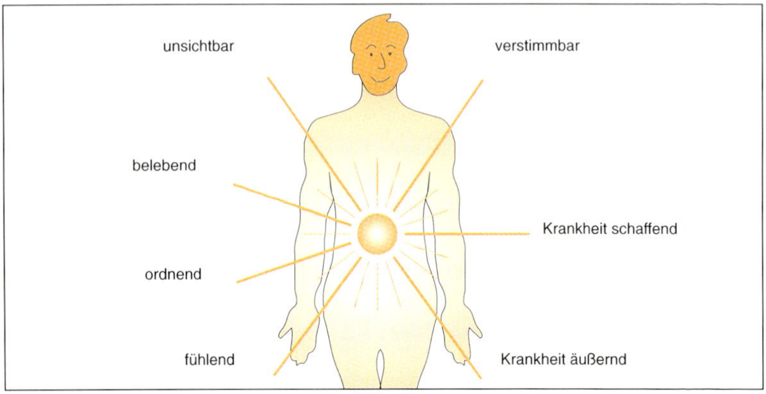

A Die Lebenskraft

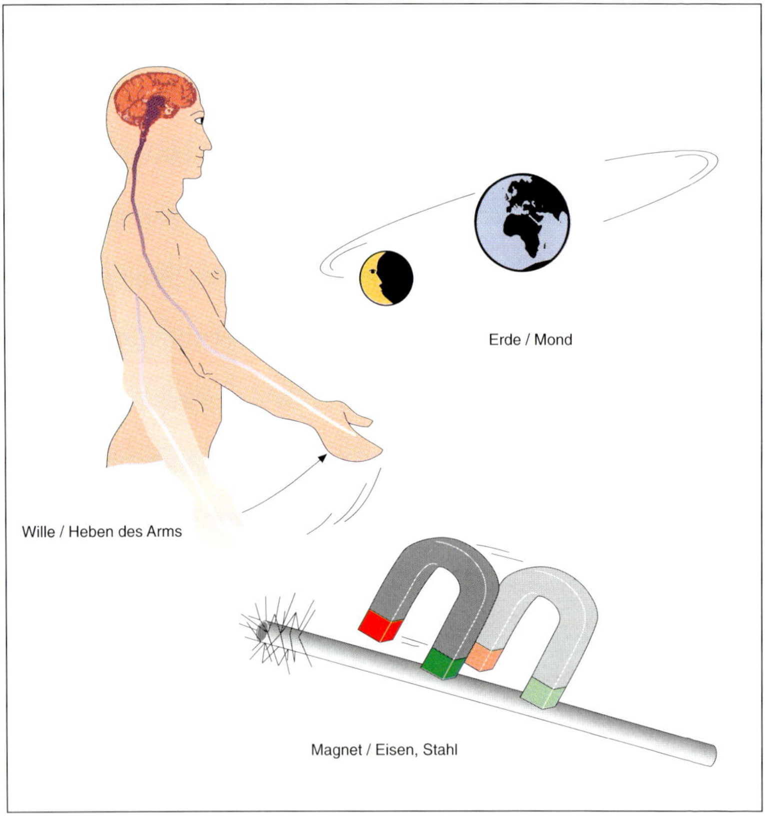

B Dynamische Wirkungen

Lebenskraft

Während HAHNEMANN in den ersten Auflagen des ›Organons‹ noch von der »Veränderung im Inneren Wesen« des Organismus sprach, benutzte er ab der fünften Auflage (1833) dafür das Konzept der »Verstimmung der Lebenskraft« (A). Die von ihm postulierte Lebenskraft stellte er sich als mit folgenden Eigenschaften versehen vor (§§ 6, 9–12, 15–17, 74):

1. Sie ist **unsichtbar** und insofern geistartig. Außerdem ist sie im Organismus überall anwesend. Sie ist ein »Kraftwesen«, eine »Dynamis«.
2. Sie wirkt **belebend** auf den ohne sie toten Organismus. Sie verleiht ihm die Möglichkeit, überhaupt etwas zu empfinden und bewirkt alle Lebensverrichtungen.
3. Sie ist **ordnend**. Sie waltet im gesunden Zustand unumschränkt und hält alle Teile in harmonischem Lebensgang, das heißt sie koordiniert die einzelnen Funktionen des Organismus zu einem geordneten Ganzen.
4. Sie kann auch selbst **fühlen** und über die Nerven den Einfluß von krankmachenden Agenzien wahrnehmen.
5. Dadurch ist sie auch **verstimmbar**. Als geistartige Dynamis kann sie allerdings selbst wiederum nur auf geistartige Weise ergriffen und befallen werden.
6. Sie ist es, die letztlich die **Krankheit schafft** bzw. hervorbringt. Die Lebenskraft verleiht dem Organismus widrige Empfindungen und bestimmt ihn zu regelwidrigen Tätigkeiten.
7. Die Lebenskraft kann die **Krankheit** dem Arzt überhaupt erst **zeigen**, das heißt, über unangenehme Gefühle bzw. gestörte Funktionen in Form von Krankheitssymptomen äußern.

Die Lebenskraft wurde von HAHNEMANN als ein Subjekt gedacht, das – selbst nicht sichtbar, aber durchaus denkbar – nicht nur für den normalen Ablauf der Funktionen des materiellen Organismus verantwortlich ist, sondern wesentlich auch für die Entstehung von Erkrankungen.

Dynamische Wirkung

Den von HAHNEMANN häufig verwendeten Begriff »dynamisch« bezeichnete er selbst als »eine Art übersinnlicher Idee«. Der Begriff bezieht sich also ebenfalls auf den zwar nicht wahrnehmbaren, wohl aber denkbaren Bereich des Intelligiblen, in dem auch die Lebenskraft angesiedelt ist.

Die Bedeutung dieses Begriffs, der zu HAHNEMANNS Zeit häufig verwendet wurde, ersieht man am besten aus den vielen Synonyma, die er dafür gebrauchte. Dynamisch ist einmal das Gegenteil von materiell, mechanisch, chemisch, sinnlich wahrnehmbar bzw. sichtbar. Auf einer weiteren Ebene meint »dynamisch« dann aber auch geistartig, rein, absolut, spezifisch und schließlich – das bezieht sich bereits auf das Konzept des Potenzierens (→S. 69) – unkörperlich, enthüllt, frei geworden, virtuell, »heimlich« und »wie durch Ansteckung«.

Die breite und relativ unspezifische Bedeutung des Begriffs kann man auch an den dafür angeführten Beispielen erkennen (§§ 11, 16, 31):

Die Erde führt nach HAHNEMANN ihren Mond durch eine unsichtbare Kraft um sich herum, während der Mond auf ähnliche Weise die Ebbe und Flut vor allem der nördlichen Meere bewirkt. Ein Magnetstab kann seine unsichtbare Kraft auf ein Stück Eisen oder Stahl übertragen. Durch die »geistartige Kraft« unseres Willens können wir unseren Arm heben (B) und durch die dynamische Wirkung des Anblicks von etwas Ekelhaftem kann Erbrechen ausgelöst werden. Die Ansteckung mit Krankheiten (Pocken, Masern), wie ganz allgemein die Einwirkung krankmachender Einflüsse auf den gesunden Menschen, geschieht nach HAHNEMANN auf dynamische Weise.

Schließlich haben auch Arzneien eine dynamische, »geistartige« Wirkung zunächst auf die lebende, empfindende Faser, das heißt die Nerven, und auf diesem Weg auch auf das geistartige Lebensprinzip. Auch die Arzneiwirkung wird also als eine dynamische gedacht.

Unähnliche und ähnliche Krankheiten

Treffen zwei Krankheiten im gleichen Organismus aufeinander, so ergeben sich verschiedene Möglichkeiten der dynamischen Interaktion, je nachdem, ob die beiden Krankheiten einander unähnlich oder ähnlich sind.

Unähnliche Krankheiten (42A)

1. Ist die ältere Krankheit stärker, so wird nach HAHNEMANNS Beobachtungen die neue Krankheit von der älteren abgehalten (§§ 36 f.). So hielt etwa eine schwere chronische Krankheit die Herbstruhr ab, Schar-

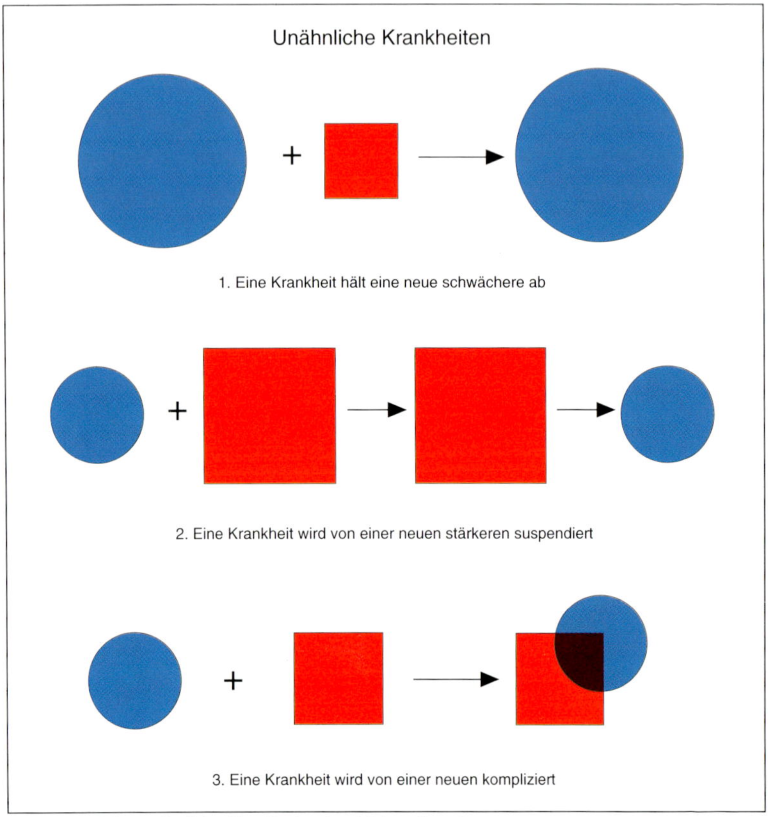

A Die Interaktion unähnlicher Krankheiten im gleichen Organismus

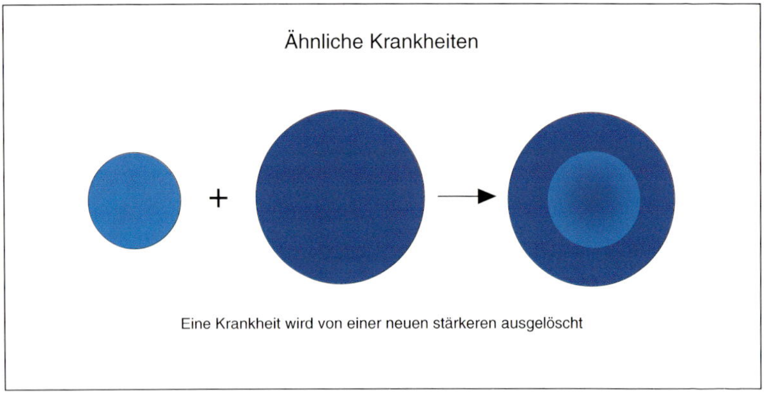

B Die Interaktion ähnlicher Krankheiten im gleichen Organismus

bock (Skorbut) oder Flechten die Levantische Pest, Rachitis die Pockenschutzimpfung und geschwürige Lungensucht (Tuberkulose) epidemische Fieber (§ 36). Alte chronische Krankheiten blieben auch dann bestehen, wenn sie durch schwächere allopathische Mittel behandelt wurden, weil die Krankheit deren Wirkung abhielt (§ 37).

2. Ist die alte Krankheit schwächer als die neue, wird sie durch die neue solange suspendiert, bis diese ihren Verlauf zu Ende genommen hat, kommt dann aber wieder unverändert zum Vorschein (§§ 38 f.). Als Beispiele nannte HAHNEMANN eine Fallsucht (Epilepsie), die nicht mehr auftrat, solange der Patient mit Grindkopf (Tinea) angesteckt war. Nach Abheilen des Kopfausschlags trat die Fallsucht unverändert wieder auf. Hahnemann beobachtete weiter, daß Krätze von Scharbock, geschwürige Lungensucht von Typhus oder einer Manie, Masern von Menschenpocken, Kuh- und Menschenpocken von Masern, Scharlachfieber und Mumps von Kuhpocken und Kuhpocken von Scharlachfieber suspendiert wurden (§ 38).
Eine chronische Krankheit konnte von starken allopathischen Mitteln suspendiert, also vorübergehend unterdrückt, nicht aber dauerhaft geheilt werden. Sobald die Wirkung des Medikaments nachließ, nahm die ursprüngliche Krankheit wieder ihren üblichen Verlauf. Ein Krätzausschlag konnte durch Purganzen und eine Fallsucht durch Fontanellen vorübergehend suspendiert, aber nicht dauerhaft geheilt werden (§ 39).

3. Zwei unähnliche Krankheiten können aber auch zusammentreten und eine gemeinsame komplizierte Krankheit bilden. Ein venerisch Kranker konnte nach HAHNEMANNS Beobachtungen zusätzlich die Krätze bekommen und umgekehrt. Menschenpocken und Masern konnten manchmal auch gleichzeitig bei derselben Person auftreten, ebenso wie Kuhpocken und Masern sowie Purpurfriesel (§§ 40–42).
Ähnliches beobachtete HAHNEMANN bei langeinwirkender allopathischer Medikation: auch hier konnte sich das ursprüngliche Leiden mit dem hinzukommenden Arznei-»Siechtum« komplizieren und eine sehr schwer, wenn überhaupt zu heilende Mischkrankheit bilden. Sehr verbreitet waren chronische Quecksilbervergiftungen, die von der langen und hochdosierten Behandlung der Syphilis verursacht waren, die ihrerseits zum Teil bereits mit Krätzkrankheit und/oder Feigwarzentripper kompliziert war (§ 41).

Ähnliche Krankheiten (B)
Bei einander ähnlichen Krankheiten vernichtet bzw. heilt nach HAHNEMANNS Beobachtungen stets die stärkere die schwächere (§§ 43–46).
Als Beispiele nannte HAHNEMANN die Menschenpocken, welche Augenentzündungen, Taubheit, Schweratmigkeit, Hodengeschwülste und ruhrähnliche Stuhlgänge sowohl selbst erzeugen als auch auslöschen und damit »heilen« konnten, ebenso wie etwa bereits vorhandene Kuhpocken. Kuhpocken wiederum erzeugten und heilten Armgeschwulste und Wechselfieber, Kuhpocken-Lymphe heilte bestimmte Hautausschläge und Masern heilten langwierige Flechten und frieselartige Ausschläge (§ 46).
Analog dazu konnte er beobachten, wie chronische Krankheiten durch homöopathische Mittel für immer ausgelöscht und damit geheilt wurden (§§ 51, 53).

Homöopathische Naturheilungen und Arzneiheilungen
Nach HAHNEMANNS Auffassung kommen in der Natur auch ohne Zutun des Menschen Heilungen von Krankheiten vor, die aber stets durch das Hinzutreten einer der Grundkrankheit ähnlichen zweiten Krankheit – also auf homöopathische Weise, nach dem Simile-Prinzip – zustande kommen.
Homöopathische Naturheilungen sind allerdings nur durch relativ wenige miasmatische, festständige Krankheiten möglich (Krätze, Masern, Pocken), die zum Teil gefährlicher sind als die zu heilende Krankheit und schließlich selbst der Heilung bedürfen (§ 50). Demgegenüber sind homöopathische Arzneiheilungen durch die Verwendung von vielen tausend Arzneisubstanzen möglich (grundsätzlich durch jedes Mittel, das an Gesunden auf seine Symptome hin geprüft ist), die sich – wenn sie auch noch so stark wirken – unendlich weit verdünnen, zerteilen, potenzieren und in ihrer Gabe vermindern lassen und deren Wirkung nach der Heilung der Krankheit von selbst verschwindet, da die Wirkungsdauer eines Medikaments ja begrenzt ist (§ 51).

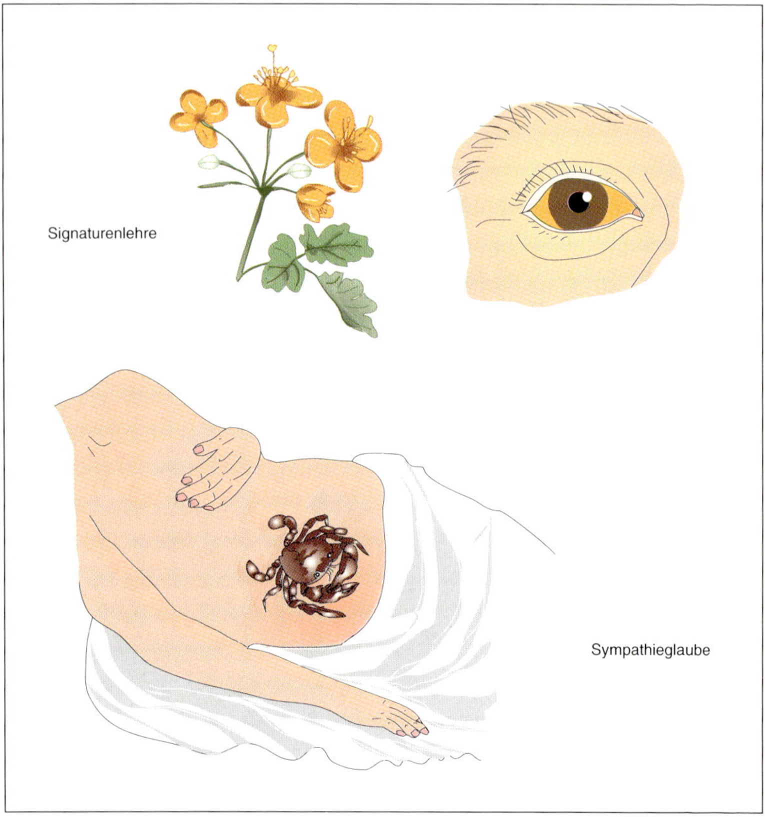

A Beispiele für magische Simileauffassungen

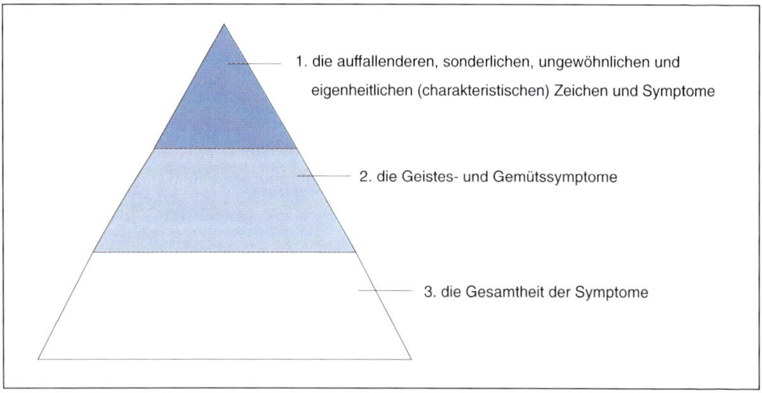

B Die Gewichtung der Symptome

Verschiedene Similearten

Ähnlichkeitsbeziehungen lassen sich auf den verschiedensten Ebenen entdecken, die voneinander abzugrenzen sind und eine differenzierte Betrachtung erfordern.

So läßt sich eine scheinbare, magische, theoretische, physiologische, oberflächlich-homöopathische und echt-homöopathische Variante des Simile unterscheiden.

Scheinbares Simile. Wenn etwa im *Corpus Hippocraticum* empfohlen wird, Erbrechen durch ein Erbrechen auslösendes Mittel zu beheben, so scheint dies zwar eine Behandlung von Ähnlichem mit Ähnlichem zu sein. Der Grundgedanke ist dabei jedoch, den schädlichen Stoff, der den Brechreiz verursacht, durch ein wirksames Brechmittel zu beseitigen.

Magisches Simile. Eine kulturgeschichtlich sehr frühe Form der Anwendung des Ähnlichkeitsprinzips findet sich im Ähnlichkeitszauber bzw. Sympathieglauben von Naturvölkern, wonach etwa durch das Tragen von Amuletten die Eigenschaften bestimmter Tiere übertragen werden sollen. So wurde zum Beispiel versucht, durch das Auflegen eines Krebses auf den Bauch die Krankheit Krebs im Inneren des Körpers zu heilen. Auch die Signaturenlehre, wonach zum Beispiel gelbe Pflanzen (etwa Schöllkraut) bei Gelbsucht oder rote Wurzeln (Blutwurz) bei Blutungen wirksam sein sollen usw., läßt sich dieser vorwiegend magischen Simileauffassung zuordnen (A).

Theoretisches Simile. In der klassischen Medizingeschichte finden sich noch weitere Empfehlungen der Behandlung nach dem Ähnlichkeitsprinzip. GALEN bezog die Ähnlichkeitsbeziehung auf die vier Qualitäten warm, kalt, feucht und trocken, so daß zum Beispiel eine »heiße« (fiebrige) Krankheit mit einem »heißen« (scharfen) Mittel zu behandeln sei (→S. 127), und PARACELSUS auf die sogenannte Anatomie sowohl der Pflanzen als auch der Krankheiten, aber zum Teil auch auf die Physiognomie im Sinne der Signaturenlehre, auf die Astrologie usw.

Physiologisches Simile. Man kann ein Mittel auch aufgrund von physiologischen Überlegungen wie etwa zu einer beabsichtigten Stoffwechselanregung oder sogenannten Ausleitung verordnen. Oder man beachtet von vornherein nur ein bestimmtes Symptom des Kranken, zum Beispiel Husten, und verordnet ein hierzu homöopathisches Mittel lediglich aufgrund dieser »bewährten Indikation« (→S. 151).

Echt-homöopathisches Simile. Keine der genannten Similearten kann jedoch als echt-homöopathisches Simile bezeichnet werden. Bei der Arzneiverordnung nach dem Hahnemannschen Simile-Prinzip muß nämlich stets der Symptomeninbegriff des Patienten beachtet werden. Nur aufgrund der Gesamtheit der Zeichen und Symptome, die der Kranke bietet, kann aus der homöopathischen Arzneimittellehre schließlich ein Mittel ausgewählt werden, dessen Prüfungsbild an Gesunden dem Krankheitsbild des Patienten am ähnlichsten ist.

Die Gewichtung der Symptome

Da sich bei Listen von hundert und mehr Symptomen nicht alle vollkommen decken können, müssen vor allem die besonders wichtigen Symptome hervorgehoben und beachtet werden.

HAHNEMANN selbst spezifizierte diese Auswahl im ›Organon‹ folgendermaßen:

1. Am wichtigsten sind die »auffallenderen, sonderlichen, ungewöhnlichen und eigenheitlichen (charakteristischen) Zeichen und Symptome« (B). Sie sind beim Vergleich des Symptomeninbegriffs der natürlichen Krankheit mit den Symptomenreihen der vorhandenen Arzneien »besonders und fast einzig fest ins Auge zu fassen« (§ 153). Vor allem diesen Symptomen müssen ähnliche in den Symptomenreihen der gesuchten Arznei entsprechen. Allgemeine und unbestimmte Symptome dagegen, wie Appetitlosigkeit, Kopfweh, Mattigkeit, unruhiger Schlaf, Unbehaglichkeit usw., verdienen in dieser Allgemeinheit (wenn sie nicht näher bezeichnet sind) weniger Aufmerksamkeit, da man solche Symptome fast bei jeder Krankheit und jeder Arznei findet (§§ 152–154, 178, 209, 258).
2. Ebenfalls wichtig sind die »Geistes- und Gemüts-Symptome«, die bei der Arzneiwahl bevorzugt zu berücksichtigen sind, weil sie individuelle Eigenheiten des Patienten darstellen (§§ 210–213, 217, 220, 230).
3. Auch die Gesamtheit der Symptome ist ein wichtiges Kriterium für die Arzneiwahl, wenn auch nicht das wichtigste (§§ 147, 192).

Durch Berücksichtigung dieser Kriterien gelangt man schließlich zum Inbegriff der Symptome des Patienten und von diesem zum indizierten Arzneimittel.

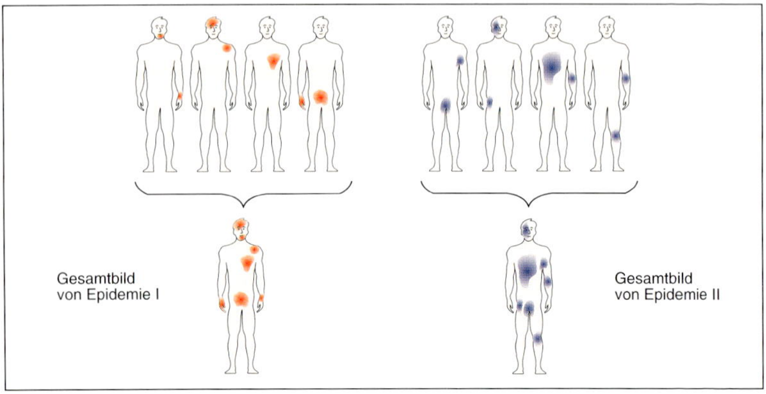

A Kollektivkrankheiten

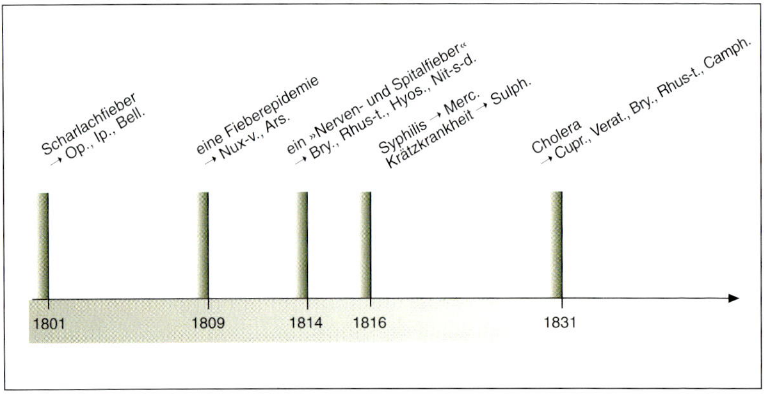

B Hahnemanns Behandlung festständiger und epidemischer Krankheiten

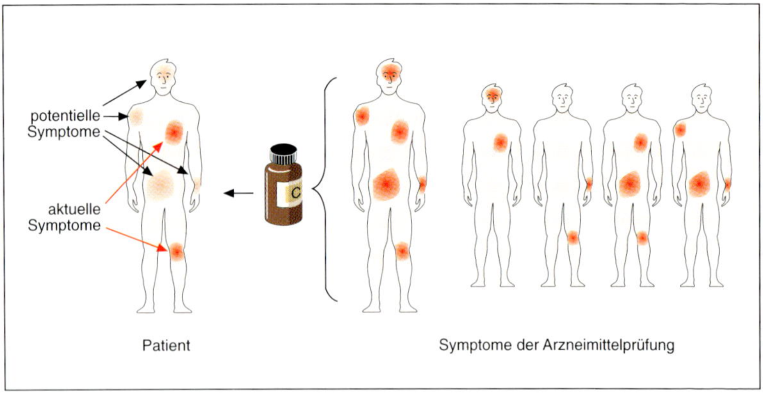

C Behandlung nach der Psora-Theorie

Grundsätzlich ist das Ziel einer homöopathischen Anamnese immer die **Individualisierung** des Patienten. Dieses Prinzip relativiert sich bei den sogenannten **Kollektivkrankheiten** insofern, als auch jede Seuche als eine Erscheinung eigener Art, ja selbst als eine Art Individuum angesehen werden kann (A). Dementsprechend ist das Krankheitsbild jeder neuen Seuche stets von Grund auf neu zu erforschen.

Eine Ausnahme hiervon bilden allerdings Epidemien von »sich gleich bleibendem Ansteckungszunder«, wie Menschenpokken, Masern usw. Hier unterscheiden sich die Krankheitsbilder verschiedener Epidemien kaum voneinander (§ 100).

Wenn jedoch alle an einer bestimmten Seuche Erkrankten die gleiche Krankheit haben, so läßt sich das Krankheitsbild der gesamten Seuche am besten aus den Leiden mehrerer Kranker von verschiedener körperlicher Konstitution abstrahieren. Wie bei den Arzneimittelprüfungen an Gesunden bekommt ein Einzelner kaum alle, sondern meist nur einige der insgesamt möglichen Symptome, so daß das Gesamtbild aus der Summe der Einzelsymptome zusammengesetzt werden muß (→S. 29).

Auf diese Weise wird das Krankheitsbild vollständiger, bezeichnender, das heißt charakteristischer, die Eigentümlichkeit der Kollektivkrankheit umfassender, wobei die nun genauer bestimmten, besonderen, selteneren Symptome das Charakteristische der Seuche bilden (§ 102, vgl. § 153).

Behandlung festständiger und epidemischer Krankheiten

HAHNEMANN gebrauchte für epidemische, sich relativ gleichbleibende Seuchen sowie für Krankheiten gleicher Ursache ab 1801 die Bezeichnung »festständige« Krankheiten.

Er beobachtete, daß die Scharlachfieber-Epidemie von 1801 am besten auf *Opium*, *Ipecacuanha* und *Belladonna* ansprach, weil sich das Krankheitsbild dieser Seuche mit dem Arzneimittelbild etwa von *Belladonna* sehr gut deckte. Deshalb empfahl er diese Arznei auch als Vorbeugungsmittel.

Eine Fieberepidemie im Jahr 1809 behandelte er vor allem mit *Nux-vomica* und *Arsenicum*; ein 1814 herrschendes Nerven- oder Spitalfieber mit *Bryonia*, *Rhus toxicodendron*, *Hyoscyamus* und *Nitri spiritus dulcis*. 1816 beschrieb er, daß Syphilis am besten mit *Mercurius* und die Krätzkrankheit am besten mit *Sulphur* geheilt werden könne; und in der Cholera-Epidemie von 1831 empfahl er *Cuprum*, *Veratrum*, *Bryonia*, *Rhus toxicodendron*, vor allem aber *Camphora* (B).

Die Psora-Theorie

Ebenso wie bei den akuten festständigen epidemischen Seuchen hat HAHNEMANN auch den Symptomeninbegriff der **chronisch**-miasmatischen Krankheiten ermittelt. Auf diese Weise kam er zu seiner Psora-Theorie und den entsprechenden antipsorischen Arzneien (§ 103).

Nachdem HAHNEMANN 1810 im ›Organon der rationellen Heilkunde‹ die Homöopathie in umfassender Weise begründet und lehrbuchartig dargestellt hatte, bemerkte er nach eigener Aussage bereits ab 1816, daß die Homöopathie in ihrer damaligen Form zumindest nicht alle Krankheiten zu heilen vermochte.

Um auch chronische Krankheiten homöopathisch heilen zu können, modifizierte er seine Lehre und veröffentlichte dies 1828 in dem Werk ›Die chronischen Krankheiten‹.

Status und Bedeutung. HAHNEMANN war sich bei seiner Modifikation der allgemeinen Homöopathie, die er »Psora-Theorie« nannte, ihres hypothetischen Charakters durchaus bewußt. Da die Theorie auf Analogieschlüssen beruhte, hatte sie auch in HAHNEMANNS Augen nur eine Wahrscheinlichkeit, die er allerdings auf 99% schätzte. Solange aber – so HAHNEMANN – keine bessere Theorie als Grundlage für die Behandlung chronischer Krankheiten existierte, sollten die Kritiker der Theorie sie durch eigene Anwendung erst einmal selbst überprüfen (lat. *Negantis est probare*).

Therapeutische Konsequenzen. Bei chronischen Krankheiten werden gemäß der Psora-Theorie »antipsorische« Mittel verordnet. Das sind Arzneimittel, die nicht nur auf die aktuellen Symptome homöopathisch passen, sondern auch auf nur potentielle »psorische« Symptome (C). Konkret folgt daraus die Forderung nach einer eingehenderen biographischen Anamnese sowie die Verwendung von sogenannten Polychresten, das heißt vielnützigen Mitteln, die in Arzneimittelprüfungen eine große Menge an Symptomen hervorbringen und somit bei homöopathischer Anwendung auch abdekken können.

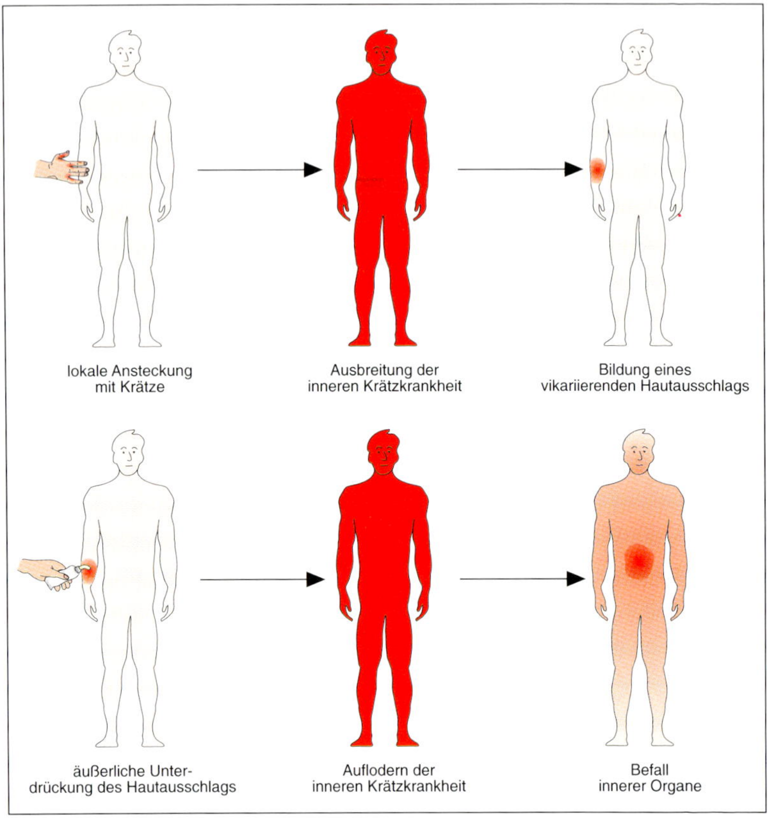

A Theorie der chronischen Krankheiten

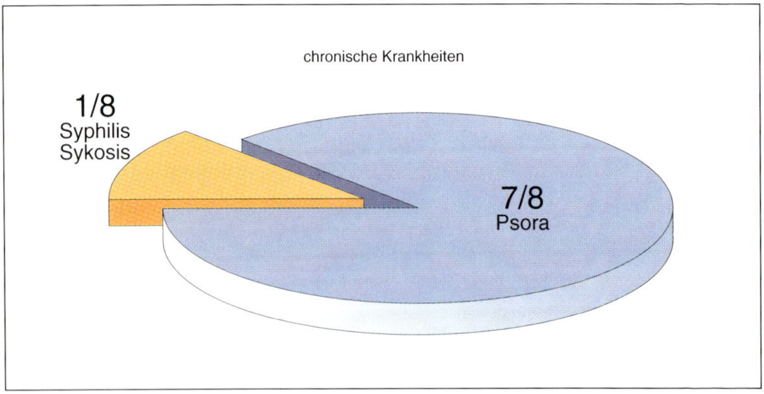

B Einteilung der chronischen Krankheiten

Die Psora-Theorie HAHNEMANNS beruht logisch auf **fünf Beobachtungen und Analogieschlüssen**:

1. Wenn bestimmte Symptome einer chronischen Krankheit behandelt wurden, verschwanden diese zwar vorübergehend, kehrten aber in veränderter Gestalt wieder. Daraus schloß HAHNEMANN, daß die behandelten Symptome nicht die ganze Krankheit repräsentierten, sondern nur einen Teil eines »tief liegenden Ur-Übels«.
2. Chronische Krankheiten zeigten einen chronischen Verlauf, wie er zum Beispiel von der Syphilis bekannt war. Daraus schloß HAHNEMANN, daß auch dem gesuchten Ur-Übel ein chronisches Miasma zugrundeliegen mußte.
3. Bei fast allen chronisch kranken Patienten konnte ein Krätzausschlag in der Vorgeschichte nachgewiesen werden. Daraus folgerte HAHNEMANN, daß chronische Krankheiten generell auf eine Infektion mit Krätze zurückzuführen wären.
4. Die Unterdrückung eines Krätzausschlags führte oft zur Exazerbation (Verschlimmerung) einer bereits bestehenden chronischen Krankheit. Das veranlaßte HAHNEMANN, in dem Krätzausschlag selbst nur ein vikariierendes, das heißt stellvertretendes Lokalsymptom für die eigentliche »innere Krätzkrankheit« zu sehen, wie er es auch für den Schanker der Syphilis annahm.
5. Bei den 20 Prozent der Patienten, aus deren Anamnese sich kein früherer Krätzausschlag eruieren ließ, waren HAHNEMANNS »antipsorische« Mittel dennoch hilfreich. Daraus folgerte er, daß die Krätzkrankheit hier »schon in der Wiege« (1828, 1835) oder durch »Erbschaft« (1842) übertragen worden sein mußte.

Neben diesen allgemeinen Beobachtungen und Folgerungen führte HAHNEMANN mehrere Symptome aus der Literatur an, die nach der Beseitigung eines vikariierenden Hautausschlags aufgetreten waren. Die Beispiele reichten von Bluthusten über Wasserkopf bis zu Knochenfraß und Wahnsinn. HAHNEMANN interpretierte sie als Belege für die Gefährlichkeit der inneren Krätzkrankheit.

An Patienten hatte HAHNEMANN, der nach eigener Aussage selbst »nie psorisch war«, die »Zeichen der noch schlummernden Psora« beobachtet, eines Zustandes, in dem man sich zwar leidlich gesund fühle, in dem aber bereits geringste Anlässe unverhältnismäßig heftige Krankheiten auslösen können. Zu diesen Zeichen der schlummernden Psora gehören etwa Nasenbluten, Wadenkrämpfe, Abneigung gegen Milch usw.

Die von HAHNEMANN aufgelisteten über 400 Symptome der offenkundigen Psora führte er auf eigene klinische Beobachtungen zurück, und zwar ausschließlich an solchen chronisch Kranken, die eine Krätzansteckung in der Vorgeschichte hatten und erfolgreich mit »antipsorischen« Arzneien behandelt werden konnten. Diese Symptome waren für ihn die eigentlichen »Elemente, aus denen sich das ... Krätz-Siechtum zu der unübersehbaren Zahl chronischer Krankheiten zusammensetzt«.

Theorie der chronischen Krankheiten (A). Zusammenfassend war Psora für HAHNEMANN also eine innere Krätzkrankheit, die durch Ansteckung über die Haut übertragen wird. Sie kann zunächst entweder latent bleiben oder als vikariierendes Symptom einen Hautausschlag ausbilden. Wird dieser durch eine rein äußerliche Behandlung unterdrückt, lodert die innere Krätzkrankheit auf und äußert sich in Form einer chronischen Krankheit, die in verschiedener Gestalt auftreten kann.

Nach jeder Therapie einzelner Beschwerden kommen andere zum Vorschein. Bei der Behandlung chronischer Krankheiten müssen daher über die aktuellen Symptome hinaus stets auch die potentiellen Symptome der offenbaren Psora mitberücksichtigt werden. Das Prinzip der homöopathischen Entsprechung zwischen Krankheits- und Arzneimittelsymptomen bleibt dabei unverändert bestehen.

Einteilung der chronischen Krankheiten (B). Für HAHNEMANN gab es letztlich nur drei verschiedene chronische Krankheiten: Die beiden venerischen Krankheiten Syphilis und Sykosis (Feigwarzentripper) machten nach seiner Schätzung zusammen etwa 1/8 aller chronischen Krankheiten aus. Behandelt wurde die Syphilis mit *Mercurius* C30 und die Sykosis vor allem mit *Thuja* C30.

Die übrigen 7/8, also alle nicht-venerischen chronischen Krankheiten, beruhten für HAHNEMANN ausnahmslos auf innerer Krätzkrankheit bzw. Psora. Hier war das Hauptmittel *Sulphur*, jedoch kamen je nach individueller Symptomatik auch die übrigen sogenannten antipsorischen Arzneien in Frage.

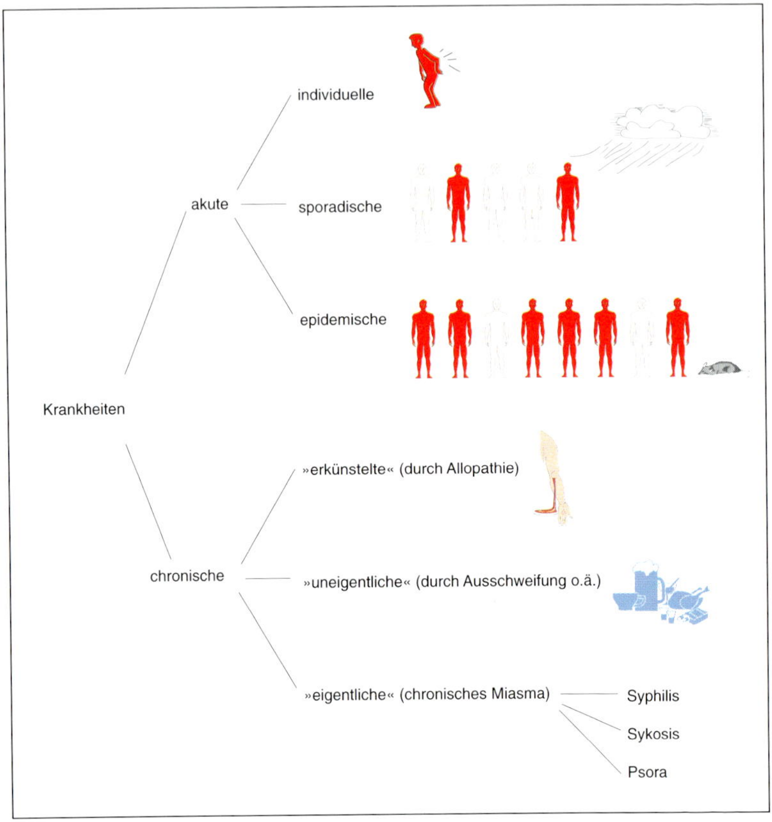

A Einteilung der Krankheiten

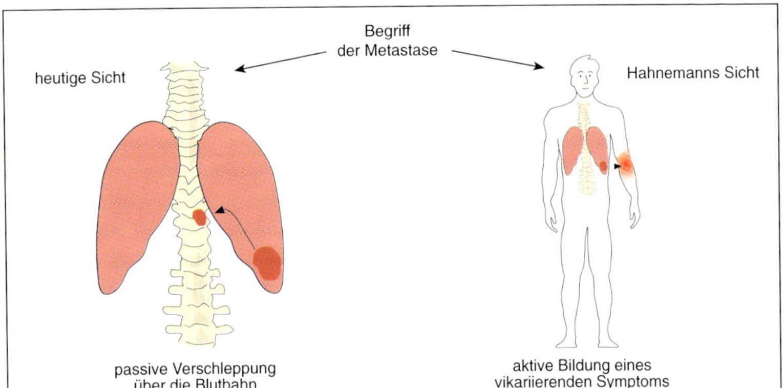

B Metastase

HAHNEMANN teilte Krankheiten zunächst ein in akute und chronische, wobei die akuten definitionsgemäß relativ schnell verlaufen und in relativ kurzer Zeit beendet sind, während die chronischen sich langsamer entwickeln und nicht von selbst verschwinden (A).

Bei den **akuten** Krankheiten unterschied HAHNEMANN zwischen individuellen, sporadischen und epidemischen.

Die **individuellen** Krankheiten werden veranlaßt durch bestimmte Schädlichkeiten, wie etwa Ausschweifungen in Genüssen, oder ihre Entbehrung, heftige physische Eindrücke, Erkältungen, Erhitzungen, Strapazen, Verheben usw. oder psychische Erregungen, Affekte usw. Sie befallen nur jeweils den Menschen, der gerade diesen schädlichen Einflüssen ausgesetzt ist.

Die **sporadischen** Krankheiten werden durch meteorische, das heißt auf Luftverhältnisse bezogene, oder tellurische, von der Erde herrührende, Einflüsse verursacht. Sie befallen gewöhnlich einige Menschen gleichzeitig, die empfänglich für solche schädigenden Einflüsse sind.

Die **epidemischen** Krankheiten sind die kontagiösen, also durch Ansteckung übertragenen, die meist viele Menschen gleichzeitig befallen, oft im Rahmen von Krieg, Überschwemmungen und Hungersnot. Als Beispiele für solche durch akute Miasmen übertragene Krankheiten nannte HAHNEMANN Menschenpocken, Masern, Keuchhusten, Scharlach-Fieber, Mumps, levantische Pest, Gelbfieber, Cholera usw. (§ 73).

Zu den **chronischen** Krankheiten müssen nach HAHNEMANN »leider« auch die durch allopathische Behandlung »**erkünstelten**« gerechnet werden, die als Reaktion des Organismus auf andauernde Schwächung durch heroische Arzneien, Abführmittel, Aderlässe o. ä. zustandekommen. Diese »Verhunzungen . . . durch die allopathische Unheilkunst« gehören nach HAHNEMANN zu den am schwierigsten zu heilenden chronischen Krankheiten (§§ 74–76). Heute spricht man in diesem Zusammenhang von Impfschäden, irreversiblen Nebenwirkungen von Medikamenten usw.

Uneigentlich werden diejenigen Krankheiten chronisch genannt, die durch die ständige Einwirkung von vermeidbaren Schädigungen entstehen, also etwa durch »schädliche Getränke oder Nahrungsmittel«, durch »Ausschweifungen«, durch ein Wohnen in sumpfigen Gegenden oder in feuchten Räumlichkeiten, durch Mangel an Bewegung oder frischer Luft, durch übermäßige körperliche oder geistige Anstrengungen, durch steten Kummer usw. Diese dadurch unterhaltenen »Ungesundheiten« verschwinden bei gebesserter Lebensweise von selbst (§ 77).

Die **eigentlichen** chronischen Krankheiten sind dagegen stets von einem chronischen Miasma verursacht, das vom Organismus selbst nicht besiegt werden kann. Es wird durch Ansteckung oder durch Erbschaft übertragen. Im einzelnen nannte HAHNEMANN hier Syphilis, Sykosis und Psora (§§ 78–81, 204).

Bei jeder dieser Krankheiten kann der Organismus die innere Allgemeinkrankheit durch Ausbildung einer lokalen Absiedelung »beschwichtigen«. So kann die innere Psora-Krankheit als Lokalsymptom (bzw. »Metastase«) einen Krätzausschlag, die innere Syphilis einen Schanker oder eine Schoßbeule und die innere Sykosis Feigwarzen erzeugen (→S. 153).

Metastasen

Nach heutiger Auffassung entsteht eine Metastase (B) dadurch, daß einzelne Zellen eines Tumors passiv über Blut- oder Lymphbahnen zu anderen Organen geschwemmt werden und sich dort ansiedeln.

HAHNEMANN dagegen betrachtete die Vorgänge im Organismus nicht primär kausalmechanisch, sondern teleologisch, das heißt auf ein Ziel, nämlich die Gesundheit, bezogen (→S. 123). Als »Metastase« bezeichnete er eine lokale Krankheit, die zu dem Zweck entsteht, ein inneres Übel zu vertreten bzw. zu beschwichtigen. Der Organismus verlegt sozusagen einen Teil der inneren Gesamtkrankheit (die in HAHNEMANNS Verständnis keineswegs auf Krebs beschränkt war) an eine äußere, »ungefährlichere« Stelle des Körpers, um das innere Leiden zu beschwichtigen, das heißt die inneren lebenswichtigen Organe von der Gefährlichkeit der Krankheit zu entlasten (§ 201).

Entfernt man daher nur äußerlich die lokale Krankheit (die »Metastase«), so nehme man der Krankheit sozusagen ihren Stellvertreter, woraufhin sich die innere Krankheit verschlimmere und gefährlicher werde.

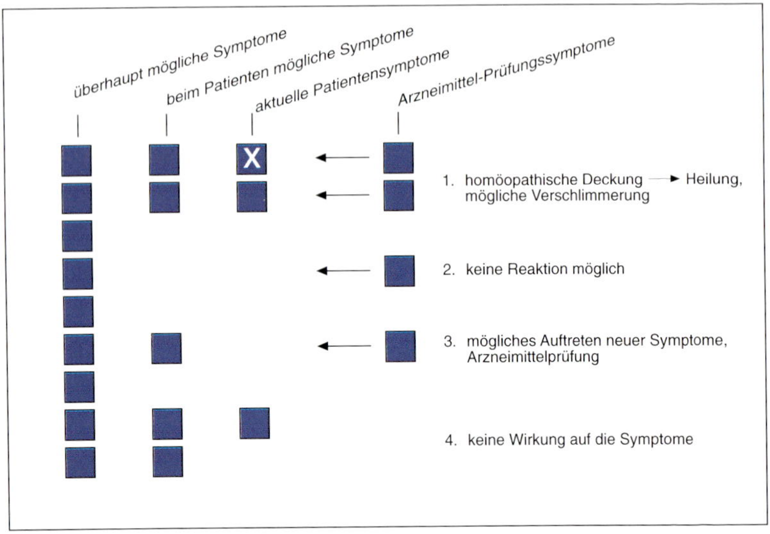

A Homöotherapie akuter Krankheiten

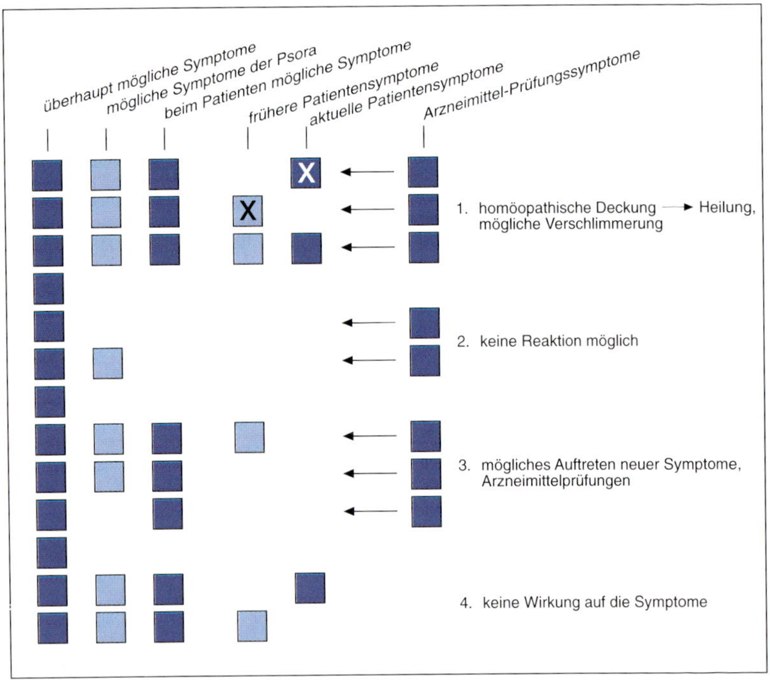

B Homöotherapie chronischer Krankheiten

Homöotherapie akuter Krankheiten

Bei einer akuten Krankheit wird ein Arzneimittel verschrieben, dessen Prüfungssymptome den akuten Beschwerden des Kranken möglichst ähnlich sind (A). Insbesondere hochwertige Symptome (mit X gekennzeichnet) sollten »vorzüglich« mit dem Arzneimittelbild übereinstimmen (§ 153).

Die gerade aktuell wahrnehmbaren Patientensymptome sind allerdings nur eine Teilmenge der Symptome, die der Patient grundsätzlich, also auch in anderen Krankheitszuständen, bekommen kann. Diese bei einem individuellen Patienten überhaupt möglichen Symptome bilden wiederum eine Teilmenge der an der Gesamtheit aller möglichen Patienten beobachtbaren Symptome. Nicht jeder Mensch kann nämlich jedes beliebige Symptom bekommen, zumal auch die individuelle Empfindlichkeit für bestimmte Symptome verschieden ist (vgl. §§ 117, 136).

Reaktionsmöglichkeiten

In der homöopathischen Behandlung einer akuten Krankheit gibt es vier verschiedene Möglichkeiten des Verhältnisses von Prüfungs- zu Patientensymptomen:

Homöopathische Deckung. Wird ein aktuelles Symptom des Patienten von einem Arzneimittelsymptom gedeckt, so wird es homöopathisch ausgelöscht, das heißt, es verschwindet bzw. heilt. Je nach verabreichter Dosis des Arzneimittels kann es dabei allerdings zum Teil zu heftigen Verschlimmerungen dieses Symptoms kommen, weshalb grundsätzlich möglichst kleine Gaben verabreicht werden sollten (§§ 154 f., 157–161, 275 f., 280, 282).

Ungedeckte Prüfungssymptome. Wenn das Arzneimittel in der Arzneimittelprüfung zwar ein bestimmtes Symptom erzeugen konnte, der individuelle Patient von seiner Anlage her dieses Symptom aber überhaupt nicht hervorbringen kann, so dürfte in diesem Fall nichts passieren (§ 155). Eine Reaktion des Patienten auf dieses Arzneimittel ist zumindest hinsichtlich dieses Symptoms nicht möglich.

Arzneimittelprüfung. Kann ein bestimmtes Arzneimittelprüfungssymptom vom individuellen Patienten prinzipiell aber durchaus hervorgebracht werden, so hängt die Reaktion des Patienten von der Dosis des Mittels ab. Wenn kein aktuelles Symptom des Patienten vorliegt, das durch das Arzneimittelsymptom aufgehoben werden könnte, so erfolgt bei geringer Dosis des Mittels keine Wirkung. Bei höherer Dosis dagegen treten beim Patienten nach einiger Zeit neue Symptome auf, das heißt, er macht unfreiwillig eine Arzneimittelprüfung durch. Aus zunächst nur potentiellen Patientensymptomen werden dadurch aktuelle (§§ 156, 163 f., 167, 180 f., 248–250, 254–256, 283).

Ungedeckte Patientensymptome. Wenn ein mögliches oder auch aktuelles Patientensymptom hingegen von keinem entsprechenden Arzneimittelprüfungssymptom gedeckt bzw. überstimmt werden kann, so besteht dieses auch nach der Verabreichung des Arzneimittels prinzipiell weiter. Es wird allerdings dann, wenn die meisten übrigen Symptome von dem Mittel ausgelöscht werden konnten, meist von selbst vergehen, sofern es nicht besonders stark ausgeprägt war (§ 165).

Homöotherapie chronischer Krankheiten

Dieselben Möglichkeiten der homöopathischen Deckung, Verschlimmerung, Reaktionslosigkeit und Arzneimittelprüfung bestehen im allgemeinen auch bei der Behandlung chronisch Kranker, doch sind hier zwei Modifikationen nötig (B).

Zwischen den Mengen der überhaupt möglichen und der beim individuellen Patienten möglichen Symptome müssen als Zwischenmenge die möglichen **Symptome der Psora** berücksichtigt werden. Jeder nicht-venerisch chronisch Kranke ist nach HAHNEMANN irgendwann einmal mit Psora angesteckt worden. Die Psora selbst kann sich in sehr vielen verschiedenen Symptomen äußern, die bei der Arzneimittelwahl mitzuberücksichtigen sind (→S. 49).

Da bei der Behandlung chronischer Krankheiten über den eigentlich aktuellen Zustand des Patienten hinaus auch seine Vergangenheit zunehmende Bedeutung erlangt, müssen als Zwischenmenge auch die **früheren Patientensymptome** berücksichtigt werden. Das sind Symptome, die zwar im Moment vielleicht nicht vorhanden sind, in einer ausführlichen biographischen Anamnese aber vom Patienten erinnert werden können. Auch unter diesen früheren Symptomen können einige sehr auffallend bzw. hochwertig (in B mit X gekennzeichnet) und damit maßgeblich entscheidend für die Wahl des homöopathischen Arzneimittels sein (§ 153).

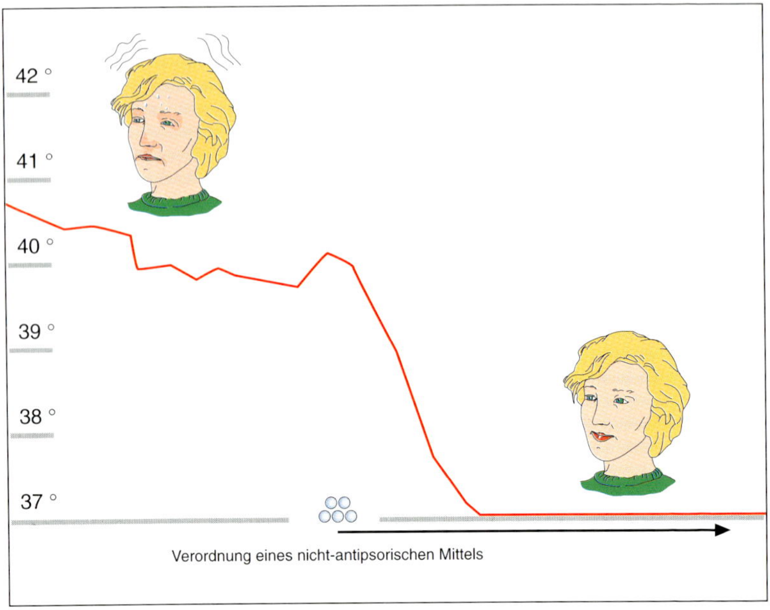

A Arzneitherapie akuter Krankheiten

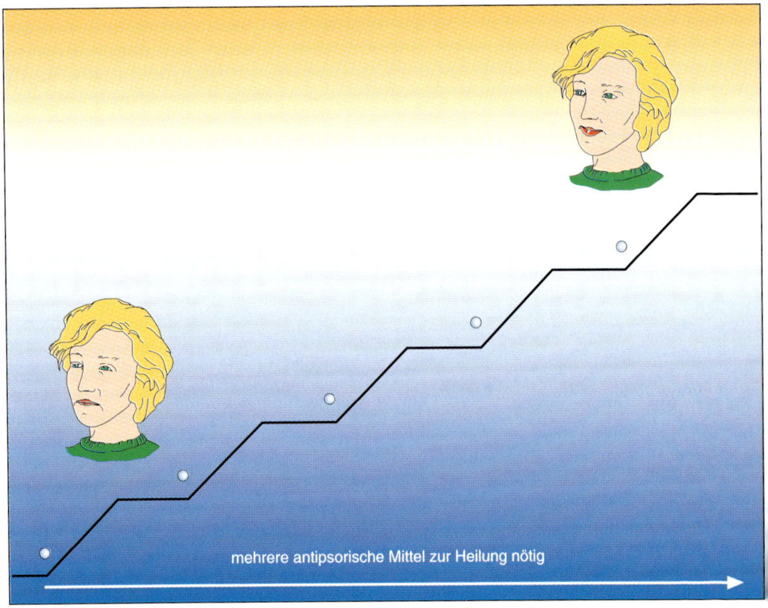

B Arzneitherapie chronischer Krankheiten

In der homöopathischen Arzneitherapie steht unter den methodischen Prinzipien die Verwendung von **Einzelmitteln** an erster Stelle (§§ 273 f.). HAHNEMANN hat sich darüber im ›Organon der Heilkunst‹ eindeutig geäußert (→S. 11). Therapeuten, die sogenannte Komplexmittel verwenden, also Kombinationen und Mischungen von verschiedenen Medikamenten in unterschiedlichen Potenzen (→S. 69), dürften sich demnach nicht als »Homöopathen« bezeichnen. Selbst wenn jedes Ingredienz einzeln an Gesunden geprüft wurde, ist die Gesamtwirkung der verordneten Mischung dennoch nicht vorauszusehen. Damit fehlt aber die Voraussetzung für eine homöopathische Verordnung.

Klagt der Patient über nur wenige und geringfügige Beschwerden, so reicht nach HAHNEMANN meist eine kleine Abänderung in der »Diät und Lebensordnung«. In diesen Fällen ist gar keine Arzneitherapie nötig (§ 150).

Bei **akuten Krankheiten** (A) sollte grundsätzlich zunächst ein nicht-antipsorisches homöopathisches Mittel gegeben werden. Selbst wenn dem akuten Krankheitszustand Psora zugrundeliegen und nach Beseitigung des akuten Zustands noch (psorische) Symptome übrigbleiben sollten, kann anschließend immer noch eine antipsorische Nachbehandlung durchgeführt werden (§§ 221, 235, 243).

Besteht die akute Krankheit noch nicht sehr lange und wird das Arzneimittel nach den »besonderen, ungemeinen, eigenheitlich sich auszeichnenden (charakteristischen) Zeichen« des Krankheitszustands gewählt, so wird dieser nach HAHNEMANN in der Regel bereits durch die erste Gabe ausgelöscht (§ 154).

Zur Heilung von **chronischen Krankheiten** (B) braucht man dagegen erfahrungsgemäß oft mehrere, nacheinander anzuwendende antipsorische Heilmittel (§ 171).

Die Mittelwahl hat hierbei nach dem jeweils aktuellen Zustand der chronischen Krankheit zu erfolgen. Nachdem das erste Mittel »ausgewirkt« hat, wird das nächste Mittel grundsätzlich gemäß der übrig gebliebenen Symptomengruppe homöopathisch möglichst passend gewählt. Selbst wenn auf den Status der Erst-Anamnese ein weiteres Mittel ebenfalls gut gepaßt hätte, sollte dieses nicht automatisch im Anschluß an das erste Mittel verabreicht werden, da sich bis dahin das Krankheitsbild wieder verändert haben und der nunmehr vorliegende Status ein ganz anderes Mittel verlangen kann (§§ 169–171, 249 f., 258 u. a.).

Zu den **Potenzstufen** gab HAHNEMANN in der letzten Auflage des ›Organons‹ keine konkreten Empfehlungen. Generell gilt die Regel, daß die Gabe möglichst klein gewählt werden soll. So klein, daß sie einerseits »zu homöopathischem Heilzweck genüge«, andererseits »die sanfteste und schnellste Heilung dadurch erreicht werde«. Die jeweils zu verordnende Potenz ist demnach nur aufgrund eigener Erfahrung bzw. durch Beobachtung der individuellen »Erregbarkeit« des jeweiligen Patienten zu bestimmen (§ 278).

Bei der in der Homöopathie verwendeten Kleinheit der Gaben sollte, zumindest bei chronischen Krankheiten, möglichst alles, was arzneilich wirken könnte, aus der Ernährung und **Lebensweise** entfernt werden, damit die feine Gabe nicht durch einen fremdartigen arzneilichen Reiz überstimmt oder auch nur gestört werden könnte. Vermeiden sollten chronisch Kranke daher Kaffee, Tee, arzneiliche Gewürze, ein Übermaß an Zucker oder Salz, Alkohol, aber auch Bewegungsmangel durch überwiegend »sitzende Lebensart in schlecht gelüfteten Räumen, langen Mittagsschlaf, Unreinlichkeit, übertriebene Anstrengungen des Geistes und Körpers, sumpfige Wohngegend« und ähnliches. Es sollte aber nicht nur eine große Anzahl von Genesungshindernissen entfernt, sondern auch die Genesung selbst aktiv gefördert und unterstützt werden, etwa durch »Aufheiterungen des Geistes und Gemüts, aktive Bewegung in frischer Luft, nahrhafte und unarzneiliche Speisen und Getränke« usw. (§§ 259–261).

Bei **akuten Krankheiten** hingegen kann sich der Arzt durchaus vom Instinkt des Patienten leiten lassen, auch wenn dessen Verlangen größtenteils auf »palliative Erleichterungsdinge« zielt, wie etwa bei Fieber nach kühlen Getränken oder ähnlichem. Hier ist der nachteilige Einfluß solcher Palliative gegenüber der Kraft der homöopathisch passenden Arznei und des dadurch »entfesselten Lebensprinzips« zu vernachlässigen. Alle geistigen Anstrengungen sowie »Gemütserschütterungen« sind allerdings vom Patienten fernzuhalten (§§ 262 f.).

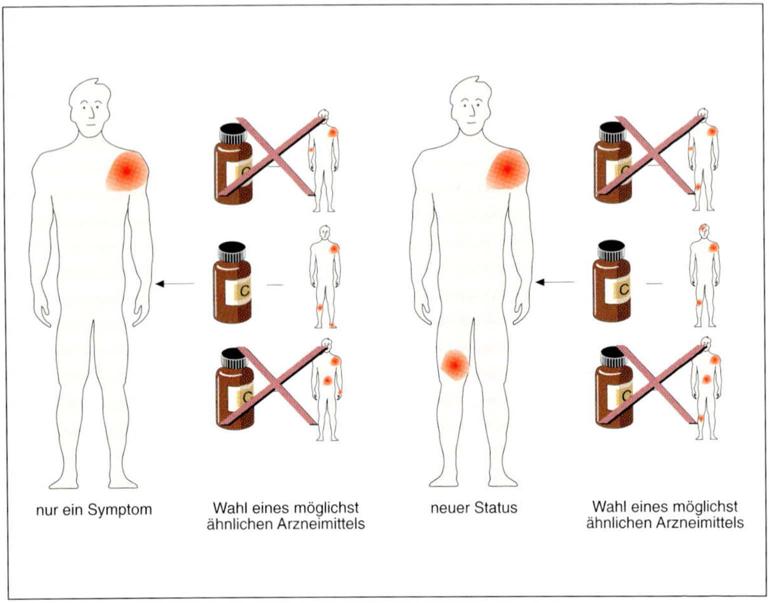

A Einseitige Krankheiten

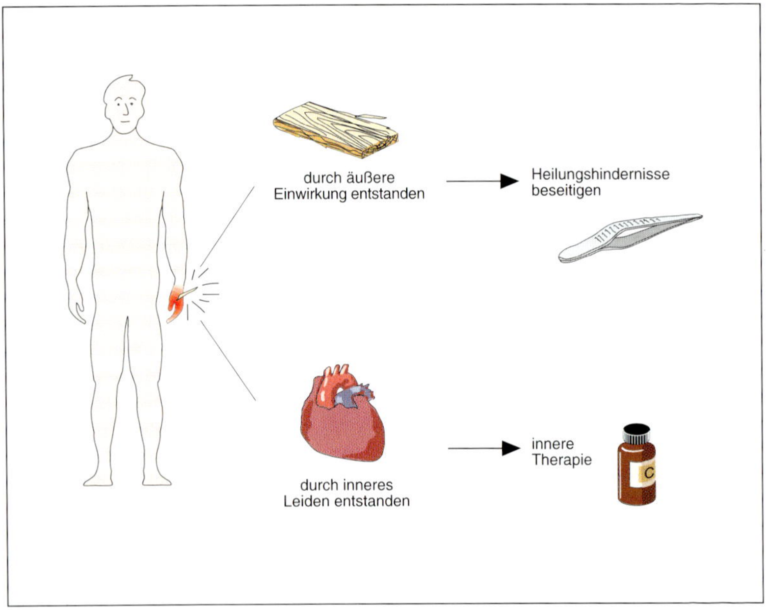

B Lokale Krankheiten

Einseitige Krankheiten

Als einseitige bezeichnete HAHNEMANN solche Krankheiten, die nur einige wenige herausragende Symptome aufweisen (A). Für die Individualisierung des Patienten wichtige Nebensymptome sind hier nicht zu finden, was die homöopathische Arzneimittelwahl erheblich erschwert. Das Hauptsymptom kann entweder ein inneres Leiden sein (jahrelange Kopfschmerzen, chronischer Durchfall, immer wiederkehrende Herzschmerzen usw.) oder ein äußeres Leiden (§§ 173–176). Fast alle einseitigen Krankheiten gehören der Psora an (§§ 210 u. a.) (→S. 49).

Behandlung. Zunächst muß versucht werden, die Anamnese möglichst zu vervollständigen, um eventuell bisher übersehene Symptome zu eruieren (§§ 175 f.). Dann wird ein den vorliegenden Symptomen möglichst ähnliches Mittel verordnet (§ 177). Sind diese wenigen Symptome sehr auffallend oder besonders charakteristisch (→S. 45), so könnte mit dem Mittel bereits das Simile gefunden sein und der Patient geheilt werden (§ 178). Falls dies nicht der Fall ist, wird nach dem jetzt vorliegenden neuen Status, der nun auch die vom ersten Mittel erzeugten Nebensymptome umfaßt, ein neues dazu passendes Mittel gewählt (§§ 179–184). Die neu aufgetretenen Symptome gehen zwar einerseits auf die Rechnung des verwendeten Arzneimittels, andererseits können bei jedem Patienten aber stets nur solche Beschwerden erregt werden, zu deren Erscheinung die jeweilige Krankheit in dem jeweiligen Körper grundsätzlich auch für sich selbst schon in der Lage ist. Insofern könne der nun sichtbar gewordene Symptomen-Inbegriff für den gegenwärtigen wahren Krankheitszustand genommen werden (§§ 180 f.).

Lokale Krankheiten

»Lokal-Übel« (B) sind einseitige Krankheiten an äußeren Körperteilen (§ 185). Sie entstehen entweder durch äußere Einwirkung oder aus einer inneren Krankheit.

1. Von einer harmlosen äußeren Verletzung verursachte örtliche Leiden sind gewöhnlich ohne besondere Bedeutung. Gravierendere äußere Verletzungen hingegen ziehen meist den ganzen Organismus in Mitleidenschaft. In der Therapie müssen einerseits die äußeren Heilungshindernisse mechanisch bzw. chirurgisch beseitigt werden, etwa durch Einrenkungen, Wundnaht, Verbände, Blutstillung, Entfernung von Fremdkörpern, Drainage von Ergüssen, Reposition von Knochenbrüchen usw. Andererseits muß aber auch (etwa bei Fieber oder Schmerzen) »der ganze lebende Organismus« »dynamisch« behandelt werden (§ 186).

2. Entsteht eine lokale Krankheit aus einem vorausgehenden und gleichzeitigen inneren Leiden (§§ 187–189, 194), wie etwa ein Lippenausschlag oder ein Nagelgeschwür, so muß die Arzneitherapie ebenfalls auf den ganzen Organismus gerichtet sein, da mit der Heilung der inneren Krankheit gleichzeitig auch die durch sie verursachte lokale Krankheit verschwindet (§§ 190, 192).

Heilt eine akute topische Krankheit dagegen nicht auf diese Weise, so ist sie nach HAHNEMANN ein Produkt »auflodernder«, bisher im Inneren »schlummernder« Psora (§§ 194 f.), die nun in der Nachbehandlung eigens zu therapieren ist (→S. 49).

Behandlung. Grundsätzlich sind lokale Krankheiten mit innerlich verabreichten Mitteln, die auf die Gesamtheit der Symptome passen, zu therapieren (§§ 190–195).

Bei nur äußerer Behandlung oder Mitbehandlung würde das Lokalsymptom, das ja ein deutlich sichtbares Zeichen des Noch-Vorhandenseins der inneren Krankheit ist, früher verschwinden als die innere Krankheit selbst. Heilte dieses Hauptsymptom aber nicht von selbst oder durch innere Behandlung, sondern nur aufgrund äußerer Unterdrückung, so wäre fortan die Beurteilung, ob die innere Krankheit noch fortbesteht oder nicht, sehr viel schwieriger, da die anderen, übrigen Symptome weniger stetig, eigentümlich und charakteristisch sind. Man hätte sich sozusagen das Licht, das einen auf dem Behandlungsweg leiten sollte, selbst ausgelöscht (§§ 196–209).

Als Beispiele nannte HAHNEMANN die topische Arsen-Behandlung des Lippen- oder Gesichtskrebses sowie die nur chirurgische Entfernung eines Gesichts- oder Brustkrebses mit Ausschälung der Balggeschwülste.

Ausnahmen. Dennoch nannte HAHNEMANN zu der Regel der ausschließlich inneren Behandlung von Lokalkrankheiten auch Ausnahmen, die sich aus seiner praktischen Erfahrung ergaben: etwa die Behandlung von alten Feigwarzen, deren Heilung manchmal nicht ohne die zusätzliche äußerliche Auflegung der innerlich angewendeten spezifischen Arznei möglich sei (§§ 282, 285).

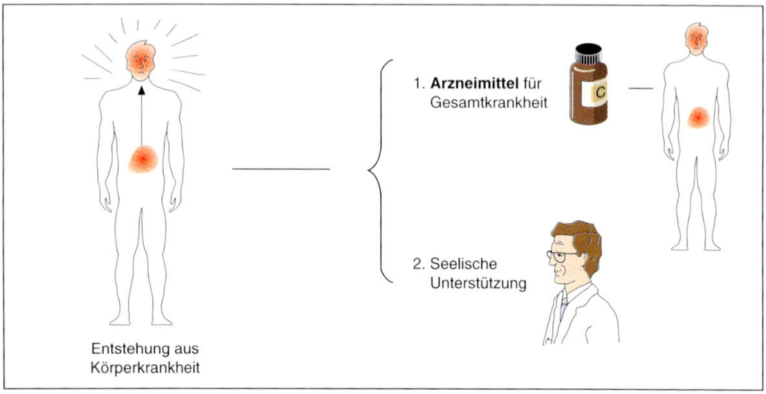

A Somatogene psychische Krankheiten

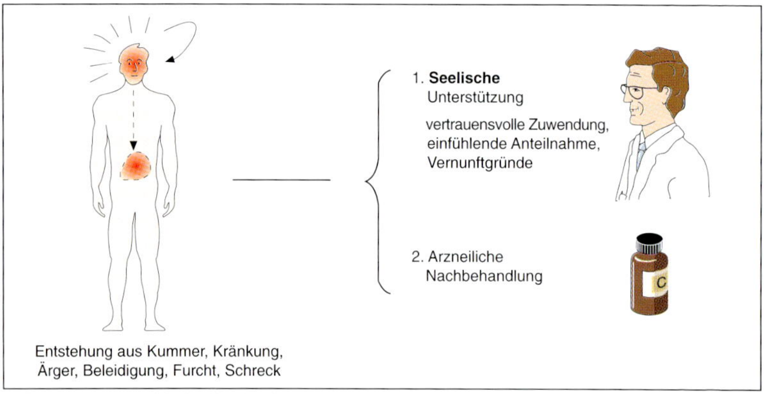

B Psychogene psychische Krankheiten

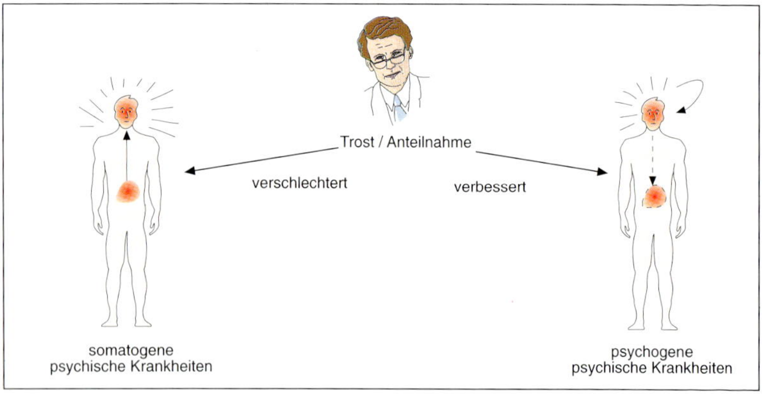

C Differenzierung von somatogenen und psychogenen psychischen Krankheiten

»Geistes- und Gemütskrankheiten«, also psychische Krankheiten, sind nach HAHNEMANN von den übrigen Krankheiten nicht scharf abzugrenzen, da bei allen Krankheiten die »Gemüts- und Geistes-Verfassung« stets mitverändert ist (§ 210).
Dementsprechend ist ihre homöopathische Therapie keine grundsätzlich andere als bei den übrigen Krankheiten (§ 214).
Somatogene psychische Krankheiten (A). Psychische Krankheiten entstehen nach HAHNEMANN zumeist aus Körperkrankheiten, bei denen sich das Symptom der »Geistes- und Gemüts-Verstimmung« bis zur »Einseitigkeit« hin erhöht (§§ 215 f.), um nämlich die Körperkrankheit zu beschwichtigen bzw. um die tödliche Gefahr der körperlichen Symptome abzuwenden (→S. 49). Hier muß ein Arzneimittel für die Gesamtkrankheit verordnet werden, also sowohl für die körperlichen als auch für die psychischen Symptome (§§ 217–220). »Kleinstmögliche Gaben« des passenden homöopathischen Mittels sollten hier ausreichen, um »auffallendste Besserungen« zu erzielen (§ 230).
Akute Zustände dagegen – wie plötzliche Anfälle von Wahnsinn oder Raserei, die durch »Schreck«, »Ärger«, Alkoholmißbrauch oder ähnliches ausgelöst wurden – stellen nach HAHNEMANN ein Auflodern von latenter Psora dar (§ 221).
Akute psychotische Zustände («Wahnsinn«, »Raserei«, »Melancholie«) sollten nicht zu Hause, sondern stationär behandelt werden (§ 229). Grundsätzlich sind hier zunächst nicht-antipsorische Mittel zu verwenden, wie *Aconitum*, *Belladonna*, *Hyoscyamus*, *Mercurius* oder *Stramonium*, um die Psora in ihren latenten Zustand zurückzubringen (§ 221). Danach sollte sich stets eine antipsorische Nachbehandlung anschließen (§§ 222 f.).
Psychogene psychische Krankheiten (B). Einige wenige psychische Krankheiten nehmen ihren Anfang und Fortgang primär vom »Gemüt« aus: etwa durch anhaltenden Kummer, Kränkung, Ärgernis, Beleidigung oder häufigen Anlaß zu großer Furcht und Schreck. Diese Arten von »Gemüts-Krankheiten« verderben mit der Zeit auch den körperlichen Gesundheitszustand (§§ 225 f.). Trotz des psychogenen Auslösers liegt nach HAHNEMANN auch hier ein Psora-Miasma zugrunde (§ 227).
Hier läßt sich – sofern die Krankheit noch nicht lange besteht – durch psychische Heilmittel einiges erreichen. HAHNEMANN rechnete dazu: »Zutraulichkeit, gütliches Zureden, Vernunftgründe«, aber auch »wohlverdeckte Täuschungen« o. ä. (§§ 225 f.) Wegen des zugrundeliegenden Psora-Miasmas sollten auch diese Krankheiten antipsorisch nachbehandelt werden (§ 227).
Zur **Differenzierung von somatogenen und psychogenen psychischen Krankheiten** (C) hatte sich für HAHNEMANN folgendes Kriterium bewährt:
»Verständigendes, gutmeinendes Zureden und Trostgründe« verschlimmern somatogene psychische Krankheiten. So wird eine »Melancholie noch niedergeschlagener, klagender, untröstlicher und zurückgezogener . . . Boshafter Wahnsinn wird noch mehr erbittert und törichtes Gewäsch wird noch unsinniger«.
Umgekehrt verbessern Anteilnahme und Trost dagegen psychogene Geistes-Krankheiten, die von »Erziehungsfehlern, schlimmer Angewohnheit, verdorbener Moralität, Vernachlässigung des Geistes, Aberglauben oder Unwissenheit« herrühren (§ 224).
In jedem Fall muß sich der Arzt neben der homöopathischen Arzneitherapie als »beihilfliche **Seelen-Diät**« dem Patienten gegenüber entsprechend verhalten. So müsse man einem »wütenden Wahnsinn stille Unerschrockenheit und einen festen Willen entgegensetzen, dem klagenden Jammer ein stummes Bedauern, einem unsinnigen Geschwätz Stillschweigen und ekelhaftem Benehmen Unaufmerksamkeit«. Niemals sollte man einem psychisch Kranken Vorwürfe machen oder körperliche Züchtigungen anwenden, wie es zu HAHNEMANNS Zeiten weit verbreitet war. Auch Widerspruch, Zurechtweisungen, Schmähungen und Nachgiebigkeit sollten psychisch Kranken gegenüber vermieden werden. Am meisten würden sie durch Hohn, Betrug und offenkundige Täuschungen erbittert und in ihrer Krankheit verschlimmert. Man sollte also immer so agieren, als ob man ihnen Vernunft zutraue. Alle Arten von störenden äußeren Einwirkungen sollten vermieden werden, da es für einen psychisch Kranken keine Unterhaltung, Zerstreuung, Belehrung oder Besänftigung geben könne, solange er der arzneilichen Heilung seiner Grundkrankheit entbehre (§ 228).

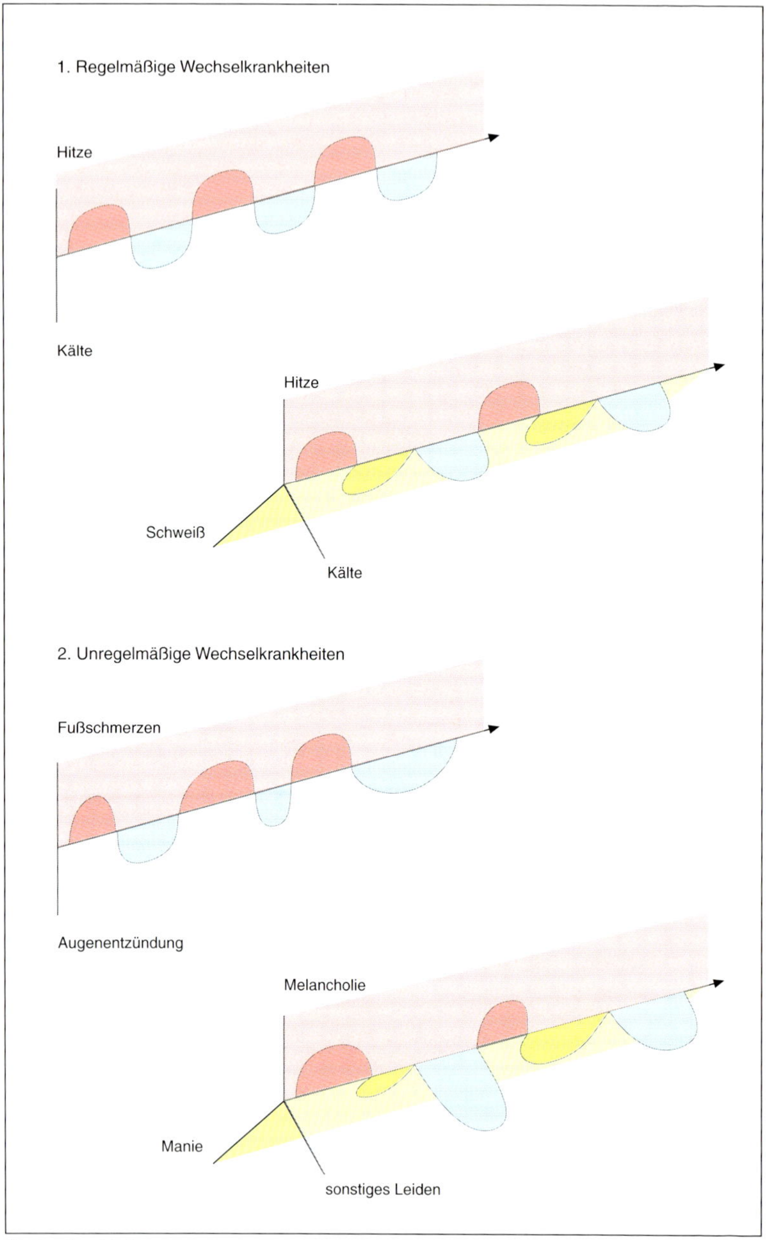

Wechselkrankheiten

Die sogenannten Wechselkrankheiten (Abb.) lassen sich unterscheiden in regelmäßig wiederkehrende, »typische«, und in unregelmäßig auftretende.
Der Begriff war bei HAHNEMANN noch nicht auf häufig wechselnde Beschwerden des Klimakteriums (»Wechseljahre«) eingeschränkt.

Regelmäßig auftretende Wechselkrankheiten

Regelmäßige bzw. typische Wechselkrankheiten können in fieberhafte und fieberlose Krankheiten unterteilt werden.
Bei sporadisch oder epidemisch herrschenden **Wechselfiebern** (zum Beispiel Malaria) können die einzelnen Anfälle
– aus zwei konträren Wechselzuständen zusammengesetzt sein (etwa Kälte und Hitze) oder auch
– aus drei Faktoren wie Kälte, Hitze und Schweiß (§ 235).
Werden bei einer Wechselfieberepidemie die Anfälle nicht behandelt oder die Patienten durch drastische allopathische Mittel geschwächt, so entwickelt sich nach HAHNEMANN die bei vielen im Inneren schlummernde Psora, wodurch psorische Wechselfieber entstehen (§§ 242–244).
Die **fieberlos** scheinenden Krankheitszustände kommen meist weder sporadisch noch epidemisch vor, sondern gehören zu den chronischen, meist psorischen Krankheiten, die manchmal mit Syphilis kompliziert sind (§ 234).
Für die **Therapie** der typischen Wechselkrankheiten ist es zunächst einmal wichtig, wann immer möglich, die Erregungsursache zu eruieren und zu beseitigen: bei Wechselfieber etwa durch einen Umzug von einem Sumpfgebiet in eine bergige Gegend (§ 238).
Die zunächst verabreichte nicht-antipsorische Arznei sollte so gewählt werden, daß sie möglichst alle auftretenden Wechselzustände erregen kann oder zumindest den stärksten und charakteristischsten Wechselzustand, besonders aber die Symptome in der fieberfreien Zeit (§ 235).
Grundsätzlich sollte das Arzneimittel gleich nach Beendigung eines Anfalls gegeben werden. Da ein nach dem Simile-Prinzip gewähltes Mittel ähnliche Beschwerden, wie sie der Kranke bereits hat, hervorrufen kann, könnte es, wenn die Arznei zu Beginn eines Anfalls verabreicht würde, zu sehr heftigen und gefährlichen Reaktionen kommen, weil sich dann beide Wirkungen addieren würden (§§ 236–238).
Psorische Wechselfieber müssen antipsorisch behandelt werden, zum Beispiel mit *Sulphur* oder *Hepar sulphuris* in hoher Potenzierung (§§ 242–244).
Bei endemischen, das heißt regional begrenzt auftretenden Wechselfiebern erwies sich eine gesunde Lebensweise mit ausreichender körperlicher Bewegung als äußerst wichtig.
Wird ein ansonsten gesunder Mensch dennoch von einem endemischen Wechselfieber ergriffen, sollte er mit einer oder zwei der kleinsten Gaben hoch potenzierter *Chinarinde* zu heilen sein (§ 244).
Epidemien von Wechselfiebern werden wie Kollektivkrankheiten (→S. 47) behandelt. Da jede Epidemie einen eigenen, allen erkrankten Individuen gemeinsamen Charakter hat, muß das Arzneimittel so gewählt werden, daß es für die Gesamtheit der einzelnen Erkrankungsfälle homöopathisch paßt (§ 241).

Unregelmäßig auftretende Wechselkrankheiten werden auch als »alternierende« Krankheiten bezeichnet. Auch sie sind meist ein Produkt von entwickelter Psora, zum Teil mit Syphilis kompliziert (§§ 231 f.).
Als Beispiele dafür nannte HAHNEMANN
– bestimmte chronische Schmerzen in den Füßen, die erscheinen, sobald eine Augenentzündung sich legt,
– die ihrerseits wiederkommt, sobald die Gliederschmerzen vergehen.
Auch das Abwechseln von Zuckungen und Krämpfen mit einem anderen Leiden des Körpers oder eines seiner Teile führte HAHNEMANN an.
Es können aber auch dreifache Wechselzustände auftreten, wie zum Beispiel
– eine depressive Stimmung mit Verdauungs- und Schlafstörungen, abwechselnd mit
– einer übertriebenen Lustigkeit, Hypermotorik und übermäßigem Appetit und dann wieder
– das gemäßigte Leiden der gewöhnlichen Zeiten.
Meistens sind keine Spuren des vorigen Zustandes mehr zu bemerken, wenn der neue eintritt (§ 232).

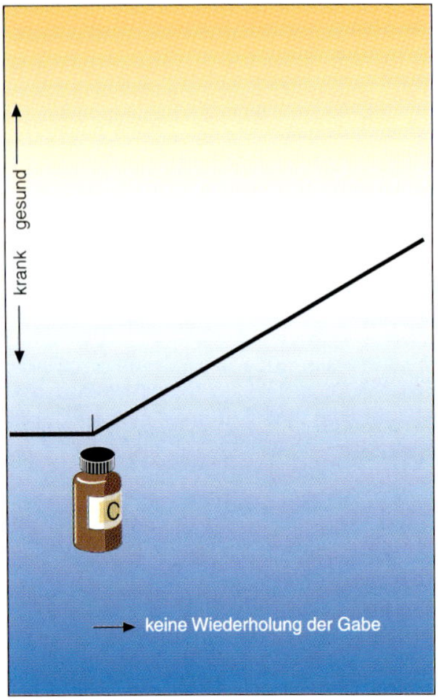

A Zunehmende Besserung

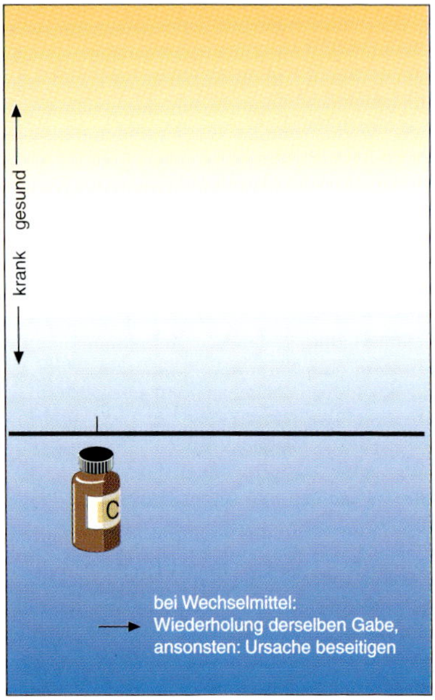

B Keine Besserung

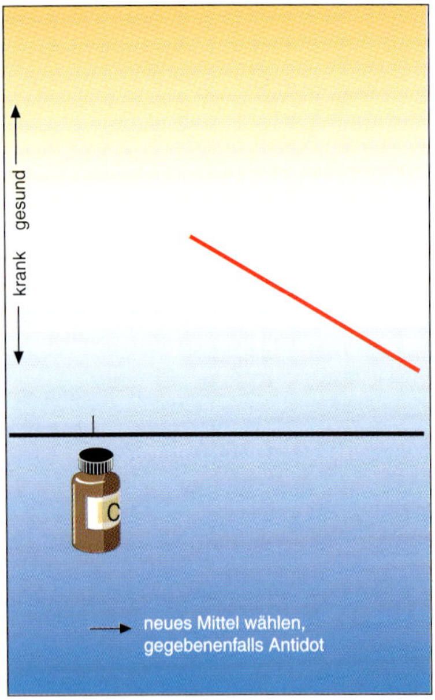

C Auftreten neuer Symptome

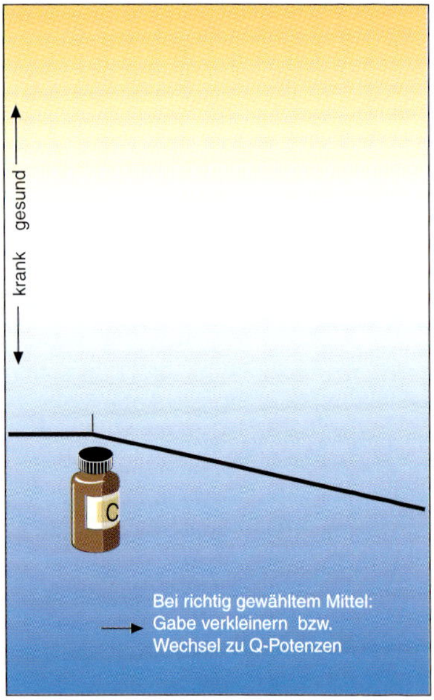

D Verschlimmerung der Ausgangssymptome

Hinsichtlich der Reaktion des Patienten auf die Verabreichung des homöopathischen Arzneimittels unterschied HAHNEMANN grundsätzlich vier Fälle, auf denen die davon abgeleiteten Regeln für die Therapie beruhen.

Zunehmende Besserung (A)
Der Zustand des Patienten bessert sich mit der Einnahme eines Arzneimittels zunehmend.
Wurde eine **C-Potenz** (→S. 69) verabreicht, so gilt die Regel, daß »jede in einer Kur merklich fortschreitende und auffallend zunehmende Besserung ... jede Wiederholung irgendeines Arznei-Gebrauchs durchgängig ausschließt« (§ 246). Es wird abgewartet und weder dasselbe Mittel wiederholt noch ein anderes Mittel zusätzlich gegeben.
Wurde ein Arzneimittel in **Q-Potenz** (→S. 71) gegeben, so gilt die Regel, daß die Auflösung der Q-Potenz, die vor jeder Einnahme verschüttelt und in ihrem Potenzgrad verändert werden muß, so lange weitergenommen werden soll, bis der Patient eine Besserung verspürt (§ 248). Erst wenn bei allgemeiner Besserung die ursprünglichen Beschwerden wieder geringgradig auftreten, soll das Mittel abgesetzt werden, weil der Organismus von da an die Heilung selbst vollenden kann (§ 280).
Sofern nicht alle Beschwerden des Patienten gleichzeitig besser werden, ist das sicherste Zeichen für eine allgemeine Besserung der Gemütszustand. So zeigen etwa eine »größere Behaglichkeit, eine zunehmende Gelassenheit, Freiheit des Geistes, erhöhter Mut, eine Art wiederkehrende Natürlichkeit« – wie HAHNEMANN es formulierte – eine Besserung an. Ein »befangener, unbehilflicher, mehr Mitleid auf sich ziehender Zustand des Gemüts, des Geistes, des ganzen Benehmens und aller Stellungen, Lagen und Verrichtungen« dagegen weist auf eine Verschlimmerung hin (§ 253).

Keine Besserung (B)
Bewirkt die Einnahme des Arzneimittels keine Besserung, so spricht dies im Fall der Verordnung eines sogenannten Wechselmittels, also eines Mittels mit konträren Prüfungssymptomen, nicht gegen die Richtigkeit der Mittelwahl. Wechselmittel, wie etwa *Belladonna*, *Bryonia*, *Ignatia* und *Rhus toxicodendron*, haben zum Teil einander entgegengesetzte Erstwirkungssymptome. Wird ein solches Mittel nach einer erfolglosen Verabreichung noch einmal gegeben, kann es nun unter Umständen das Gegenteil der vorherigen Wirkung erzeugen und die Heilung herbeiführen (§ 251).
In den übrigen Fällen, in denen es trotz richtig gewähltem homöopathischen Mittel zu keiner Besserung kommt, muß nach HAHNEMANN eine Ursache vorliegen, die die Krankheit weiterhin unterhält und die daher unabhängig von der Arzneitherapie erst einmal beseitigt werden muß (§§ 252, 255, 259–261). Wenn einem Krankheitszustand Psora zugrunde liegt (→S. 49), kann es erst nach deren erfolgreicher Behandlung zu einer wirklichen Besserung kommen (§§ 194 f.).

Auftreten neuer Symptome (C)
Erscheinen neue Symptome, die der Patient auch in seiner Vorgeschichte noch nicht hatte, so ist dies ein Zeichen dafür, daß das Mittel nicht passend gewählt wurde. Sind die neu erzeugten Beschwerden sehr stark, so sollte gleich ein Antidot (Gegenmittel) gegeben werden. Ansonsten ist nun ein besser passendes Mittel zu suchen und zu verordnen (§§ 167 f., 183, 249 f., 283).

Verschlimmerung der Ausgangssymptome (D)
Kommt es unmittelbar nach Gabe des Arzneimittels zu einer Verschlimmerung von aktuellen Krankheitssymptomen, so ist dies im Prinzip ein gutes Zeichen, weil daran zu erkennen ist, daß das Mittel genau auf die zu behandelnden Symptome paßt bzw. diese wirklich darauf ansprechen. Die Verschlimmerung zeigt jedoch, daß die Dosis des richtig gewählten Mittels zu hoch war und deshalb das nächste Mal verringert werden sollte (§§ 157–161, 275 f., 282).
Grundsätzlich gilt: je kleiner die Gabe des homöopathischen Mittels, desto geringer und kürzer müßte bei Behandlung akuter Krankheiten die anfängliche Verschlimmerung sein (§ 159).
Um dem Fall der Erstverschlimmerung vorzubeugen, hatte HAHNEMANN schließlich die früher verordneten C-Potenzen ganz aufgegeben und statt dessen die Q-Potenzen entwickelt (→S. 71), die so sanft wirken sollten, daß bei ihrer Einnahme praktisch keine Verschlimmerungen mehr auftreten (§ 161).

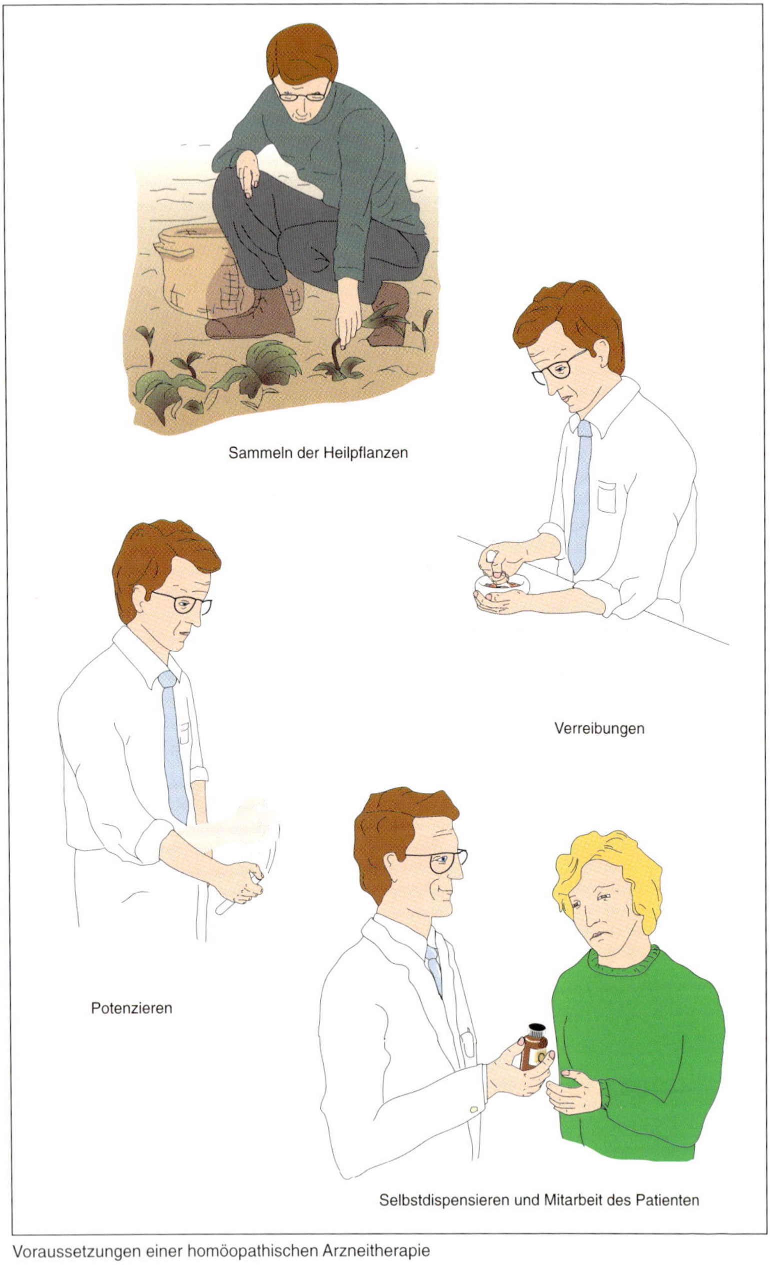

Voraussetzungen einer homöopathischen Arzneitherapie

Wie bei den Arzneimittelprüfungen an Gesunden (→S. 33) sind auch bei der homöopathischen **Arzneitherapie** jedes einzelnen Patienten – soll sie *lege artis* erfolgen – bestimmte Voraussetzungen hinsichtlich Aufbereitung und Verordnung der Arzneimittel zu beachten (Abb.).

Voraussetzungen

Zum einen muß sich der homöopathische Arzt auf die **Echtheit** und **Vollkräftigkeit** der von ihm verordneten Arzneien verlassen können. Er sollte ihre Echtheit möglichst selbst beurteilen können (§ 264). Am besten wäre es, wenn der Arzt die von ihm verwendeten Arzneipflanzen selbst sammeln und verarbeiten könnte – ein im modernen Praxisalltag freilich kaum zu verwirklichendes Ideal.

Eine weitere Voraussetzung ist die heute als **Compliance** bezeichnete Mitarbeit bzw. Zuverlässigkeit des Patienten. Der Homöopath sollte sich jederzeit davon überzeugen können, daß der Patient die verordnete Arznei tatsächlich einnimmt. Daß er die richtige Arznei einnimmt, kann der Arzt strenggenommen nur dann sicher wissen, wenn er sie nicht nur selbst hergestellt, sondern dem Patienten auch eigenhändig verabreicht hat (§ 265).

HAHNEMANN bestand zeitlebens auf dem **Selbstdispensieren** seiner Arzneimittel, weil er den Apothekern mißtraute, und nahm dafür mehrfach auch Verfolgungen in Kauf (§ 265).

Seit dem 13. Jahrhundert (Medizinalgesetzgebung von 1241 unter dem Staufer-Kaiser FRIEDRICH II.) war das Privileg, Arzneimittel zu dispensieren, dem Stand der Apotheker zugesprochen und den Ärzten untersagt worden. Ärzte dürfen seitdem Medikamente nur verordnen, aber nicht abgeben, Apotheker dagegen Medikamente nur abgeben, aber nicht verordnen.

Anders als zu HAHNEMANNS Zeiten gibt es heute allerdings pharmazeutische Firmen, die auf die Herstellung homöopathischer Medikamente spezialisiert sind und als zuverlässig gelten.

Für die **Aufbereitung** der Arzneimittel gab HAHNEMANN folgende Empfehlungen:

Substanzen des Tier- und Pflanzenreichs sind in ihrem rohen Zustand am arzneilichsten, weshalb sie auch möglichst so angewendet werden sollten (§ 266).

Bei einheimischen und damit frisch zu bekommenden Pflanzen verwendet man den frisch ausgepreßten Saft und mischt ihn unverzüglich mit gleichen Teilen Weingeist, um die weitere Gärung zu verhindern. Gibt man die auf diese Weise gewonnene Tinktur in gut verschlossene und lichtundurchlässige Gläser, so hält sich die Arzneikraft der darin befindlichen Substanzen praktisch unbegrenzt (§ 267).

Die Herstellung von solchen **Urtinkturen**, die heute aus der Pharmazie (also auch außerhalb der Homöopathie) nicht mehr wegzudenken sind, geht unter anderem auf HAHNEMANN zurück.

Man kann aber auch die frische Pflanze selbst verwenden, »ein paar Gran davon in eine Reibeschale« geben und mit 100 Gran Milchzucker verreiben. Nimmt man davon dann ein Gran und verreibt dieses noch einmal mit 100 Gran Milchzucker und wiederholt dasselbe ein drittes Mal, so gelangt man zur C3-Trituration (Pulverisierung), die die Grundlage für die Herstellung der Q-Potenzen (→S. 71) darstellt (§ 271).

Die übrigen, nicht frisch erhältlichen, nichtheimischen Gewächse, Rinden, Samen und Wurzeln sollten grundsätzlich zunächst in ihrem rohen, noch unaufbereiteten Zustand auf ihre Echtheit geprüft werden, bevor man sie selbst pulverisiert (§ 268).

Schließlich entdeckte HAHNEMANN, daß die »inneren, geistartigen Arzneikräfte« der rohen Substanzen durch mechanische Einwirkung auf ihre kleinsten Teile (schrittweises **Verreiben** und **Verschütteln**) sozusagen aus ihrem latenten Zustand freigesetzt und »durchdringend wirksam« werden. HAHNEMANN stellte dies speziell auch bei Substanzen fest, die im rohen Zustand nicht die geringste Arzneikraft im menschlichen Körper äußern, wie etwa bei *Natrium muriaticum*, *Lycopodium*, *Silicea* und anderen.

Dies stand im Zusammenhang mit HAHNEMANNS weiterer Entdeckung, auch von jeder zunächst unlöslichen Substanz durch systematisches Verreiben eine kolloidale Auflösung erzeugen zu können. Nicht zuletzt aufgrund der dadurch vergrößerten Oberfläche des Stoffs erwies sich eine so zubereitete Auflösung als wesentlich wirksamer als die unlösliche Ausgangssubstanz (§§ 269–270).

Homöopathische Arzneimittel sollten daher nach Möglichkeit potenziert verabreicht werden (→S. 69).

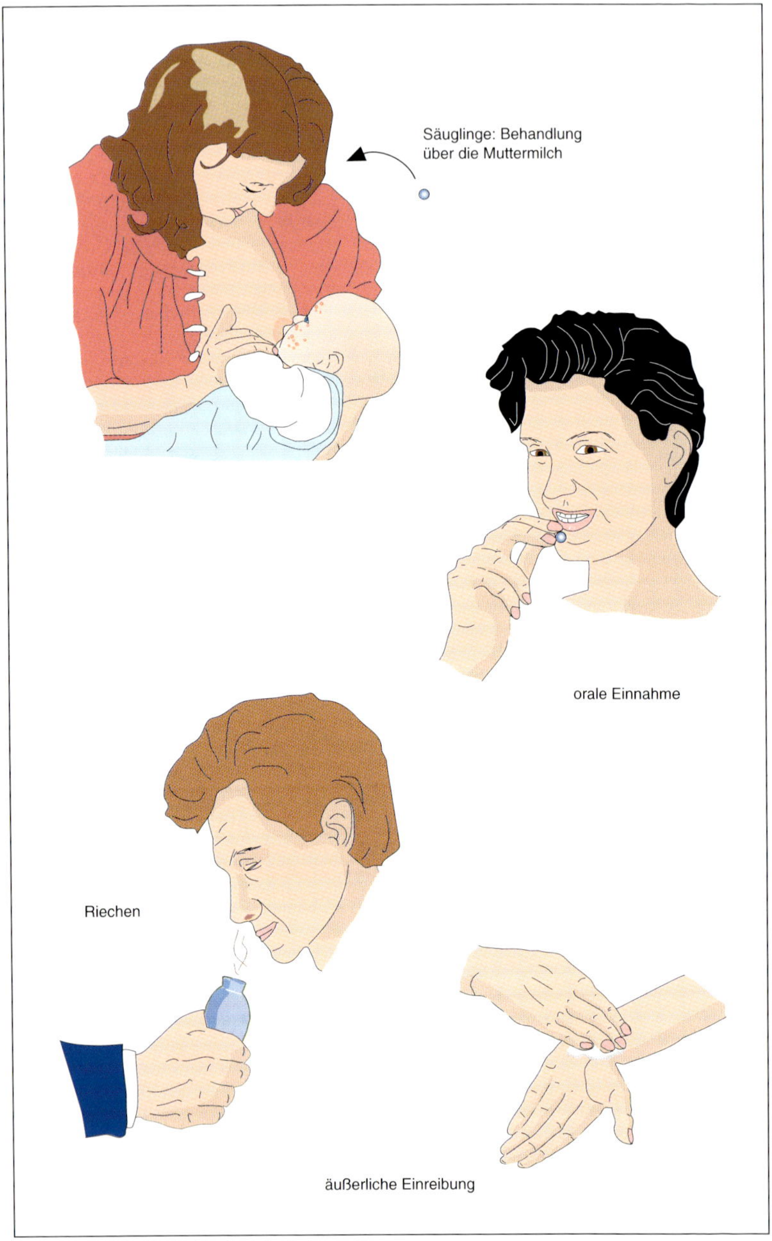

Einnahme homöopathischer Arzneimittel

Verordnung von Arzneimitteln

Wo immer es möglich ist, die Krankheit unterhaltende Ursachen aufzufinden und zu beseitigen, sollte dies als erstes geschehen. Andernfalls kann nach HAHNEMANN selbst das bestgewählte homöopathische Mittel zu keiner völligen Heilung führen (§ 252).

Für die Beurteilung, ob der Patient auf dem Weg der Besserung oder einer Verschlimmerung ist, hat sich der »Geistes- und Gemütszustand« als das sicherste Kriterium erwiesen. Wenn zum Beispiel ein Hautausschlag zwar vorübergehend schlechter, das Allgemeinbefinden des Kranken aber deutlich besser wird, so ist die Gesamtentwicklung als erfreulich bzw. positiv zu betrachten (§ 253).

Verwendet man »Wechselmittel«, also Arzneimittel, die konträre Wirkungen hervorbringen können (→S. 63), so ist zu bedenken, daß, selbst wenn nach der ersten Gabe keine Wirkung auftritt, das Mittel dennoch richtig gewählt sein kann. Die Gabe ist in diesem Fall noch einmal zu wiederholen (§ 251).

Nicht ohne Grund thematisierte HAHNEMANN auch die Tendenz vieler Ärzte, sich bestimmte Arzneien zu Lieblingsmitteln zu machen, nachdem sie diese häufig mit gutem Erfolg verordnet hatten. Dabei werden seltener verwendete, im Einzelfall jedoch möglicherweise homöopathisch passendere oft übersehen. Gleiches gilt für Mittel, die, weil sie einmal erfolglos oder mit nachteiligen Folgen eingesetzt wurden, aus Ängstlichkeit nie wieder verordnet werden. Statt dessen sollte immer genau das Arzneimittel verordnet werden, das auf den jeweiligen Krankheitszustand des Patienten am ähnlichsten paßt, unabhängig davon, wie oft oder wie erfolgreich das jeweilige Mittel bereits früher angewandt wurde (§§ 257 f.).

Einnahme homöopathischer Arzneimittel (Abb.)

In der sechsten Auflage des ›Organons der Heilkunst‹ beschreibt HAHNEMANN, daß Q-Potenzen (→S. 71) grundsätzlich in Wasser aufgelöst, teelöffelweise und über Wochen oder Monate hinweg einzunehmen sind (§§ 246–248, 272, 280–282).

Säuglinge können am besten dadurch behandelt werden, daß die Mutter das jeweils angezeigte Mittel einnimmt, dessen Arzneikraft dann über die Muttermilch auf den Säugling übertragen wird (§ 284). In einer Anmerkung findet sich auch der Hinweis, Frauen in ihrer ersten Schwangerschaft durch eine »antipsorische Kur« zu behandeln, um zu verhindern, daß die Kinder mit erblich übertragener Psora auf die Welt kommen. Die Kinder von so behandelten Müttern schienen bei der Geburt gesünder und kräftiger als andere zu sein. Da diese Anmerkung in HAHNEMANNS Manuskript zur sechten Auflage des ›Organons‹ allerdings nicht in seiner Handschrift erhalten ist, kann heute nicht mehr festgestellt werden, ob diese einzelne Aussage tatsächlich von HAHNEMANN stammte bzw. von ihm autorisiert war.

Abgesehen von der oralen Einnahme von Arzneimitteln können nach HAHNEMANN auch durch das bloße Riechen daran arzneiliche Wirkungen ausgelöst werden, da hierbei über die Nase und die Atmungsorgane ebenfalls sensible Nerven gereizt werden. Auch das Einreiben einer Arznei-Auflösung in die Haut ist möglich, da Arzneien ihre Wirkung auch auf diese Weise entfalten können, wie man zum Beispiel bei mineralischen Bädern beobachten kann (§§ 284 f.).

Nicht-arzneiliche Behandlungsmethoden

Neben der Arzneitherapie im eigentlichen Sinn hielt HAHNEMANN auch die Behandlung mit dem Magneten für möglich, dessen dynamische Kraft seines Erachtens auf das menschliche Lebensprinzip wirksam war (§§ 286 f.). Er selbst hatte die Wirkungen des Magneten auf Gesunde untersucht, die dabei gefundenen Symptome in seiner ›Reinen Arzneimittellehre‹ (Bd. 2) veröffentlicht und Kranke mit ähnlichen Symptomen damit homöopathisch therapiert.

HAHNEMANN empfahl auch den Mesmerismus, den er bei seinen Patienten relativ oft anwenden ließ, um »die krankhafte Verstimmung des Lebensprinzips des Kranken auszulöschen und mit der normalen des auf ihn kräftig einwirkenden Mesmerierers zu ersetzen« (§§ 288 f.).

Massagen regten nach HAHNEMANN das Lebensprinzip dazu an, in seiner Gegenreaktion den Muskel- und Gefäß-Tonus wiederherzustellen (§ 290). Kalte (keine lauwarmen) Bäder könnten schließlich bei einem »Mangel an Lebenswärme« als homöopathische Beihilfe eingesetzt werden (§ 291).

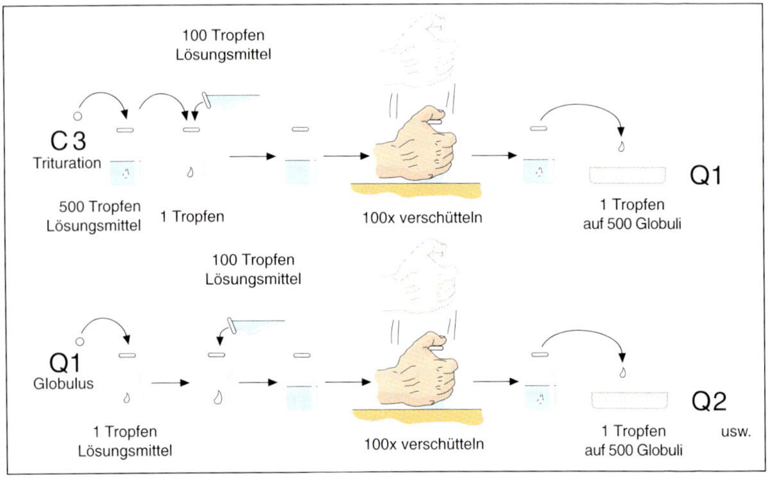

A Herstellung von Q-Potenzen

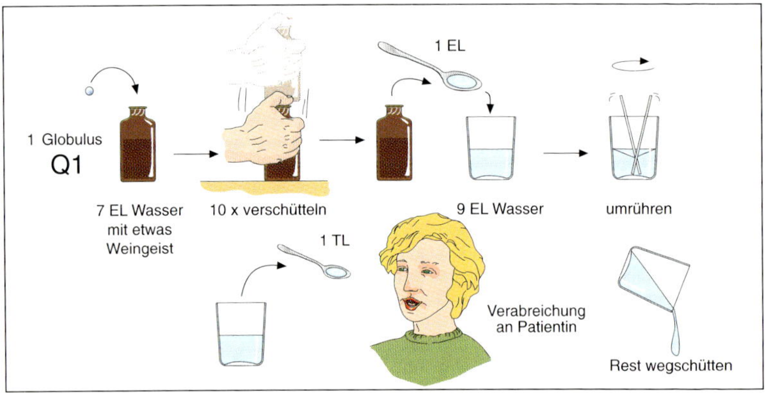

B Einnahme von Q-Potenzen

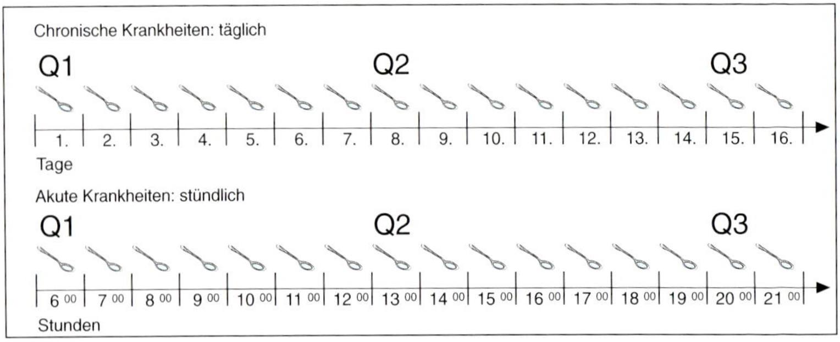

C Einnahmehäufigkeit von Q-Potenzen

Herstellung von Q-Potenzen

Die Herstellung der Q-Potenzen, also der 50 000er-Potenzen, baut auf den C-Potenzen auf. Zunächst muß stets eine C3-Trituration der Ausgangssubstanz hergestellt werden (→S. 69).

Dies geschieht dadurch, daß man

– ein Gran (60mg) der Arznei mit 100 Gran Milchzucker eine Stunde lang in einem Mörser verreibt,

– davon ein Gran entnimmt und wieder mit 100 Gran Milchzucker verreibt und

– davon ein drittes Mal ein Gran entnimmt und mit 100 Gran Milchzucker verreibt.

Ein Gran dieser C3-Trituration wird nun in 500 Tropfen Lösungsmittel aufgelöst.

– Ein Tropfen davon wird in ein leeres Fläschchen gegeben und darauf werden 100 Tropfen Lösungsmittel getropft. Diese Lösung wird hundertmal verschüttelt. Mit einem Tropfen werden nun 500 Zuckerkügelchen befeuchtet, die schließlich Q1-Globuli ergeben (A).

Zur Weiterpotenzierung wird ein Q1-Globulus zunächst in einem Tropfen Lösungsmittel aufgelöst.

– Dieser Tropfen wird dann in ein frisches Fläschchen gegeben, 100 Tropfen Lösungsmittel darauf getropft und die Auflösung hundertmal verschüttelt. Die Befeuchtung weiterer Zucker-Globuli (wieder im Verhältnis 1:500) ergibt Q2-Globuli usw. (§ 270).

Dadurch, daß bei diesem Verfahren nach jeder flüssigen 1:100-Verdünnung das Befeuchten der Globuli eine weitere Verdünnung des stofflichen Anteils im Verhältnis von 1:500 bewirkt, ergibt sich pro Potenzstufe insgesamt ein Verdünnungsschritt von 1:50 000, daher der Name 50 000er (quinquagintamilia) oder Q-Potenzen.

Die früher häufig gebrauchte Bezeichnung LM-Potenzen sollte vermieden werden, da die lateinische Zahl »LM« nicht 50 000, sondern »950« bedeutet.

Da bei Q-Potenzen pro Potenzierungsstufe eine größere Verdünnung des materiellen Arzneigehalts erfolgt, sollten diese milder als C-Potenzen wirken.

Einnahme von Q-Potenzen

Im Vergleich zu den Einmalgaben der C-Potenzen (→S. 69) ist die Einnahme von Q-Potenzen wesentlich komplizierter (§§ 246, 248, 270).

Zunächst muß eine **Stammlösung** bereitet werden. Dazu wird ein einziges Kügelchen des Arzneimittels (etwa ein Q1-Globulus) in einem Pulver von einigen Gran Milchzucker zerrieben und in einem Fläschchen, das ca. sieben Eßlöffel Wasser und »etwas Weingeist« enthält, aufgelöst. Davon wird vor jeder Einnahme des Mittels eine weitere Auflösung bereitet.

– Zuerst wird das Fläschchen etwa zehnmal geschüttelt,

– dann wird ein Eßlöffel davon in ein Trinkglas gegeben, das circa neun Eßlöffel Wasser enthält,

– und dieses mehrmals stark umgerührt.

– Aus diesem Trinkglas wird nun ein Teelöffel der Auflösung eingenommen und

– der restliche Inhalt des Glases weggeschüttet (B).

Für die nächste Einnahme wird wieder das Fläschchen mit der Stammlösung zehnmal geschüttelt, ein Eßlöffel davon in ein Trinkglas mit neun Eßlöffeln Wasser gegeben, dieses stark umgerührt, davon ein Teelöffel eingenommen und der Rest weggeschüttet usw.

Einnahmehäufigkeit. Die Einnahme eines solchen Teelöffels sollte

– bei chronischen Krankheiten täglich erfolgen (bei vorsichtigerer Dosierung nur alle zwei Tage),

– in akuten Krankheiten dagegen alle paar Stunden oder noch öfter.

Im Gegensatz zu den C-Potenzen werden Q-Potenzen also täglich bzw. stündlich wiederholt, allerdings praktisch immer in Auflösung mit Wasser (C).

Man beginnt eine Behandlung mit den untersten Potenzierungsgraden, also Q1, Q2 o. ä., und geht dann bei Bedarf zu den höheren über, wie Q3, Q4 usw. (§§ 246, 270, 282). Enthält das Fläschchen mit der Stammlösung der Q1 genau sieben Eßlöffel, wird es nach sieben Einnahmen leer sein. Dann wird eine Stammlösung mit einem Kügelchen der Q2 bereitet, die nach weiteren sieben Einnahmen aufgebraucht sein wird usw.

Das **Prinzip** dieser Art des Auflösens, Schüttelns und Umrührens ist, daß dadurch vor jeder Einnahme des Arzneimittels sein Potenzgrad variiert wird. HAHNEMANN hatte bemerkt, daß auf diese Weise Wiederholungen desselben Mittels vom Organismus ohne Verschlimmerung toleriert würden.

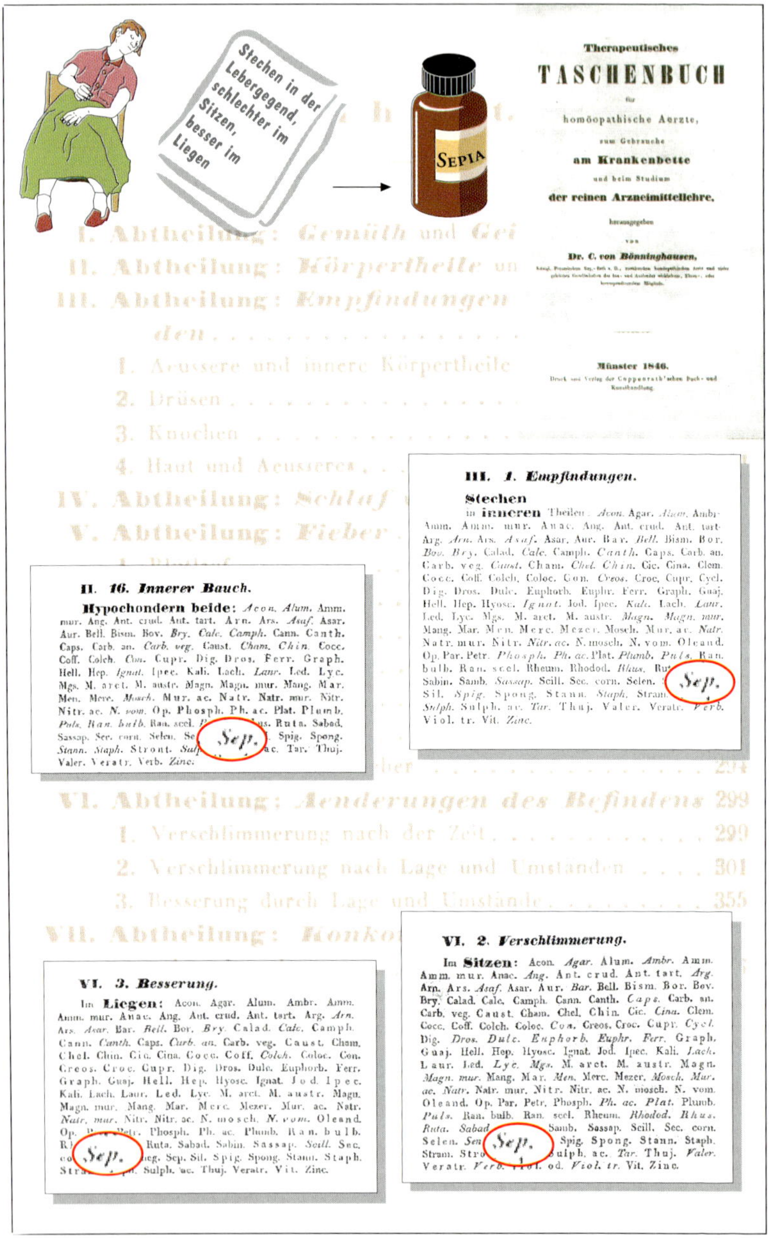

Das Therapeutische Taschenbuch von C. v. Bönninghausen (1846)

CLEMENS VON BÖNNINGHAUSEN (1785–1864) hielt sich streng an sämtliche Prinzipien der Homöopathie HAHNEMANNS, der für ihn der »Begründer einer naturgesetzlichen Heilkunde« war, ging aber in einigen Punkten über ihn hinaus. So begann VON BÖNNINGHAUSEN damit, durchwegs **höhere Potenzen** zu benutzen und zu empfehlen (C200 und höher). HAHNEMANN dagegen war laut seinen Schriften nicht höher als C30 bzw. C60 gegangen und laut seinen Krankenjournalen nur bei wenigen Arzneimitteln bis zur C200. Aufgrund der langen Unkenntnis der Q-Potenzen (→S. 71) mußte eine Steigerung der Potenzhöhe durchaus als Weiterentwicklung der Homöopathie im Sinne HAHNEMANNS erscheinen.

Noch konsequenter als dieser hatte VON BÖNNINGHAUSEN bis zuletzt HAHNEMANNS Unterscheidung der **Erst- und Nachwirkungen** von Arzneimitteln (→S. 29) beibehalten. Für HAHNEMANN traten Nachwirkungen, die ja keine echten Arzneisymptome sind, lediglich nach kräftigen Gaben noch stofflicher Arzneimittel auf, nicht mehr dagegen nach kleinsten Gaben höherer Potenzen, weshalb er in seinen späteren Prüfungen auch »Heilwirkungen« in das Symptomenbild des Arzneimittels aufnahm. VON BÖNNINGHAUSEN dagegen behielt die Unterscheidung auch bei Prüfungen mit Hochpotenzen bei, ordnete also auch hier vermeintliche Nachwirkungen nicht oder nur mit Einschänkung dem Mittelbild zu.

1832 und 1835 hatte VON BÖNNINGHAUSEN je ein ›Systematisch-alphabetisches **Repertorium**‹ der antipsorischen und nicht-antipsorischen Arzneien publiziert und damit die ersten brauchbaren Hilfsmittel dieser Art geschaffen, die auch von HAHNEMANN gewürdigt und verwendet wurden. Von der auf HAHNEMANN zurückgehenden Einteilung in antipsorische und nicht-antipsorische Mittel löste sich VON BÖNNINGHAUSEN später mehr und mehr.

1846 veröffentlichte er mit seinem ›Therapeutischen Taschenbuch‹ ein Repertorium, das eine besondere Struktur aufwies. Fand man bislang mehr oder weniger vollständige Symptome in repertorialer Form aufgelistet, wurden nun Symptome in ihre einzelnen Elemente (Lokalisation, Empfindung, Modalität und Begleitumstände) aufgelöst und in getrennte Rubriken verteilt (Abb.). Angesichts des damaligen Mangels an ausgeprüften Arzneimitteln bot diese Methode den Vorteil, daß sich praktisch jedes Symptom eines Patienten durch Kombination aus diesen Rubriken rekonstruieren ließ. Hatte ein Mittel in einer Prüfung zum Beispiel »Kopfschmerzen, die sich durch kalte Umschläge bessern«, hervorgebracht, so konnte daraus die Modalität »Besserung durch Kälte« isoliert und später auch zum Beispiel auf »Knieschmerzen, die sich durch kalte Umschläge bessern«, angewandt werden – obwohl dieses Symptom in der Prüfung so gar nicht vorgekommen war. Nach eigener Aussage hatte VON BÖNNINGHAUSEN das weite Feld der **Kombination von Symptomen** eröffnet, um bestehende Lücken in Arzneimittelprüfungen und Repertorien »sowohl aus der Analogie als aus der Erfahrung möglichst zu vervollständigen«.

Dahinter stand seine Idee des **Genius eines Arzneimittels**, das heißt einer gewissen Einheitlichkeit seiner Wirkrichtung, wie er sie in seinen Werken über die ›Haupt-Wirkungs-Sphäre‹ der Arzneien darzustellen versuchte.

In seinen Repertorien unterschied VON BÖNNINGHAUSEN »den verschiedenen Wert« der Arzneimittel durch fünf **Grade**:

1. zweifelhaft, näherer Bestimmung bedürftig;
2. sicher, aber nicht ausgezeichnet;
3. sicher und ausgezeichnet, das heißt wiederholt aufgetretene Erstwirkung;
4. wie 3., aber durch Heilungen bestätigt;
5. jedesmalige Heilungsbestätigung bei wiederholter Anwendung.

Während sich die ersten drei Grade allein aus den Prüfungsquellen ableiten lassen, bedarf es beim 4. und 5. Grad zusätzlich der Heilungsbestätigung.

1860 machte er einen lateinischen Hexameter-Merkvers aus der mittelalterlichen Literatur für die Beurteilung des charakteristischen Wertes der Symptome (im Sinne des § 153 des Organons) nutzbar. Er lautet »Quís quid ubí quibus áuxiliís cur quómodo quándo« und umfaßt die sieben Frageprononima: wer? was? wo? womit? warum? wie? wann?

VON BÖNNINGHAUSEN entwickelte noch viele andere Gebiete der Homöopathie weiter, etwa die Antidoten-Lehre, die Verwandtschaften der Arzneimittel untereinander, ihre Beziehungen zu den Körperseiten, die Charakteristika sowie die Differenzierung psorischer, sykotischer und syphilitischer Arzneien und Symptome.

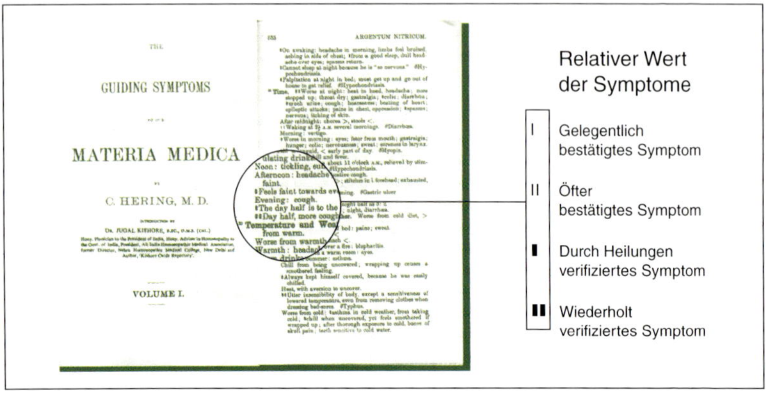

A Herings zehnbändige Arzneimittellehre, vorwiegend geheilte Symptome enthaltend

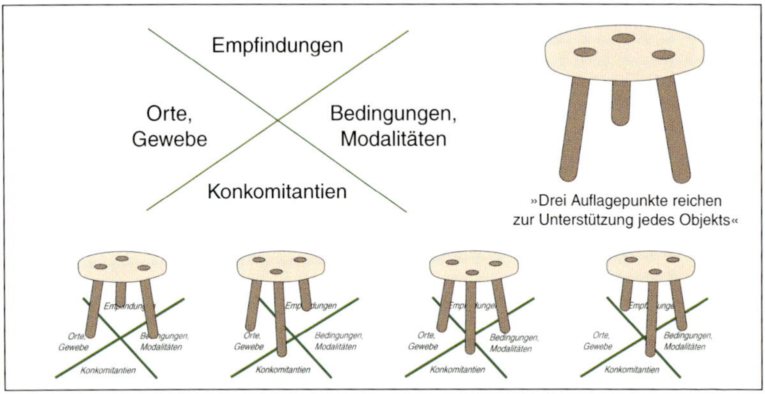

B Gute Wahrscheinlichkeit einer Heilung bei Vorliegen von drei Charakteristika

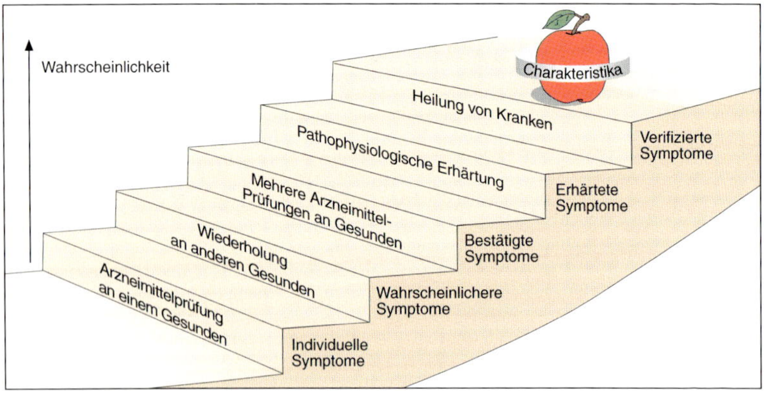

C Der Weg zu den Charakteristika

CONSTANTIN HERING (1800–1880), der unter anderem bei SCHÖNLEIN, dem Begründer der naturhistorischen Schule (→S. 137), in Würzburg studiert hatte, begriff sich zeit seines Lebens als strenger Hahnemannianer, obwohl er »niemals irgendeine der theoretischen Erklärungen HAHNEMANNS angenommen« hatte. HERINGS Hauptinteresse war es, die Arzneimittellehre »naturwissenschaftlich« (naturhistorisch) zu bearbeiten und zu erweitern.

Um mehr »Herrschaft über die Mittel« zu erlangen, entwickelte er nach mnemotechnischen Prinzipien die diagnostische Methode des **Arzneimittelstudiums**. Dabei sollte man sich zunächst einige Mittel nach deren hauptsächlichem Organbefall, der charakteristischen Art ihrer Zeichen sowie deren Bedingungen und Verbindungen sorgfältig einprägen und erst dann die nächstverwandten Mittel vergleichend anfügen. Analog zum Vorgehen der Chemiker, Mineralogen, Botaniker und Zoologen könnten durch fortgesetzten Vergleich der Ähnlichkeiten und Gegensätze Gattungen, Klassen, Familien und Charakteristika sämtlicher Arzneimittel aufgefunden und so die wesentlichen Symptome jedes Arzneimittels entdeckt werden. HERING ging davon aus, daß chemisch oder botanisch verwandte Stoffe auch einander ähnliche Zeichen hervorbringen müßten (1837).

Der **Pathologie** maß HERING große Bedeutung zu, da sie wissenschaftlich vorgehe und ihre Erkenntnisse beim Studium der Arzneimittel ebenso wie in der Therapie sehr nützlich seien. Gerade die »auffallenderen, sonderlichen, ungemeinen und eigenheitlichen« Zeichen eines Krankheitszustandes ließen sich als solche nur aus einer Abgrenzung von der gewöhnlichen Pathologie erkennen. Auch zur Erstellung einer Prognose, zur Beurteilung des Verlaufs einer Krankheit, zur Behandlung von Epidemien und schweren chronischen Krankheiten seien »pathologische Kenntnisse der alten Schule« vorteilhaft (1831). Umgekehrt schwebte HERING allerdings vor, eine »neue Pathologie« »aus der Therapie herauszugestalten« (1833). So nannte er Krankheiten »ein Sinken des Lebens auf eine niedere Stufe« und ordnete jeder Krankheitsfamilie eine Tier-, Pflanzen- oder Mineralienfamilie zu (1835).

Die Unterscheidung zwischen Erst- und Nachwirkungen von Arzneien gab HERING relativ früh auf; letztere interpretierte er als »eine Art Wechselwirkungen«. Statt des Konzepts einer erst passiven, dann aktiven Reaktion des Organismus auf einen Arzneireiz äußerte HERING die Vorstellung einer »Kraft der Wesen, in ihren Atomen anderen Wesen ihren Charakter einzuprägen«, die »in die Physik, und zwar zwischen Galvanismus und Mesmerismus« gehöre und nach ihrem Entdecker »Hahnemannismus« genannt werden sollte (1835).

Im Rahmen seiner Prüfung des Schlangengiftes (*Lachesis*) schlug HERING bereits 1830 vor, auch Krankheitsprodukte wie etwa den Speichel tollwütiger Hunde, das »Pockengift« und das »Krätzmiasma« zu potenzieren und an Gesunden zu prüfen. 1833 beschrieb er seine Erfahrungen mit *Psorin* und begann Untersuchungen mit *Variolin*, *Varicellin*, *Vaccinin*, *Syphilin*, *Sykosin*, *Hydrophobin* und *Phthisin*. Mit der »großen Entdeckung, daß die Kontagien arzneikräftig wirken«, war HERING der Begründer der Therapie mit potenzierten **Nosoden** (Krankheitsprodukten), die er allerdings von Auswüchsen wie der Isopathie von LUX scharf abgrenzte (1835).

Als von naturwissenschaftlicher Seite strenge Anforderungen an homöopathische Arzneimittelprüfungen gestellt wurden (Arzneigewebeversuche, Untersuchung der vorher bereits schlummernden Krankheiten), verwehrte sich HERING trotz des Bewußtseins mancher Schwachstellen (Ähnlichkeit der Prüfungssymptome verschiedener Arzneien bei Prüfung durch dieselbe Person, Mitprüfung von Idiosynkrasien, Orts- und Zeitabhängigkeit der Prüfungssymptome, Wiedererweckung von Symptomen aus früheren Prüfungen usw.) gegen eine künftige Erschwerung der Prüfungsbedingungen. Statt im Namen der Wissenschaft Prüfungstagebücher und Personalbeschreibungen vorzuschreiben und durch Akzeptieren moderner strikter Standards das Vertrauen in die alten Prüfungen zu untergraben, müsse vielmehr der Künstlergeist HAHNEMANNS bzw. der Homöopathie begriffen und geschätzt werden. Arzneien zu prüfen sei eine Kunst, die gelernt und geübt werden wolle (C) und von der Wissenschaft nicht ersetzt, aber zerstört werden könne (1861).

Auf HERING gehen noch viele weitere Ideen und Neuerungen in der Homöopathie zurück, etwa das Potenzieren mit Wasser, das Verdünnungsverhältnis 1:10, die Einglasmethode, die platzsparende Imprägnierung von flüssigen Potenzen auf Papierstreifen, die Prüfung neuer chemischer Verbindungen (*Glonoinum*), seine angewandte Arzneimittellehre (›Guiding Symptoms‹, 10 Bde., 1879–91) sowie seine Beobachtungen zum Heilungsverlauf (Heringsche Regel, →S. 15).

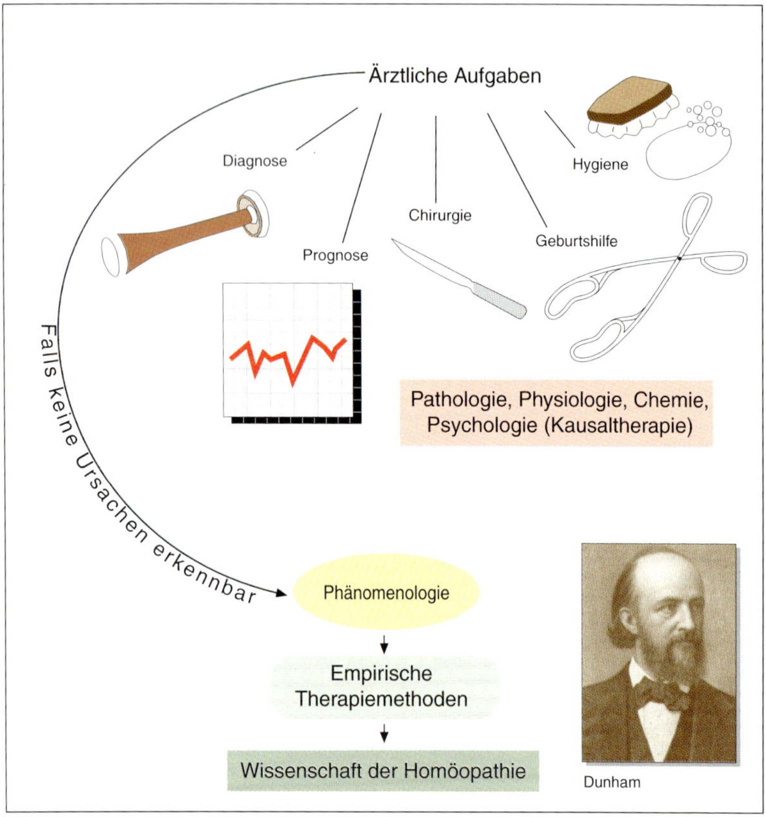

A Der Stellenwert der Homöopathie in der Medizin, nach Dunham

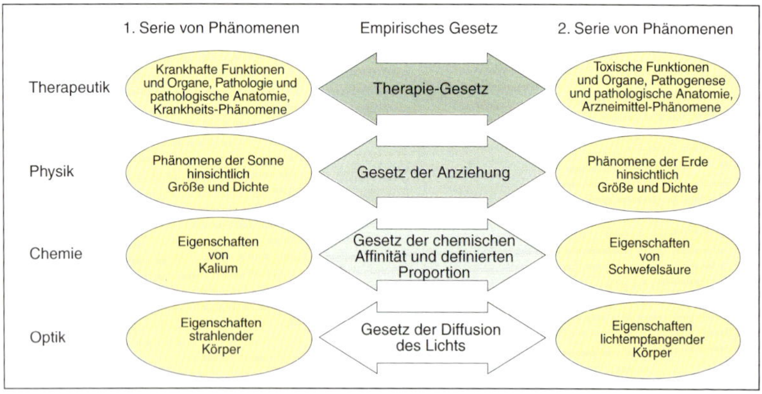

B Elemente und Struktur moderner Naturwissenschaften, nach Dunham

CARROLL DUNHAM (1828–1877) kam erst nach seiner Promotion an einem allopathischen College in New York (1850) zur Homöopathie und studierte dann bei HERING in Philadelphia und – im Rahmen seiner insgesamt drei Europa-Reisen – bei VON BÖNNINGHAUSEN in Münster, aber auch bei naturwissenschaftlich-kritischen Homöopathen wie WATZKE, KASPAR und WURMB in Wien. Indem er sich in Dublin, Paris, Berlin und Wien zusätzlich mit dem neuesten Stand der schulmedizinischen Forschung vertraut machen konnte, besaß er ideale Voraussetzungen für eine ausgewogene, kompetente Einschätzung des Verhältnisses zwischen Homöopathie und allopathischer Medizin.

Für DUNHAM war die Homöopathie, wie überhaupt die Arzneitherapie, ein spezieller Teilbereich der ärztlichen Aufgaben, die unter anderem die Erstellung einer Diagnose und Prognose sowie chirurgische, geburtshilfliche und hygienische Maßnahmen umfaßten. Diagnose und Prognose beruhten auf einer Gruppierung von Krankheiten nach pathologischen und physiologischen Gesichtspunkten, in der Geburtshilfe und Chirurgie würden vor allem mechanische Prinzipien angewandt. Als Hygieniker habe der Arzt auf das richtige Verhältnis der allgemeinen belebenden Reize (wie Luft, Wärme, Nahrung usw.) bzw. auf die Beseitigung schädlicher Einflüsse (mangelhafte Kanalisation, Alkoholismus usw.) zu achten. Für das Ziel dieser ärztlichen Aufgaben, die nächsten Ursachen von Krankheiten zu ermitteln und auszuschalten, erwiesen sich die große Fortschritte machenden Hilfswissenschaften (Pathologie, Physiologie, Chemie, Psychologie u. a.) als sehr nützlich.

Eine ganz andere Situation liege allerdings vor, wenn in einem Krankheitsfall keine äußeren, eliminierbaren Ursachen erkennbar seien. Die Therapie könne dann nicht nach mechanischen, chemischen oder physiologischen Prinzipien vorgehen, sondern finde sich zurückgeworfen auf die Phänomenologie des Kranken und die Suche nach einer empirischen Methode, den Krankheitszustand als Ganzen zu behandeln (A).

Eine **Wissenschaft der Therapie** war für DUNHAM aber durchaus möglich; sie dürfte nur nicht auf Hypothesen hinsichtlich der letztlich unerkennbaren Krankheitsursache beruhen, sondern müßte vielmehr die Form moderner induktiver Naturwissenschaften haben. Sie müßte wie die Physik, Chemie, Optik oder Astronomie zwei Serien von Phänomenen durch ein empirisches Gesetz verbinden (B), zu unendlichem Fortschritt fähig sein und verifizierbare Voraussagen ermöglichen. Während diese Voraussetzungen bei den allopathischen Therapiemethoden nicht erfüllt seien, könnten in der Homöopathie zwei Serien von Phänomenen unabhängig voneinander beliebig exakt – durchaus unter Einbeziehung sämtlicher Hilfswissenschaften – bestimmt werden: zum einen der Zustand des Probanden in der Arzneimittelprüfung, zum anderen der Zustand des Patienten. Die jeweilige Gesamtheit der Symptome umfaßt dabei für DUNHAM alles, was mit den Sinnen sowie deren Hilfs-Instrumenten wahrgenommen werden kann, also auch Befunde der Auskultation, Perkussion, Thermometrie, Spiegelung oder der chemischen Analyse von Ausscheidungen.

Pathologie und Physiologie dürften zwar nicht zur direkten Grundlage der Therapie gemacht werden, doch seien sie beim Studium der *Materia medica* sowie der Symptomatologie des Patienten sehr nützlich: sowohl als Gedächtnisstütze als auch zur Differenzierung zwischen pathognomonischen (krankheitsspezifischen) und individuellen, charakteristischen Symptomen. Obwohl die *Reine Arzneimittellehre* als Sammlung reiner Fakten unangetastet bleiben müsse, sei es jedem Praktiker eine legitime Hilfe, sich den Stoff selbst nach »ephemeren Hypothesen« aufzubereiten. Während den Diagnostiker nur die pathognomonischen Symptome interessieren, sind für den Therapeuten gerade die den individuellen Patienten charakterisierenden Symptome (subjektive Empfindungen, Bedingungen, Umstände, Dispositionen, Verläufe) entscheidend.

Die Unterscheidung HAHNEMANNS in Erst- und Nachwirkungen lehnte DUNHAM ebenso wie HERING als künstlich ab und betrachtete beide, auch alternierende Zustände, als verwertbare Führer bei der Arzneimittelwahl.

Arzneimittelprüfungen sollten nach DUNHAM grundsätzlich mit hohen Potenzen begonnen, dann eventuell in der Dosis gesteigert bzw. mit anderen Dosen wiederholt werden. Die damals weitverbreitete Praxis des Alternierens von Arzneimitteln widerspreche dem Anspruch der Homöopathie auf Wissenschaftlichkeit, das heißt auf Genauigkeit und Sicherheit der Arzneiverordnung, indem sie die Einheit des Organismus negiere.

Praktisch-therapeutisch bevorzugte DUNHAM bei allen Krankheiten die Gabe von Hochpotenzen, seit 1858 die C200, selbst hergestellt, als Globuli.

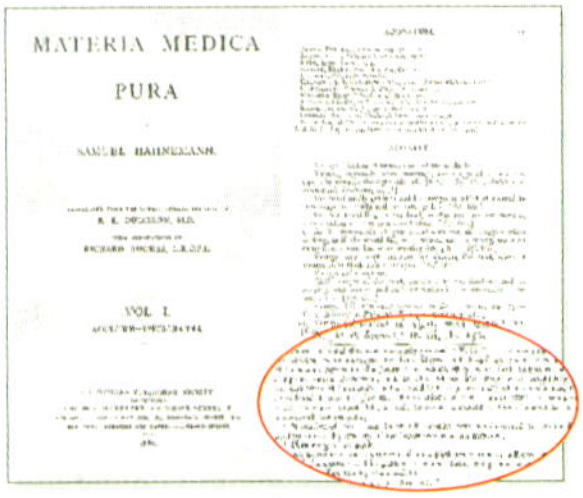

Aufklärende Anmerkungen

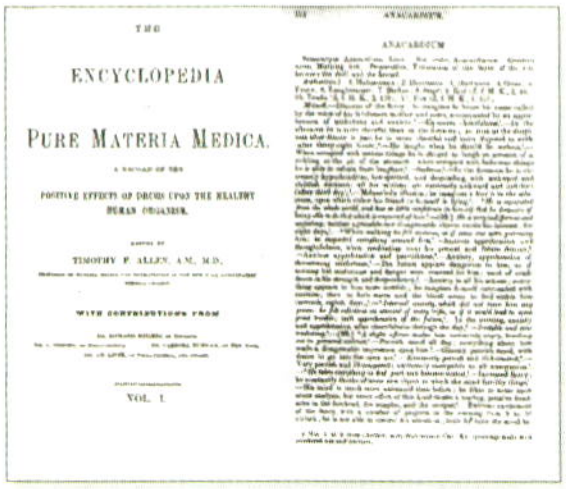

Fußnoten zu Arzneimittelprüfern

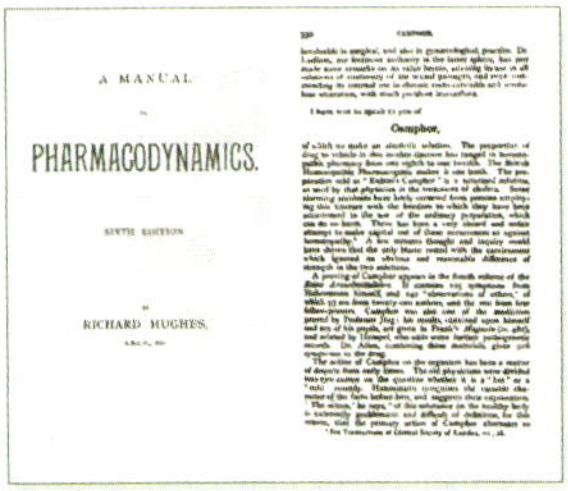

Wirksphäre und Wirkzentren

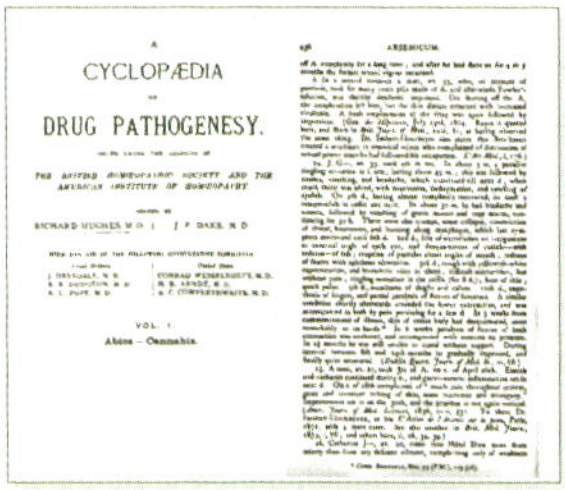

Pathogenesien mit Zeitverlauf

A Hughes´ Bearbeitung der Materia Medica

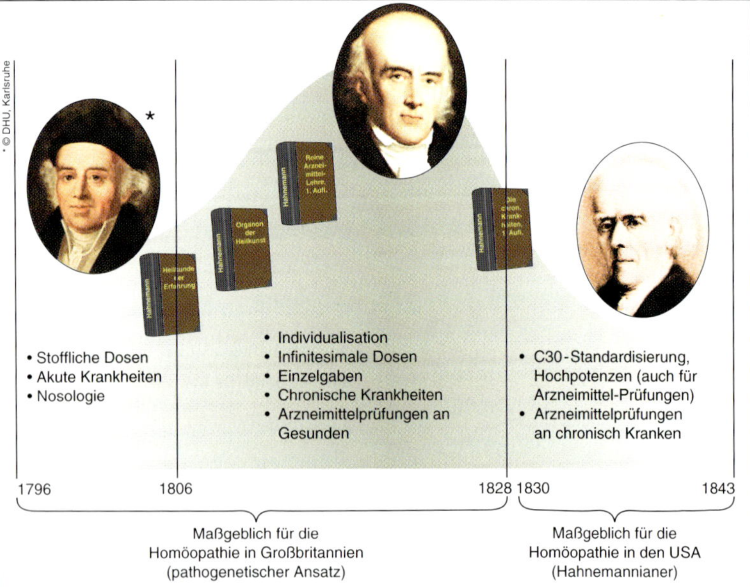

B Hughes´ Einteilung der Homöopathie Hahnemanns

RICHARD HUGHES (1836–1902), ein gelehrter englischer Homöopath, der ab 1875 in London *Materia medica* las, vertrat – nicht zuletzt aufgrund seiner exzellenten Sprach- und Literaturkenntnisse – einen kritisch-nüchternen historischen Zugang zur Homöopathie.
Im Rahmen der von ihm propagierten und durchgeführten **Revision der Materia medica**, bei der er ihre Quellen zu beleuchten und abzuwägen suchte, entdeckte er zahlreiche Mängel der Arzneimittellehre HAHNEMANNS. Als Beitrag zu ihrer Aufklärung untersuchte HUGHES sämtliche circa 4000 von HAHNEMANN angeführten Zitate aus Werken anderer Beobachter im Original und ergänzte dort aufgefundene zusätzliche Informationen in den englischen Übersetzungen von HAHNEMANNS Werken (in T. F. ALLENS ›Encyclopaedia‹, 1874–80; HAHNEMANNS ›Materia medica pura‹, 1880; HAHNEMANNS ›Chronic Diseases‹, 1896) als Fußnoten (A). Durch die Kenntnis der jeweiligen Prüfer einschließlich ihres Gesundheitszustandes, der verabreichten Dosis, der Begleitumstände der Prüfung sowie der Reihenfolge der aufgetretenen Symptome wäre es erst möglich, ihren therapeutischen Wert richtig einzuschätzen.
Im Gegensatz zur a-posteriori-Methode HAHNEMANNS, die vom konkreten Krankheitsfall ausging und mit Hilfe von bestimmten Symptomen-Schemata und Repertorien ein dazu passendes Arzneimittel suchte, versuchte HUGHES in seinem ›Manual of Pharmacodynamics‹ (1867; 6. Aufl. 1893) den umgekehrten Weg, nämlich durch ein entsprechendes Studium der Arzneimittel a priori – ohne Nachschlagen in Büchern – beurteilen zu können, in welchen Krankheitszuständen ein Mittel helfen müsse. Dazu beschrieb er die »allgemeine Wirksphäre« bzw. die verschiedenen **Wirkzentren der Arzneien**, ihre Wirkart, ihre Wirkung auf bestimmte Organe, physiologische Funktionen und pathologische Prozesse, aber auch individuelle Charakteristika und persönliche Eigenheiten (ähnlich wie DUNHAM). Nach der von ihm vertretenen »Protoplasma-Theorie« des Lebens kam HUGHES zu einer Theorie der Arzneiwirkung, nach der Arzneien entweder funktionelle oder nutritive Störungen bewirkten, wobei erstere allgemein, absolut und dosisabhängig, letztere eigentümlich, konsistent und nicht von der Dosis, sondern von der Empfindlichkeit des Prüfers abhängig seien.
Die vier Bände von HUGHES' ›Cyclopaedia of Drug Pathogenesy‹ (1886–1891) enthalten durchwegs Originalberichte von Arzneimittelprüfungen in Erzählform, also unter Wahrung der **zeitlichen Reihenfolge der Arzneisymptome**. Diese neue Anordnung sollte den systematischen *Materia-medica*-Unterricht ergänzen und die traditionellen, unzusammenhängenden Symptomlisten ablösen. Allein das Lesen der Pathogenesien könne ein anschauliches Bild der physiologischen Wirkungen der Arzneien vermitteln. In die ›Cyclopaedia‹ wurden nur Prüfungen an Gesunden aufgenommen – dagegen keine Prüfungen, die an Kranken, an weniger als zwei Personen oder ausschließlich mit Potenzen höher als D12 durchgeführt wurden.
Nach HUGHES hatte HAHNEMANN das ›Novum Organon‹ von FRANCIS BACON vor Augen, als er sein ›Organon der Heilkunst‹ verfaßte. Als Heilkünstler bzw. als »BACON der Therapie« suchte HAHNEMANN vor allem eine erfolgreiche praktische Methode zur Heilung von Krankheiten, die er mit dem Simile-Prinzip (HUGHES' Übers.: »let likes be treated by likes«) fand. Um so bedauerlicher sei es aber, daß das ›Organon‹ neben genauen methodischen Anweisungen auch zeitbedingte Spekulationen und (überflüssige) Versuche wissenschaftlicher Erklärungen – wie etwa die Annahme einer Lebenskraft, die Potenzierungsvorstellung oder die Psora-Theorie – enthalte, die HAHNEMANN erst im Greisenalter äußerte und die HUGHES als nicht haltbar erachtete.
So hielt sich HUGHES in seiner Praxis vor allem an die mittlere Schaffensperiode HAHNEMANNS (1805–1828), in der die ›Reine Arzneimittellehre‹ und die 1. Auflage der ›Chronischen Krankheiten‹ erschienen, HAHNEMANN Krankheitsfälle bereits individualisierte und variable infinitesimale Dosen von Einzelmitteln gebrauchte (B). HUGHES bevorzugte allerdings Tiefpotenzen wie C3, obwohl er gelegentlich die C30 verordnete und die C200 anerkannte. Außerdem verschrieb er überwiegend nach pathologischen Gesichtspunkten, wenngleich er großen Wert auf die »Totalität der Symptome« legte und auch auf subjektive, eigentümliche Symptome achtete. Statt einer theoretischen Trennung von Erst- und Nachwirkungen sollten beide, einschließlich der Wechselwirkungen, in ihrem Verlauf bei der Arzneiwahl berücksichtigt werden.
Hinsichtlich der Klärung der Hochpotenzfrage warnte HUGHES vor einer Allianz mit der Naturwissenschaft: bis zur C12 könne sie zwar plausible Erklärungen geben, danach aber erst recht nicht weiterhelfen.

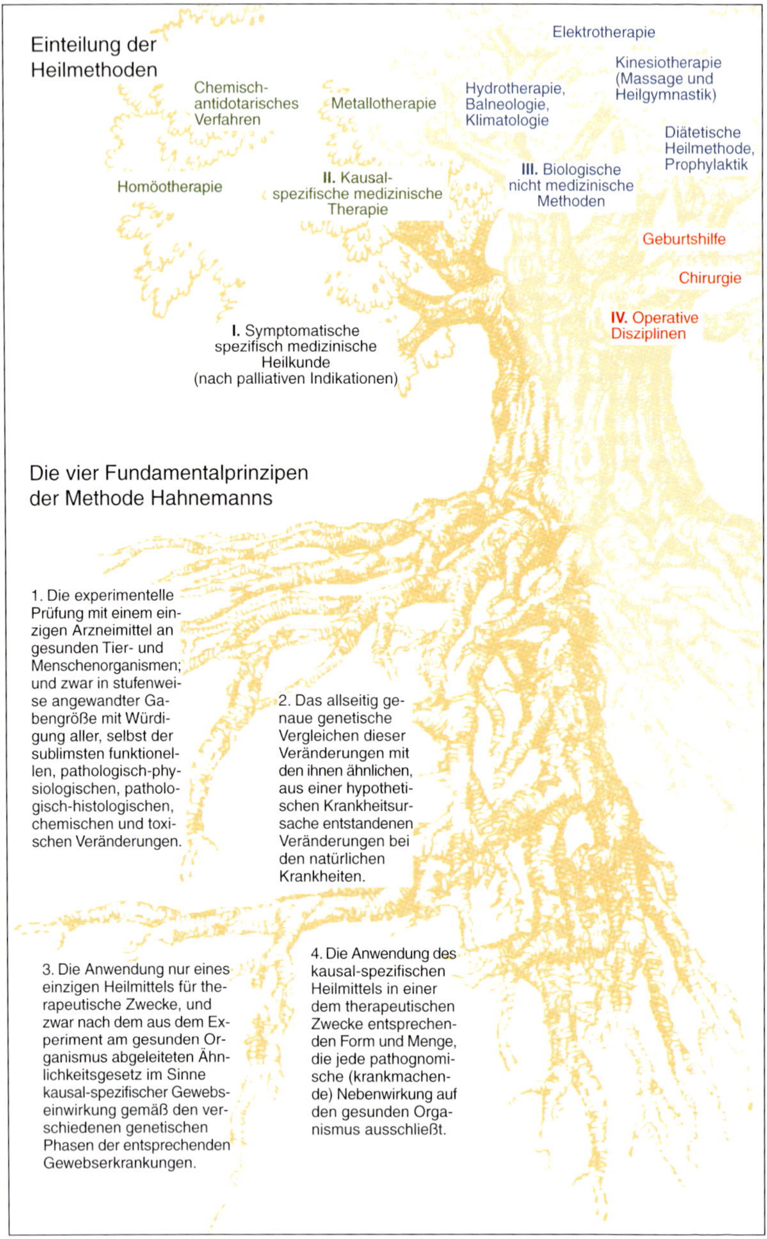

Wurzeln und Zweige der Medizin, nach T. v. Bakody (1891)

THEODOR VON BAKODY (1825–1911) hatte als Schüler des Skeptikers JOSEPH SKODA (1805–1861) in Wien Medizin studiert und sich später in Lemberg für Naturheilkunde habilitiert. Obwohl sein Vater und Schwiegervater homöopathische Ärzte waren, wurde er erst 1861 – durch das Verständnis des Grundgedankens HAHNEMANNS, »Kausalkuren vollbringen zu wollen« – zu einem »aufrichtigen Vertreter der Hahnemannschen Richtung« bzw. zu einem »naturwissenschaftlich denkenden Hahnemannianer«. Als »Interpret HAHNEMANNS der Schulmedizin gegenüber« titulierte er seine außerordentliche Professur, die er 1873–1904 an der Universität Budapest innehatte, als »Professur der **vergleichenden Pathologie** der künstlichen Arzneikrankheiten und natürlichen Krankheiten (Homöopathie) und Therapie«.

Da die Medizin »so viele Wurzeln« habe, wie es »biologische Beobachtungsgebiete und Forschungsmethoden« gebe, seien die Prinzipien der Methode HAHNEMANNS nachgewiesenermaßen zwar »ein lebensfähiger Zweig am Stamme der Medizin«, doch »nicht für alle Verhältnisse als oberste Grundsätze anzusehen«. Neben den operativen Disziplinen (Chirurgie, Geburtshilfe usw.) und den »biologisch nicht-medizinischen Methoden« (wie Hydro-, Elektro- und Kinesiotherapie sowie Diätetik) gehöre die »Homöotherapie« zu den »kausal-spezifischen medizinischen Therapien« (Abb.). Dementsprechend bestehe der Grundgedanke des ›Organons‹ nicht darin, Homöopathen im engeren Sinne, sondern – indem es doch auch andere Kurarten thematisiert – Ärzte heranzubilden, die in all den Verfahren versiert seien und jedem seinen rationalen Platz zuweisen könnten. Den Begriff »Homöotherapie« schlug VON BAKODY – in Abgrenzung gegenüber der »bis jetzt nur esoterisch gepflogenen Richtung« – für die nunmehr »im fortschrittlichen Sinne erfaßte« experimentell-vergleichende Methode HAHNEMANNS vor.

Im Gegensatz zu den »Exzentrizitäten« und illusorischen »Seifenblasen der krankhaften Konsequenz des kindisch gewordenen alternden Meisters« bestehe der »gesunde Kern« der »eigentlichen Homöopathie« in den vier fundamentalen Prinzipien: Einzelmittel, Arzneimittelprüfung an Gesunden, besondere pharmakotechnische Herstellung der Mittel und »Vergleichen der künstlichen Arzneikrankheiten mit ähnlichen natürlichen Krankheitsformen« (1876) (Abb.). Für VON BAKODY hat der Reformer HAHNEMANN weniger ein Heilsystem, als vielmehr erstmals eine »**allgemeine Methode der Heilkunst**« begründet. Dadurch habe er die »Kluft zwischen Pathologie und Therapie überbrückt« und »unsere Blicke auf das naturgesetzliche Geschehen des Heilens hingelenkt«. Diese Methode HAHNEMANNS sei die »Mutter der experimentellen Pathologie, pathologischen Physiologie und Chemie, die Basis der experimentellen Ätiologie«, aber auch der »vergleichenden entwicklungsgeschichtlichen Krankheitslehre« VON BAKODYS.

Als Ausgangspunkt seines Wirkens wählte VON BAKODY »im Sinne HAHNEMANNS das **Spezifitätsgesetz**«, wonach Arzneimittel »konstante und eigentümliche Beziehungen zu bestimmten Geweben zeigen«. Diesem untergeordnet sei das »Ähnlichkeitsgesetz«, das VON BAKODY »als ein streng kausales bezeichnet wissen« wollte, da es »vom Standpunkt des heutigen naturwissenschaftlichen Wissens auch die feinen pathologisch-physiologischen, anatomischen und chemischen Erscheinungen in das Reich der Beobachtung ziehen müsse«. Das Experiment der künstlichen Arzneikrankheit müsse auf der Zellularpathologie fußen und, durch die pathologische Physiologie unterstützt, sich zur »Zellulartherapie« entwickeln. Die »Dilutionsformen« der homöopathischen Arzneimittel sollten »nicht die Grenze naturwissenschaftlicher Anschauung überschreiten«, aber doch klein genug sein, um »ausschließlich auf die kranken Gewebe zu wirken und die gesunden intakt zu lassen« (D1-D6).

VON BAKODY korrespondierte mit RUDOLF VIRCHOW (1821–1902) unter anderem über dessen »Lokalisationsgedanken«, der »eigentlich das von HAHNEMANN für die Heilkunde postulierte Spezifitätsprinzip repräsentiere«, sowie über die antipyretische Behandlung des Fiebers, deren Zweckwidrigkeit der Kliniker VON BAKODY dem »Thantologen« VIRCHOW (vergeblich) zu erklären versuchte. ROBERT KOCHS (1843–1910) *Tuberkulin* zählte VON BAKODY zu den »wissenschaftlich kausal-spezifischen Heilmitteln«, das allerdings »streng individualisiert« angewandt werden müsse. KOCH sei »als der wissenschaftliche Begründer der isopathischen Richtung zu bezeichnen«. Chinarinde dürfe in bezug auf das Wechselfieber »nicht durchgehend als spezifisch-homöopathisches Mittel betrachtet werden«, da *Chinin* zwar die (1884 entdeckten) Malaria-Plasmodien töte, in Nachprüfungen aber keinen »wechselfieberartigen Anfall« erzeugen konnte.

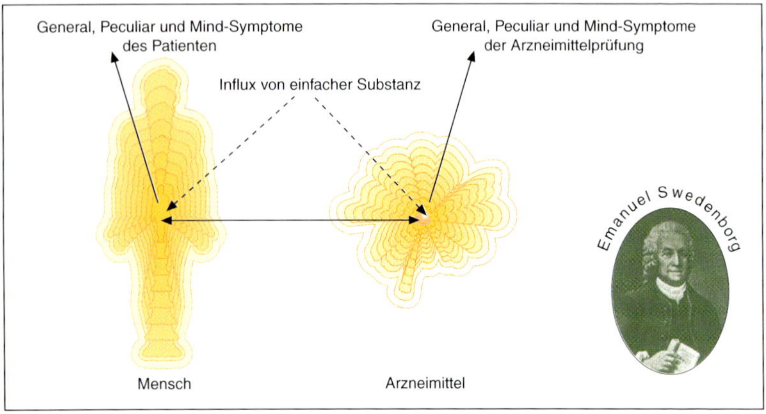

A Entsprechungen zwischen innerer und äußerer Welt, nach Kent / Swedenborg

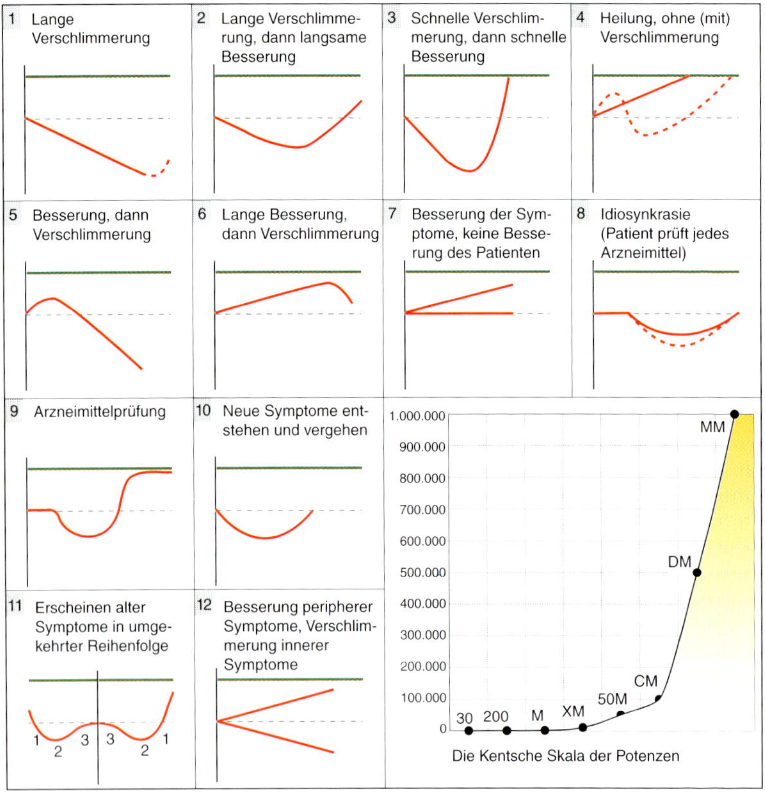

B Kents prognostische Beobachtungen des Krankheitsverlaufs

James Tyler Kent (1849–1916), ursprünglich ein in eklektischer Medizin ausgebildeter Anatomie-Dozent, konvertierte aufgrund der Heilung seiner Frau zur Homöopathie und lehrte diese ab 1882 in Missouri, ab 1889 in Philadelphia und von 1900–1911 in Chicago. Seine einflußreichsten Werke sind sein ›Repertory‹ (1897–99), seine ›Philosophy‹ (1900) und seine ›Materia Medica‹ (1905).

Als Anhänger der »Neuen Kirche« Emanuel Swedenborgs (1688–1772) verschmolz Kent dessen Metaphysik mit der Lehre des späten Hahnemann zu einer neuen **homöopathischen Philosophie**. Nach ihr besteht die sichtbare, materielle Welt aus sinnlich wahrnehmbaren, quantifizierbaren Substanzen, die unsichtbare, spirituelle Welt dagegen aus sich nur qualitativ unterscheidenden »einfachen« bzw. »ursprünglichen Substanzen« (*simple substance, primitive substance*), wie zum Beispiel Elektrizität, Gravitation, Kohäsion, Hitze, Energie, Magnetismus, Licht, Intelligenz und Gott. Wie jeder materielle Körper an sich tot sei und nur durch den über viele Abstufungen erfolgenden Einfluß (*influx*) »einfacher Substanz« Leben und Ordnung erhalte, so konstituiere den eigentlichen Menschen nicht sein physischer Leib, sondern sein Inneres, also sein Wille, Verstand und Handeln.

Auf die Homöopathie angewandt bedeutete dies, daß sowohl die Lebenskraft Hahnemanns, als auch Krankheitsursachen und Arzneipotenzen als »einfache Substanzen« aufzufassen seien. Erhöhte Empfänglichkeit für Krankheiten sei Ausdruck einer inneren Unordnung des Menschen, also von falschem Wollen, Denken oder Handeln (letztlich von Sünde), und könne folglich nur auf dieser Ebene geheilt werden. Durch wiederholtes Verdünnen bzw. Potenzieren materieller Arzneisubstanzen lasse sich wiederum die ihnen zugrundeliegende »einfache Substanz« zu einem solchen Grad verfeinern, daß sie genau der Ebene der Krankheitsursache entspreche, was nötig sei, um diese auszulöschen. Im Gegensatz zu den gewöhnlichen (*common*) bzw. pathologischen Symptomen, die auf äußeren, materiellen Veränderungen des Organismus beruhen, werde der Zustand des **Inneren des Menschen** vor allem durch allgemeine (*general*), eigentümliche (*peculiar*) und psychische (*mind*) Symptome repräsentiert, weshalb nur deren Verschwinden – nicht das gewöhnlicher Symptome – die Heilung des ganzen Patienten bedeute. Die von Kent gefundenen Organbeziehungen des menschlichen Willens (zu Herz und Leber) und Intellekts (zu Magen, Leber und Lunge) entsprachen nach seinen Angaben denen der Heiligen Schrift.

Prognose von Krankheitsverläufen. Geleitet durch metaphysisch-theologische Analogien legte Kent großen Wert auf die von Constantin Hering (→S. 75) beobachtete Richtung und Reihenfolge der Symptomenbesserung bei Heilungen, prägte dafür (1911) den Begriff »Heringsches Gesetz« und benutzte es als Basis für die Prognose der einzelnen Krankheitsverläufe. Im einzelnen unterschied Kent zwölf verschiedene Möglichkeiten der Reaktion des Organismus auf die erste wirksame Gabe eines homöopathischen Arzneimittels, zu denen er detaillierte Regeln für die zweite Verschreibung angab (B).

Die zum Teil enormen Verschlimmerungen des Zustandes seiner Patienten nach der Einnahme des homöopathischen Mittels versuchte Kent durch immer höhere Verdünnungsgrade (*attenuations*) der von ihm verwendeten Potenzen zu minimieren. Da er die von Hahnemann in der sechsten Auflage des ›Organons der Heilkunst‹ beschriebenen Q-Potenzen (→S. 71) nicht kannte, war Kent überzeugt, durch die Herstellung und Verwendung von Ultra-Hochpotenzen im Sinne Hahnemanns über diesen hinauszugehen und ihn dabei in den Heilungsergebnissen zu übertreffen. Die besten Resultate bei chronischen Krankheiten seien nach Kent mit einer aufsteigenden **Serie von Potenzgraden** zu erzielen, wobei die Potenz des homöopathisch wirksamen Mittels erst dann erhöht werden dürfe, wenn nach einer ausreichend langen Besserung des Patienten alte Symptome wiederauftreten und eine Wiederholung derselben Potenz keinen Effekt mehr zeigt. Auf diese Weise könne der Patient über Jahre mit demselben Mittel behandelt werden; nur die Potenz sei dabei in folgender Reihenfolge zu erhöhen: 30, 200, 1 m, 10 m, 50 m, cm, dm, mm (B).

Die *Materia medica* bereicherte Kent durch zahlreiche, vor allem aus seiner klinischen Erfahrung abstrahierte, sehr anschauliche und lebendige Darstellungen von Arzneimittelbildern (*drug images*, →S. 15), wobei er davon ausging, daß sich bei »synthetischen« Arzneimitteln die Wirkungen ihrer Bestandteile kombinieren, also zum Beispiel bei *Natrium sulphuricum* die von *Natrium* (*muriaticum*) und von *Sulphur* – bis er 1908 von Henry Clarke Allen deshalb kritisiert wurde und keine derartigen hypothetischen »Prüfungen« mehr publizierte.

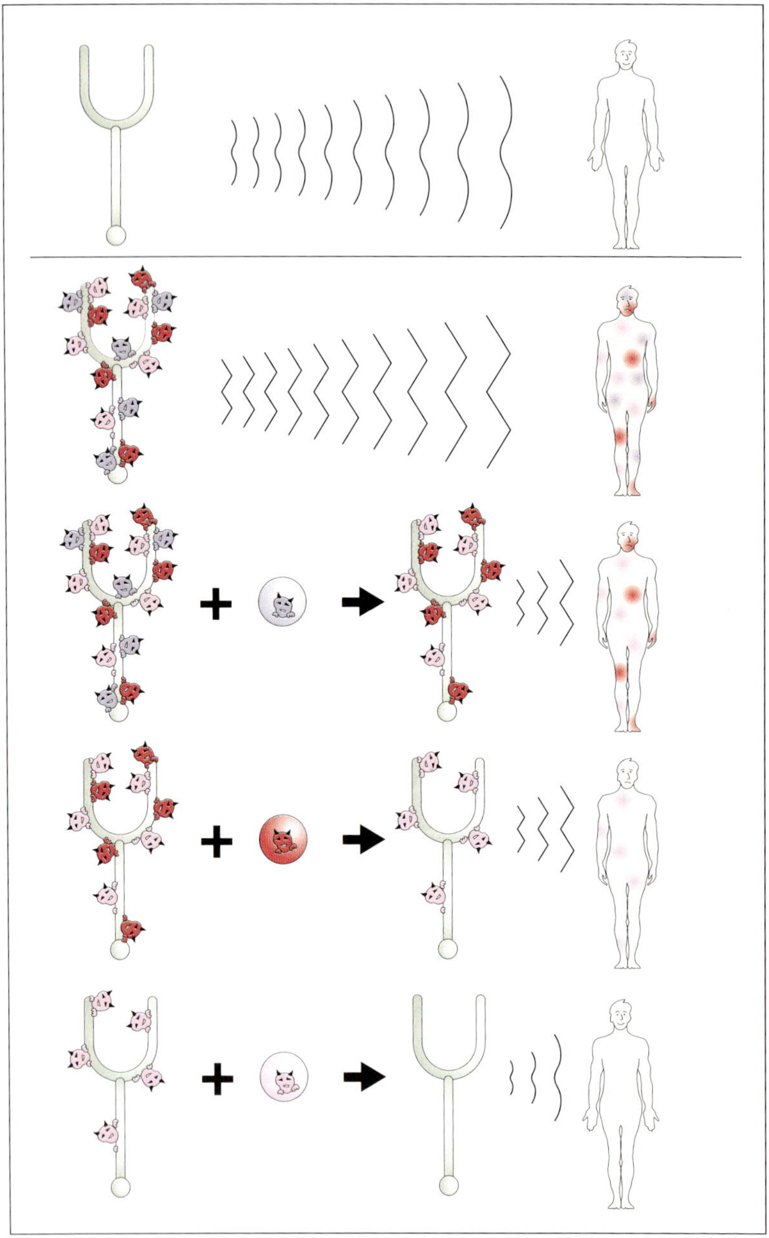

Die schrittweise Behandlung verschiedener Miasma-Schichten, nach J. H. Allen

JAMES HENRY ALLEN (1856–1925) entwickelte als Professor für Dermatologie und Venerologie am Hering Medical College in Chicago um die Jahrhundertwende vor allem HAHNEMANNS Lehre von den chronischen Krankheiten (→S. 153) weiter. In seinem zweibändigen Werk ›The Chronic Miasms‹ (1904–1905) beschrieb er neben den klassischen Miasmen Psora, Syphilis und Sykose auch die von ihm beobachtete »Pseudo-Psora« bzw. »tuberkulinische Diathese«, die eine Mischung von Psora und Syphilis darstelle. Weit über HAHNEMANNS knappe Ausführungen hinaus ging ALLEN mit der von ihm zusammengestellten detaillierten Symptomatologie der verschiedenen Stadien der Sykose bzw. der sykotischen Form der Gonorrhoe, deren Häufigkeit damals in Städten wie New York auf 80% geschätzt wurde (NOEGGERATH).

Behandlung chronischer Krankheiten. In dezidierter Abgrenzung von HUGHES' »pathologischer« Schule der Homöopathie (→S. 79) konzentrierte sich ALLEN gerade auf die unsichtbaren »dynamischen« Vorgänge im Organismus, die jeder sichtbaren Pathologie vorausgegangen sein müssen. Indem Gesundheit für ALLEN Konformität der Lebensprozesse mit den sie regierenden »Gesetzen« und Prinzipien bedeute und Krankheit stets durch deren Überschreitung, also durch »Sünde« entstehe, müßten zur Heilung letztlich alle Prozesse wieder unter das »Gesetz« gebracht werden. Sämtliche dazu erforderlichen »Gesetze« (wie das Simile-Gesetz u. a.) fänden sich in der »höheren Homöopathie« des späten HAHNEMANN, die für ALLEN sowohl einzig wahre Wissenschaft als auch göttliche Offenbarung bedeute.

Wenn die Quelle des geordneten, gesunden Lebens, also die Lebenskraft, von »gesetzlosen«, »subversiven« lebensfeindlichen »Potentialen« bzw. »Egos«, das heißt den **Miasmen**, befallen wird und sich aus eigener Kraft – im Falle chronischer Krankheiten – nicht von diesen befreien kann, produziere diese fehlgeleitete Lebenskraft »falsche Prozesse«, die sich als Krankheitserscheinungen manifestieren. Je nach Krankheitsstadium errichte sie dabei als »Sicherheitsventile« bestimmte periphere »inhibitorische Reaktionszentren«, die den »Stress« der inneren Krankheit erleichtern und eine »Stase innerer Organe« verhindern sollen. Wird ein solcher »inhibitorischer Krankheitspunkt«, etwa ein Hautausschlag oder ein eitriger Ausfluß, durch eine lokale Anwendung, Operation oder ähnliches unterdrückt, gehe die (chronische) Krankheit in ein fortgeschritteneres Stadium bzw. auf gefährlichere Lokalisationen über.

Bei einer homöopathischen Behandlung werde durch die Bindung eines dem Miasma ähnlichen Arznei-»Potentials« an die Lebenskraft die Reihenfolge der Krankheitserscheinungen noch einmal rückwärts durchlaufen (*retrograde Metamorphose*, von oben nach unten, von innen nach außen) und bringe so letztlich die »Ursache« der Krankheit heraus. Dies könne allerdings nur dann gelingen, wenn zum einen bei der Mittelwahl nach der »Gesamtheit der Symptome« vor allem die Charakteristika des jeweils aktiven Miasmas berücksichtigt und zum anderen höchste Arzneipotenzen, oftmals von *Nosoden*, verwendet werden (ALLEN benutzte die von FINCKE, SKINNER und SWAN hergestellten Potenzstufen cm, dmm, cmm).

Grundsätzlich seien alle chronisch miasmatischen Krankheiten – wie die Syphilis – **Systemkrankheiten**, die nach einer Inkubationszeit von etwa zwei Wochen sowie unterschiedlich langen Latenzzeiten (die durch Exzitationsursachen wie akute Krankheiten beendet werden können) – sofern sie nicht vorher homöopathisch geheilt werden – **je drei Stadien** durchlaufen, deren Symptomatik im einzelnen, weil abhängig von der Konstitution und der Empfindlichkeit des Individuums, nicht vorhersehbar sei. Während allerdings für *Psora* juckende Bläschen sowie Hautausschläge aller Art, für *Syphilis* der Schanker sowie Paralysen und Karzinome und für *Pseudo-Psora* Skrophulose sowie schlimmste Entzündungen innerer Organe typisch seien, äußere sich die *Sykosis* vorwiegend in eitrigen Ausflüssen, rheumatischen Beschwerden, Warzen sowie bestimmten Ängsten und Geisteskrankheiten. Die sykotische Form der Gonorrhoe werde beim Geschlechtsverkehr im jeweils gerade aktiven Stadium übertragen. Da zudem alle Miasmen beliebige Kombinationen miteinander eingehen können, sei die Analyse oft nicht einfach. Auf jeden Fall müsse immer zuerst das gerade aktive Miasma behandelt werden, dann nacheinander die anderen (Abb.).

Bakterien hielt der Impfgegner ALLEN, gestützt auf die Versuche BECHAMPS, nicht für die Ursache von Krankheiten, sondern für deren Produkt.

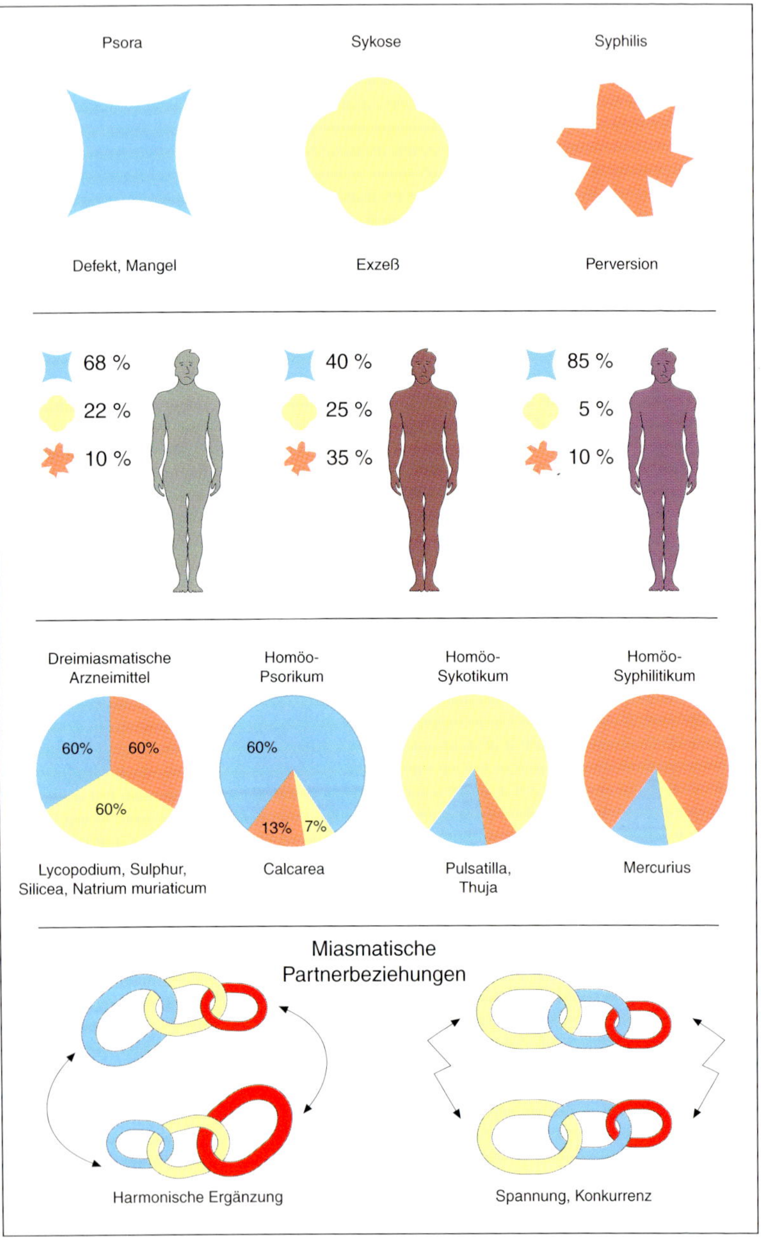

Ortegas Interpretation und Farbzuordnung der chronischen Miasmen

Der mexikanische Arzt PROCESO SÁNCHEZ ORTEGA (*1919), Leiter der 1960 gegründeten medizinischen Vereinigung »Homeopatía de México«, beschreibt in seinen 1977 erschienenen ›Anmerkungen zu den Miasmen oder chronischen Krankheiten HAHNEMANNS‹ die von ihm seit 1940 propagierte »Vertiefung« und Weiterentwicklung dieser Lehre.

Ausgehend vom konstitutionellen Denken TROUSSEAUS, PENDES, KRETSCHMERS und anderer sieht ORTEGA in HAHNEMANNS Auffassung der Miasmen als erste Ursache von Krankheiten letztlich nichts anderes als das Konzept der **Prädisposition**, **Diathese**, Dyskrasie, krankmachenden Bedingung bzw. konstitutionellen Pathologie im Rahmen der Biotypologie – allerdings auf einer dynamischen Ebene. Das echte *Simillimum* zur Behandlung einer chronischen Krankheit müsse deshalb innerhalb der Gesamtheit der Symptome immer der gerade dominierenden miasmatisch/diathetischen Konstellation entsprechen.

ORTEGAS Klassifikation der drei chronischen Miasmen HAHNEMANNS erfolgte in Analogie zu den drei grundsätzlich möglichen Veränderungen der Zellfunktion bzw. deren Ernährungsstörungen **Defekt**, **Exzeß** und **Perversion**. So sei die *Psora* der konstitutionelle Zustand des Defektes bzw. des Mangels, der Schwäche und der Hemmung, die *Sykosis* der des Exzesses bzw. des Übermaßes, der Hypertrophie und der Flucht, die *Syphilis* der der Perversion bzw. der Zerstörung, Degeneration und Aggression (Abb.). Alle Symptome eines Patienten oder einer Arzneimittelprüfung lassen sich somit einem dieser drei konstitutionellen Zustände zuordnen. Zwar hätten jeder Mensch und jedes Medikament Symptome aller drei Miasmen, doch sei eines davon praktisch immer prädominant.

Von den drei **Grundfarben** entspreche der *Psora* das kalte, gemäßigte und passive Blau, der *Sykosis* das strahlende, protzige und lustige Gelb, der *Syphilis* das heiße, leidenschaftliche und destruktive Rot. Je nach dem prozentualen Ausprägungsgrad der drei Miasmen ergebe sich für jedes Individuum also eine spezifische Farbtönung (Abb.).

Klinisch bedeutsam seien die dadurch möglichen Konstitutionsvarianten insofern, als die Reihenfolge der Prädominanz der einzelnen Miasmen unter anderem den Malignitätsgrad von Krebserkrankungen bestimme: syphilitisch-sykotisch-psorisch sei zum Beispiel schlimmer als sykotisch-psorisch-syphilitisch oder psorisch-sykotisch-syphilitisch. Ein wirklich homöopathisches Arzneimittel müsse genau der jeweils vorliegenden Reihenfolge entsprechen.

Angewandt auf soziale Beziehungen lasse sich zeigen, daß sich zum Beispiel eine psorisch-sykotisch-syphilitische und eine syphilitisch-sykotisch-psorische Person harmonisch und komplementär gegenseitig ergänzen und anziehen, während etwa zwischen zwei gleichermaßen sykotisch-psorisch-syphilitischen Individuen nur die Möglichkeit der Konkurrenz oder der Dominanz bestünde. Durch homöopathische Behandlung könne die miasmatische Sequenz in einem Menschen verändert werden – sofern keine »resistente miasmatische Einheit« vorliege, wie etwa bei einem Verhältnis von 40%/35%/25%, bei dem die Reihenfolge relativ stabil sei.

Arzneimittel wie *Lycopodium*, *Sulphur*, *Silicea* und *Natrium muriaticum*, deren Pathogenesien etwa gleich viel psorische, sykotische und syphilitische Symptome enthalten, nennt ORTEGA *Trimiasmatica*. Ein eindeutiges *Homöopsorikum* sei dagegen *Calcarea carbonica*, die wichtigsten *Homöosykotika* seien *Pulsatilla* und *Thuja occidentalis*, das größte *Homöosyphilitikum* sei *Mercurius* (Abb.).

Ein wahrer (homöopathischer) Arzt müsse nach ORTEGAS persönlichen Vorstellungen nicht nur Individuen behandeln, sondern auch ein echter Eugeniker (im dynamischen Sinne) sein. Während die Allopathie mit ihren suppressiven und substitutiven Therapien die miasmatische Belastung der Menschheit verschlimmere, könne die Spezies Mensch nur mit Hilfe der Homöopathie zur ungehinderten Erfüllung ihres Daseins gelangen. Weil die Miasmen letztlich die Ursache allen menschlichen Unglücks seien, ließen sich die Entstehung von Kriegen ebenso wie Fehlentwicklungen in der Medizin oder die Vermarktung des Sports oder ähnliches darauf zurückführen.

Da ein chronischer Krankheitszustand meist aus einem »Knäuel« von verschiedenen miasmatischen »Fäden« bestehe, müssen diese im Laufe einer homöopathischen Behandlung – in Übereinstimmung mit dem »Heringschen Gesetz« – **schichtweise** in der Reihenfolge ihrer jeweiligen Dominanz abgetragen werden.

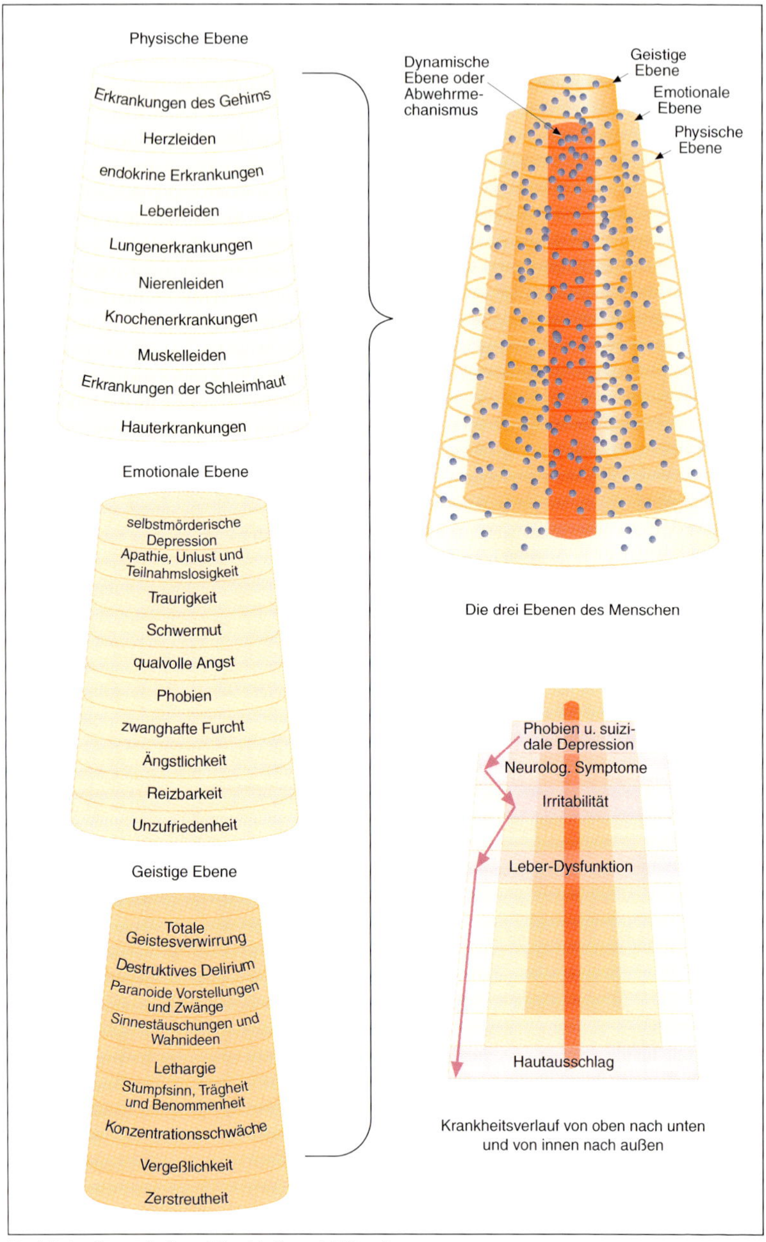

Modell der Gesundheit und Krankheit, nach Vithoulkas

Der Grieche GEORGE VITHOULKAS (*1932) hatte um 1960 als in Südafrika arbeitender Ingenieur das Studium der Homöopathie begonnen, 1966 eine mehrjährige Ausbildung am »Indian Institute of Homeopathy« abgeschlossen, 1970 die »Athenian School of Homoeopathic Medicine« gegründet und im Rahmen seiner ausgedehnten internationalen Lehrtätigkeit grundlegende Werke verfaßt (›Homeopathy: Medicine of the New Man‹, 1979; ›The Science of Homeopathy‹, 1980; ›A New Model for Health and Disease‹, 1987), die in 20 Sprachen übersetzt wurden. Aufgrund seiner Verdienste um die Wieder-Verbreitung und wissenschaftliche Neu-Aufbereitung der Homöopathie wurde ihm 1996 der »Right Livelihood Award« verliehen.

Die Homöopathie ist für VITHOULKAS die **Medizin der Zukunft** (New Age), zumal sie sowohl dem holistischen Ansatz der Gesundheitsbewegung gerecht werde als auch den Horizont der herkömmlichen Newtonschen Physik überschreite und nur mit Hilfe der modernen Physik (Quantenmechanik, Feldtheorie) verstehbar sei. Für seine Darstellung dieser neuen **energetischen Medizin** übersetzte er HAHNEMANNS philosophische Begriffe in eine moderne naturwissenschaftliche Terminologie und differenzierte diese dann weiter, behielt aber das Konzept ihrer teleologischen Verfaßtheit bei. So besteht VITHOULKAS' Modell des Menschen aus drei konzentrischen konischen Hüllen (mentale, emotionale und physische Ebene), die ihrerseits hierarchisch in bestimmte Schichten unterschiedlicher Intensitäten gegliedert sind, sich aber nicht vollständig überlappen (Abb.). Durchdrungen und koordiniert werden all diese Bereiche durch eine innerste »dynamische Ebene« (oder Lebenskraft), die letztlich ein **bio-elektrodynamisches Feld** sei und dem ganzen Organismus eine bestimmte **Vibrationsfrequenz** verleihe.

Gesundheit wird definiert als (dynamische) Freiheit von Beschränkungen (*bondage*) jeder Art, also von Schmerz in der physischen, von Leidenschaften in der emotionalen und von Selbstsucht in der mentalen Sphäre, was die Voraussetzung für Glück, Kreativität und spirituelles Wachstum darstelle. Krankheit dagegen entstehe dadurch, daß ein äußerer oder innerer Reiz die Vibrationsrate der dynamischen Ebene des Organismus störe und so den **Abwehrmechanismus** (ein »Werkzeug« der dynamischen Ebene) mobilisiere. Dessen »bestmögliche Antwort« manifestiere sich dann – je nach Reizstärke, Empfindlichkeit und Prädisposition – in Form von Krankheitssymptomen an einer »möglichst peripheren« Stelle dieses Modells. Das »Gravitationszentrum« der Krankheit könne sich im weiteren Verlauf in verschiedene Richtungen bewegen: ungünstig wäre nach oben und nach innen, günstig dagegen nach unten und außen, wie es dem Heringschen Gesetz entspreche.

Aufgrund der Austauschbarkeit von Materie und Energie könne jede Substanz, erst recht jede Hochpotenz, als **Feld** mit einer bestimmten Vibrationsrate aufgefaßt werden. Homöopathische Heilung komme dadurch zustande, daß aufgrund der Ähnlichkeit der Symptomenbilder ein Arzneimittel gefunden werde, dessen Vibrationsrate die ihr ähnliche des Organismus aufgrund des **Resonanzprinzips** (Simileprinzip) soweit erhöhe und »vitalisiere«, daß diese in ihre ursprüngliche Frequenz zurückkehren könne.

Prädispositionen seien krankheitsunterhaltende Schwächen des Abwehrmechanismus (*maintainig cause*) und entsprechen HAHNEMANNS Begriff der *Miasmen*, zu denen VITHOULKAS allerdings auch Krebs, Tuberkulose sowie die »iatrogenen Miasmen« Impfungen und Pharmaka zählt. Verschiedene Prädispositionen können in Schichten übereinander liegen und müssen dann therapeutisch in der Reihenfolge der jeweils aktuellen Symptomenbilder abgetragen werden, wobei sich auch *Nosoden* bewährt haben.

Die Wahl eines homöopathischen Arzneimittels sollte nicht aufgrund der bloßen Übereinstimmung von Symptomen erfolgen, sondern aufgrund der Ähnlichkeit zwischen der (mentalen) »Essenz« bzw. »Seele« des Patienten und der des Arzneimittels. Deren jeweilige Ergründung mache die Arzneimittellehre zu einem lebendigen, pulsierenden Wissen.

In der praktischen Anwendung der präzisen **Wissenschaft** der Homöopathie werde diese schließlich zur **Kunst**, die dann allerdings mit vielen »Unsicherheiten« zu kämpfen habe: bei der Fallaufnahme, der Gewichtung (*grading*) der Symptome oder bei den Arzneimittelprüfungen.

So kommt VITHOULKAS schließlich zu der allgemeinen Regel für Anfänger, stark allopathisch vorbehandelte Patienten von einer homöopathischen Therapie gänzlich auszuschließen.

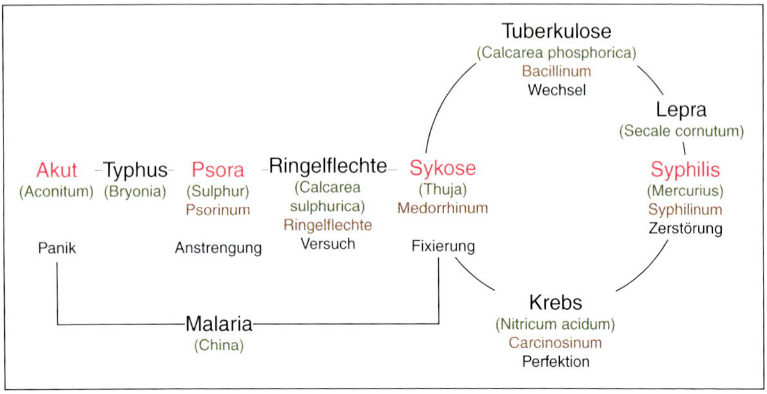

A Miasmen-Karte, nach Sankaran 1994

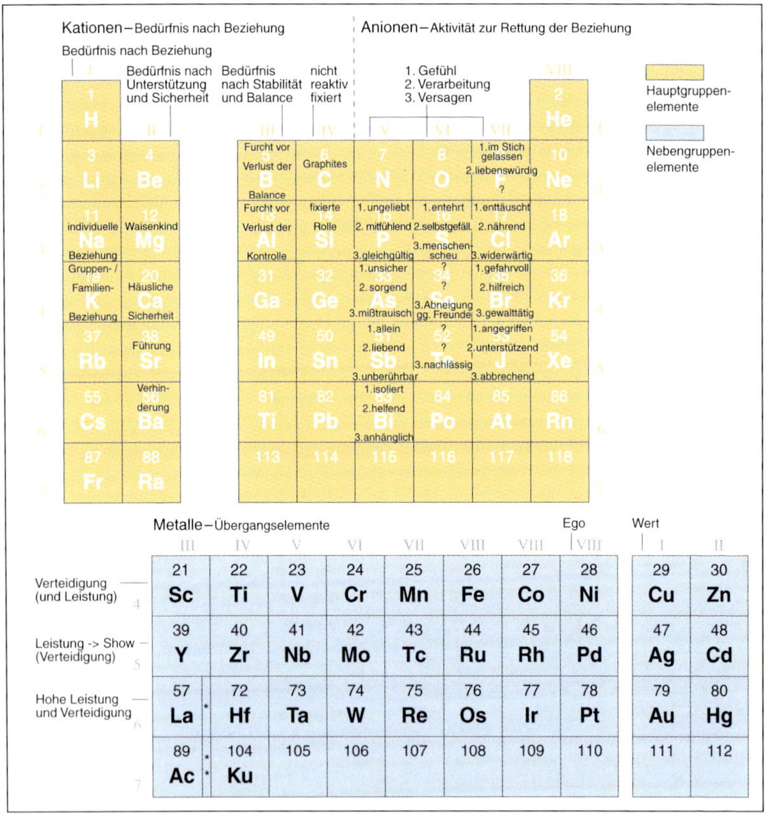

B Klassifikation der Minerale nach dem Periodensystem der Elemente, nach Sankaran 1994

Wie in seinen Hauptwerken ›The Spirit of Homoeopathy‹ (1991), ›The Substance of Homoeopathy‹ (1994) und ›The Soul of Remedies‹ (1997) beschrieben, hat der indische Homöopath RAJAN SANKARAN (*1960) aus Bombay seit den 80er Jahren zahlreiche neue Ideen für ein »besseres Verständnis« der Homöopathie entwickelt.

Aufgrund seiner praktischen Heilerfolge mit ausschließlich nach Gemüts- und Allgemeinsymptomen (*mentals*, *generals*) gewählten Arzneimitteln kam SANKARAN zu der Auffassung, daß potenzierte Substanzen »nur dynamisch« wirken, und zwar genau auf die dynamische »zentrale Störung« (**central disturbance**) des Organismus, die letztlich eine funktionelle Störung des psycho-neuro-immuno-endokrinologischen Systems («PNEI-Achse«) sei. Im Gegensatz zur lokalen Pathologie, die sich immer erst später, eben auf dieser Basis und je nach Organanfälligkeit der individuellen Menschen entwickle, zeige sich bei Arzneimittelprüfungen das Spezifische des jeweiligen »inneren Zustandes« durchgängig bei fast allen Prüfern, und zwar in Form von charakteristischen Modalitäten, Konkomitantien, Geistes- und Gemüts- sowie Allgemeinsymptomen.

Besser als durch die Suche nach »Essenzen« von Arzneimitteln ließen sich die den verschiedenen Krankheitszuständen zugrundeliegenden »Gemütszustände« (**mental states**) durch eine Analyse ihrer »Komponenten« oder auch eine Synthese vorliegender »Parameter« zu ganzheitlichen »Bildern« (*images*) erfassen, wobei auf diese Weise spekulativ deduzierte Eigenschaften anschließend im Repertorium nachzuprüfen seien.

Indem SANKARAN Krankheit als Wahnvorstellung (**delusion**) bzw. als Fehlwahrnehmung der aktuellen Wirklichkeit mit daraus resultierender inadäquater Reaktion auffaßt, läßt sich für ihn der innerste Kern jedes Arzneimittels am besten durch eine jeweils spezifische Situation beschreiben, die sämtliche Komponenten der Symptomatik notwendig und verständlich macht (**situational materia medica**). So fühle sich etwa ein Patient in einem *Hura*-Zustand wie ein Aussätziger, *Argentum nitricum* wie ein Gefangener, *Acidum fluoricum* glaube, »aus einer inkompatiblen Beziehung ausbrechen« zu müssen, *Sepia* fühle sich gezwungen, etwas gegen ihre Absicht zu tun usw. Da nur wenige Patienten solchen ihrer unbewußten Fehlwahrnehmung entsprechenden Situationen in ihrem Leben tatsächlich ausgesetzt sind oder waren, nimmt SANKARAN auch die Übertragung entsprechender »Wurzeln« (**roots**) durch die Eltern an: so entsprächen die *delusions* von Kindern oft dem Zustand, in dem sich die Mutter während der Schwangerschaft oder die Eltern bei der Zeugung befanden. Wenn Menschen ihre unkompensierten Gefühle nicht im Beruf, in einer Partnerschaft, in Hobbies oder in Träumen ausleben können, entwickeln sie nach SANKARAN Krankheiten, deren Symptomatik zu der ursprünglichen Situation passe.

Statt durch die Verabreichung eines homöopathischen Arzneimittels könne ein ähnlicher psychischer Zustand im Patienten auch durch andere Kommunikationsmittel hervorgerufen werden, etwa durch Geschichten, Märchen, Bilder, Filme oder Musik (**homoeo-psychotherapy**). Auch so könne ein Bewußtwerden (*awareness*) der eigenen Täuschung (*delusion*) und damit Heilung erreicht werden.

Die **Miasmen** HAHNEMANNS sieht SANKARAN weniger als ursächliche Erklärungen denn als praktische Klassifikations-Instrumente (*tools*) für spezifische Krankheits-Zustände, also Wahrnehmungs- und Reaktionstypen an. Dem »klassischen Trio« chronischer Krankheiten Psora, Sykose und Syphilis stellt er das »akute Miasma« voran und leitet aus verschiedenen Kombinationen dieser vier das syko-syphilitische Tuberkulose- und Krebs-Miasma, das tuberkulo-syphilitische Lepra-Miasma, das akut-sykotische Malaria-Miasma, das akut-psorische Typhus-Miasma und das psorisch-sykotische Ringelflechten-Miasma ab (A). Jedes entspreche einer bestimmten *delusion*, Reaktionsart, Lebensphase und *Nosode*.

Wie bereits CLARKE und OTTO LEESER versucht auch SANKARAN eine **Einteilung** der Materia medica des Mineralreichs **anhand des Periodensystems der Elemente** und damit eine Annäherung der Homöopathie an die Naturwissenschaften (B). Nach SANKARAN hat jede Gruppe und jede Periode ein bestimmtes Thema, wobei sich das Grundthema eines Salzes aus dem des Kations und dem des Anions ergebe. Anhand der von SANKARAN ebenfalls in Grundzügen angegebenen Charakteristika pflanzlicher und tierischer Arzneimittel lassen sich so Patienten vor der eigentlichen Arzneimitteldiagnose bereits vorab einem dieser Reiche zuordnen: sensible Menschen dem Pflanzen-, kämpferische dem Tier- und »klar strukturierte« dem Mineralreich.

Die miasmatische Dynamik

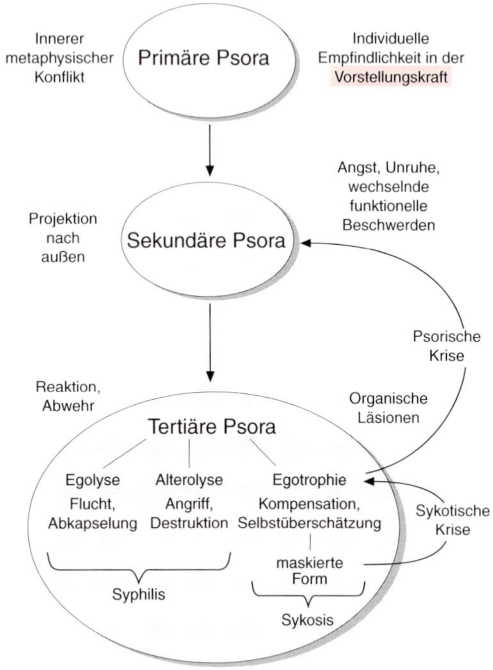

Die fünf Kerne jeder Symptomatik

Verlust einer Vollkommenheit

Angst vor Strafe

Schuldgefühl

Rechtfertigung

Sehnsucht nach dem früheren Zustand

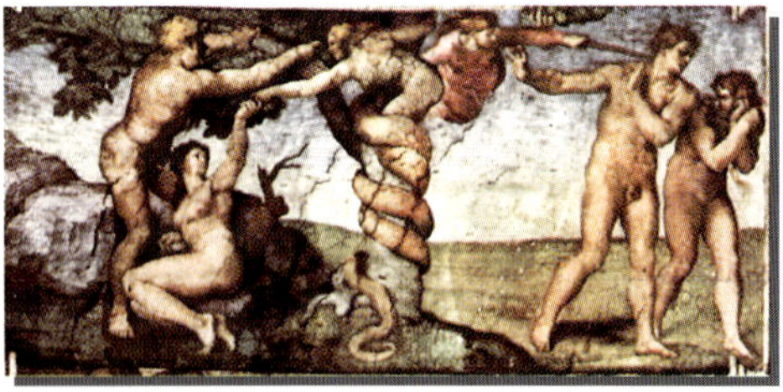

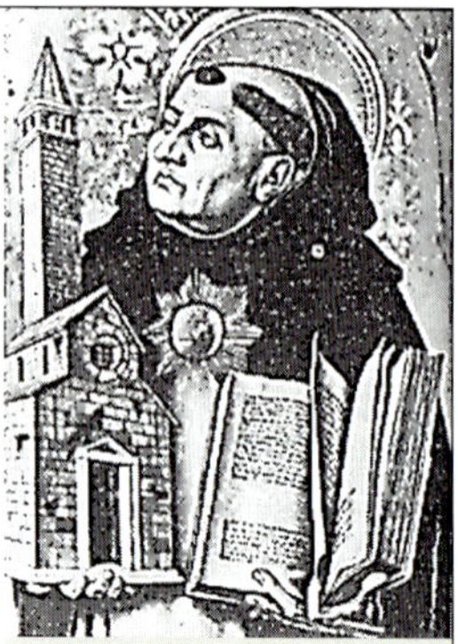

Die Psychologie des Thomas von Aquin

Die drei Seelenpotenzen des Menschen

I. Rationale Seelenpotenz
   1. Abstraktionsvermögen (intellectus agens)
   2. Geistiges Erkenntnisvermögen
      - Verstand
      - Vernunft (ratio)
   3. Geistiges Strebevermögen
      - Wesenswille
      - Reiner Wille

II. Sensitive Seelenpotenz
   1. Sinnenhaftes Erkenntnisvermögen
      - Innere Sinne: Sinnliches Gedächtnis, Vorstellungskraft, Gemeinsinn
      - Äußere Sinne: Gesichts-, Gehör-, Geschmacks-, Geruchs- und Tastsinn
   2. Sinnenhaftes Strebevermögen
      - Begehrende (sympathische) Kraft
      - Abwehrende (antipathische) Kraft
   3. Sinnenhaft-motorische Kraft

III. Vegetative Seelenpotenz
   1, Ernährungskraft
   2. Wachstumskraft
   3. Fortpflanzungskraft

Die miasmatische Dynamik, nach Masi-Elizalde

ALFONSO MASI-ELIZALDE, 1932 in Buenos-Aires als Sohn eines der Gründungsmitglieder der »Asociación Médica Homoeopática Argentina« (1931) geboren und selbst Gründer und Direktor des »Instituto Internacional de Altos Estudios Homoeopáticos James Tyler Kent«, entwickelte aus einer kritischen Revision der Lehre HAHNEMANNS einen eigenen Ansatz der Homöopathie, den er seit den 80er Jahren auch in Europa lehrt.

Für MASI-ELIZALDE beruht das konzeptuelle Chaos der gegenwärtigen Homöopathie hauptsächlich auf einer mangelnden Unterscheidung zwischen HAHNEMANNS apsorischer und antipsorischer Phase. Hatte dieser ursprünglich Krankheiten als klinische Entitäten aufgefaßt, die durch exogene Faktoren (Ansteckung u. a.) entstehen und mit spezifischen Mitteln in niedrigen Verdünnungen geheilt werden können, betonte er später vor allem die endogenen Bedingungen der Krankheitsgenese wie die Disposition, Idiosynkrasie bzw. Verstimmung der Lebenskraft, die nur durch individuell angepaßte Hochpotenzen beeinflußbar seien. Anknüpfend an diese letzte Auffassung HAHNEMANNS sowie an KENTS und J. H. ALLENS Vorstellung von Krankheit als Folge der Übertretung eines Gesetzes bzw. einer Ordnungsstörung im Inneren des Menschen glaubt MASI, die psorische Ursache der besonderen Empfindlichkeit jedes Patienten in seiner **Vorstellungskraft**, genauer in deren Verzerrung, gefunden zu haben.

Um allen hierbei möglichen Varianten und Tönungen ein homöopathisch passendes Arzneimittel zuordnen zu können, erarbeiten MASI und seine Schüler aus den Geistes- und Gemüts-Symptomen der klassischen Arzneimittelprüfungen induktiv für jedes Mittel bestimmte Themengruppen, für die schließlich ein umfassendes **Leitthema** zu finden ist. Jedes Symptom kann dabei entweder direkt der Vorstellungskraft zugeordnet oder als Reaktion auf diese aufgefaßt werden. Nach MASIS **Modell der miasmatischen Dynamik** geht nämlich die oft nur latente **primäre Psora**, die der individuellen Empfindlichkeit der Vorstellungskraft entspricht, durch Projektion der inneren Unsicherheit nach außen in die **sekundäre Psora** und in der Reaktion auf die jeweilige Problematik schließlich in die **tertiäre Psora** über, die wiederum in drei Formen auftreten kann: syphilitisch als Flucht/Abkapselung (Egolyse) bzw. Angriff/Destruktion (Alterolyse) oder sykotisch als Kompensation/Selbstüberschätzung (Egotrophie), die sich auch maskieren kann. Dieses Schema soll erklären, warum sich bei der Heilung einer maskierten Egotrophie nach MASI zunächst die sykotischen und anschließend die sekundär-psorischen Symptome verschlimmern müssen (sykotische und psorische Krise), ehe der Betreffende zu einer Beruhigung bzw. zu einem angstfreien Umgang mit seiner angeborenen und daher nicht eliminierbaren primär-psorischen Thematik gelangt. Im Gegensatz zu HAHNEMANN sind für MASI Sykosis und Syphilis also keine eigenständigen Krankheiten, sondern nur Spätstadien des einzigen chronischen Miasmas, nämlich der Psora.

Aufgrund der Anthropologie und Psychologie des Scholastikers THOMAS VON AQUIN (1225–1274), die nach MASIS Interpretation den Vorstellungen HAHNEMANNS von der transzendentalen Bestimmung des Menschen sowie der substantiellen Einheit von Seele und Körper sehr nahe kommt, läßt sich das innere Leitmotiv (transzendentaler Wert) eines Menschen auch in die **fünf Kerne jeder Symptomatik** Verlust, Schuld, Angst vor Strafe, Rechtfertigung und Sehnsucht klassifizieren.

Analog zum christlichen Sündenfall-Mythos leidet der Mensch – nach MASIS metaphysischer Spekulation – letztlich an den Folgen der Abwendung von seinem theozentrischen Daseinsziel bzw. an der Geringschätzung seiner endlichen Möglichkeiten. So beneide zum Beispiel ein Patient, der *Arnica* benötigt, den Schöpfer um seine Unverletzlichkeit, *Opium* wünsche sich Seligkeit ohne eigenes Bemühen, *Lachesis* wolle Gott von gleich zu gleich lieben usw. Abschließend muß nach dieser Methodik die primär-psorische Hypothese noch durch Analogie-, Symbol- und Wortbedeutungslexika überprüft und letztlich durch klinische Verifikation bestätigt werden.

Besteht nun auf dieser psychisch-metaphysischen Tiefenebene eine Ähnlichkeit zwischen Arzneimittelprüfungs-Symptomen und der inneren Erlebnisweise eines Patienten, wie sie in ausführlichen Anamnesen aus seinen Phantasien, Träumen, Als-ob-Empfindungen und anderem extrahiert werden kann, ist nach MASI eine Heilung mit »Quantensprung«, das heißt eine grundlegende und dauerhafte Veränderung der Person, sehr wahrscheinlich. Das *Simillimum*, das ein Leben lang für alle akuten und chronischen Krankheiten eines Menschen helfe, findet MASI nach eigenen Angaben auf diese Weise bei etwa 5% seiner Patienten.

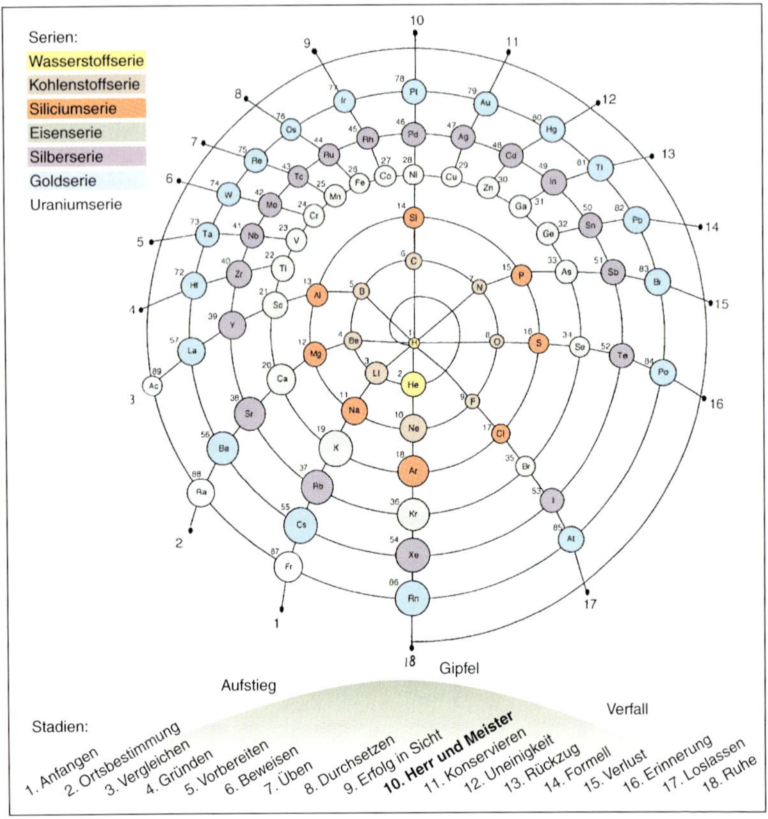

A Das Periodensystem in Spiralform, nach Scholten 1997

H Impulsiv sein																	He Frei sein von: Autismus
Li Impulsive Person	Be Sehen, wer man ist	B Zweifel über eigenes »Ich«							C Stabil. od. labil. Selbstwert					N Festhalten des »Ichs«	O Verlorener Selbstwert	F Loslassen von Werten	Ne Frei von Beziehungen
Na Impuls. Bezieh. eingeh./abbrech.	Mg Platzbestimm. Beziehungen	Al Verwirr., wer sie in Bezieh. sind							Si Selbstverständ. Beziehungen					P Teilen der Kommunikation	S Vertiefung von Beziehungen	Cl Klimax Bezieh. Mutter/Kind	Ar Frei von Arbeit
K Einfach seine Pflicht erfüllen	Ca Betrachten auf Funktion hin	Sc Nach einer Aufgabe suchen	Ti Die erste offizielle Stellung	V Zweifel, ob sie Arbeit bewält.	Cr Sich beweisen müssen in Arbeit	Mn Üben für ihre Aufgabe	Fe Nicht ablass. v. ihrer Arbeit	Co Sich aufmachen für eine Aufgabe	Ni Selbstverständliche Kontrolle	Cu Erhalt. d. Kontrolle: Krampf	Zn Übertreiben der Routine	Ga Sich zurückzieh i.d.alte Routine	Ge Formelle Arbeit: Beamter	As Verlust der Arbeit	Se Vernachlässigen der Arbeit	Br Loslassen der Arbeit: Pension	Kr Frei von Auftritten
Rb Impulsiv seine Künste herzeig.	Sr Platz suchen i.d. Kunstwelt	Y Erkunden der Künste	Zr Anfang einer Kunstkarriere	Nb Zweifel, ob sie Kunst zeig. soll	Mo Kreativität als Herausforderung	Tc Üben der Kreativität	Ru Zwingen, Inspiration zu zeigen	Rh Letzten Schritt, Kunst zu zeigen	Pd Selbstverständlich auftreten	Ag Erhaltung von Künsten	Cd Wiederholung ihrer Künste	In Sich zurückzieh auf alte Künste	Sn Abgedankte Ideen u. Schöpf.	Sb Verlust der Ehre	Te Vernachlässigen der Künste	I Loslassen der Kultur	Xe Frei von Macht
Cs Impulsiv Macht ergreifen	Ba Platzbestimmung	La Vergleich von Managerstellen	Hf Anfang einer Managerstelle	Ta Zweifel, ob sie Leiter sein kön.	W Sich als Leiter beweisen müs.	Re Üben, Leitung zu geben	Os Nicht ablassen als Leiter	Ir Letzten Schritt tun, Leit. zu werd.	Pt Selbstverständ. Leiter: König	Au Erhaltung der Macht	Hg Übertreibung der Macht	Tl Festhalten an überhol. Macht	Pb Formelle Macht	Bi Verlust der Macht	Po Erinnerung an die Macht	At Loslassen der Macht	Rn Frei von Magie

B Essenzen der Elemente des Periodensystems, nach Scholten 1997

In seinen Büchern ›Homöopathie und Minerale‹ (1994) und ›Homöopathie und die Elemente‹ (1997) versucht der in Utrecht praktizierende niederländische Homöopath und Chemiker JAN SCHOLTEN (*1951), »eine neue Denkweise« in die Homöopathie einzuführen, nämlich das durch die Methode der »Gruppenanalyse« ermöglichte »Denken auf einem Metaniveau«.

Um die Anzahl der bekannten homöopathischen Arzneimittel zu vergrößern, aber auch um das Wissen über die sogenannten kleineren, »zu Unrecht diskriminierten« Mittel zu vermehren und zu systematisieren, sei es nötig und auch effektiv, ihre Symtomatik und Thematik abstrakter zu betrachten. In der **Gruppenanalyse von Arzneimittelsymptomen** werden daher die gemeinsamen Kennzeichen verschiedener Gruppen bekannter, chemisch verwandter Substanzen herausgearbeitet, um sie dann auf andere, noch nicht untersuchte Elemente dieser Gruppe zu übertragen und auf diese Weise deren Eigenschaften voraussagen zu können.

Wesentlich besser als bei der Betrachtung von Lokalsymptomen und auch von Allgemeinsymptomen gelinge dies bei einer Ermittlung der zentralen psychischen Themen der jeweiligen Gruppe von Arzneimitteln. Zu einem wirklich tiefen Verständnis der Arzneimittelbilder könne neben der Analyse von Träumen, Wahnvorstellungen und Ängsten auch die Symbolik und Signatur des Stoffes beitragen.

So zeige sich etwa eine Verbindung der *Muriaticum*-Gruppe mit der Mutter (Assoziation mit »mare« sowie »madre«), der *Carbonicum*-Gruppe mit dem Vater, der *Sulphuricum*-Gruppe mit dem Partner und der *Phosphoricum*-Gruppe mit Geschwistern und Freunden. Unter den Kationen habe die *Calcium*-Gruppe Angst davor, was andere von einem denken könnten, die *Magnesium*-Gruppe einen Ekel vor Aggression, die *Kalium*-Gruppe starkes Pflichtgefühl, die *Natrium*-Gruppe Kummer und Verdrossenheit usw.

Das Bild zusammengesetzter Stoffe (Salze, Säuren u. ä.) ergebe sich aus der Kombination der Themen bzw. Kernbegriffe ihrer Elemente, bei *Magnesium carbonicum* also zum Beispiel aus *Magnesium* und *Carbonicum*. Auf diese Weise ließen sich auch Bilder von Arzneimitteln entwickeln, die noch nie hergestellt bzw. potenziert, geschweige denn an Gesunden oder Kranken geprüft wurden.

Mit eben diesem Ansatz wagte sich SCHOLTEN – trotz der Kenntnis von HAHNEMANNS strikter Ablehnung jeder Art von Spekulationen – an die Aufgabe heran, eine **Materia medica des Periodensystems** zu erstellen, das heißt die Essenzen, Begriffe und Schlüsselsymptome sämtlicher Elemente anzugeben, obwohl deren größter Teil noch gar nicht in Arzneiform existierte. Dazu interpretiert er die sieben Perioden des Periodensystems als »Serien« (jeweils benannt nach ihrem chakteristischsten Element) unterschiedlicher thematischer Ebenen und die achtzehn Gruppen als »Stadien« der Entwicklung des jeweiligen Themas. So habe die Wasserstoffserie den Eintritt in das Sein zum Thema, die Kohlenstoffserie die Entwicklung des Ichs, die Siliciumserie Beziehungen, die Eisenserie Arbeit, die Silberserie Kreativität, die Goldserie die Macht des Königs und die Uraniumserie Magie und Intuition.

Die Stadien werden als Zyklus einer stufenweisen Entwicklung aufgefaßt, die vom Anfangen und Errichten eines Projektes zum Erfolg und Gelingen und weiter bis zum Verfall und Abbruch reiche: 1. spontaner Beginn, 2. kritische Betrachtung, 3. zögerndes Probieren, 4. offizielle Bekanntgabe, 5. aufschiebende Vorschläge, 6. beweisende Feuertaufe, 7. dazulernendes Verbessern, 8. planmäßiges Durchhalten, 9. prüfendes Aufrichten, 10. selbstbewußter Höhepunkt, 11. bewahrendes Festhalten, 12. übertriebenes Wiederholen, 13. eigensinniges Zurückbleiben, 14. verbergende Zurückhaltung, 15. verzweifelter Bankrott, 16. versöhnende Phantasie, 17. ausschweifendes Verurteilen, 18. freie Transformation.

In SCHOLTENS **Darstellung des Periodensystems als Spirale** folgt auf das letzte Stadium jeder Serie sogleich das erste der nächsten Phase. Das Durchlaufen der einzelnen Windungen spiegle nicht nur die entsprechenden Lebensalter, sondern auch die damit verbundene Ausdehnung des Bewußtseins wider: vom Zustand des Ungeborenen über das Bewußtsein der eigenen Individualität zu dem der Nachbarschaft, des Dorfes, einer Stadt, eines Landes und schließlich der ganzen Welt bzw. des Universums.

Daß der empirische Charakter der herkömmlichen Arzneimittelprüfungen und klinischen Verifikationen bei dieser Art der »Theoriebildung« überstiegen wird, wertet SCHOLTEN als »Zeichen der Entwicklung der Homöopathie«, die »nach dem Stadium der reinen Beschreibung« nun in »das Stadium des Vergleichs und Verständnisses der Bilder« eintrete.

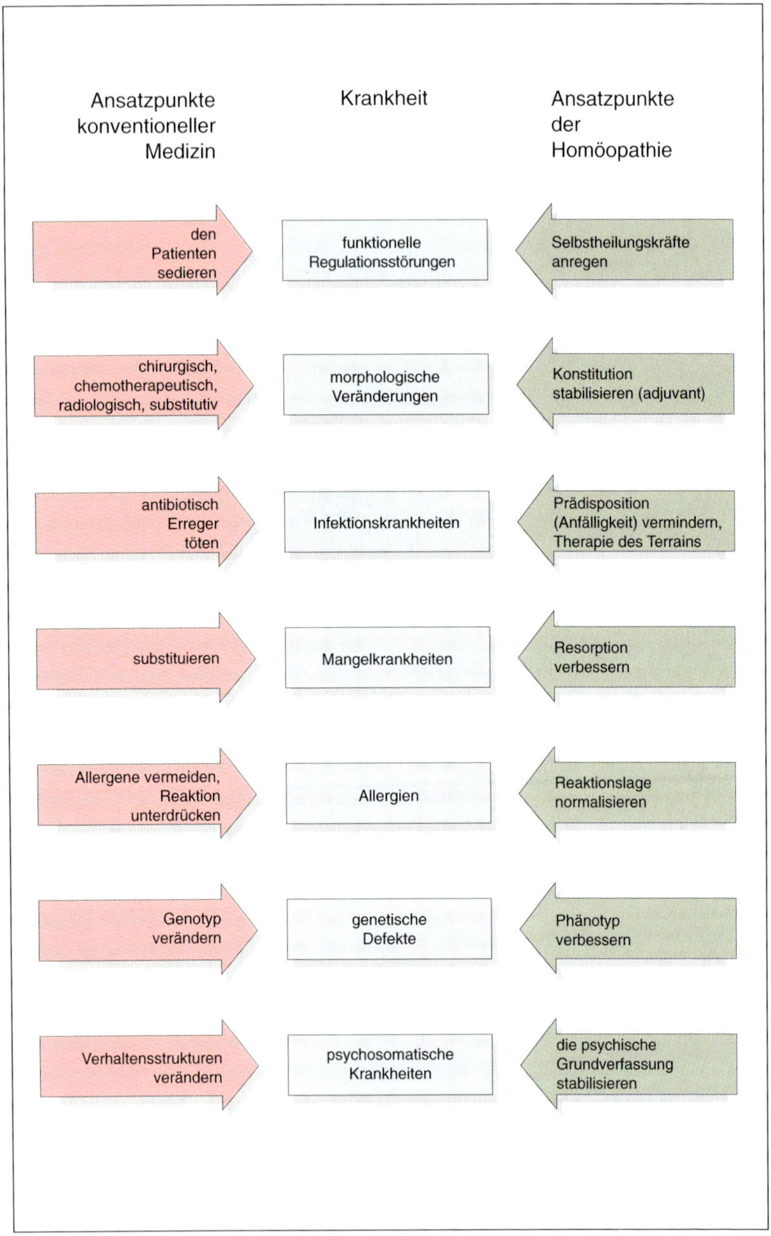

Indikationen homöopathischer Behandlung

Welche Arten von Krankheiten lassen sich nun homöopathisch behandeln? Und bei welchen davon ist dies relativ unproblematisch, bei welchen aber nur mit Einschränkungen möglich? Zu bedenken ist hier zunächst einmal, daß vor jeder Behandlung grundsätzlich eine genaue Diagnose zu stehen hat. Ein weiteres Prinzip, über das selbst bei Ärzten unterschiedlichster therapeutischer Spezialisierung Einigkeit besteht, ist die Beseitigung eindeutiger Ursachen, sofern solche aufzufinden sind.

Bei **funktionellen Regulationsstörungen** im weitesten Sinn aber, wo weder ein Anhaltspunkt für organische Schäden noch für eine lebensgefährdende Situation besteht und wo keine klare Ursache feststellbar ist, wird ein Homöopath eine Behandlung mit homöopathischen Mitteln angezeigt finden. Über solche methodologischen Selbstbegrenzungen hinaus halten Vertreter der Homöopathie die Grenze ihres Indikationsbereichs aber auch für abhängig von der Ausbildung, den Fähigkeiten und der Erfahrung des jeweiligen Therapeuten (→S. 19).

Rein **funktionelle Krankheiten** entziehen sich, sofern sie organisch »ohne Befund« sind (Dysmenorrhoe; vegetative Dystonie; Sterilität o. ä.), im allgemeinen einer spezifischen regulären Pharmakotherapie, können jedoch mit regulativen Therapien wie der Homöopathie im Einzelfall nachweisbar erfolgreich behandelt werden (Abb.).

Bei Krankheiten mit definitiven **morphologischen Veränderungen** (Krebs, Gallensteine, Leberzirrhose, Zystennieren usw.) wird im allgemeinen primär chirurgisch, chemotherapeutisch, radiologisch, substitutiv usw. und höchstens ergänzend homöopathisch behandelt. Im Hinblick auf einen immer auch vorhandenen funktionellen Anteil der Krankheit versucht die Homöopathie zusätzlich, gezielt Selbstheilungskräfte des Organismus anzuregen.

Da reguläre Pharmaka und homöopathische Arzneimittel möglicherweise verschiedene Ansatzpunkte im Organismus haben und sozusagen auf verschiedenen Ebenen wirken, ist eine gleichzeitige Behandlung nicht grundsätzlich ausgeschlossen. In der Tat wurden und werden zahlreiche Patienten, die etwa wegen Asthma bronchiale, Migräne, Neurodermitis, Colitis ulcerosa, chronischer Polyarthritis, Hypertonus oder ähnlichem konventioneller Medikamente bedürfen, homöopathisch mitbehandelt. Je nach individuellem Fall kann auf diese Weise die Dosis der benötigten Analgetika, Antirheumatika, Immunsuppressiva usw. zuweilen deutlich reduziert werden, was angesichts der zum Teil beträchtlichen Nebenwirkungen dieser Medikamente einen nicht zu unterschätzenden Erfolg bedeutet.

Infektionskrankheiten werden, sofern ein obligatorisch pathogener Erreger vorliegt, der vom Organismus gewöhnlich nicht überwunden werden kann (Syphilis o. ä.), konventionell grundsätzlich antibiotisch behandelt. Sofern es sich aber um chronisch rezidivierende Infekte mit fakultativ pathogenen Erregern handelt (rezidivierende Sinusitis, chronische Zystitis o. ä.), legen Homöopathen ihr Hauptaugenmerk weniger auf die ubiquitären Keime als vielmehr auf die Anfälligkeit des betreffenden Menschen für solche Krankheiten. Dementsprechend wird hier durch eine konstitutionelle homöopathische Behandlung der einzelnen Person beabsichtigt, die Disposition des Patienten zu diesen Infekten zu vermindern (sogenannte Therapie des Terrains, also des potentiellen Nährbodens der Bakterien).

Bei **Mangelkrankheiten** (Minerale, Vitamine o. ä.) werden einerseits die jeweiligen Stoffe gewöhnlich substituiert bzw. vermehrt in der Nahrung zugeführt. Gleichzeitig versuchen Homöopathen aber auch, deren Resorption mittels homöopathischer Regulationstherapie anzuregen.

Bei **Allergien** wird üblicherweise gefordert, möglichst sämtliche Allergene konsequent zu vermeiden. Darüber hinaus scheint es aber auch möglich zu sein, durch eine individuelle konstitutionelle Therapie mit homöopathischen Mitteln die allgemeine Reaktionslage des überempfindlichen Organismus zu normalisieren.

Bei **genetisch fixierten Defekten** (Mukoviszidose o. ä.) kann zwar der Genotyp meist (noch) nicht verändert werden, doch wurden nach homöopathischer Behandlung in einzelnen Fällen Verbesserungen im Phänotyp, also der tatsächlichen Ausprägung der Krankheit, beobachtet.

Bei **psychosomatischen Krankheiten** sind bestimmte Persönlichkeitsstrukturen oder Umweltkonstellationen zwar nicht allein medikamentös zu verändern, doch können während einer unterstützenden homöopathischen Behandlung Patienten auch psychisch stabilisiert werden, was wiederum eine Psychotherapie erleichtern kann (Abb.).

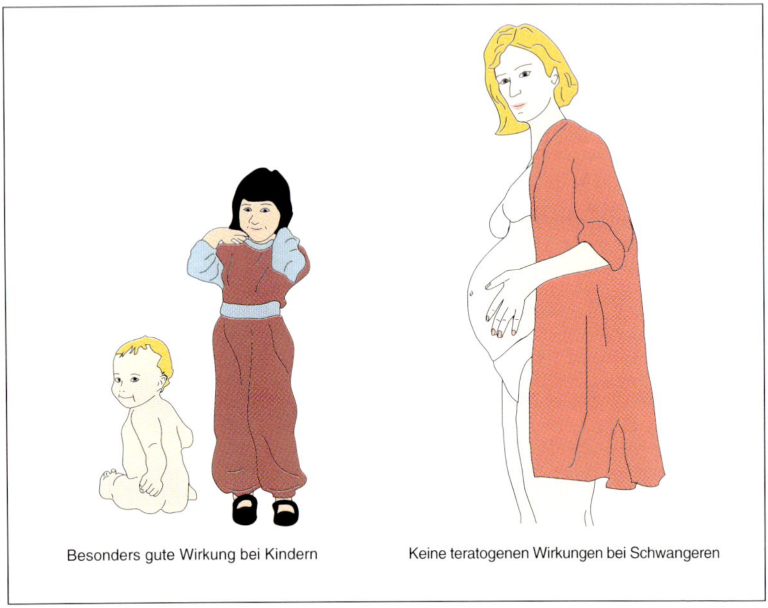

A Vorzüge der Homöopathie

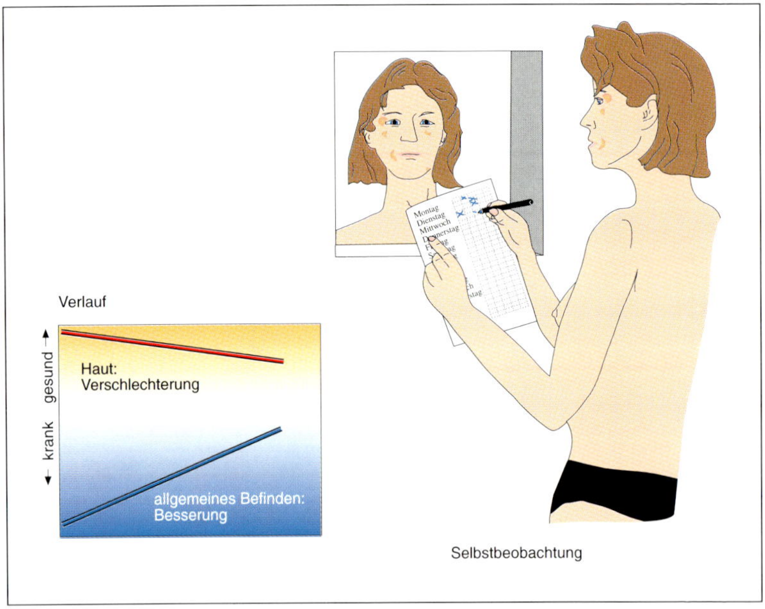

B Besonderheiten einer homöopathischen Behandlung

Je nachdem, wo und wie sie eingesetzt wird, kann homöopathische Therapie recht vorteilhaft, manchmal aber auch gefährlich sein.

Vorzüge der Homöopathie (A)
Als besonders wirksam hat sich die Homöopathie allgemein bei Kindern erwiesen, die offensichtlich schneller und deutlicher auf verabreichte Arzneimittel reagieren als Erwachsene. Möglicherweise spielt hier die größere Reaktionsbereitschaft des kindlichen Organismus sowie seine noch geringere toxische Belastung eine Rolle.
Einen besonderen Vorzug vor anderen Arten der Arzneitherapie hat die Homöopathie bei der Behandlung von Schwangeren. Aufgrund des regulativen Charakters der Homöopathie sowie der meist nicht-stofflichen Arzneigaben sind hier keine teratogenen (Mißbildungen hervorrufende) Wirkungen zu erwarten.
Generell sind unter einer homöopathischen Arzneitherapie, sofern das jeweilige Mittel in einer Potenzierung höher als C6 verschrieben wird, keinerlei toxische Wirkungen zu erwarten, da die hier möglicherweise noch enthaltenen geringen Spuren an Wirkstoff zu schwach sind, um suppressiv oder substitutiv zu wirken (→S. 109).

Gefahren der Homöopathie
Die größte Gefahr einer homöopathischen Therapie, sofern sie *lege artis* ausgeführt wird (→S. 19), besteht darin, daß sie auch dort angewandt wird, wo primär andere Maßnahmen der regulären Medizin angezeigt wären. In solchen Fällen würde dann zum Schaden des Patienten wertvolle Zeit, die besser genutzt werden könnte, verstreichen. Um dies zu vermeiden, sollte die Ausübung der Homöopathie ausschließlich auf Therapeuten beschränkt werden, die nicht nur ihr eigenes Spezialgebiet, sondern das gesamte Feld der Medizin zu überblicken imstande sind. Um die Grenzen der Homöopathie zu erkennen, muß man immer auch schon über sie hinaus sein.
Falsch wäre es insbesondere, Mittel, die in stofflichen Dosen gefährlich sind (zum Beispiel *Arsen*, *Belladonna*, *Aristolochia*, *Opium* o. ä.), als Urtinkturen oder in sehr geringer Potenzierung (D3 o. ä.) zu verwenden.
Aus homöopathischer Sicht wäre es ebenso unverantwortlich, sehr viele Hochpotenzen zu schnell hintereinander oder gar in Kombination miteinander zu verabreichen, da hierdurch die Reaktionsfähigkeit des Organismus erheblich gestört, ja blockiert werden könnte.

Besonderheiten homöopathischer Behandlung (B)
Aus der Sicht des Patienten fällt bei der Konsultation eines homöopathischen Arztes zunächst auf, wieviel Zeit er dem Kranken gewöhnlich läßt, sämtliche Beschwerden in aller Ausführlichkeit zu schildern. Außerdem, wie genau er oft bis ins kleinste Detail bei Symptomen nachfragt, die mit dem Leiden, das Anlaß für den Arztbesuch gab, offenbar nicht das geringste zu tun haben. Nachdem er sich im Fall einer chronischen Krankheit ein bis zwei Stunden lang alle Einzelheiten notiert hat, blättert er meist in voluminösen Repertorien und Arzneimittellehren oder befragt seinen mit diesen Werken bestückten Computer. Als Resultat dieser Bemühungen kommt es dann schließlich
– zu der einmaligen Verabreichung einiger kleiner weißer Arzneikügelchen (Globuli) [im Falle der Verordnung einer C-Potenz] oder
– zu der Anweisung, täglich eine Auflösung einiger Kügelchen in Wasser einzunehmen [im Falle der Verordnung einer Q-Potenz] (→S. 71).
Solange dann die Besserung des Zustands anhält, sollte man
– ohne weitere Einnahme von Medikamenten abwarten [nach der Verabreichung einer C-Potenz] bzw.
– mit der Einnahme nach Vorschrift fortfahren [bei einer Q-Potenz] (→S. 71).
Wenn jedoch eine Verschlechterung eintritt oder sich neue, bisher unbekannte Symptome zeigen, sollte man noch einmal zum Homöopathen gehen und sämtliche Veränderungen genau berichten. Ein Krankheitsverlauf »von innen nach außen« (→S. 15), also zum Beispiel die vorübergehende Verschlechterung eines Hautausschlags bei gleichzeitiger Aufhellung der Stimmung, wird im Laufe einer homöopathischen Therapie im allgemeinen als gutes Zeichen angesehen, während der umgekehrte Fall als »Unterdrückung« und Anlaß zur Revision des Mittels gewertet wird.
Die Einnahme von Kaffee, Tee und anderer »arzneilicher« Getränke und Nahrungsmittel sollte während der gesamten Behandlung möglichst unterbleiben, da man annimmt, daß diese Substanzen die Wirkung homöopathischer Mittel aufheben oder zumindest verändern können.
Eine homöopathische Behandlung erfordert also nicht nur vom Therapeuten, sondern auch vom Patienten ein hohes Maß an Aufmerksamkeit, Beobachtungsgabe und Disziplin.

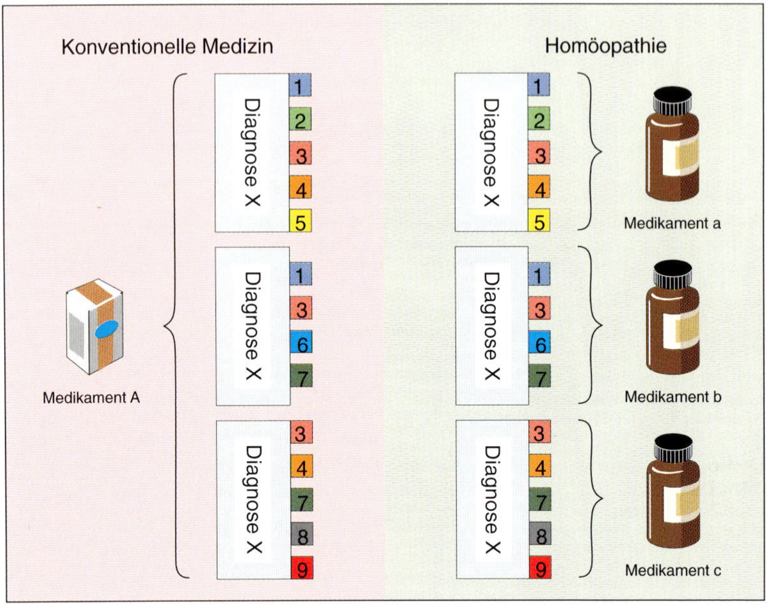

A Das Problem der individuellen Behandlung

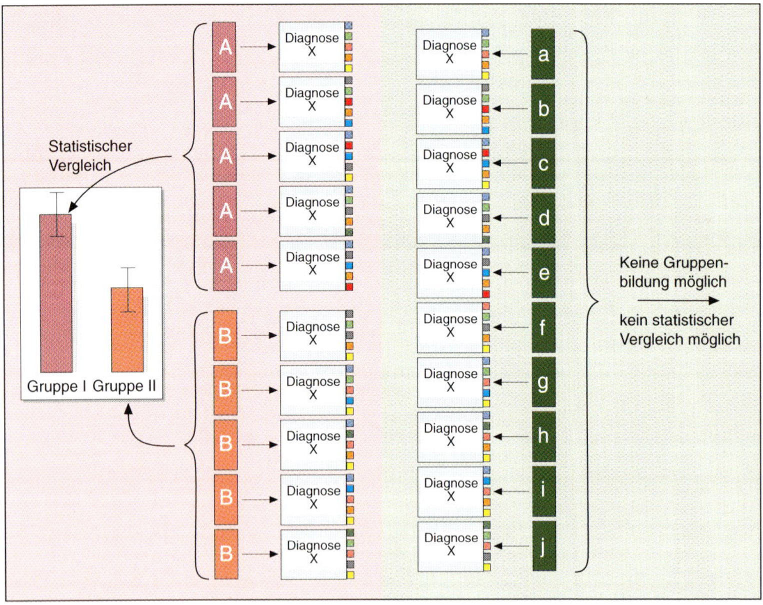

B Die Problematik des statistischen Vergleichs

Die praktische Frage, **welche Krankheiten** am besten homöopathisch zu behandeln sind, läßt sich wegen der grundsätzlichen, methodologischen Verschiedenheit der Homöopathie von den meisten anderen Formen der Medizin (→S. 119) nur indirekt beantworten. Durch die Art der Frage wird bereits vorausgesetzt, daß bei der Behandlung von kranken Menschen prinzipiell von deren individuellen Besonderheiten abstrahiert werden könne und lediglich die Krankheitsdiagnose über Therapie und Prognose der Patienten zu entscheiden habe.

Im Gegensatz dazu wird in der Homöopathie aber versucht, den einzelnen Kranken gerade in seiner **Individualität** zu erforschen. Das Arzneimittel wird aufgrund der Totalität der speziell bei ihm aufgefundenen Zeichen und Symptome ausgewählt, wobei die eigentliche Krankheitsdiagnose eine eher untergeordnete Rolle spielt. Anstatt vorwiegend nach allgemeinen Gesetzmäßigkeiten und Korrelationen zwischen abstrahierten Begriffen zu suchen und zu handeln, bemühen sich Homöopathen darum, jedem individuellen Kranken in seiner Einmaligkeit und Unvergleichlichkeit gerecht zu werden.

Die Frage nach den **Erfolgen homöopathischer Therapie** stößt auf dieselben methodologischen Schwierigkeiten wie die nach ihren speziellen Indikationen. Da Arzneimittel in der Homöopathie primär nicht nach Krankheitsdiagnosen, sondern aufgrund des Symptomeninbegriffs (→S. 45) des jeweiligen Patienten verordnet werden, kann es zum Beispiel vorkommen, daß von zehn verschiedenen Personen, die alle an ein und derselben Krankheit leiden, jede mit einem anderen homöopathischen Mittel behandelt und möglicherweise auch gebessert wird (A). Wo es aber keine eindeutige Zuordnung von bestimmten Krankheitsdiagnosen zu bei ihnen indizierten Medikamenten gibt, lassen sich nicht so leicht Gruppen einheitlich behandelter Patienten bilden und mit anderen, ebenso einheitlich, aber anders behandelten Gruppen vergleichen – ein Prinzip, das jeder statistischen Analyse zugrunde liegt.

Die Frage »Wie erfolgreich ist die Homöopathie bei [Diagnose X], bei [Diagnose Y] usw.« läßt sich also grundsätzlich nicht mit Häufigkeiten in Prozentzahlen oder ähnlichem beantworten (B).

Ob homöopathisch potenzierte Arzneien überhaupt eine Wirkung haben, läßt sich allerdings nach Art der bereits durchgeführten **Wirksamkeitsnachweise** zeigen (→S. 111 ff.). Mittlerweile gibt es zudem interessante Ansätze, Studiendesigns so zu entwerfen, daß sie sowohl den methodischen Eigenheiten der Homöopathie als auch dem Goldstandard kontrollierter klinischer Studien gerecht werden.

Ob bzw. inwieweit die Behandlung eines bestimmten Patienten aber zu einer Heilung oder Besserung des Krankheitszustandes führen wird, darüber gibt es weder in der Homöopathie noch in der übrigen Medizin eine apriorische Sicherheit, sondern allenfalls **Wahrscheinlichkeiten**, die aus der retrospektiven Betrachtung vieler Fälle gewonnen werden. Prospektiv befindet sich der Einzelne letztlich doch immer im Ungewissen.

Selbst wenn, wie in der mit empirischen Untersuchungen und Statistiken abgesicherten konventionellen Pharmakotherapie, die Erfolgsquote einer bestimmten Behandlung mit 95% angegeben wird, kann der einzelne Patient dennoch zu den 5% Therapieversagern gehören. Auch wenn das Risiko einer bestimmten irreversiblen Nebenwirkung nur 1% beträgt, schützt dies keinen Patienten davor, letztlich zu eben dieser kleinen Gruppe von Betroffenen zu gehören.

Daß die Homöopathie dem Versuch einer statistischen Festlegung ihrer Wirksamkeit bislang weitgehend entglitt, hat indirekt aber auch eine positive **Konsequenz**. Indem grundsätzlich primär nicht nach Krankheitsnamen, sondern stets nach der jeweils vorliegenden Symptomatik behandelt wird, läßt sich eigentlich kein Fall denken, in dem homöopathische Hilfe praktisch nicht möglich oder es »zu spät« für sie wäre. Selbst bei als »aussichtslos« bezeichneten Endzuständen sogenannter unheilbarer Krankheiten können auf diese Weise prinzipiell immer Anhaltspunkte für eine differenzierte, individuelle Behandlung gefunden werden.

Anstatt Schmerzen ausschließlich durch bewußtseinstrübende Betäubungsmittel zu unterdrücken, kann mit Hilfe homöopathischer Behandlung praktisch bis zum letzten Atemzug versucht werden, nicht nur das allgemeine Befinden zu bessern, sondern auch Schmerzzustände nebenwirkungsfrei zu lindern und so dem Patienten einen menschenwürdigen Tod zu ermöglichen.

GEMÜT	**Hauptrubrik**
...	
KOPF	
Abszeß	**Unterrubrik**
Ameisenlaufen	
....	
Schmerz	
morgens	**Tageszeit**
vormittags	
....	
beim Aufstehen	
bei Anstrengung	**Modalität**
....	
erstreckt sich	Erstreckung
zu den Augen	
zum Nacken	
....	
Hinterkopf	**Orte**
Scheitel	
abends	**Tageszeit**
durch Bücken	**Modalität**
erstreckt sich	**Erstreckung**
zum Gaumen	
....	
berstend	Charakter
bohrend	
nachmittags	**Tageszeit**
bei Bewegung	**Modalität**
erstreckt sich zu	**Erstreckung**
Nase	
Schläfen	Orte
rechts	**Seiten**
mittags	**Tageszeit**
Augenschließen bessert	**Modalität**
erstreckt sich	**Erstreckung**
zum Jochbein	
....	

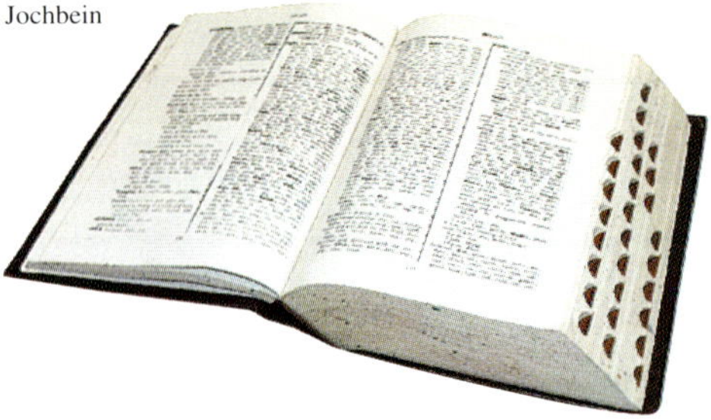

Gliederung des Repertoriums von Kent

Einführungen. Einen ersten Zugang zur Homöopathie bieten in der Regel methodische Einführungswerke zeitgenössischer Homöopathen. Zu den bekanntesten gehören:

– Die ›Methodik der Homöotherapie‹ von ARTUR BRAUN (6. Aufl., 1998), der bis 1990 an der Münchener Universität die Propädeutik der Homöopathie las.

– Das zweibändige ›Lehrbuch der Homöopathie‹ des ehemaligen Lehrbeauftragten an der Universität Freiburg GERHARD KÖHLER, dessen erster Band die ›Grundlagen und Anwendung‹ (7. Aufl., 1999) behandelt.

– Die fünf ›Homöopathischen Taschenbücher‹ von KURT-HERMANN ILLING, des früheren Lehrbeauftragten an der Medizinischen Hochschule Hannover, dessen erster Band die ›Homöopathie für Anfänger‹ (4. Aufl., 1992) und dessen letzter Band die ›Klassische Homöopathie‹ (2. Aufl., 1997) erörtert.

Quellenwerke. Bei vertieftem Interesse an der Homöopathie führt kein Weg am Studium der Quellen, insbesondere der Schriften HAHNEMANNS, vorbei.

– Das Grundlagenwerk schlechthin für jeden Homöopathen weltweit ist das ›Organon der Heilkunst‹, dessen sechste Auflage HAHNEMANN 1842 als Manuskript abgeschlossen hatte. Seit 1992 steht es als textkritische und seit 1996 als Standardausgabe zur Verfügung (→S. 155). Es enthält die gesamte Methodik der Homöopathie nach HAHNEMANN.

– Ein klassisches Grundlagenwerk zur homöopathischen Theorie ist JAMES TYLER KENTS ›Homoeopathic Philosophy‹ (deutsch: ›Zur Theorie der Homöopathie‹ bzw. ›KENTS Organon-Kommentar‹).

– Die grundlegenden **Arzneimittellehren**, auf denen alle späteren aufbauen, sind HAHNEMANNS sechsbändige ›Reine Arzneimittellehre‹ und die letzten vier Bände seiner ›Chronischen Krankheiten‹ (der erste Band beinhaltet die Psora-Theorie). Die insgesamt zehn Bände enthalten die Arzneimittelprüfungs-Symptome von über 100 der wichtigsten in der Homöopathie verwendeten Arzneimittel (→S. 151 ff.).

– Wichtige klassische Arzneimittellehren sind, neben den jeweils zehnbändigen Werken von T. F. ALLEN und C. HERING (→S. 17, 75), die ›Lectures on Homoeopathic Materia Medica‹ von JAMES TYLER KENT (deutsch: ›KENTS Arzneimittelbilder‹), die ›Leaders in Homoeopathic Therapeutics‹ von E. B. NASH (deutsch: ›Leitsymptome in der homöopathischen Therapie‹) und das ›Pocket Manual of Homoeopathic Materia medica‹ von WILLIAM BOERICKE (deutsch: ›Homöopathisches Taschenbuch‹, ›Handbuch der homöopathischen Materia medica‹ bzw. ›Homöopathische Mittel und ihre Wirkung‹).

Repertorien. Unschätzbare Hilfsmittel für die konkrete Praxis der Homöopathie sind Repertorien, das heißt systematisch nach Symptomen gegliederte Arzneimittelverzeichnisse (→S. 175).

– Das wichtigste war etwa 100 Jahre lang das ›Repertory of the Homoeopathic Materia Medica‹ von JAMES TYLER KENT (deutsch: ›Repertorium der homöopathischen Arzneimittel‹) (Abb.) bzw. seine Erweiterung durch KÜNZLIS »rote Punkte« zu ›KENTS Repertorium Generale‹ (→S. 190).

– Das dreibändige ›Synthetische Repertorium‹ von HORST BARTHEL und WILL KLUNKER stellte eine wesentliche Ergänzung von KENTS Repertorium für die Bereiche ›Gemütssymptome‹, ›Allgemeinsymptome‹ und ›Schlaf, Träume, Sexualität‹ dar.

– ›Synthesis‹, das ›Repertorium Homeopathicum Syntheticum‹, herausgegeben von FREDERIK SCHROYENS, begann 1993 als ständig aktualisierte Loseblattsammlung und enthält im Vergleich zum KENTSCHEN Repertorium inzwischen über eine Million Nachträge aus mehr als 300 Quellen.

– In das 1994–1996 erschienene, 2800 Seiten starke ›Complete Repertory‹ von ROGER VAN ZANDVOORT waren bereits über 500 000 Nachträge von über 400 Autoren eingearbeitet worden.

Computerprogramme. Seit den 1980er Jahren sind Repertorien und Arzneimittellehren auch als Software-Datenbanken für eigens dafür konzipierte Computerprogramme erhältlich.

– ›RADAR‹ (Rapid Aid to Drug Aimed Research) enthält im Repertorium ›Synthesis‹ gegenüber dem KENTschen Repertorium Hunderttausende von Ergänzungen mit Quellennachweisen sowie in ›ExLibris‹ eine Bibliothek von mehreren Dutzend Werken der Materia medica.

– ›MacRepertory‹ beinhaltet neben dem KENT weitere 16 der wichtigsten Repertorien wie etwa dem ›Complete Repertory‹ von ROGER VAN ZANDVOORT, Charakteristika von über 1500 Arzneimitteln sowie in ›ReferenceWorks‹ eine Datenbank von fast 200 Bänden homöopathischer Literatur mit über 21 000 Arzneimittelbeschreibungen sowie neueste Analysemöglichkeiten nach über 800 Arzneimittelfamilien mit zahlreichen graphischen Darstellungsoptionen (104 B).

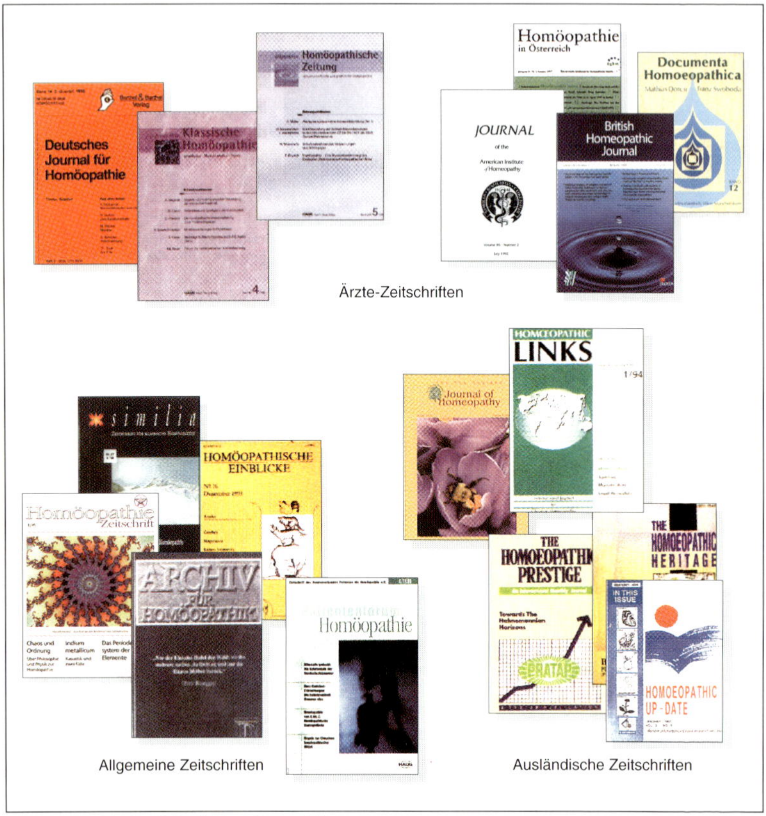

A Homöopathische Zeitschriften (Auswahl)

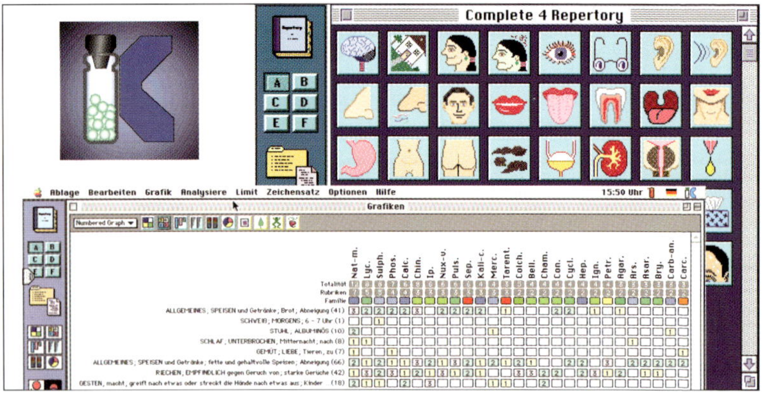

B Computerprogramm für Homöopathie

Bevor neue Erkenntnisse im Bereich der Homöopathie ihren Niederschlag in Büchern finden, werden sie meist in einschlägigen Zeitschriften publiziert und diskutiert.

In Deutschland erscheinende Zeitschriften (A)

Zeitschriften für Ärzte.

– Die älteste deutsche noch laufende medizinische Zeitschrift, die 1832 gegründete ›Allgemeine homöopathische Zeitung‹ (AHZ), ist das Organ des »Deutschen Zentralvereins homöopathischer Ärzte« und erscheint alle zwei Monate.

– Die ›Zeitschrift für klassische Homöopathie‹ wurde 1957 gegründet und hieß von 1969–1971 ›Acta homoeopathica‹. Sie grenzt sich von der AHZ durch ihren Anspruch ab, ausschließlich »klassische Homöopathie« zu vertreten. Auch diese Zeitschrift erscheint alle zwei Monate.

– Das ›Deutsche Journal für Homöopathie‹ erscheint – abgesehen von einer Unterbrechung in den Jahren 1998–1999 – seit 1982, in vier Ausgaben pro Jahr und knüpft in seiner Konzeption und Gliederung an STAPFS ›Archiv‹ (→S. 165) an.

Weitere Zeitschriften.

– Von 1992 bis 1998 wurde von engagierten Heilpraktikern das ›Archiv für Homöopathik‹ viermal pro Jahr herausgegeben, das im Titel sowie in Konzeption und Aufbau ebenfalls an STAPFS ›Archiv‹ angelehnt war (→S. 165).

– Die ›Homöopathie-Zeitschrift‹, seit 1991 herausgegeben vom Homöopathie-Forum der Homöopathieschule in Gauting, erscheint halbjährlich.

– Die ›Homöopathischen Einblicke‹ erscheinen seit 1990 viermal jährlich und enthalten vorwiegend Arzneimittelbilder und Kasuistiken.

– Die ›Similia, homöopathische Zeitschrift‹ erscheint seit 1992 ebenfalls vierteljährlich.

– ›Homöopathie aktuell‹ ist ein monatlich erscheinendes Mitteilungsblatt für Laien.

– Das ›Patientenforum Homöopathie‹, herausgegeben vom »Bundesverband Patienten für Homöopathie«, erscheint seit 1996 viermal jährlich.

Im Ausland erscheinende Zeitschriften (A)

Stellvertretend für die große Anzahl ausländischer homöopathischer Zeitschriften seien nur einige der bekannteren genannt:

– In England gibt die »Faculty of Homoeopathy« vierteljährlich das ›British Homoeopathic Journal‹ (seit 1911) heraus.

– In den Vereinigten Staaten wird seit 1909 das ›Journal of the American Institute of Homeopathy‹ publiziert, derzeit vierteljährlich. Seit 1992 existiert das ebenfalls vierteljährlich herausgegebene ›New England Journal of Homeopathy‹.

– In der Schweiz bzw. in Holland erscheinen seit 1991 viermal pro Jahr die englischsprachigen ›Homoeopathic Links‹, herausgegeben von einem internationalen Board of Editors.

– In Österreich werden etwa seit 1980 jährlich die ›Documenta Homoeopathica‹ sowie seit 1990 vierteljährlich die Zeitschrift ›Homöopathie in Österreich‹ herausgegeben.

– Für Indien seien exemplarisch nur das ›National Journal of Homoeopathy‹, ›The Homoeopathic Prestige‹, ›Homoeopathic Update‹ und ›The Homoeopathic Heritage International‹ genannt.

Bibliotheken

Wer sich eingehender über Homöopathie informieren oder darüber forschen möchte, sei an die deutschen Spezialbibliotheken für Homöopathie verwiesen.

– Die größte öffentliche deutsche Sammlung homöopathischer Literatur besitzt das Institut für Geschichte der Medizin der Robert Bosch Stiftung in Stuttgart, mit über 5000 Monographien und Zeitschriftenbänden zur Homöopathie und ihrer Geschichte. Der im 1988 von RENATE GÜNTHER und RENATE WITTERN herausgegebenen ›Katalog der Bibliothek des Homöopathie-Archivs‹ noch nicht erfaßte Bestand wird jährlich unter ›Neuerwerbungen der Bibliothek des Homöopathie-Archivs‹ im Jahrbuch des Instituts veröffentlicht.

– Eine weitere große Sammlung befindet sich in Hamburg, in der Bibliothek des Deutschen Zentralvereins homöopathischer Ärzte, die zu Ehren ihres verstorbenen langjährigen Leiters 1993 in »Wolfgang-Schweitzer-Bibliothek« umbenannt wurde. Dort stehen über 4000 Monographien und Zeitschriftenbände zur Homöopathie.

– Die drittgrößte Sammlung befindet sich in München, im Krankenhaus für Naturheilweisen, mit über 3000 Monographien und Zeitschriftenbänden zur Homöopathie. 1990 erschien der erste, 2000 der zweite Band des von JOSEF M. SCHMIDT erstellten und herausgegebenen ›Katalogs der Bibliothek des Krankenhauses für Naturheilweisen‹.

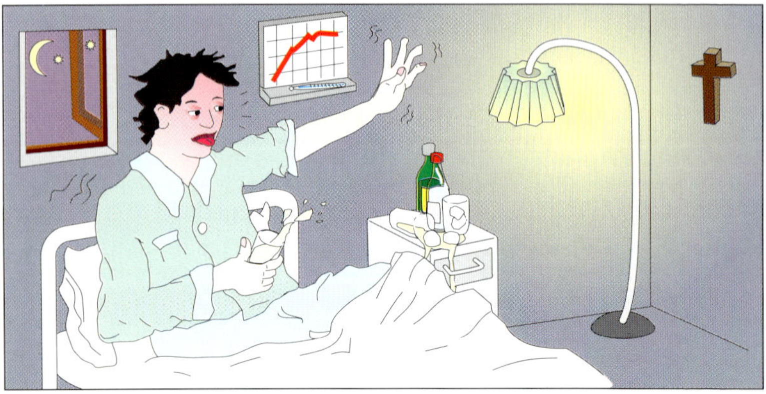

A Aconitum napellus

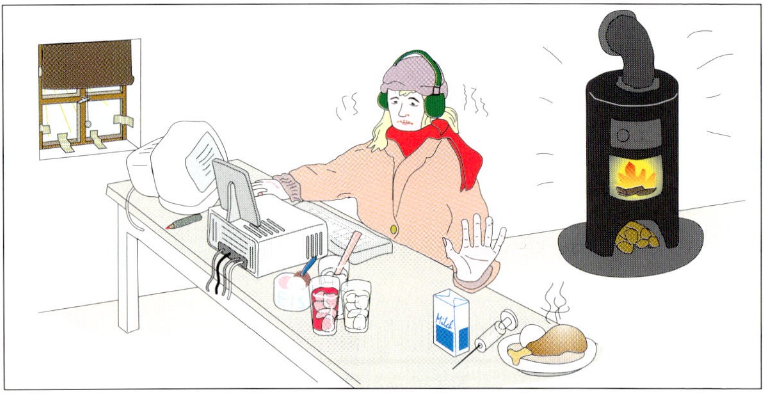

B Silicea terra

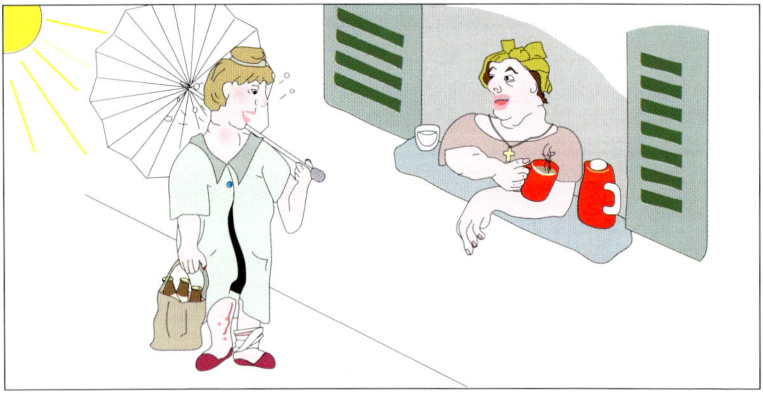

C Lachesis muta

Bei der Verschreibung eines Arzneimittels nach dem Simile-Prinzip achten Homöopathen nicht nur auf die allgemeine, nosologische Symptomatik des Kranken (wie Kopfschmerzen, Verstopfung, Bluthochdruck usw.). Die eigentlichen, wahlanzeigenden Symptome bestehen für sie vielmehr in den individuellen Eigenarten und charakteristischen »Modalitäten« des jeweiligen Patienten, das heißt in den Begleitumständen, unter denen sich seine Beschwerden entwickeln bzw. verschlimmern oder verbessern. Je nachdem, zu welchen krankhaften Veränderungen bestimmte Menschen besonders neigen und auf welche Art und Weise sie bei ihnen erscheinen, werden in der Homöopathie auch verschiedene Konstitutionen unterschieden und den dazu passenden Arzneimitteln zugeordnet.
Die **homöopathisch relevante Symptomatik** eines Patienten bzw. eines Arzneimittels umfaßt also vorwiegend Allgemeinsymptome, Modalitäten und Charakteristika, zum Teil aber auch Konstitutionsmerkmale, wie die folgenden, gängigen Arzneimittellehren entnommenen Beispiele von Mitteln aus dem Pflanzen-, Mineral- und Tierreich zeigen.

So wirkt zum Beispiel *Aconitum napellus* besonders gut bei kräftigen, plethorischen Kindern und Frauen, die, ausgelöst durch kalten trockenen Wind oder einen Schrekken, plötzlich sehr heftige, von starker Angst, großer Unruhe und hohem Fieber begleitete Beschwerden bekommen – sei es im Rahmen einer Mandel-, Augen-, Ohren-, Lungenentzündung oder ähnlichem. Typischerweise hat der *Aconitum*-Patient ein heißes, rotes Gesicht (oder eine Wange ist rot, die andere blaß), geschwollene Augenlider, glasige Augen, trockene Schleimhäute, viel Durst auf kaltes Wasser, Verlangen nach Bitterem, brennende Schmerzen und Todesangst (bis zur Vorahnung seiner Todesstunde); er ist aufgeregt, reizbar, licht-, geräusch- und berührungsempfindlich, fröstelt, zittert an den Händen, hustet, weint, schreit oder stöhnt. Frische Luft bessert seine Beschwerden (A).

Im Gegensatz zu diesem akuten Bild des Sturmhuts ist *Silicea terra*, die Kieselerde, ein langsam und tiefwirkendes Arzneimittel, dessen Symptomatik vor allem zu chronischen Zuständen der Schwäche, Verlegenheit und Furchtsamkeit von verfrorenen, nachgiebigen und geistig ausgelaugten Menschen mit geringer Widerstandskraft paßt. *Silicea*-Patienten neigen zu religiöser Melancholie, Traurigkeit, Reizbarkeit und Verzagtheit sowie zu Tränen. Ihr Gesicht ist seidenweich, blaß und zart und wirkt müde, die Lippen sind rauh, an den Mundwinkeln und Nasenflügeln finden sich Risse und Krusten, die Zähne sind gelb und kariös. Typisch sind ganz allgemein auch verhärtete Drüsen, Warzen, Fissuren, Fisteln, Narben-Keloide, Nekrosen, Abszesse, Eiterungen und übermäßige Schweiße, vor allem am Oberkörper und an den Füßen. Aufgrund der extremen Kälteempfindlichkeit wird sogar der Kopf eingehüllt. Warme Räume, heiße Getränke und Druck verbessern, kaltes, feuchtes Wetter, Temperaturwechsel, Zugluft, Lärm, Licht, Berührung, exzessives Studieren sowie die Nacht verschlechtern die meisten Beschwerden. Es besteht großes Verlangen nach kalten Speisen und Getränken (obwohl sie nicht vertragen werden) und eine Abneigung vor warmem Essen, Fleisch und Milch. Auffallend ist die anstrengende Darm-Entleerung mit »zurückschlüpfendem« Stuhl sowie eine eigenartige Angst vor spitzen Gegenständen (B).

Lachesis muta, das Gift der Buschmeister-Schlange, ist dann indiziert, wenn Traurigkeit, Melancholie, Eifersucht und Mißtrauen, aber auch Eigendünkel, Neid, Haß und Rachsucht vorherrschen. Der typische *Lachesis*-Patient hat einen ängstlichen, unruhigen Gesichtsausdruck, verschlingende, mißtrauische Augen, geschwollene Lippen, eine Erdbeer-Nase und gefleckte, purpurne Haut mit leicht blutenden Wunden, Geschwüren und Krampfadern. Fast alle Beschwerden – ob Kopf-, Hals- oder Unterleibschmerzen – beginnen auf der linken Seite und wandern später nach rechts. Ein Öffnen des Fensters bringt oft Erleichterung, während ein warmes Zimmer, Bad oder Wetter ebenso wie Sonne, Frühling sowie langer Schlaf, besonders auf der linken Seite, Verschlimmerung bedeuten. Enge Kragen und Gürtel werden nicht vertragen. Auffallend sind die generelle Überempfindlichkeit (gegen Licht, Lärm, Gerüche, Berührung), ein Pulsieren des ganzen Körpers, ein extremer Rededrang und die religiöse Wahnvorstellung, sich versündigt zu haben (C).

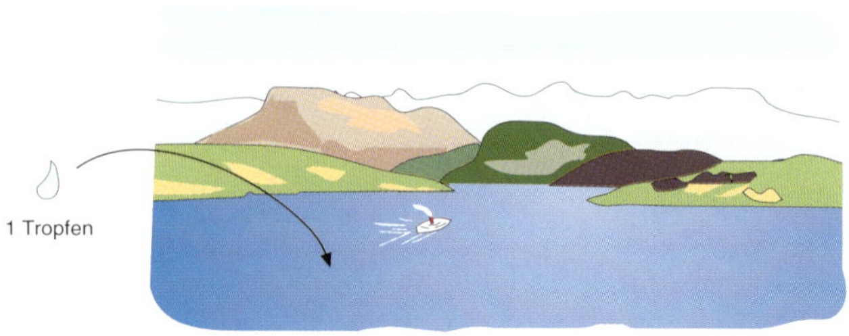

Genfer See
Volumen ca. 50 km^3 = 10^{18} Tropfen
C9 = 1 Tropfen : 1 000 000 000 000 000 000 Tropfen

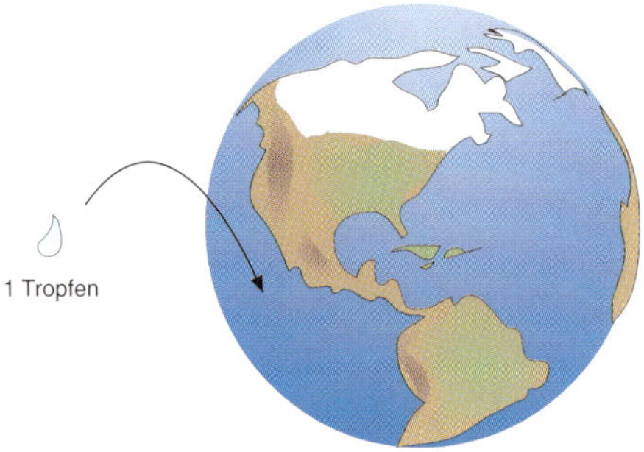

Erdkugel (Ø ca. 12.740 km)
Volumen ca. 10^{12} km^3 = 10^{28} Tropfen
C14 = 1 Tropfen : 10 000 000 000 000 000 000 000 000 000 Tropfen

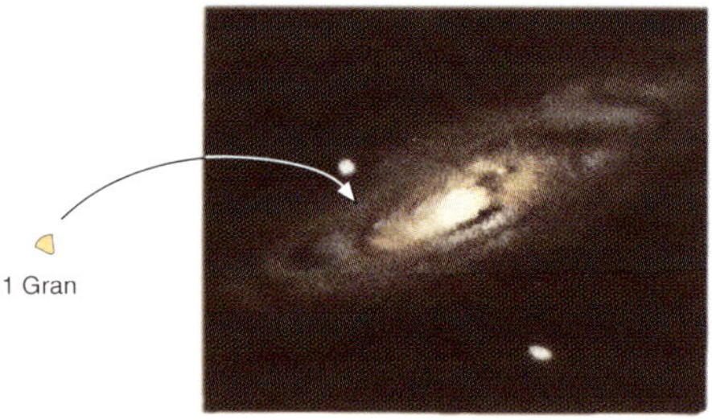

Kosmos
Gesamtmasse ca. 10^{56} g = 1,6 x 10^{57} Gran
C29 = 1 Gran : 1 000 000 000 000 000 000 000 000 000 000 000 000 000 000 000 000 000 000 000 000 Gran

Größenordnung der stofflichen Verdünnung einzelner Potenzstufen

Der Einwand, homöopathische Dilutionen entsprächen der Verdünnung eines Tropfens der betreffenden Arzneisubstanz im Genfer See, ist so alt wie HAHNEMANNS Erwiderung darauf (1821). Er war überzeugt, daß die schrittweise Verreibung und Verschüttelung eines Stoffes (jeweils im Verhältnis 1:100) etwas prinzipiell anderes sein müsse als die bloße Auflösung eines Stoffes in einem einzigen Schritt. Nach HAHNEMANNS Konzept des »Potenzierens« lassen sich die »geistartigen« Arzneikräfte, die im rohen Zustand der Arzneisubstanzen in diesen nur »schlummern«, durch mechanische Einwirkungen wie Reiben oder Schütteln nach und nach »freisetzen« bzw. »entwickeln« und so in ihrer Wirksamkeit steigern (→S. 147).
Wie die meisten seiner Zeitgenossen ging HAHNEMANN dabei von der unendlichen Teilbarkeit der Materie aus. Die LOSCHMIDTSCHE bzw. AVOGADROSCHE Zahl, das heißt die Anzahl der Moleküle, die ein Mol eines Stoffes enthält, wurde erst 1865 im Rahmen der sich nun durchsetzenden Atomtheorie mit 6,023 x 10^{23} bestimmt. Danach enthält die Verdünnung eines Stoffes über 10^{-23} hinaus aller Wahrscheinlichkeit nach kein einziges Molekül der Ausgangssubstanz (→S. 186).

Größenordnung der stofflichen Verdünnung einzelner Potenzstufen

Zur Verdeutlichung der tatsächlichen Größenordnung der stofflichen Verdünnung bei den in der Homöopathie verwendeten Potenzstufen hier einige einfache Berechnungen:
– Der Genfer See enthält – wie der etwa gleich große Bodensee – circa 50 km^3 Wasser, was bei einem Verhältnis von 20 Tropfen = 1 ml etwa 10^{18} Tropfen entspricht. Das rein numerische Verhältnis zwischen Arzneisubstanz und Lösungsmittel, wie es also in einer C9-Auflösung vorliegt, entspricht somit dem Verhältnis eines Tropfens zu dem Volumen des Bodensees.
– Stellt man sich die Erdkugel als reine Wasserkugel vor, so wäre bei einem ungefähren Erddurchmesser von 12 740 km ihr Volumen nach der Formel $4/3\, r^3\, \pi$ etwa 10^{12} km^3, was ca. 10^{28} Tropfen entspricht. Das rein numerische Verhältnis zwischen Arzneisubstanz und Lösungsmittel, wie es etwa in einer C14-Auflösung vorliegt, entspricht also dem Verhältnis eines Tropfens zum Volumen der gesamten Erdkugel.
– Nimmt man weiter an, daß die Gesamtmasse des Kosmos ca. 10^{56} g beträgt, so würde das bei 1 Gran = 60 mg etwa 1,6 x 10^{57} Gran entsprechen. Das rein numerische Verhältnis zwischen Arzneisubstanz und Lösungsmittel, wie es in einer C29-Auflösung vorliegt, ist somit bereits kleiner als das Verhältnis eines Grans zur Masse des gesamten Kosmos.
Ab der C30 ist das rein numerische Verhältnis zwischen Arzneisubstanz und Lösungsmittel praktisch nicht mehr vorstellbar.

Die Wirksamkeit von Arzneimittel-Potenzen

Trotz des Einwandes der Unvorstellbarkeit einer Wirkung von derart hohen Verdünnungen hat sich HAHNEMANN nicht in seiner empirischen Erprobung derselben beirren lassen. Wenn sich etwas in der praktischen Erfahrung als wirksam erwies, nach theoretischen Vorstellungen und Berechnungen jedoch nicht wirksam sein konnte, so war dies für ihn weniger ein Grund, seine Erfahrung anzuzweifeln, als vielmehr, einen Fehler in der Theorie zu vermuten.
Über seine Beobachtung, daß eine C30-Potenz »20, 30, 40 Tage und länger« eine Wirkung zeige, schrieb er 1835: »Dieser wahre Satz gehört nicht unter die zu begreifen sein sollenden, noch zu denen, für welche ich blinden Glauben fordere. Ich fordere gar keinen Glauben dafür und verlange nicht, daß dies jemandem begreiflich sei. Auch ich begreife es nicht; genug aber, die Tatsache ist so und nicht anders. Bloß die Erfahrung sagt's, welcher ich mehr glaube als meiner Einsicht«.

Hochpotenzen

Ungeachtet theoretischer Einwände wurden in der weiteren Entwicklung der Homöopathie immer höhere Potenzen hergestellt, allerdings im Einglasverfahren sowie mit Hilfe von Maschinen zur Herstellung von sogenannten Fluxionspotenzen (→S. 15).
JAMES TYLER KENT (→S. 83) verwendete vor allem die Potenzstufen 200, 1000, 10 000, 100 000 und 1 000 000, die seiner Erfahrung nach noch immer gravierende Verschlimmerungen hervorriefen und daher nicht unwirksam sein konnten: »They are means of tremendous harm, as well as of tremendous good« (›Homoeopathic Materia Medica‹, 577). Eine 13millionste Potenz des Schlangengifts *Lachesis* ließ er speziell für seine Frau herstellen, die jahrzehntelang an Schlafstörungen und Schwäche gelitten hatte. Durch dieses homöopathische Präparat wurde sie nach KENTS Angaben geheilt.

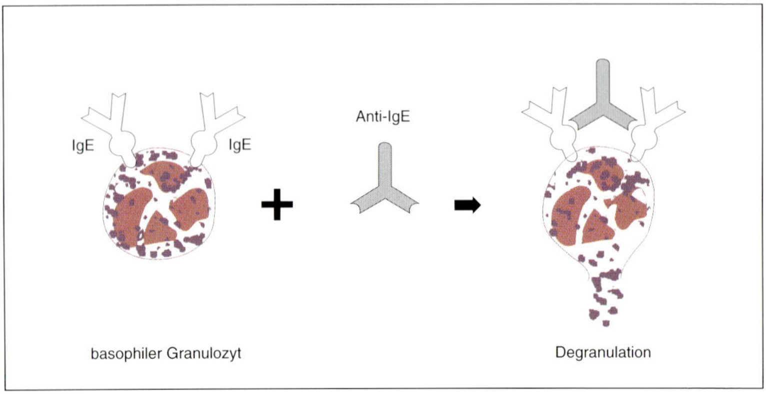

A Degranulation von basophilen Granulozyten

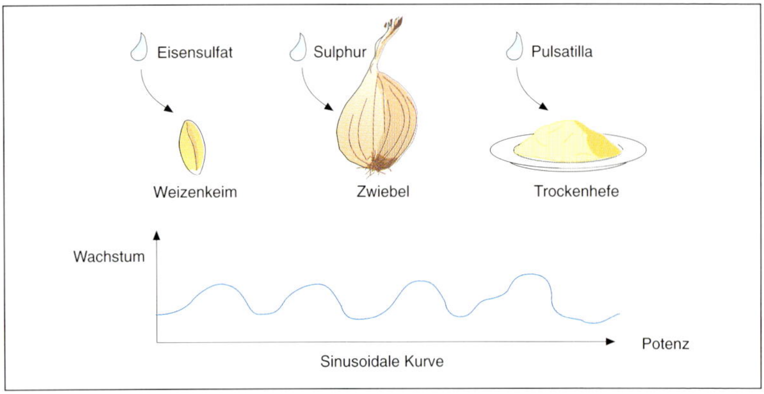

B Wachstumsstudien an Pflanzen

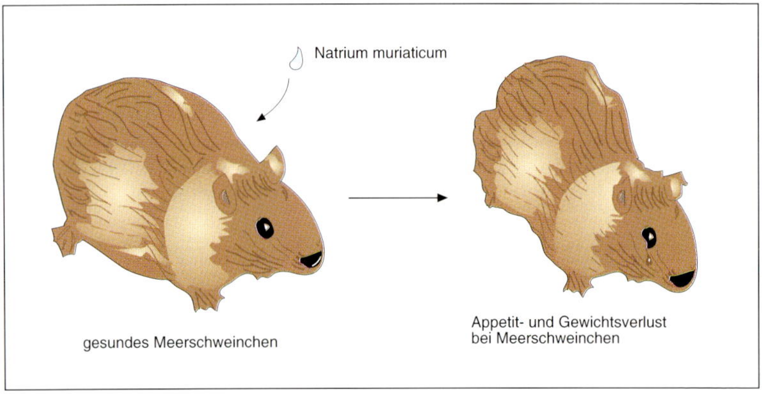

C Arzneimittelprüfungen an Tieren

Weil die Wirksamkeit von potenzierten Arzneimitteln trotz der positiven Erfahrungen homöopathischer Ärzte und Patienten theoretisch unvorstellbar ist, wurden und werden naturwissenschaftliche Wirksamkeitsnachweise von **Hochpotenzen** gefordert und auch durchgeführt. Einige Beispiele mögen zeigen, welche biologischen Modelle dabei zur Anwendung kommen.

In Vitro Studien (Auswahl). Bei Studien *in vitro* wurden zum Beispiel Enzymaktivitäten bestimmt oder hämatologische Tests durchgeführt.

– Nach BOYD (1954) beschleunigte Quecksilberchlorid D61–D71 die Hydrolyserate von Stärke durch Malzdiastase.

– Nach COLAS et al. (1975) hemmte *Phytolacca* C5–C15 in zunehmendem Maß den Lymphoblasten-Transformationstest (LTT), und zwar um 28–73%. Die Urtinktur hingegen steigerte die Testergebnisse.

– Nach BELON (1987) hemmten *Histamin* C6 und C17 den Basophilen-Degranulationstest (BDT) am Blut von Neurodermitikern.

– Nach BENVENISTE (1988) bewirkten Anti-Ig-E-Antikörper C1–C60 Degranulationen von basophilen Granulozyten, die Ig-E-Antikörper an ihrer Oberfläche trugen, in 40–60% der Fälle (A).

Wachstumsstudien an Pflanzen (Auswahl). Bei Wachstumsstudien an Pflanzen zeigten sich charakteristische sinusförmige Kurven. Wurde eine Pflanze von einer bestimmten Potenz im Wachstum gefördert, so wurde es bei den nächsthöheren Potenzstufen gehemmt, bei den nächsthöheren Potenzstufen wieder gefördert usw. (B).

– Nach KOLISKO (1961) beeinflußten Eisensulfat, Antimon- oder Kupfersalze bis zur D30 das Wachstum von Weizen- und anderen Pflanzensamen.

– Nach KOFFLER (1965) und WANNAMAKER (1966) beeinflußte *Sulfur* D12, D24, D60 und C2000 das Zwiebelwachstum.

– Nach JONES et al. (1983) beeinflußte *Pulsatilla* C1–C13 das Wachstum von Hefen und Weizensamen.

Intoxikationsstudien an Pflanzen (Auswahl). Bei Intoxikationsstudien wurden Pflanzen erst mit einem bestimmten Stoff vergiftet und anschließend mit demselben Stoff in Hochpotenz behandelt, wonach dann ihre Erholungszeiten bestimmt und verglichen wurden.

– Nach BOIRON et al. (1970) vermehrte Kupfersulfat C15 bei mit Kupfersulfat vergifteten Algen das Wachstum (um 60%), die Chlorophyllsynthese (um 88%) und die Atmung (um 51%). Keine Wirkung zeigte Kupfersulfat dagegen bei nicht vergifteten Algen.

Intoxikationsstudien an Tieren (Auswahl). Intoxikationsstudien an Tieren zeigten ähnliche Ergebnisse.

– Nach CIER et al. (1966/1970) und SHARMA (1982) wirkte *Alloxan* C7–C30 präventiv und therapeutisch bei *Alloxan*-induziertem Diabetes von Kaninchen und Mäusen. Verdünntes, aber nicht verschütteltes *Alloxan* hatte dagegen keine Wirkung.

– Nach FISHER (1982) vermehrte *Plumbum* C200 die Bleiausscheidung bei mit Blei intoxikierten Ratten. Auch *Penicillamin* hatte diese Wirkung, nicht dagegen Wasser oder Alkohol.

– Nach CAZIN (1986) senkte *Arsen* C5–C15 bei mit radioaktiv markiertem *Arsen* vergifteten Ratten den *Arsen*-Blutspiegel und erhöhte die Elimination über Stuhl und Urin.

Arzneimittelprüfungen an Tieren (Auswahl). Bei Tieren ließen sich bei längerer Verabreichung von Hochpotenzen Vergiftungserscheinungen nachweisen, wie sie zum Teil bei unvorsichtigen Arzneimittelprüfungen beobachtet worden sind.

– Nach STEARNS (1925) verminderte Kochsalz (*Natrium muriaticum*) D30–D1400, das täglich über sechs Monate verabreicht wurde, bei Meerschweinchen Appetit, Gewicht und Aktivität sowie die Reproduktionsrate (31%) und erhöhte die Sterberate (C).

– Nach PRASAD (1978) und KUMAR et al. (1981) hatte *Pulsatilla* C30 und C200 bei Ratten eine gestagenähnliche, *Caulophyllum* C200 eine östrogenähnliche Wirkung.

Klinische Studien an Tieren (Auswahl). An Tieren wurden auch klinische Therapiestudien durchgeführt.

– Nach WOLTER (1980) behob *Caulophyllum* D30 die Wehenschwäche des Hausschweins, nicht dagegen in Niedrigpotenzen.

– Nach DAY (1984) verminderte *Caulophyllum* C30 bei Zuchtsauen die Zahl der Totgeburten und der Totgebärenden.

– Nach SINGH et al. (1971) wirkte *Variolinum* D20 bei Meerschweinchen präventiv gegen Pockeninfektion. Die therapeutische Wirkung war geringer.

– Nach KEYSELL (1984/85) hatte *Hypericum* C30 bei Mäusen eine meßbare stark analgetische Wirkung, die durch den *Morphium*-Antagonisten *Naloxon* aufhebbar war.

– Nach BOYD (1954) beeinflußte *Strophantin* C32 die Frequenz des Froschherzens (49% gegenüber 2,8%).

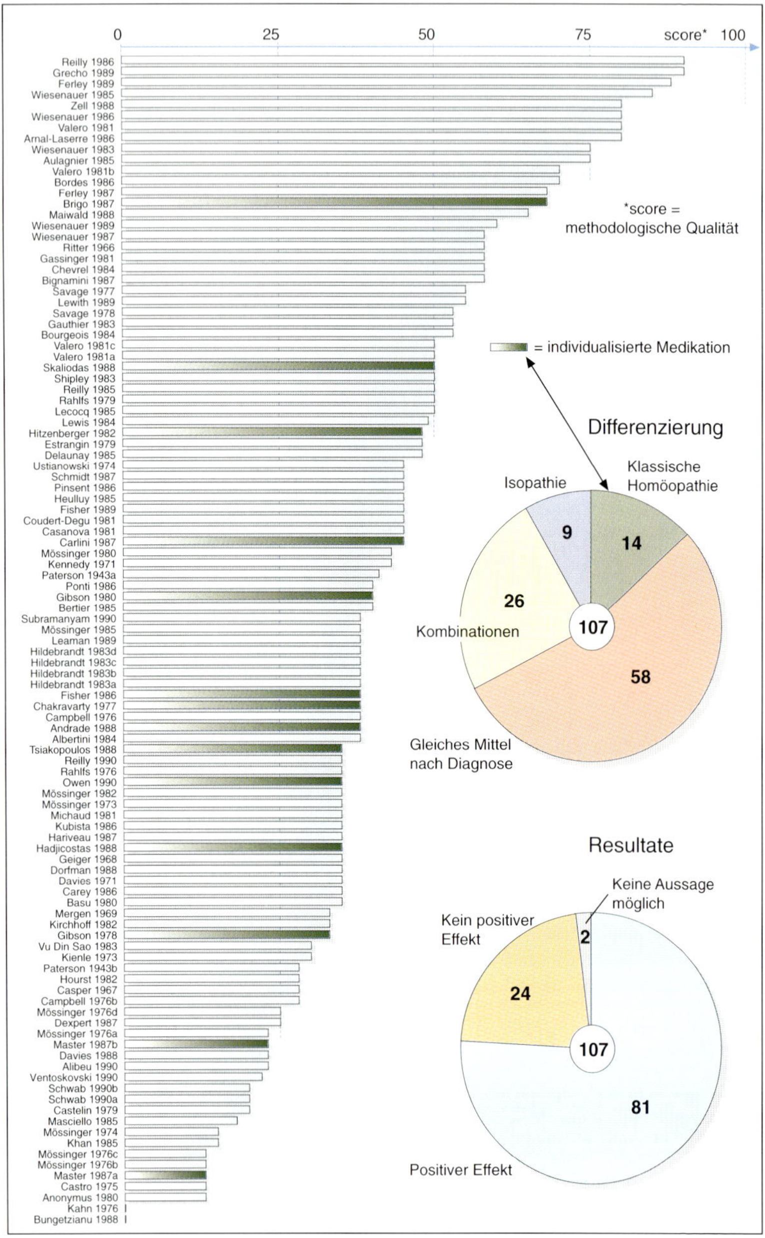

Qualitative Metaanalyse von 107 kontrollierten Studien, nach Kleijnen 1991

An Menschen wurden seit dem Bestehen der Homöopathie immer wieder Arzneimittelprüfungen durchgeführt, aber auch kontrollierte klinische Studien.

Klinische Studien an Menschen (Auswahl). Die ersten Statistiken, die den Vorzug der Homöopathie gegenüber der Allopathie belegen sollten, gab es bereits vor über 150 Jahren.

– So schrieb BUCHNER (1843), daß bei der Choleraepidemie von 1831 unter allopathischer Behandlung von 20 000 Patienten 50% starben, unter homöopathischer Behandlung von 1557 Patienten nur 6%.

– Nach PATERSON et al. (1941) ließen *Diphtherie-Toxoid* C30 und *Diphtherinum* C201 positive Schick-Teste (Aussage: zu wenig Antitoxine vorhanden, Diphtherie-Impfung erforderlich) in 60% negativ werden, in der Kontrollgruppe in 5%.

– PATERSON führte im Zweiten Weltkrieg (1944) an Freiwilligen eine Studie zur Prophylaxe und Therapie von Senfgas-Angriffen durch, deren Ergebnis von OWEN et al. (1982) bestätigt wurde. Danach verminderten Senfgas C30, *Rhus toxicodendron* und *Kalium bichromicum* prophylaktisch und therapeutisch die Zahl tiefer Verbrennungen durch Senfgas.

– Nach CAMPBELL (1976) war Arnica C1000 hochwirksam bei Quetschungen.

– Nach PINSENT et al. (1986) verminderte *Arnica* C30 bei Zahnextraktionen selbst starke Schmerzen.

– Nach REILLY et al. (1986, 1994) reduzierte ein Gemisch von *Pollen* in C30 die Heuschnupfensymptome von Pollen-Allergikern und senkten deren Antihistaminika-Verbrauch. Es traten auch Erstverschlimmerungen auf (n=144, randomisiert, kontrolliert, doppelblind, p<0,05). Auch Asthmapatienten wurden von Pollen C30 gebessert. Diese in ›Lancet‹ veröffentlichten Studien sprechen zwar für eine Wirksamkeit von ultramolekularen Verdünnungen, können aber nicht als Stütze der klassischen Homöopathie herangezogen werden, sondern eher der Isopathie (→S. 179).

Klinische Studien an Menschen mit Individualisierung (Auswahl). Während bei den meisten früheren Studien fast immer nur untersucht wurde, ob Hochpotenzen überhaupt irgendeinen signifikanten Effekt an Pflanzen, Tieren oder Menschen haben, werden seit den 1980er Jahren auch Versuche unternommen, die Spezifität einzelner Arzneimittel bei bestimmten, aus der Arzneimittellehre bekannten Symptomen zu überprüfen.

– Nach einer Studie von GIBSON et al. (1980) besserte eine individuelle homöopathische Behandlung bei Patienten mit chronischer Polyarthritis (die nach den ARA-Kriterien diagnostiziert werden mußte) Schmerzempfinden, Beweglichkeit der Gelenke, Morgensteifigkeit, Funktionsindex und Laborwerte hochsignifikant besser als Placebo (p<0,01). Dabei wurde jedem Patienten individuell sein Konstitutionsmittel verordnet, wobei aber weder Arzt noch Patient wußten, ob die tatsächlich eingenommenen Globuli Verum oder Placebo waren.

– Nach BRIGO (1987) senkten *Belladonna*, *Cyclamen*, *Gelsemium*, *Ignatia*, *Lachesis*, *Natrium muriaticum*, *Silicea* oder *Sulphur*, jeweils in der C30 gegeben, die Anfallshäufigkeit von Migräne gegenüber Placebo hochsignifikant. Hier wurden nur solche Migräne-Patienten in die Studie aufgenommen, deren Beschwerden in das Mittelbild eines dieser acht Arzneimittel paßte.

In der Verumgruppe bezeichneten 47% der Patienten den Erfolg als »sehr gut«, 33% als »gut«. In der Placebogruppe dagegen 7% als »sehr gut« und 7% als »gut«.

– Nach SCHWAB (1990) bewirkte *Sulphur* C30, C200 und C1000 bei ausgewählten (*Sulphur-*) Patienten mit verschiedenen Krankheitszuständen eine Besserung, aber auch Erstverschlimmerungen sowie neue (Sulphur-) Symptome.

In allen hier aufgeführten Studien wurden Potenzen verwendet, deren chemischer Wirkstoffgehalt gleich Null war. Reproduktionen der Ergebnisse sind bis auf wenige Ausnahmen nicht bekannt.

Eine **Meta-Analyse** von 107 publizierten kontrollierten klinischen Studien zur Wirksamkeit der Homöopathie führten KLEIJNEN et al. (1991) durch. Von 105 auswertbaren Studien zeigten 81 positive Wirkungen der Homöopathie (Abb.). Die meisten Arbeiten waren allerdings von geringer methodologischer Qualität, doch gab es »auch viele Ausnahmen«. Selbst unter den 22 qualitativ hochwertigen Studien hatten 15 positive Ergebnisse, was die Wissenschaftler zugegebenermaßer »überraschte«.

Fazit: Auch wenn die positiven Befunde keine definitiven Schlüsse zulassen, »berechtigen sie doch zu weiteren, gut durchgeführten Studien«.

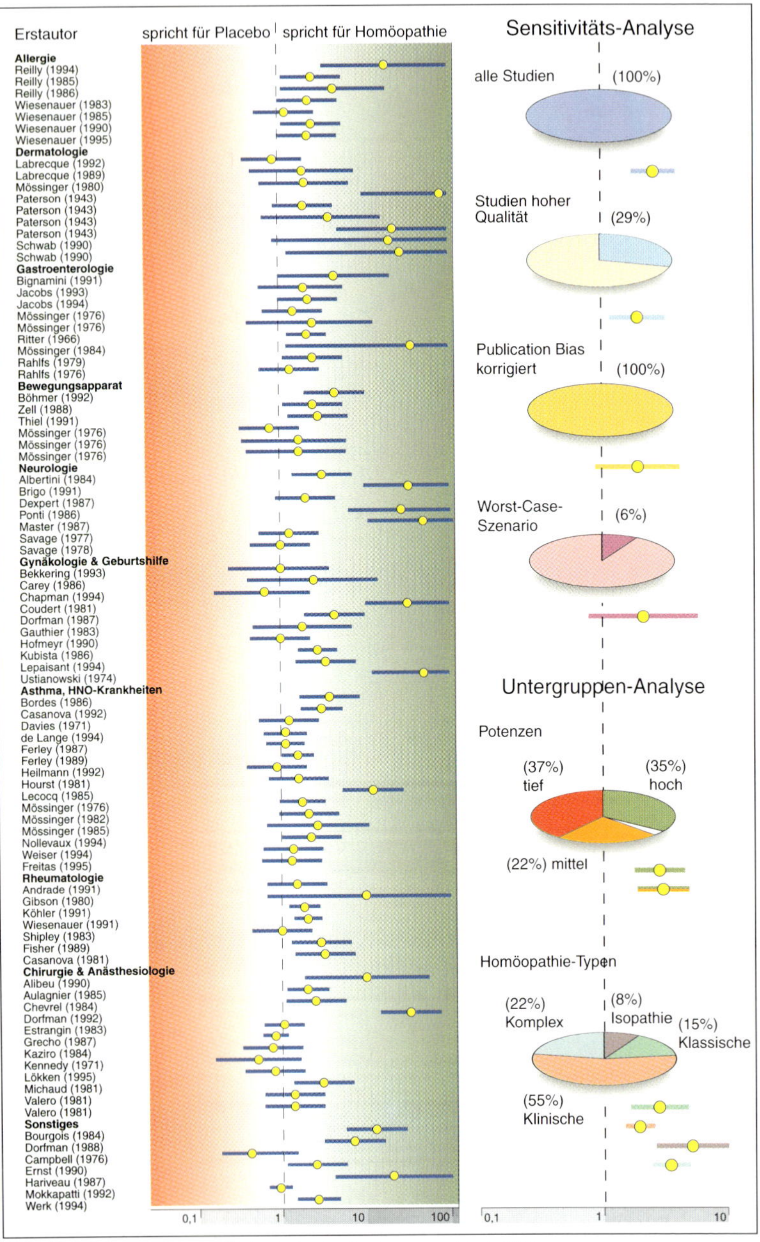

Quantitative Metaanalyse von 89 kontrollierten Studien, nach Linde 1997

In neuerer Zeit werden vermehrt auch **Studien mit negativen Ergebnissen** publiziert. Eine von WALACH et al. (1997) veröffentlichte Studie untersuchte 98 Patienten mit chronischen Kopfschmerzen, die von einem Münchener Ärzteteam mit individuell verordneten homöopathischen Einzelmitteln bzw. mit Placebo behandelt wurde. Die Wahl des homöopathischen Mittels sowie der Potenz war nicht eingeschränkt, die Zuteilung zur jeweiligen Behandlungsgruppe erfolgte randomisiert und doppelblind. Nach dreimonatiger Behandlung verringerten sich Häufigkeit, Dauer und Intensität der Kopfschmerzen in beiden Gruppen etwa gleich stark, unter Placebo sogar etwas mehr.

Auch die nach GCP (good clinical practice) durchgeführte Glasgower Migränestudie von WHITMARSH et al. (1997) konnte das außergewöhnlich gute Ergebnis von BRIGO (1987) (→S. 113) nicht reproduzieren. Die Abnahme der Anfallshäufigkeit in den beiden Gruppen von je 30 Patienten zeigte keinen signifikanten Unterschied.

JACOBS konnte 1991 in einer in Nicaragua durchgeführten Doppelblind-Studie mit 81 an Durchfall erkrankten, homöopathisch behandelten Kindern zwar eine signifikante Abnahme der Diarrhoe-Dauer nachweisen ($p<0,05$), in einer weiteren Studie 1994 in Nepal an 116 Patienten war das Ergebnis allerdings nicht mehr signifikant ($p=0,065$).

Während KLEIJNEN et al. (1991) aus den 107 von ihnen untersuchten Studien primär die Anzahl positiver und negativer Ergebnisse ermittelten, wandten LINDE et al. (1997) in einer **Metaanalyse** homöopathischer placebo-kontrollierter Studien auch **quantitative** biometrische Methoden an. Eine umfassende Literatur- und Datenbank-Recherche bis 1995 erfaßte 186 doppelblinde und/oder randomisierte placebo-kontrollierte Studien, von denen 119 die Einschlußkriterien für Datenextraktion und Qualitätsbeurteilung erfüllten. 89 enthielten schließlich ausreichende Informationen für die statistische Metaanalyse (Abb.).

Die Gesamt-Odds-Ratio (Wahrscheinlichkeitsrate) über alle 89 Studien betrug 2,45 für die Homöopathie mit einem 95%-Konfidenz-Intervall von 2,05 bis 2,93, wobei ein Wert größer als 1 die Überlegenheit der Homöopathie-Gruppe anzeigt. Auch mehrfache Sensitivitäts- und Untergruppen-Analysen konnten die statistische Signifikanz dieses Ergebnisses nicht beeinträchtigen. So betrug der Wert für die 26 qualitativ hochwertigsten Studien 1,66 (1,33–2,08), für die 23 in ›Medline‹ aufgeführten und die 21 mit vorab festgelegten Ergebnisparametern jeweils 1,70 (1,31–2,20), und selbst nach Korrektur hinsichtlich einer Publication Bias blieb das Gesamtergebnis mit 1,78 (1,03–3,10) statistisch signifikant. Auch in einem Worst-Case-Szenario, in dem nur ›Medline‹-gelistete High-Quality-Studien mit vordefiniertem Hauptzielparameter und mittleren bis hohen Potenzen untersucht wurden, lag die Odds Ratio immer noch bei 1,97 (1,04–3,75). Innerhalb der Klassifikation in vier Homöopathie-Typen schnitt die Isopathie mit 5,04 am besten ab, gefolgt von der Komplexmittel- (2,94), klassischen (2,91) und klinischen Homöopathie (2,00). Als einzige mehrfach reproduzierte homogene Serie von Versuchen wurden die vier Studien von WIESENAUER mit *Galphimia glauca* D2–D6 bei Heuschnupfen befunden, deren Gesamt-OR 2,03 (1,51–2,74) ergab. Nach Ansicht der Autoren ist das Ergebnis der Metaanalyse zwar unvereinbar mit der Placebo-Hypothese, jedoch auch kein ausreichender Nachweis für die Wirksamkeit irgendeines homöopathischen Ansatzes bei irgendeiner klinischen Indikation.

Randomisierte kontrollierte Studien gelten zwar als »Goldstandard« für Wirksamkeitsnachweise (hohe interne Validität), doch sind ihre Ergebnisse häufig nur unzureichend auf den Durchschnittspatienten in der täglichen Praxis übertragbar (niedrige externe Validität). Diese Lücke wird seit kurzem durch prospektive Dokumentationen bzw. Beobachtungsstudien zu schließen versucht. In der hier anwendbaren **Outcomes-Forschung** steht der subjektive Nutzen der Therapie für den Patienten im Vordergrund. So werden unter Praxisbedingungen Veränderungen der Lebensqualität und Zufriedenheit der Patienten, aber auch Effektivität und Sicherheit der Arzneimittel sowie Kosten-Nutzen-Effekte homöopathischer Behandlung (einschließlich indirekter Kosten wie Folgekonsultationen, Arbeitsunfähigkeitstage und stationäre Aufenthalte) gemessen, was gerade für Krankenkassen und Entscheidungsträger im Gesundheitswesen von höchstem Interesse ist.

Ein Beispiel ist die unter HEGER seit 1997 in fünf Ländern laufende »International Integrative Primary Care Outcomes Study« (IIPCOS) zur Evaluation der Wirksamkeit der Homöopathie bei sechs häufigen Beschwerden.

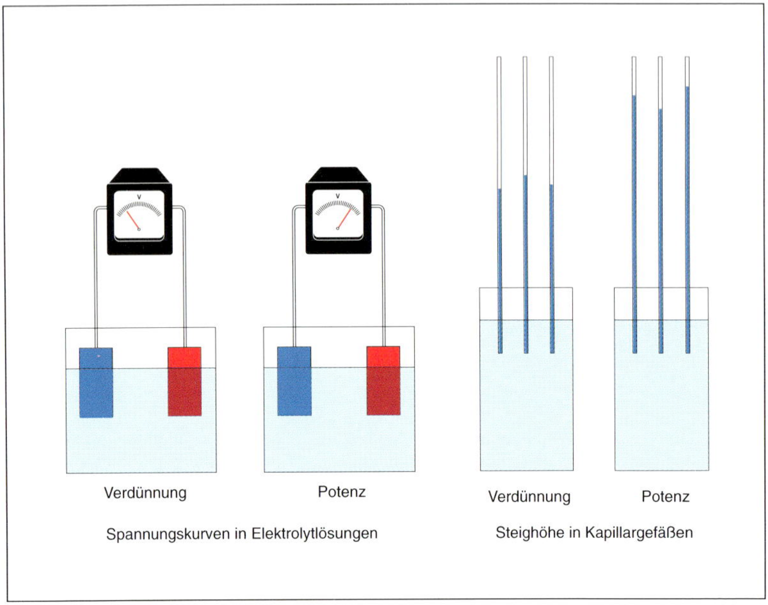

A Physikalische Aspekte potenzierter Arzneimittel

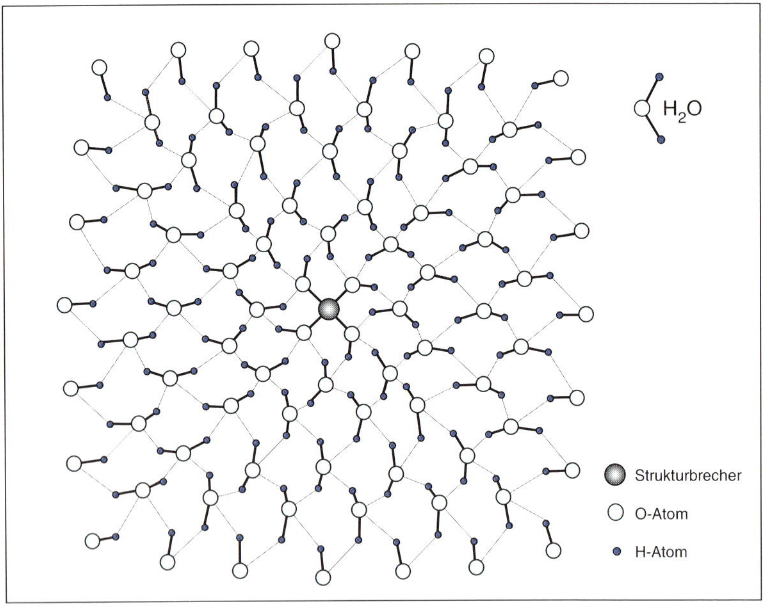

B Die Imprint-Hypothese

Physikalische Aspekte potenzierter Arzneimittel

– Radioaktivität war bei (im Mehrglasverfahren) potenzierten radioaktiven Substanzen lediglich bis zur C9-Auflösung nachweisbar, was mit dem berechneten stofflichen Gehalt übereinstimmt (→S. 109).

Auch physikalische Einflüsse auf die Wirksamkeit von »Potenzen« wurden beobachtet.

– Nach BOIRON et al. (1971) konnten potenzierte Arzneimittel durch Erhitzen inaktiviert werden.

– JONES et al. (1983) beschrieben eine Abhängigkeit der Wirksamkeit vom Herstellungsverfahren, also etwa von der Anzahl der Schüttelschläge, der Dauer der Pausen zwischen den Potenzierungsschritten usw.

Auf der Suche nach physikalisch meßbaren Unterschieden zwischen Potenzen und bloßen Verdünnungen (A) zeigte sich, daß Potenzen im Gegensatz zu Verdünnungen Veränderungen in folgenden Parametern zu bewirken scheinen: Stromstärke- und Spannungskurven in Elektrolytlösungen (Kurven mit Minima und Maxima; BEIER 1954); Licht-Extinktion (WURMSER et al. 1948); Dielektrizitätskonstante (BRUCATO 1966); Steighöhe in Kapillargefäßen (Kurven mit Minima und Maxima; KUMAR et al. 1981); Spektrallinien in der Kernspinresonanz-Spektrographie (NMR; SACKS 1985, WEINGÄRTNER 1992); Relaxationszeiten der Protonen des Wassers (LASNE et al. 1976); Thermoluminiszenz-Energie (GUTMANN et al. 1986) u. ä.

Naturwissenschaftliche Hypothesen der Wirkungsweise von Potenzen

Diese und weitere Befunde gaben Anlaß zu naturwissenschaftlichen Hypothesenbildungen über die Wirkungsweise potenzierter Arzneimittel.

BARNARD et al. (1967) stellten die **Imprint-Hypothese** auf, wonach die Information des Ausgangsstoffes in das Lösungsmittel sozusagen eingedrückt wird. Diese Hypothese besteht bis heute, in unterschiedlichen Modifizierungen:

– BARNARD et al. (1967) nahmen an, daß die Information des Arzneistoffes in Form von stereospezifischen, isotaktischen Wasserpolymeren gespeichert und weitergegeben wird.

– Nach KUMAR et al. (1981) erfolgt die Informationsspeicherung durch eine bestimmte Anordnung der elektrischen Dipole Wasser und Milchzucker.

– Nach SHARMA (1982) wird die Information über die Elektronen der äußersten Elektronenhülle von Arznei- und Lösungsmittel übertragen.

– Nach POPP (1977/1983) beruht die von allen Zellen ausgehende ultraschwache Photonenstrahlung auf einem von der DNS ausgehenden kohärenten Biophotonen-Feld. Die beim Potenzieren eines Arzneimittels angeregten kohärenten Zustände höherer Ordnung (im Sinne dissipativer Strukturen) könnten die bei Krankheit gestörte Kohärenz des Photonen-Feldes des Organismus wiederherstellen.

– Nach LUU u. a. (1980/1985) sind die entscheidenden Informationseinheiten des Wassers dreidimensionale Cluster mit Wasserstoffbrückenbindungen.

– Nach LUDWIG (1985) und SMITH (1987) kann die Wasserstruktur durch elektromagnetische Wellen geprägt werden. Im Resonanzspektrum des Lösungsmittels ist die Information des Arzneistoffes enthalten und kann mit den Eigenfrequenzen des Organismus in Multiresonanz treten.

– Nach RESCH und GUTMANN (1986) besitzt Wasser, analog zur Systemorganisation von Festkörpern, als organisches Pseudomakromolekül eine hohe Ordnungsstruktur. Potenzieren führt über eine Veränderung der strukturmodifizierenden Zentren zu einer Präzisierung der Information des Arzneistoffes (B).

Arzneiwirkung und Placebo-Effekt

Unabhängig von experimentellen Studien gibt es für erfahrene homöopathische Ärzte aber auch klinische Kriterien zur Abgrenzung einer Arzneiwirkung von einem Placebo-Effekt.

Neben der offensichtlichen Wirksamkeit bei Pflanzen, Tieren, Bewußtlosen und Säuglingen werden vor allem genannt:

– die charakteristischen Erstverschlimmerungen durch Arzneipotenzen;

– das Auftreten von charakteristischen Nebensymptomen bei unvollkommener Ähnlichkeit zwischen Krankheits- und Arzneisymptomen;

– eine zu beobachtende Wirkumkehr im Sinne einer Arzneimittelprüfung bei zu langer Einnahme einer Arzneipotenz;

– die Wirkungslosigkeit nicht richtig gewählter Mittel;

– die Wirksamkeit innerhalb des aus den Arzneimittelprüfungen bekannten Bereichs, ohne im einzelnen voraussehbar zu sein;

– die klinische Verifizierung vieler Arzneimittelprüfungssymptome bei der Behandlung Kranker.

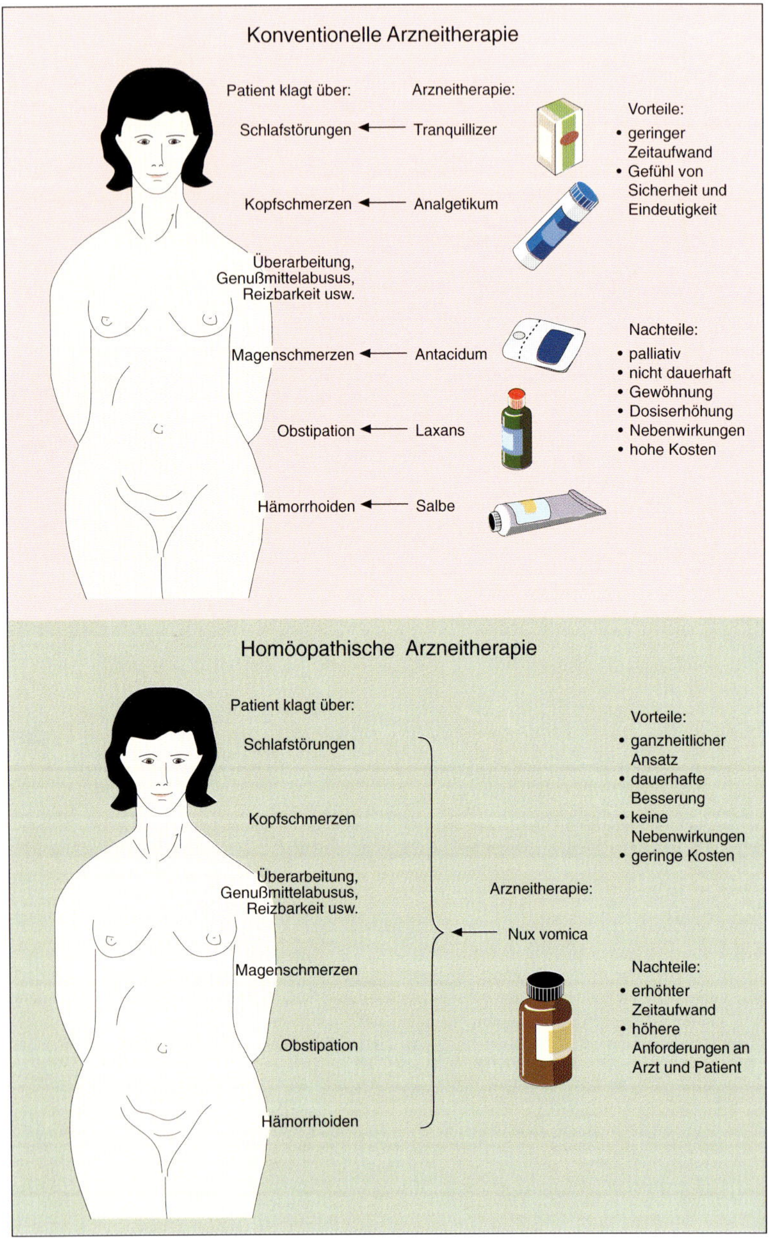

Gegenüberstellung konventioneller und homöopathischer Arzneitherapie

Homöopathie und Allopathie unterscheiden sich beträchtlich durch den Stellenwert, den sie philosophisch-methodologischen Überlegungen in der eigenen Literatur einräumen. Während sich in einem Homöopathie-Lehrbuch in der Regel auch eine kurze Reflexion der besonderen eigenen Grundsätze und oft auch der Versuch findet, diese philosophisch zu untermauern, sucht man dergleichen in »schulmedizinischen« Handbüchern meist vergeblich. Ungeachtet ihres Anspruchs auf Objektivität liegt jedoch auch der Allopathie bzw. der auf dem Contrariumprinzip basierenden »Antipathie« (→S. 37) ein ganz bestimmter therapeutischer Ansatz zugrunde. Dieser beruht auf der gängigen Vorstellung, daß Symptome oder Beschwerden dadurch zu beseitigen sind, daß man ihnen entgegenwirkt. Ist etwa die Körpertemperatur, der Blutdruck, ein Laborwert oder ähnliches zu hoch, versucht man, diese Werte durch antagonistische Medikamente zu senken.

Beispiel konventioneller Arzneitherapie. Angenommen, ein Patient kommt in die Praxis eines konventionellen Allgemeinarztes und klagt über Beschwerden wie Schlafstörungen, Kopfschmerzen, Magenschmerzen, Verstopfung, Hämorrhoiden, Überarbeitung, Genußmittelabusus, Reizbarkeit usw. Der Arzt wird sich die geschilderten Hauptbeschwerden meist in dieser Allgemeinheit notieren und lateinisch diagnostizieren (Insomnie, Zephalgie, Gastralgie, Obstipation, vegetative Dystonie o. ä.). Sofern nach entsprechenden Untersuchungen organische Veränderungen ausgeschlossen werden können, bekommt der Patient normalerweise gegen jede seiner Beschwerden ein entsprechendes Gegenmittel verschrieben: gegen die Schlafstörungen etwa einen Tranquilizer, gegen die Kopfschmerzen ein Analgetikum, gegen die Magenschmerzen ein Antacidum, einen Säure-Blocker oder ein Antibiotikum, gegen die Verstopfung ein Laxans und gegen die Hämorrhoidalbeschwerden eine analgetische und antiphlogistische Salbe. Auf die vom Patienten geschilderten Befindlichkeitsstörungen kann der Arzt zwar in Form von mitfühlendem Zuhören und guten Ratschlägen eingehen. Doch kann er diese Symptome im allgemeinen nicht als Kriterien für eine spezifische Arzneiwahl verwerten, das heißt, sie bleiben pharmakologisch gesehen unberücksichtigt.

– Die Vorteile dieser Art der Therapie nach allgemeinen Indikationen liegen in einem relativ geringen Zeitaufwand und einem Gefühl von Sicherheit und Eindeutigkeit – von seiten des Arztes wie des Patienten.

– Als Nachteil erweist sich jedoch, daß auf diese Weise Beschwerden oft nur *palliativ* »bemäntelt« bzw. gelindert werden und sich die Besserung als wenig dauerhaft erweist. Häufig tritt eine Gewöhnung an die Medikamente ein, die letztlich nur durch Dosiserhöhung zu kompensieren ist. Allopathische Arzneimittel haben außerdem in der Regel Nebenwirkungen. Darüber hinaus verursacht diese Behandlungsart relativ hohe Kosten.

Beispiel homöopathischer Arzneitherapie. Kommt ein Patient mit denselben Beschwerden in die Praxis eines homöopathischen Allgemeinarztes, so wird sich dessen Vorgehen zunächst – was Basisanamnese, körperliche Untersuchung, Labordiagnostik usw. betrifft – kaum von dem seines konventionell behandelnden Kollegen unterscheiden. Der Homöopath stellt nach dem Ausschluß organischer Ursachen aber auf jeden Fall zusätzliche Fragen: etwa ob der Patient überempfindlich und leicht verletzlich sei, ob er häufigen, aber ineffektiven Drang nach Stuhl habe, ob er gerne Fettes esse usw. In schwierigeren Fällen wird, unter Vermeidung von Suggestivfragen, eine komplette homöopathische Anamnese erhoben (→S. 25).

Schließlich verordnet der homöopathische Arzt ein einziges Mittel, in diesem Fall *Nux vomica*, etwa in einer Q-Potenz (→S. 71), die der Patient täglich einzunehmen hat, bis nach einiger Zeit sämtliche Beschwerden vergangen sind und, im günstigsten Fall, auch nicht mehr wiederkehren.

– Nachteile dieser Art von Therapie sind der erhöhte Zeitaufwand und die höheren Anforderungen sowohl an den Arzt als auch an den Patienten, der seine Beschwerden, selbst wenn sie unwesentlich erscheinen mögen, genau beobachten und berichten muß.

– Vorteile sind dagegen die ganzheitliche Behandlung des kranken Menschen mit einem einzigen Mittel, die dauerhafte Besserung, das Fehlen von Nebenwirkungen (bei Gebrauch *lege artis*) sowie die geringen Kosten für das Arzneimittel. Bezahlt werden muß freilich der Zeitaufwand des Arztes (Abb.).

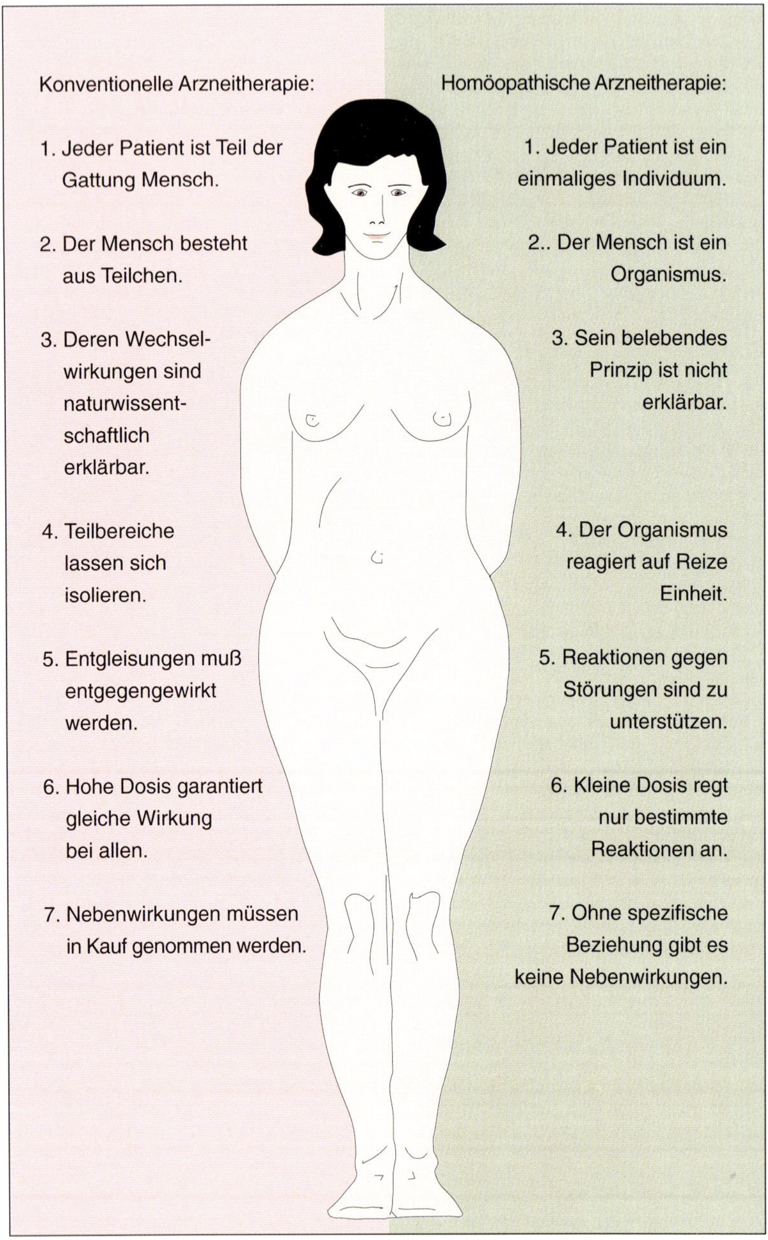

Theoretische Voraussetzungen konventioneller und homöopathischer Arzneitherapie

Die Prinzipien, auf denen die konventionelle und die homöopathische Arzneitherapie beruhen, unterscheiden sich grundlegend (Abb.). Die Gegenüberstellung zeigt, daß keine der einzelnen Positionen selbstverständlich ist, sondern es zu jeder (mindestens) eine ihr entgegengesetzte bzw. komplementäre Alternative gibt.

Konventionelle Arzneitherapie

1. Jeder Patient ist Teil der **Gattung** Mensch. Seit PLATON und ARISTOTELES zielt Wissenschaft primär auf das Allgemeine, nicht auf das Individuelle.
2. Der Mensch besteht aus materiellen **Teilchen**, die miteinander in Wechselwirkung stehen. Dies ist die These des Materialismus bzw. des »l'homme machine« (DE LAMETTRIE, 1748).
3. Diese Wechselwirkungen sind mechanisch, physikalisch, chemisch, kybernetisch usw. **erklärbar**. Der wissenschaftliche Positivismus nimmt an, daß prinzipiell alles erforscht und verstanden werden kann, zumindest eines Tages.
4. Innerhalb des komplexen Gesamtsystems Mensch lassen sich einzelne Teilbereiche **isolieren** und gesondert untersuchen. Die praktische Bedeutung dieses Ansatzes spiegelt sich in der Spezialisierung in Haut-, Augen-, Hals-Nasen-Ohren-, Frauen-, Nerven-Ärzte u. a. wieder.
5. Wenn eine Funktion eines Systems verändert ist, bedeutet dies eine Entgleisung, der grundsätzlich **entgegengewirkt** werden muß. Ganz in Analogie zu einem Maschinenschaden: wo etwas leck ist, muß abgedichtet werden; wo etwas verengt ist, muß erweitert werden; wo etwas heiß gelaufen ist, muß abgekühlt werden usw. Dieses Prinzip hat sich im Bereich der Mechanik bzw. der Physik als sinnvoll erwiesen.
6. Arzneien werden in so **hoher Dosis** verabreicht, daß ihre Wirkung bei allen Gattungswesen möglichst sicher eintritt. Interessiert jedoch vor allem die Reproduzierbarkeit der allgemeinen Wirkung, so ist diese tatsächlich um so sicherer gewährleistet, je höher die Dosis ist – bis zum Grenzfall toxischer bzw. letaler Dosen, die 100% Einheitlichkeit und Verallgemeinerbarkeit ergeben würden.
7. Die übrigen, unerwünschten Wirkungen der Arznei müssen als **Nebenwirkungen** in Kauf genommen werden. Es gibt prinzipiell keine Möglichkeit, sie zu umgehen.

Homöopathische Arzneitherapie

1. Jeder Patient ist ein einmaliges **Individuum**. Jeder Mensch und jede Krankheit ist unverwechselbar, unwiederholbar und noch nie so auf der Welt dagewesen.
2. Jedes Individuum ist ein **Organismus**, der auf Reize zweckmäßig reagiert. Im Gegensatz zu einem Mechanismus ist ein Organismus teleologisch verfaßt, das heißt, er arbeitet und reagiert zielgerichtet (→S. 123). Daß er sinnvoll reagieren kann, impliziert bereits, daß er selbsttätig bzw. ein Subjekt ist.
3. Das eigentlich belebende und koordinierende Prinzip des Organismus ist **nicht erklärbar**. Gebräuchliche Begriffe für das, was einen lebendigen von einem toten Körper unterscheidet, sind Lebensprinzip, Lebenskraft, Lebensgeist oder Entelechie. Jeder, auch kybernetische, Erklärungsversuch birgt demgegenüber die Gefahr des Reduktionismus in sich.
4. Der lebende Organismus reagiert auf Reize stets als Ganzes, als **Einheit**. Dies folgt aus der Einheit des Lebensprinzips.
5. Störungen im Leben des Organismus zeigen eine bereits begonnene Reaktion desselben gegen störende Reize an, die daher grundsätzlich **unterstützt** werden muß. Der sich gegenüber Fremdem immer wieder abgrenzende Organismus reagiert auf Reize, auch auf Krankheitsreize, innerhalb eines bestimmten Rahmens grundsätzlich sinnvoll, sofern er nicht (wie zum Beispiel im Schock o. ä.) überfordert wird.
6. Arzneien werden in so **kleiner Dosis** verabreicht, daß sie gerade noch als Reiz wirken, um diese Reaktion anzuregen. Da es nur auf die Reizantwort ankommt, genügen oft schon kleine Reize, um große Reaktionen auszulösen. Eine Erhöhung der Dosis brächte keinen grundsätzlichen Vorteil.
7. Sofern eine Arznei keine **spezifische** Beziehung zur individuellen Reaktion des Organismus hat, kann sie nichts bewirken, auch keine Nebenwirkungen. Nur dort, wo der Organismus bereits selbst aktiv bzw. sensibilisiert ist, können mit kleinsten Reizen (s. 6.) große Reaktionen ausgelöst werden. In den Bereichen des Organismus dagegen, wo keine besondere Empfindlichkeit besteht, bewirken kleine Dosen nichts. Auch bei einem Allergiker können zum Beispiel Blütenpollen enorme Reaktionen hervorrufen, beim Nicht-Sensibilisierten dagegen nichts dergleichen.

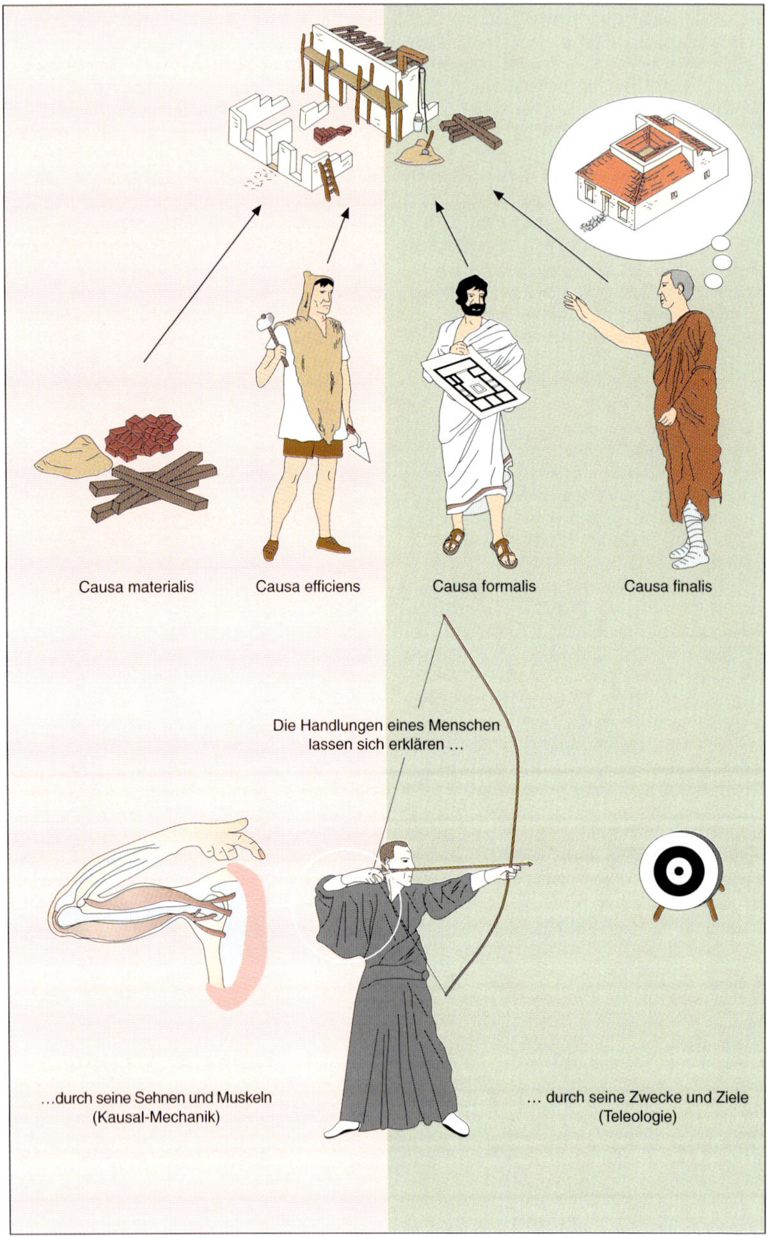

Kausal-mechanisches und teleologisches Denken

Die Gegenüberstellung konventioneller und homöopathischer Arzneitherapie (→S. 119) läßt zwei verschiedene **Grundhaltungen** dem einzelnen Patienten gegenüber erkennen.

– Die konventionelle beruht auf dem »aufgeklärten« naturwissenschaftlichen Weltbild, wonach die Welt und damit auch der Mensch letztlich aus »Materie« (Partikeln in einem leeren Raum) und »Spielregeln« (Naturgesetzen) bestehen.

– Die homöopathische geht dagegen von einem teleologischen Begriff des Menschen als eines individuellen Organismus aus, der nach der Verwirklichung seiner Bestimmung strebt.

Philosophisch gesehen handelt es sich um zwei verschiedene Ebenen des Denkens, wobei die eine (höhere) die andere (niedere) umgreift bzw. einschließt.

Zu HAHNEMANNS Zeiten war – im Gegensatz zu heute – teleologische Argumentation in der Medizin noch sehr verbreitet und besaß große Überzeugungskraft.

Kausal-mechanisches Denken

Kausal-mechanisches Denken ist charakteristisch für die analytische Methode der modernen Naturwissenschaften und damit auch der naturwissenschaftlich orientierten Medizin. Es ist primär auf unbelebte **Objekte** (Atome, Moleküle) gerichtet, sucht überall das **Allgemeine** (zu jedem Einzelding die Gattung) und beruht auf dem Paradigma der **Determiniertheit** jedes Vorgangs durch Naturgesetze. Der menschliche Körper unterscheidet sich nicht grundsätzlich von anderen Körpern der Physik. Alle Körper und Körperchen (vgl. die Bezeichnung »Blutkörperchen«) stehen in Wechselwirkungen miteinander und bilden ein komplexes System.

Für dieses Weltbild stellt das Auffinden natürlicher Normen ein prinzipielles Problem dar, weshalb man sich meist mit einem statistischen Normalitätsbegriff begnügt. Abweichungen davon werden als Störungen aufgefaßt und diesen wird durch **Manipulation** gegengesteuert. Die Wissenschaften, die am deutlichsten auf diesem Denken beruhen, sind die klassische Physik, Chemie und Kybernetik. Auf die Medizin angewandt resultiert aus einem kausal-mechanischen Verständnis und Umgang mit Menschen die heute weit verbreitete Iatro-Technologie (Arzt-Technologie).

Teleologisches Denken

Teleologisches Denken geht dagegen von der Sinn- und Zweckhaftigkeit der Lebenserscheinungen aus.

Der Begriff Teleologie (von griech. *telos*, Ziel, Zweck) geht zurück auf ARISTOTELES, der vier Ursachen für die Existenz von Seiendem unterschied. Das klassische Beispiel dafür ist ein Haus, das existiert, weil es

1. aus Steinen und Balken o. ä. besteht (*causa materialis*),
2. von Handwerkern erbaut wurde (*causa efficiens*),
3. von einem Architekten entworfen wurde (*causa formalis*) und
4. vom Bauherrn gewollt bzw. bezweckt wurde (*causa finalis*).

Letztere, die Zweckursache, steht am höchsten, da die anderen Ursachen ohne sie nicht wirksam geworden wären (Abb.).

Teleologisches Denken befaßt sich dementsprechend primär mit **Subjekten**, Wesen wie Menschen, Tieren, aber auch Staaten, Organisationen usw. Diese sind wiederum **Individuen**, also Einzelwesen, die für sich selbsttätig sind und nach Selbsterhaltung **streben**. Anstelle von physikalischen Körpern werden Organismen als Gebilde gedacht, die gezielt auf etwas reagieren und sich selbst regulieren können.

Begriffe wie Gesundheit, Krankheit und **Heilung** sind nur teleologisch begreifbar, da bei jedem das Ziel der Vollkommenheit bzw. Vervollkommnung der Existenz immer schon vorausgesetzt werden muß. Wissenschaften, die ohne teleologisches Denken nicht auskommen, sind Biologie, Philosophie und Theologie. Auf die Medizin angewandt, stellt sich die Tätigkeit des Arztes eher als **Heilkunst** dar, sofern primär nicht technisch manipuliert, sondern auf das Ziel der Gesundheit hin reguliert wird.

Ein teleologisches Verständnis des Organismus schließt nicht aus, daß in Lebewesen auch kausal-mechanische Vorgänge ablaufen (Abb.). Teleologie ist vielmehr eine **regulative Idee**, die die verschiedenen Kausalketten zusammenhält und in ein sinnvolles Ganzes integriert.

Die Ebene des teleologischen Denkens läßt sich umgekehrt vom strikt kausal-mechanischen Denken bzw. von der Naturwissenschaft aus allerdings nicht erfassen, da Begriffe wie Subjekt, Gesundheit, Krankheit, Heilung usw. keine naturwissenschaftlichen Kategorien sind.

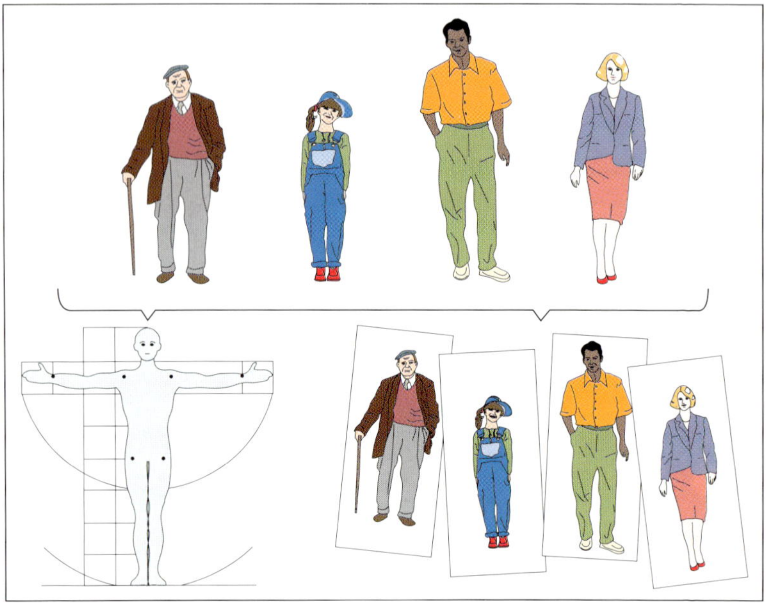

A Nomothetische und idiographische Wissenschaft

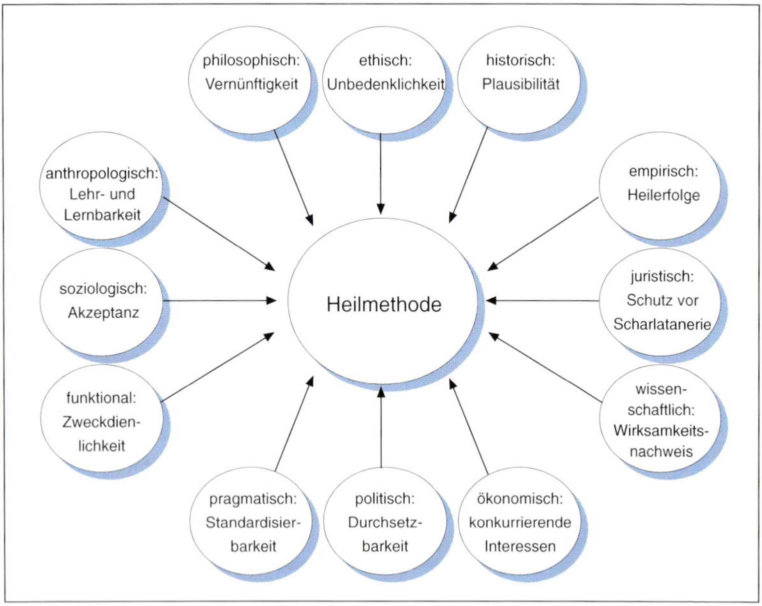

B Voraussetzungen für die Akzeptanz einer Heilmethode

Nomothetische und idiographische Wissenschaft

Der spezifische Wesensunterschied zwischen konventioneller und homöopathischer Medizin läßt sich auch mit Hilfe des folgenden von WILHELM WINDELBAND (1848–1915) 1904 geprägten Begriffspaars begreifen:

Nomothetische Wissenschaften (von griech. *nomos*, Gesetz, und *tithemi*, setzen) sind auf allgemeine Gesetze ausgerichtet; ein Bestreben, das vor allem in den Naturwissenschaften anzutreffen ist.

Idiographische Wissenschaften (von griech. *idios*, eigen, und *graphein*, schreiben) befassen sich dagegen mit dem Einmaligen, Besonderen, Individuellen, wie dies vor allem für die Kulturwissenschaften typisch ist.

Der Homöopathie-Historiker RUDOLF TISCHNER (1879–1961) übertrug diese Unterscheidung 1916 in den Bereich der Medizin und interpretierte die naturwissenschaftlich orientierte Medizin als nomothetische, die Homöopathie dagegen als idiographische Wissenschaft (A).

Heilkunde zwischen Erkennen und Handeln

Eine unaufhebbare Grundspannung der Medizin besteht zwischen dem Drang, zu erkennen, und der Notwendigkeit, zu handeln. Obwohl beide Aspekte notwendige Momente eines dialektischen Prozesses sind, wurden und werden sie doch von jedem einzelnen Arzt immer wieder unterschiedlich stark betont.

Fast klassisch konträr sind hier die Position des Wiener therapeutischen Nihilismus einerseits und die der Homöopathie andererseits.

JOSEPH DIETL (1804–1878) schrieb 1847: »Nach der Summe seines Wissens und nicht nach dem Erfolg seiner Kuren muß der Arzt beurteilt werden. Am Arzt muß der Naturforscher und nicht der Heilkünstler geschätzt werden. Solange die Medizin eine Kunst ist, wird sie keine Wissenschaft, solange es glückliche Ärzte gibt, solange gibt es keine wissenschaftlichen Ärzte. . . Im Wissen, nicht im Handeln liegt unsere Kraft.«

SAMUEL HAHNEMANN (1755–1843) formulierte 1842: »Des Arztes höchster und einziger Beruf ist, kranke Menschen gesund zu machen, was man Heilen nennt. Nicht aber das Zusammenspinnen leerer Einfälle und Hypothesen über das innere Wesen des Lebensvorgangs und der Krankheitsentstehung im unsichtbaren Innern zu sogenannten Systemen, oder die unzähligen Erklärungsversuche über die Erscheinungen in Krankheiten und die ihnen stets verborgen gebliebene nächste Ursache derselben.«

Kriterien für die Beurteilung einer Heilmethode

Der philosophische Aspekt ist nur einer von vielen, die bei der Beurteilung einer Heilmethode eine Rolle spielen.

Um allgemein anerkannt zu werden, sollte eine Heilmethode nicht nur in sich vernünftig und ethisch unbedenklich sein, sondern sie muß in ihren Grundprinzipien den Menschen auch plausibel sein. Wie die Medizingeschichte zeigt, ändert sich die Plausibilität bestimmter Konzepte von Epoche zu Epoche. Nach einer Zeit betont materialistischen Denkens, in der es die Homöopathie schwer hatte, anerkannt zu werden, wächst heute, im Zeitalter der Informationsverarbeitung, das Interesse an der Homöopathie wieder. So wie das Einlesen einer Diskette, von der ja keine Materie, sondern nur Information übertragen wird, das Programm eines Computers verändern kann, ist heute die Wirkung eines nichtstofflichen Arzneimittels auf einen Menschen ebenfalls leichter vorstellbar geworden.

Empirische Heilerfolge sprechen natürlich für ein Heilsystem, doch hat der Gesetzgeber auch die Pflicht, die Bürger vor Scharlatanerie oder gesundheitlichen Gefahren zu schützen. Deshalb werden wissenschaftliche Wirksamkeitsnachweise gefordert.

Das Lehren und Lernen einer Heilmethode sollte für einen durchschnittlich begabten Menschen möglich sein und die Methode von einer breiten Bevölkerungsschicht akzeptiert werden. Allgemein wird erwartet, daß verschiedenste Beschwerden durch eine Behandlung schnell und ohne großen Aufwand beseitigt werden. Hier scheiden sich jedoch oft die Geister, da viele Menschen die sofortige lokale Beseitigung etwa eines Hautausschlags seiner langwierigen inneren Behandlung vorziehen.

Rein pragmatisch verlangt man von einer Heilmethode eine gewisse Standardisierbarkeit, um sie in einer Routine-Praxis anwenden zu können. Ob ihre Gleichberechtigung mit anderen Verfahren politisch durchsetzbar ist, hängt von vielen Faktoren, unter anderem auch vom Organisationsgrad bzw. dem Einfluß der jeweiligen Gruppe ab. In ökonomischer Hinsicht wird von Politikern in zunehmendem Maße für Kostendämpfung im Gesundheitswesen plädiert, doch stehen dem unter anderem die Interessen der medizinisch-pharmazeutischen Industrie entgegen (B).

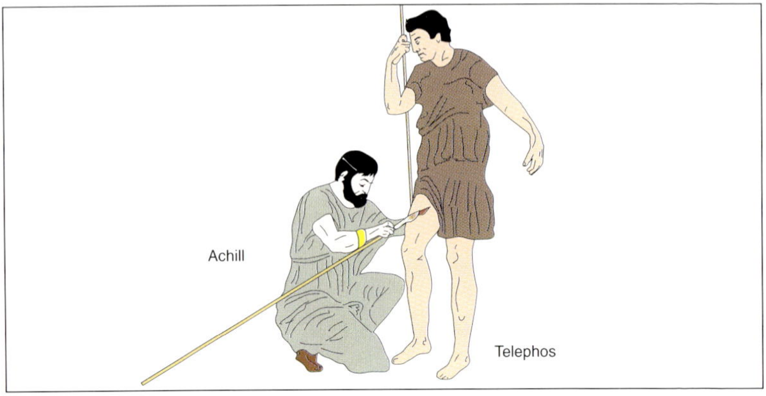

A Der Ähnlichkeitsgedanke in der griechischen Mythologie

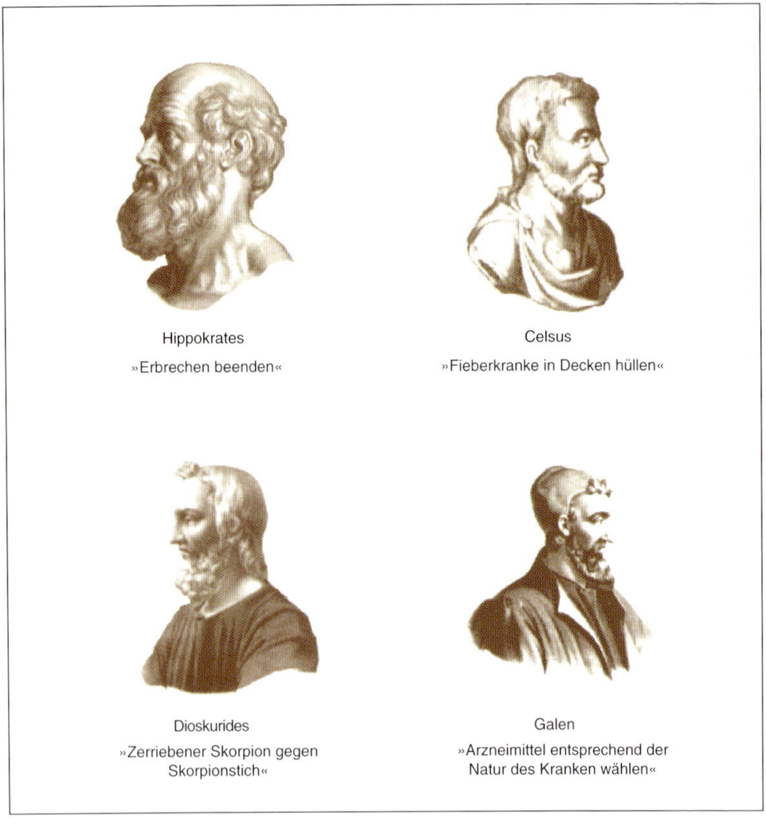

B Ähnlichkeitstherapie in der Antike

Der **Ähnlichkeitsgedanke** tauchte bereits früh in verschiedenen Zusammenhängen in der europäischen Geistesgeschichte auf: EMPEDOKLES (460–371) schrieb: »Süßes griff nach Süßem, Bitteres stürmte auf Bitteres los, Saures stieg auf Saures und Heißes ritt auf Heißem« (Fragment 90). Und zum Wesen der Erkenntnis formulierte er: »Durch Erde schauen wir die Erde, durch Wasser das Wasser, durch Äther den göttlichen Äther, aber durch Feuer das vernichtende Feuer; die Liebe ferner durch unsere Liebe und den Haß durch unseren traurigen Haß« (Fragment 109).

Derselbe Gedanke spielte bei PLATON (427–347) eine große Rolle, sowohl in seiner Kosmologie (die Bewegung aller Dinge entstehe dadurch, daß »alles Verwandte einander zustrebt«; ›Timaios‹) als auch in seiner Ideen-Konzeption (das Gute, Schöne und Gerechte im Menschen habe teil (*methexis*) an der Idee des Guten, Schönen und Gerechten (›Phaidon‹ u. a.).

Für ARISTOTELES (389–322) ruft – im Gegensatz zur schmerzvermeidenden Komödie – die Tragödie gerade »Jammer und Schaudern hervor und bewirkt hierdurch eine Reinigung (*katharsis*) von derartigen Erregungszuständen« (›Poetik‹, Kap. 5f.).

Dieser therapeutische Zusammenhang findet sich auch in der griechischen Mythologie (A), in der etwa die Wunde des TELEPHOS, den ACHILL mit seinem Speer am Schenkel verwundet hatte, so lange ungeheilt blieb, bis sie mit dem Rost desselben Speers, der die Wunde verursachte, behandelt wurde (EURIPIDES).

Das Alte Testament enthält den Ähnlichkeitsgedanken in überhöhter, symbolischer Form. Als Mittel gegen den Tod durch Giftschlangen hängte MOSE eine Schlange aus Kupfer an einer Fahnenstange auf. Wer nach dem Biß einer Schlange zu dieser aufblickte, blieb am Leben (›Numeri‹ 21,6–9).

Das Neue Testament schließlich ist von den Krankenheilungen bis zum Kreuzestod JESU durchdrungen von dem Gedanken, daß Leiden, Sünde und Tod nicht durch Verdrängung, Verurteilung und Vermeidung, sondern gerade durch ihre mitleidende Berührung aufgehoben und verwandelt werden können.

Ähnlichkeitstherapie. Das uns überlieferte *Corpus Hippocraticum* umfaßt die medizinischen Schriften der Schule des HIPPOKRATES, die sich über mehrere Jahrhunderte erstrecken und entsprechend uneinheitlich sind. Die Möglichkeit einer Behandlung mit Ähnlichem wird zwar an verschiedenen Stellen in Erwägung gezogen (»etwas Ähnliches bewirken – so wie ein Schmerz einen anderen lindert«; ›Epidemien‹ VI, 2,1), doch wird meist noch im gleichen Satz auch auf die konträre Behandlungsmöglichkeit hingewiesen (B).

HAHNEMANN selbst zitierte folgende Stelle aus den hippokratischen Schriften: »Durch Ähnliches entsteht eine Krankheit und durch Ähnliches werden aus Kranken Gesunde«. »Durch Erbrechen wird Erbrechen beendet« (›De Locis in Homine‹, 42). Auch dort wird die Ähnlichkeitstherapie jedoch nicht zum Dogma erklärt, sondern im nächsten Satz bereits durch die Ergänzung der gegenteiligen Methode relativiert. Dem Autor dieser rhetorischen Schrift ging es vielmehr darum, zu zeigen, daß keine einzelne Methode Anspruch auf normative Geltung habe. Einzige Richtschnur der ärztlichen Kunst bleibe das Erfassen der Einmaligkeit der jeweiligen therapeutischen Situation (*kairos*) und eine genau dem individuellen Zustand des Kranken angemessene Therapie.

CELSUS (1. Jh.) berichtete von der Praxis empirischer Ärzte, Fieberkranke in Decken zu hüllen, um damit große Wärme und Durst zu erregen (›De Medicina‹, III, 9).

DIOSKURIDES (1. Jh.) empfahl den Urin des tollwütigen Hundes als Heilmittel gegen dessen Biß, fein zerriebenen Skorpion gegen dessen Stich und Kanthariden (spanische Fliegen) – von denen Harnverhaltung im Vergiftungsbild bekannt war – als harntreibendes Mittel (›Materia Medica‹, I).

GALEN (2. Jh.) vereinte die damals bestehenden Medizintheorien zu einem einzigen System, das in der Pathologie vor allem auf der Humoralpathologie und dementsprechend in der Therapie auf dem Contrariumprinzip beruhte und eineinhalb Jahrtausende die Medizingeschichte maßgeblich bestimmte. Vereinzelt finden sich allerdings auch bei ihm Stellen, wo »dem Alter, der Natur, der Gewohnheit, der Lebensweise des Kranken ähnliche« sowie »der Jahreszeit, Witterung und Gegend entsprechende« Mittel empfohlen werden. Diese Art von Ähnlichkeitsbeziehung beruht jedoch weniger auf empirischen Beobachtungen, als vielmehr auf der Übereinstimmung der spekulativ zugeordneten Qualitäten feucht, warm, kalt und trocken (›De Methodo Medicinae‹, VIII, 9).

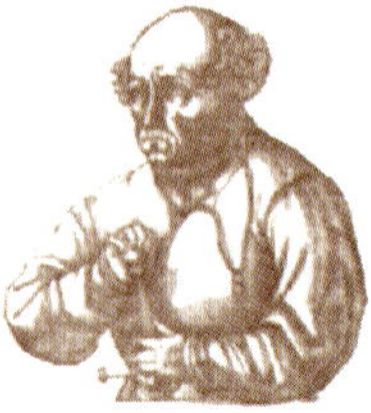

Paracelsus

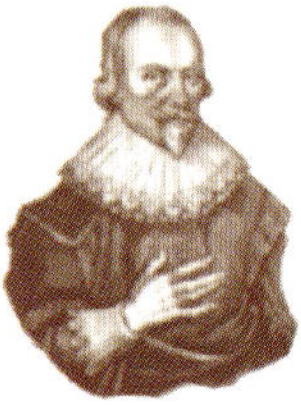

Fludd

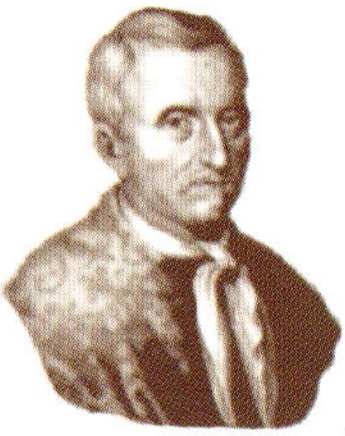

Van Helmont

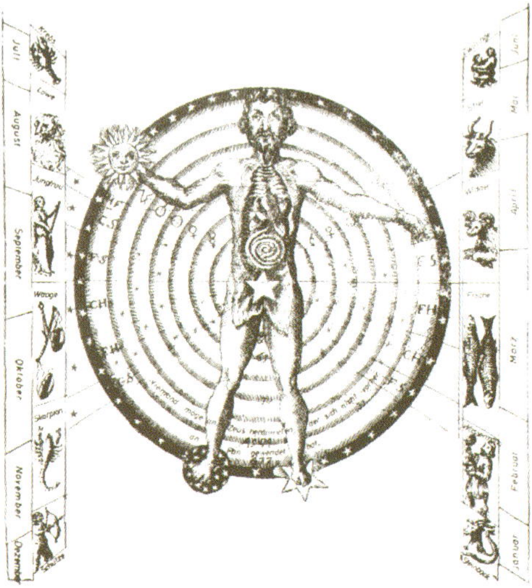

Astrologische Entsprechungen

A Ähnlichkeitstherapie in der Neuzeit

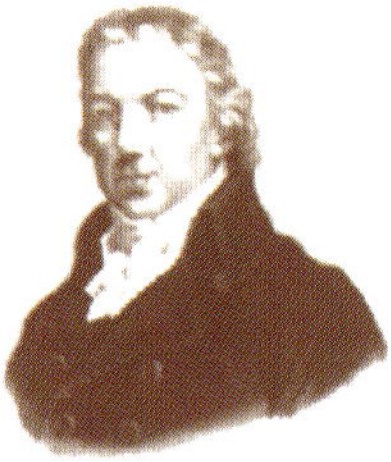

Jenner

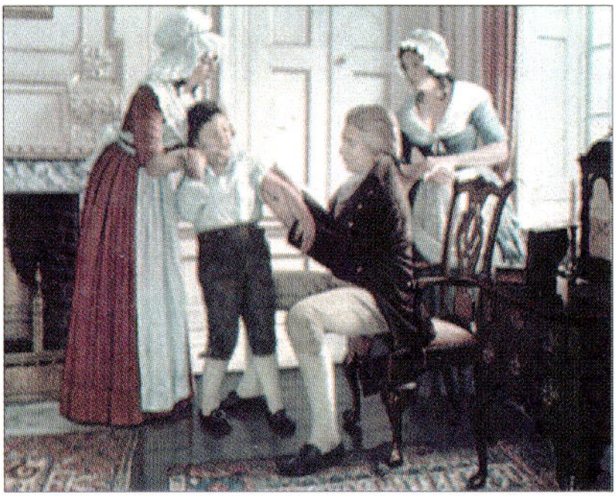

Edward Jenner bei der Pockenimpfung

B Vorläufer der Isopathie

Paracelsus (1493–1541) wandte sich gegen die Humoralpathologie und das Contrariumprinzip GALENS: »Contraria a contrariis curantur, das ist: Heiß vertreibt Kaltes, das ist falsch, in der Arznei nie wahr gewesen« (›Paragranum‹). Seine eigenen Therapieempfehlungen leitete er vor allem aus der Empirie ab. Es lassen sich darin unterschiedliche Konzeptionen einer Behandlung nach dem Ähnlichkeitsprinzip feststellen:

– etwa die Heilung einer Mineralvergiftung durch die Gabe desselben Minerals: »allen Mineralia fürzukommen durch Mineralia, denn sie vertreiben einander selbst« (Entwürfe zum ›Opus Paramirum‹);
– die Anpassung derselben »Anatomie« von Krankheit und Arzneimittel: »gleiche Anatomie der Kräuter und gleiche Anatomie der Krankheiten zusammen in eine Ordnung bringen« (›Podagrische Krankheiten‹);
– die Beachtung astrologischer Entsprechungen (A): »den Himmel in beiden Wirkungen verfügen, einmal in der Krankheit und einmal in der Arznei« (›Paragranum‹);
– die Einbeziehung der Signaturenlehre: »Was die Gelbsucht macht, heilt auch die Gelbsucht« (›Bergkrankheiten‹) usw.

PARACELSUS ging sogar so weit, die Nomenklatur der Krankheiten ganz nach den sie heilenden Arzneimitteln zu richten. Was durch *Helleborus*, *Coloquinte* usw. geheilt wird, bezeichnete er als »*Morbus helleborinus*, *Morbus coloquinthidis*« usw. (›Paragranum‹).

Paracelsisten. Nach ROBERT FLUDD (1574–1637) »zieht das Ähnliche durch eine gewissermaßen magnetische Eigenschaft das sich Ähnliche an«. Nach dieser magischen Auffassung töten pulverisiert eingenommene Würmer innerlich Würmer, ist die Milz, zubereitet, ein Gegenmittel gegen geschwollene Milz, und »der Auswurf eines Schwindsüchtigen heilt nach der nötigen Zubereitung die Lungenschwindsucht« (›Philosophia Moysaica‹, 1638).

Nach einer von dem Rosenkreuzer J. THÖLDE um 1600 verfaßten, jedoch einem BASILIUS VALENTINUS (Anfang 15. Jh.) zugeschriebenen Schrift soll »Gleiches mit Seinesgleichen vertrieben« werden: »Hitze mit Hitze, Kälte mit Kälte, Stechen mit Stechen« usw. (›Fratris Basilii Valentini Chymische Schriften‹, 1760).

Von JOH. PHARAMUNDUS RUMMEL (geb. ca. 1600) stammt der Satz: »Aus welchem principio der Morbus entsprungen, ebenfalls aus gleichem principio die cura muß angestellt werden« (›Medicina spagyrica‹, 1662).

In den von Jesuiten verfaßten ›Acta Sanctorum‹ heißt es: »Heilige heilen nicht, wie sterbliche Ärzte zu tun pflegen, durch Gegenmittel, sondern durch das Ähnliche« (1643). Diese Stelle bezieht sich jedoch auf die frühchristlichen Heiligen CYRUS und JOHANNES, die einer Frau, die beim Wassertrinken einen Frosch verschluckt hatte, durch weiteres Wassertrinken zum Erbrechen verhalfen.

Der Jesuit ATHANASIUS KIRCHNER lehrte 1680, »daß jedes Gift sein eigenes Gegengift sei«, womit aufgelegte Spinnen gegen Spinnenbiß, Krötenamulette gegen die Pest und ähnliches gemeint waren.

Auch bei J. B. VAN HELMONT (1577–1644) finden sich Anklänge an die Signaturenlehre und das Gesetz der Sympathie (›Ortus medicinae‹, 1652).

Vorläufer der Isopathie im 18. Jahrhundert. (→S. 179) Lady MARY WHORTLEY MONTAGUE, die Frau des englischen Gesandten in Konstantinopel, hatte das dort Anfang des 18. Jahrhunderts kennengelernte Impfverfahren gegen Pocken (die Einimpfung älteren Blatterninhalts) bei ihren eigenen Kindern anwenden lassen und in England bekannt gemacht. Infolge etlicher Todesfälle setzte sich das Verfahren allerdings nicht durch.

PHIL. NENTER (1718), STEPH. WESZPRÉMI (1755) und SAMÖILOWITZ (1787) schlugen vor, in Pestzeiten das Pestgift künstlich einzuimpfen.

FRANCIS HOME (1759) und ALEXANDER MONRO (1760) ließen das Blut von Masernkranken bei Masern einimpfen.

EDWARD JENNER (B) führte schließlich 1796 die im Volk schon angewendete Methode der Überimpfung der Kuhpocken in die Heilkunde ein (›Inquiry into the Causes and Effects of Variolae Vaccinae‹, 1798).

HAHNEMANN selbst nannte als einen seiner Vorläufer den dänischen Regimentsarzt STAHL, der bereits nach dem Ähnlichkeitsprinzip verfuhr, als er bei Verbrennungen Annäherung ans Feuer, bei Erfrierungen aufgelegten Schnee und bei Entzündungen »abgezogene Geister«, also Alkohol, empfahl. Auch BOULDUC, DETHARDING, BERTHOLON und THOURY haben laut HAHNEMANN bereits vor ihm den Ähnlichkeitsgedanken geäußert, ohne daraus aber spezifische Therapien zu entwickeln (→S. 131).

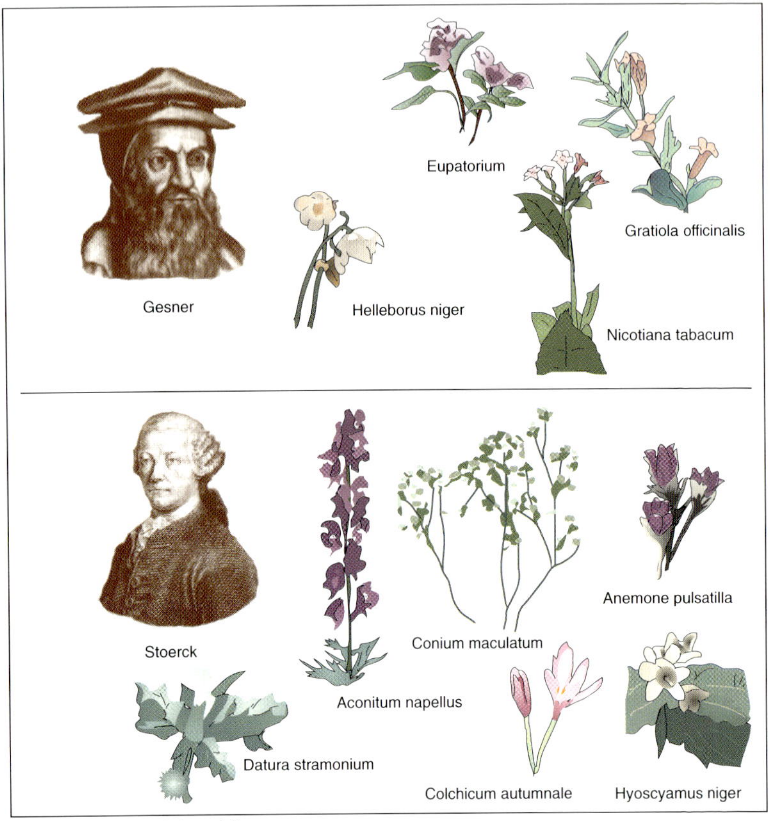

A Selbstversuche mit Arzneipflanzen

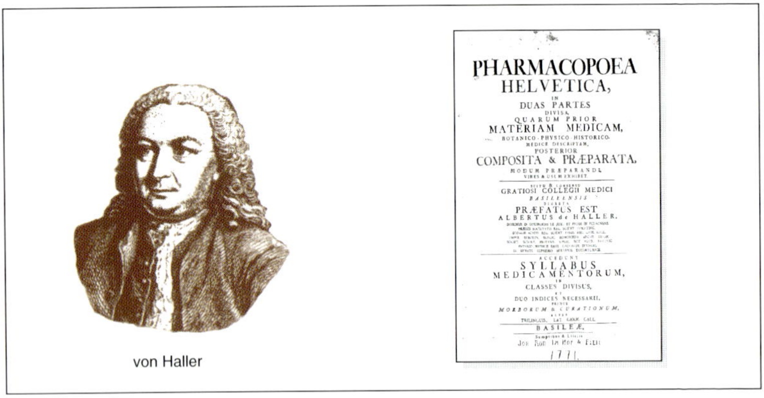

B Empfehlung von Arzneimittelprüfungen an Gesunden

Die traditionellen Arzneimittellehren beruhten über Jahrtausende vor allem auf den Funden von Laienheilern, Beobachtungen an Kranken, Spekulationen und Überlieferung. Nur selten wurden Arzneiversuche an Gesunden unternommen.

Von dem griechischen Empiriker HERAKLEIDES VON TARENT (1. Jh.) weiß man lediglich, daß er eine Anzahl von Heilmitteln geprüft haben soll.

Unter den Königen des Ostens, die die Wirkung von Giften an Verbrechern studieren ließen, um auf diese Weise Gegenmittel gegen die damals verbreiteten Giftmorde zu finden, sind besonders ATTALUS III. von Pergamon (138–133) und MITHRIDATES IV. von Pontos (124–64 bzw. 111–63) bekannt.

PARACELSUS hat vermutlich keine Arzneimittelprüfungen an Gesunden angestellt, doch aus der Überlieferung und eigenen Beobachtung von Vergiftungen wesentliche Kenntnisse über die Kräfte der jeweiligen Metalle oder Pflanzen gewonnen.

Auf Befehl Papst CLEMENS VII. wurde an Verbrechern die Giftwirkung von *Aconitum* studiert, um dabei Gegengifte zum Schutz des eigenen Lebens erproben zu lassen (MATTIOLI, 1574). Kaiser FERDINAND I. veranlaßte 1561 und 1564 in Prag ähnlich motivierte Versuche.

Ärztliche Selbstversuche. Die ersten Selbstversuche mit Arzneimitteln machte der Botaniker und Polyhistor CONRAD GESNER in Zürich (A). Er nahm *Eupatorium, Gratiola, Helleborus* und *Nicotiana* ein (›Epistolarum medicinalium libri tres‹, 1577).

Nach diesen noch relativ groben Versuchen hörte man im Zeitalter der Iatrophysik und Iatrochemie (17./18. Jh.) nichts mehr von Arzneiversuchen an Gesunden, obwohl sie von berühmten Ärzten wie BAGLIVI, SYDENHAM und FRIEDRICH HOFFMANN grundsätzlich befürwortet wurden.

Erst 1753 machte G. YOUNG Versuche mit Opium und regte damit auch andere Ärzte an.

ANTON STOERCK (1731–1803) schließlich prüfte 1760 an sich selbst *Conium*, 1762 *Stramonium, Hyoscyamus* und *Aconitum*, 1763 *Colchicum* und 1771 *Pulsatilla* (A). Seine Prüfungsergebnisse waren allerdings bis auf einzelne Symptome und etwa den Hinweis auf die Augenbeziehung von *Pulsatilla* nicht sehr ergiebig. Hinter diesen Versuchen stand jedoch die Absicht, die Behandlung auf dem Ähnlichkeitsprinzip aufzubauen: »Wenn *Stramonium* durch Verwirrung des Geistes Gesunde krank macht, warum darf man dann nicht den Versuch machen, ob es nicht, indem es den Kranken und Verrückten die Gedanken stört und ändert, Geistesgesundheit geben und bei mit Krämpfen Behafteten die Krämpfe heben könnte?« (›Libellus, quo demonstratur Stramonium. . .‹, 1762).

Insofern ist STOERCK der einzig wirkliche Vorläufer HAHNEMANNS im Hinblick auf die Behandlung nach dem Ähnlichkeitsprinzip. Er wurde von HAHNEMANN selbst auch als solcher bezeichnet.

STOERCKS Versuche fanden kaum Resonanz. Nur wenige der Wiener Schule sind ihm gefolgt: etwa CARL KRATOCHWILL (1764), der STOERCKS Arbeiten (mit negativem Ergebnis) nachprüfte und KARL KRAPF (1766, 1782), der Selbstversuche mit *Ranunculus* und verschiedenen Pilzen sowie mit *Conium* anstellte.

JOHANN FRIEDRICH GRIMM berichtete 1762 über eine Reihe von Symptomen bei Selbstversuchen mit *Opium*.

WILLIAM ALEXANDER publizierte 1767 in Edinburgh seine Arzneiprüfungen von Salpeter und Kampfer, bei denen starke, lebensbedrohliche Symptome auftraten. Es handelte sich aber auch hier um wenige, kurzdauernde Versuche. Er ging sehr bald zu größeren Dosen über, wodurch im wesentlichen nur die gröberen Wirkungen der Mittel erfaßt wurden. Ähnliches gilt für die Versuche an Gesunden von CORBIN GRIFFIN (1765) und ROBERT WHYTT (1768) in Edinburgh.

ALBRECHT VON HALLER schließlich hat zwar keine eigenen Prüfungen angestellt, jedoch in der von ihm herausgegebenen ›Pharmacopoea helvetica‹ (1771) darauf hingewiesen, daß beim Zustand der zeitgenössischen Arzneimittellehre nichts anderes übrig bleibe, als sich in Versuchen an Gesunden über die Wirkung jeder einzelnen Arznei klar zu werden (B).

HAHNEMANN erwähnte VON HALLER als einzigen, der die Notwendigkeit dieser Prüfungen erkannt habe.

Bei den meisten dieser frühen Arzneiprüfer handelt es sich nicht um tatsächliche Vorläufer der Homöopathie. Möglicherweise haben manche von ihnen HAHNEMANN jedoch ermutigt, 1790 seinen entscheidenden Selbstversuch mit Chinarinde durchzuführen (→S. 31).

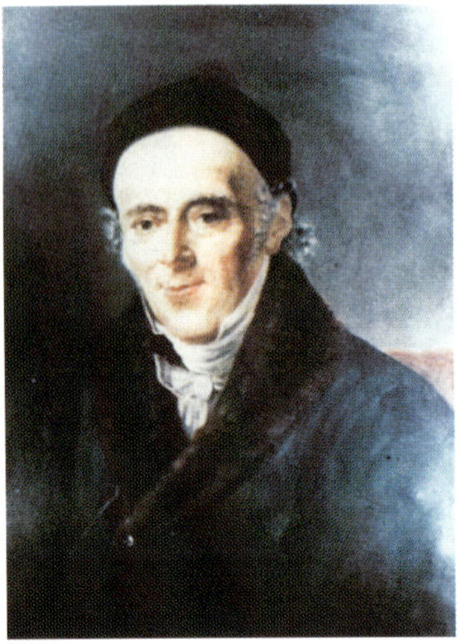

Ölbild, gemalt von
Mélanie Hahnemann, um 1835

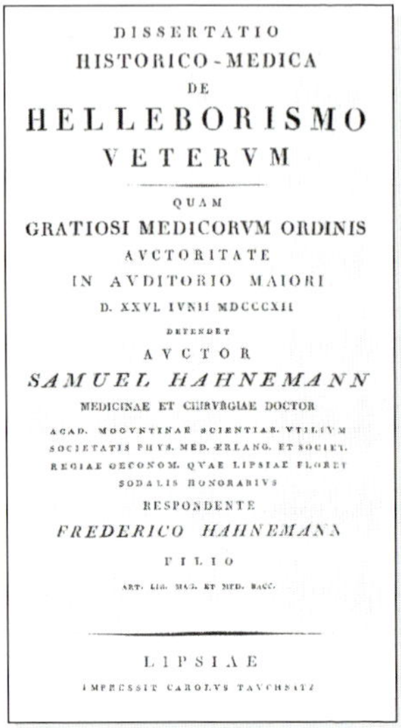

DISSERTATIO
HISTORICO-MEDICA
DE
HELLEBORISMO
VETERVM
QUAM
GRATIOSI MEDICORVM ORDINIS
AVCTORITATE
IN AVDITORIO MAIORI
D. XXVI. IVNII MDCCCXII
DEFENDET
AVCTOR
SAMUEL HAHNEMANN
MEDICINAE ET CHIRVRGIAE DOCTOR
ACAD. MOGVNTINAE SCIENTIAR. VTILIVM
SOCIETATIS PHYS. MED. ERLANG. ET SOCIET.
REGIAE OECONOM. QVAE LIPSIAE FLORET
SODALIS HONORARIVS
RESPONDENTE
FREDERICO HAHNEMANN
FILIO
ART. LIB. MAG. ET MED. BACC.

LIPSIAE
IMPRESSIT CAROLVS TAVCHNITZ

Habilitationsschrift

A Samuel Hahnemann, der Begründer der Homöopathie

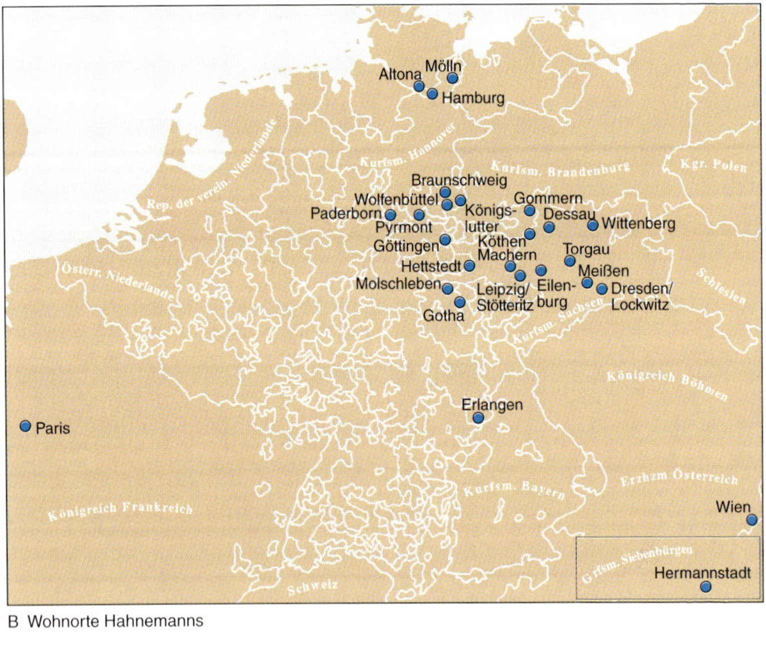

B Wohnorte Hahnemanns

CHRISTIAN FRIEDRICH SAMUEL HAHNEMANN wurde am 10. April 1755 (kurz vor Mitternacht) als Sohn eines Porzellanmalers in Meißen geboren. In seiner Geburtsstadt besuchte er zunächst die lateinische Stadtschule, dann als »Extraneus« die Fürstenschule Sankt Afra, aus der unter anderem auch LESSING und GELLERT hervorgingen. Ab 1775 hörte HAHNEMANN an der Universität **Leipzig** etwa zwei Jahre lang medizinische Vorlesungen, dann ging er nach **Wien** ans Spital der Barmherzigen Brüder, wo die Ausbildung patientenbezogener war. Der dortige Leiter und Leibarzt der Kaiserin MARIA THERESIA, JOSEPH VON QUARIN (→S. 194), nahm HAHNEMANN auch zu seinen Privatpatienten mit. HAHNEMANN schrieb später: »Ihm verdanke ich, was Arzt an mir genannt werden kann«. Aufgrund finanzieller Schwierigkeiten mußte HAHNEMANN vorübergehend eine Bibliothekarsstelle in Hermannstadt in Siebenbürgen annehmen, wo er sich weitere zwei Jahre autodidaktisch vor allem in Sprachen und Naturwissenschaften weiterbildete (→S. 215). 1779 studierte er noch ein Semester in Erlangen und promovierte dort im gleichen Jahr.

1780, mit 25 Jahren, ließ er sich als praktischer Arzt nieder, was zu der Zeit keineswegs eine gesicherte Existenz bedeutete. Deshalb führte er auch seine als Student begonnene Übersetzertätigkeit von medizinischen Schriften weiter. HAHNEMANN widmete sich in zunehmendem Maß auch chemischen Studien und begann, die Ergebnisse dieser Forschungen sowie eigene medizinische, pharmazeutische und hygienische Beobachtungen zu veröffentlichen.

In der Zeit von 1780 bis 1805 wechselte HAHNEMANN zwanzigmal seinen Wohnort (B). Über die Hintergründe seiner häufigen Umzüge äußerte er sich nie genau, doch spielten Konflikte mit der jeweiligen Ärzte- und Apothekerschaft sicher eine entscheidende Rolle, zumal er schon früh seine Medikamente selbst dispensierte.

1782 heiratete HAHNEMANN in Gommern die Stieftochter des dortigen Apothekers, JOHANNA LEOPOLDINE HENRIETTE KÜCHLER (1764–1830). Die Familie hatte acht Töchter und einen Sohn, der auch homöopathischer Arzt wurde (FRIEDRICH HAHNEMANN).

1812 habilitierte sich HAHNEMANN an der Universität **Leipzig** mit einer medizinhistorischen Analyse griechischer, lateinischer und arabischer Quellen zur Verwendung der Heilpflanze *Veratrum album* in der Antike (A) und hielt dort siebzehn Semester lang Vorlesungen über die inzwischen von ihm begründete Homöopathie. Aufgrund von Konflikten mit den Leipziger Apothekern und Ärzten (→S. 147) verließ HAHNEMANN die Universitätsstadt und praktizierte ab 1821 in **Köthen**, wo er im folgenden Jahr zum Hofrat ernannt wurde.

Dort hatte HAHNEMANN bald eine gutgehende Praxis, so daß er einen Assistenzarzt (GOTTFRIED LEHMANN) zu seiner Entlastung beschäftigte. Die Patienten kamen teilweise von weither oder korrespondierten mit HAHNEMANN, der – abgesehen vom Hofe des Herzogs, von dem er ein ansehnliches Gehalt bezog – keine Hausbesuche mehr machte.

1829, zu seinem fünfzigjährigen Doktorjubiläum, erschienen Gäste aus aller Welt. HAHNEMANN erhielt unter anderem ein »Gratulationsdiplom« der Erlanger medizinischen Fakultät, die Ehrenmitgliedschaft der Naturforschenden Gesellschaft von Altenburg sowie eine zweibändige Sammlung seiner ›Kleinen medizinischen Schriften‹, herausgegeben von ERNST STAPF.

1830, als HAHNEMANN 75 Jahre alt war, starb seine Frau HENRIETTE nach 47 jähriger Ehe. Vier Jahre später kam MÉLANIE D'HERVILLY (1800–1878) von Paris nach Köthen, um sich von HAHNEMANN behandeln zu lassen. Nach drei Monaten heiratete HAHNEMANN in seinem achtzigsten Lebensjahr die 34 jährige französische Malerin und Dichterin, teilte sein Vermögen unter seinen Kindern auf und zog mit ihr im Juni 1835 nach **Paris**.

Noch im gleichen Jahr begann HAHNEMANN dort zusammen mit MÉLANIE, die sich sehr schnell in die Homöopathie eingearbeitet hatte, zu praktizieren. Die Patienten kamen aus allen Teilen Europas und allen gesellschaftlichen Schichten, auch viele Adelige und prominente Künstler waren darunter. Bis zu seinem Tod mit 88 Jahren hielt HAHNEMANN Sprechstunden ab, korrespondierte mit seinen Patienten und machte auch wieder Hausbesuche.

HAHNEMANN wurde 1843 auf dem Friedhof von Montmartre beerdigt. 1898 wurde sein Sarg zum Prominenten-Friedhof Père Lachaise überführt.

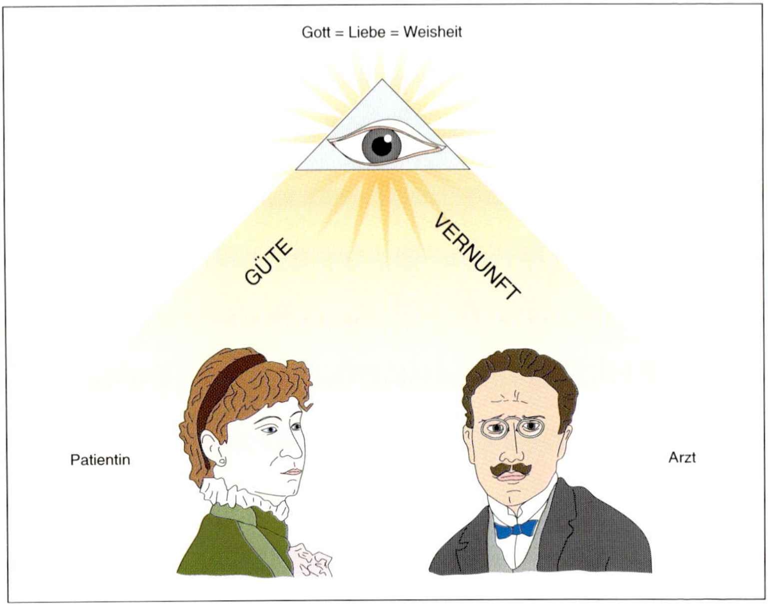

A Das Weltbild Hahnemanns

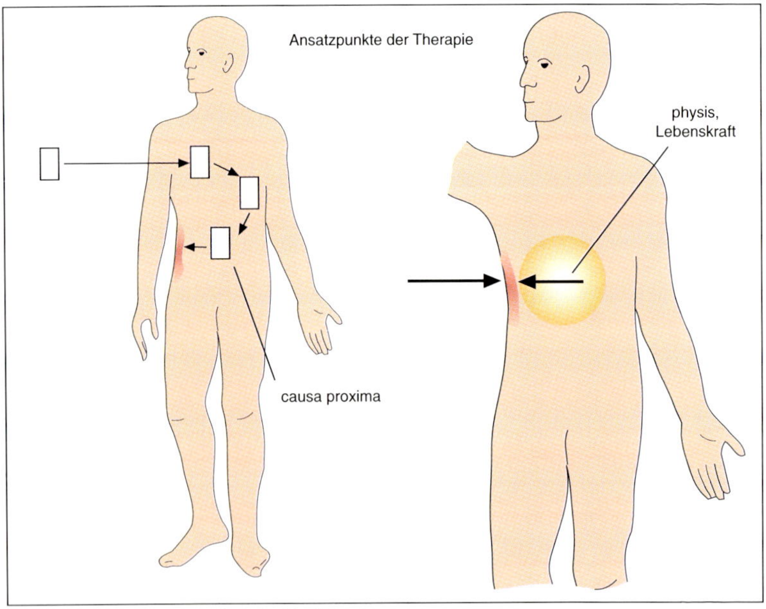

B Rationalistische und empiristische Tradition

Hahnemanns Weltbild

HAHNEMANNS Vater hatte »die gesundesten, selbstgefundenen Begriffe von dem, was gut und des Menschen würdig genannt werden kann« an ihn weitergegeben (Autobiographie HAHNEMANNS). Von ihm wurde er systematisch zum selbständigen Denker erzogen. In diesem Sinne charakterisierte HAHNEMANN den wahren Arzt als einen, »der keinem System geschworen hat, nichts ununtersucht verwirft oder aufs Wort für bar annimmt und der das Herz hat, selbst zu denken und eigenhändig zu handeln«.

HAHNEMANNS Charakter, sein Fleiß und Ernst, aber auch seine Unduldsamkeit, Hartnäckigkeit und Empfindlichkeit, lassen sich zum Teil aus den schwierigen finanziellen Verhältnissen und den Opfern erklären, die er für seine Ausbildung bringen mußte.

HAHNEMANN vertrat einen undogmatischen Deismus im Sinne der Aufklärung und ein teleologisch geordnetes Weltbild (→S. 123), das sich in etwa aus dem rationalistischen WOLFFSCHEN System ergab.

Mit 22 Jahren trat er in eine Freimaurer-Loge ein, mit 24 Jahren interessierte er sich für den Materialismus VON HOLBACHS, dessen ›Système de la Nature‹ er übersetzen wollte. Es ist anzunehmen, daß ihn auch der Positivismus D'ALEMBERTS und die Empfindsamkeit ROUSSEAUS beeinflußten.

Dem Christentum im konfessionellen Sinne stand HAHNEMANN, der als Kind evangelisch-lutherisch getauft worden war, eher fern. Er vertrat vielmehr eine »natürliche Religion« und äußerte sich zum Beispiel als über 70jähriger sehr anerkennend über die »göttliche Weisheit« des KONFUZIUS.

Hahnemanns Verständnis von Krankheit und Heilung

Gott war für HAHNEMANN Liebe und Weisheit und das konsequenteste aller Wesen. Des Menschen Bestimmung sei es, sich diesem »großen Urgeist« »auf der Leiter beseligender Empfindungen, menschenveredelnder Tätigkeiten und weltendurchschauender Kenntnisse« zu nähern (A). Des Menschen körperliche Schwäche und Anfälligkeit für Krankheiten widerspreche der Güte und Weisheit des Schöpfers nicht, da sie als Erziehungsmittel gesehen werden müsse. Sie sollten den menschlichen Geist und die menschliche Liebe anregen, eine rationale und zuverlässige Heilkunde zu schaffen. Auch die Endlichkeit des menschlichen Erkennens bilde dabei keinen absoluten Einwand, da sie zwar die theoretische »Ergrübelung« der letzten Ursachen von Krankheit und Heilung verhindere, nicht jedoch die sorgfältige Beobachtung von sinnlich wahrnehmbaren Fakten und die zweckmäßige therapeutische Anwendung des so erworbenen Wissens. Nach HAHNEMANNS Überzeugung mache Gott zwar unmöglich, was unnütz sei, er mache aber auch möglich, was wirklich nötig sei. Zweifel an der grundsätzlichen Möglichkeit einer Heilkunde bzw. der Heilbarkeit von Krankheiten wies HAHNEMANN als Gotteslästerung zurück.

Hahnemann als Gegner einer rationalistischen Medizin

Daraus erklärt sich HAHNEMANNS grundsätzliche Gegnerschaft zu all jenen medizinischen Systemen, die den Menschen in seiner Fülle und Unergründbarkeit durch eine Reduktion auf Kategorien einzelner Hilfswissenschaften erklären wollten, sei es der Chemie, Physik, Anatomie, Physiologie, Naturphilosophie usw. HAHNEMANN lehnte die rationalistische Tradition der Medizin ab, die sich für ihn von GALEN (129–199) über AVIZENNA (980–1036) bis FRIEDRICH HOFFMANN (1660–1742) und JOHN BROWN (1735–1788) und andere erstreckte.

Dagegen fühlte er sich der Tradition der **Empiriker** verpflichtet, deren Hauptvertreter für ihn HIPPOKRATES (460–370), ARETÄUS (1. Jh.) und THOMAS SYDENHAM (1624–1689) waren.

Während rationalistische Ärzte davon ausgehen, daß jede Krankheit von einer nächsten Ursache (*causa proxima*) herrührt, die aufgefunden und durch eine gezielte therapeutische Intervention beseitigt werden kann, bezweifeln die Empiriker unter den Ärzten, ob solche postulierten Ursachen überhaupt existieren, geschweige denn aufgefunden oder beseitigt werden können. Für sie ist der Organismus eine Art Black Box, dessen vollständige Erforschung und Erkenntnis unseren menschlichen Verstand übersteigen würde.

Die Aufgabe des Arztes ist demnach einzig und allein die genaue Beobachtung sinnlich wahrnehmbarer Phänomene und Veränderungen am Organismus (in Gesundheit und Krankheit, vor und nach Arzneimittelgabe usw.) und die Ableitung von therapeutischen Regeln aus dem so gewonnenen Erfahrungsschatz (B).

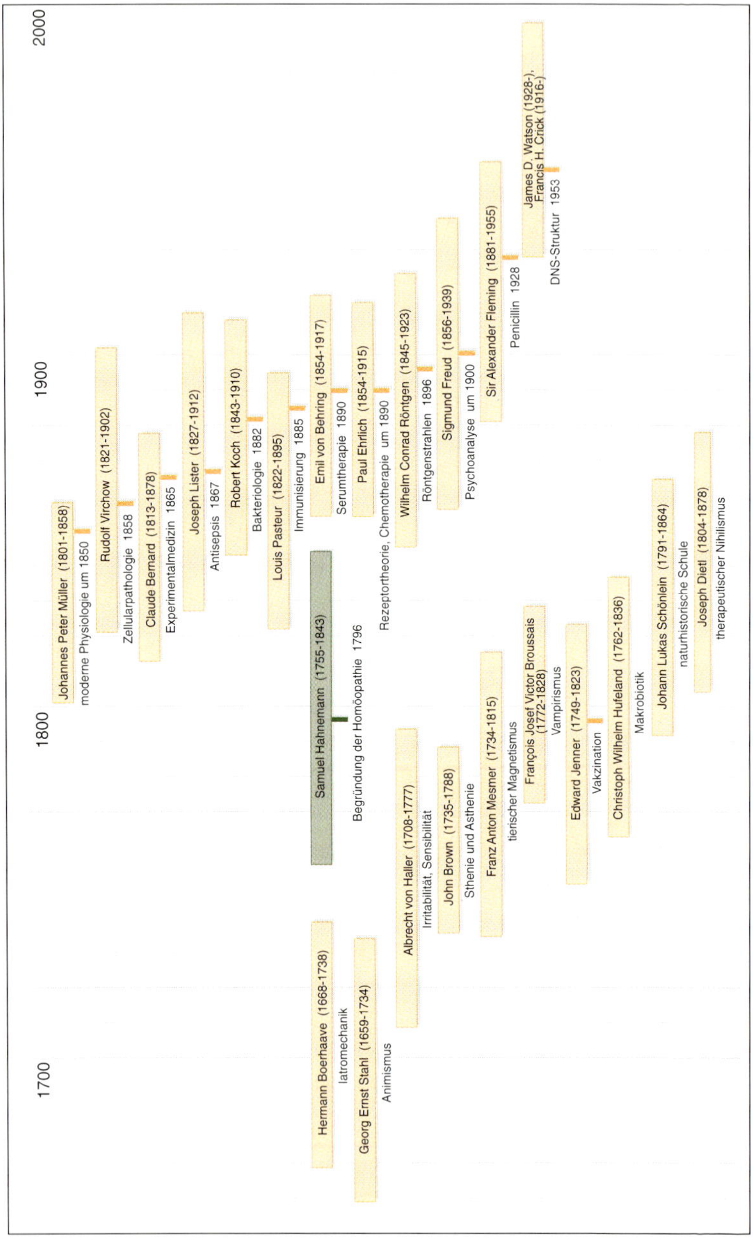

Der Ort der Homöopathie in der Medizingeschichte

Die Homöopathie wurde von HAHNEMANN aus seiner Kritik der damaligen »regulären« Hochschulmedizin heraus entwickelt. Inzwischen hat die Medizin eine ungeahnte Entwicklung erlebt und ihr Erscheinungsbild weitgehend geändert. Aus einer großenteils auf spekulativen Theorien gegründeten Heilkunde ist die moderne naturwissenschaftlich ausgerichtete Medizintechnik des 20./21. Jahrhunderts geworden, die sowohl die heutige Ausbildung von Ärzten als auch unser Gesundheitswesen maßgeblich bestimmt.

Die Entwicklung der Medizin seit Hahnemann

Erst um 1850 konstituierte sich mit JOHANN PETER MÜLLER die moderne Physiologie und 1858 schuf RUDOLF VIRCHOW als erstes einheitliches Paradigma in der Pathologie die Zellularpathologie. CLAUDE BERNARD brachte 1865 das Wesen der experimentellen, naturwissenschaftlich ausgerichteten Medizin auf den Punkt.

Durch die Entdeckung der Antisepsis 1867 durch JOSEPH LISTER nahm die Chirurgie einen großen Aufschwung, und der Nachweis des Erregers der Tuberkulose 1882 durch ROBERT KOCH leitete die Entwicklung der wissenschaftlichen Bakteriologie ein. 1885 glückte LOUIS PASTEUR die Immunisierung gegen Tollwut und 1890 veröffentlichte EMIL VON BEHRING seine Versuche mit Diphtherie- und Tetanusserum, wodurch die Immunologie bzw. Serologie begründet wurden.

Zur gleichen Zeit setzte PAUL EHRLICH (1854–1915) mit seiner Rezeptortheorie den Grundstein der heutigen Chemotherapie, die auf dem Paradigma beruht, daß Medikamente als chemisch definierbare Substanzen über das Blut zu bestimmten an den Zielorganen postulierten Rezeptoren gelangen müssen, um dort wirken zu können.

1896 entdeckte WILHELM CONRAD RÖNTGEN die nach ihm benannten Strahlen, und um die Jahrhundertwende legte SIGMUND FREUD die Fundamente der Psychoanalyse.

1928 fand ALEXANDER FLEMING im Penicillin eines der wichtigsten Antibiotika. 1953 gelang JAMES D. WATSON und FRANCIS H. CRICK die Aufdeckung des genetischen Codes, der Grundlage der heutigen Gentherapie.

Die Medizin zur Zeit Hahnemanns

Abstrahiert man von diesen Meilensteinen der Medizingeschichte, auf denen die Errungenschaften der modernen naturwissenschaftlich ausgerichteten Medizin beruhen, so nähert man sich dem Stand der Medizin zu HAHNEMANNS Zeit, in der folgende Konzeptionen und Systeme vorherrschten:

HERMANN BOERHAAVE vertrat eine Iatromechanik bzw. Mechanopathologie, die versuchte, die Vorgänge im Organismus vorwiegend mit mechanischen Gesetzen zu erklären.

GEORG ERNST STAHL dagegen war mit seinem psychodynamistischen Konzept einer den Körper belebenden und regierenden Seele Hauptvertreter der animistischen Schule.

ALBRECHT VON HALLER prägte das Begriffspaar »Irritabilität« und »Sensibilität«, das er seinen reizphysiologischen Versuchen zur Muskelbewegung zugrunde legte.

JOHN BROWN erhob die Erregbarkeit zum Zentralbegriff seiner Krankheitslehre, nach der es nur zweierlei Krankheitsursachen gab: zu viel Erregung (*Sthenie*) oder zu wenig Erregung (*Asthenie*).

Auf FRANZ ANTON MESMER geht der Begriff des Mesmerismus bzw. »tierischen Magnetismus« zurück. Zur Behandlung strich er mit der Hand über den Körper des Patienten.

Die damals sehr verbreitete Aderlaßtherapie bei sogenannten entzündlichen Krankheiten wurde vor allem von FRANÇOIS JOSEF VICTOR BROUSSAIS in einer Quantität angewandt und propagiert, daß sie unter dem Begriff Vampirismus in die Geschichte der Medizin eingegangen ist.

EDWARD JENNER veröffentlichte 1798 seine zwei Jahre zuvor erfolgreich durchgeführte Pockenimpfung an Menschen mit Kuhpocken-Lymphe.

Von CHRISTOPH WILHELM HUFELAND, Autor der Schrift ›Makrobiotik‹ und Arzt von GOETHE, SCHILLER und HERDER, gab das ›Journal der praktischen Arzneikunde‹ heraus, in dem auch HAHNEMANN 15 Arbeiten publiziert hat.

Als einer der letzten Vertreter der für die Medizin Anfang des 19. Jahrhunderts einflußreichen Naturphilosophie begründete JOHANN LUKAS SCHÖNLEIN die »naturhistorische Schule«.

JOSEPH DIETL war der Hauptvertreter der Wiener Schule des »therapeutischen Nihilismus« (→S. 125). Sie progapierte eine »diätetische Behandlung«, die das Verabreichen von Wassersuppe und Abwarten gegenüber den sonst üblichen Methoden vorzog, die oft mehr schadeten als nutzten. Bei der Behandlung von Pneumonien hatte diese Methode angeblich nur 7% Todesfälle zu verzeichnen, während es bei der Behandlung mit Aderlaß, Brechweinstein o. ä. 20% waren.

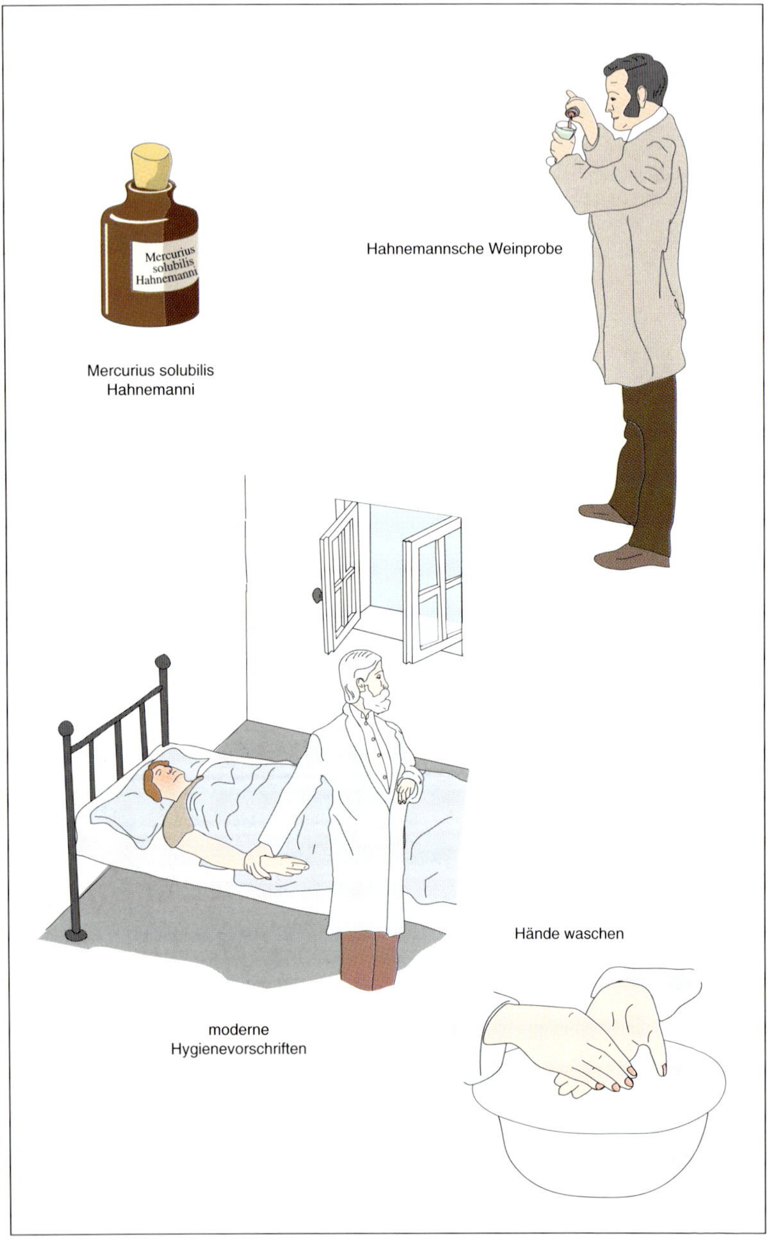

Hahnemanns Verdienste um die Wissenschaft

Hahnemanns wissenschaftliche Verdienste

Zur Beurteilung eines neuen Medizinsystems ist es oft hilfreich, zu wissen, inwiefern dessen Begründer tatsächlich auf der Höhe der wissenschaftlichen Erkenntnisse seiner Zeit stand und im Stand war, diese kompetent zu kritisieren, oder ob lediglich mangels besseren Wissens sein System errichtete.

HAHNEMANN entwickelte seine neue Heilmethode nicht aus Unkenntnis der medizinischen Grundlagenfächer. Noch vor der eigentlichen Begründung der Homöopathie erwarb er sich innerhalb der Medizin und Naturwissenschaften sogar beachtliche Verdienste, die ihm in Fachkreisen entsprechendes Ansehen einbrachten.

Anläßlich einer eingehenderen Beschäftigung mit der Gerichtsmedizin verfaßte HAHNEMANN 1786 eine in der Pharmakologie vielbeachtete Monographie über die Arsenvergiftung.

Als Ergebnis seiner chemischen Forschungen entwickelte er 1787 die »Hahnemannsche Weinprobe« zum Nachweis von Weinverfälschungen durch Bleizucker, die später in verschiedenen Ländern amtlich eingeführt wurde. 1788 gelang ihm die Herstellung eines nach ihm benannten löslichen Quecksilberpräparats («Mercurius solubilis HAHNEMANNI«).

Die Pharmazie bereicherte HAHNEMANN 1787 um eine Monographie über die ›Kennzeichen der Güte und Verfälschung der Arzneimittel‹ sowie um ein vierbändiges Apothekerlexikon (1793–1799), das aus pharmaziehistorischer Sicht das arzneikundliche Wissen der damaligen Zeit vorbildlich zusammenfaßte.

Innerhalb der Psychiatriegeschichte war HAHNEMANN – noch vor PHILIPPE PINEL (1745–1826) – einer der ersten, die in der Behandlung Geisteskranker neue Wege beschritten. Anstatt, wie es damals üblich war, »Irre« in sogenannte Narrenhäuser zu sperren, wo sie angekettet und geschlagen wurden und am Wochenende von der Bevölkerung gegen ein Eintrittsgeld besichtigt und geneckt werden konnten, leitete HAHNEMANN 1792 ein Jahr lang eine private Anstalt, in der er einen prominenten psychotischen Patienten (den Schriftsteller und Geheimen Kanzleisekretär KLOCKENBRING) unter großen Opfern auf humane Art und mit beachtlichem Erfolg behandelte.

Hinsichtlich der Hygiene vertrat HAHNEMANN in seinen Veröffentlichungen von 1792 und 1795 höchst moderne Ansichten zur Seuchenbekämpfung, obwohl damals noch keinerlei Erreger von Krankheiten nachgewiesen werden konnten. Er empfahl den Ärzten, Patienten in Krankenhäusern nur in gut durchlüfteten Räumen zu besuchen, dabei einen Kittel zu tragen, beim Pulsfühlen das Gesicht vom Patienten abzuwenden und sich danach die Hände in Essigwasser zu waschen (über 50 Jahre vor SEMMELWEIS). Ausscheidungen von Kranken sollten ebenso wie die Leichen der Verstorbenen samt ihrer Kleidung verbrannt und die Kleidung des Pflegepersonals im Backofen stark erhitzt werden usw.

In seiner Verurteilung des Aderlasses sowie anderer schwächender Maßnahmen stand HAHNEMANN zwar nicht allein, doch war seine klare Parteinahme gegen diese schädliche Praxis ebenfalls ein Verdienst um die Medizin. Das gleiche gilt für seine pragmatische Maxime, keine Arzneigemische zu verordnen, weil man dabei nichts über die Wirkung der einzelnen Bestandteile erfahren könne.

Aufgrund dieser Verdienste wurde HAHNEMANN zum Mitglied einiger wissenschaftlicher Gesellschaften gewählt, so zum Beispiel in die Leipziger ökonomische Gesellschaft und in die Mainzer Kurfürstliche Akademie der Wissenschaften.

1790 erhielt er einen Ruf an die medizinische Fakultät der Universität Wilna, den er allerdings ablehnte. 1798 war HAHNEMANN für die Berufung an die Universität in Mitau vorgesehen, lehnte jedoch auch hier ab.

Hahnemanns Krankenjournale

Zu HAHNEMANNS Zeit war es noch keineswegs üblich, Anamnese und Behandlung von Patienten schriftlich aufzuzeichnen. Auch hier war HAHNEMANN ein Pionier. Er hinterließ neben seinen veröffentlichten Werken 54 gebundene Krankenjournale, in denen er die Behandlung seiner Patienten dokumentiert hatte. Diese 37 deutschen und 17 französischen Journale befinden sich im Institut für Geschichte der Medizin der Robert Bosch Stiftung in Stuttgart und werden nach und nach im Rahmen von medizinhistorischen Doktorarbeiten transkribiert und herausgegeben. Anhand dieser Journale läßt sich rekonstruieren, welche Patienten HAHNEMANN behandelte, welche Arzneimittel er verordnete, in welcher Zubereitung, in welchem zeitlichen Abstand usw.

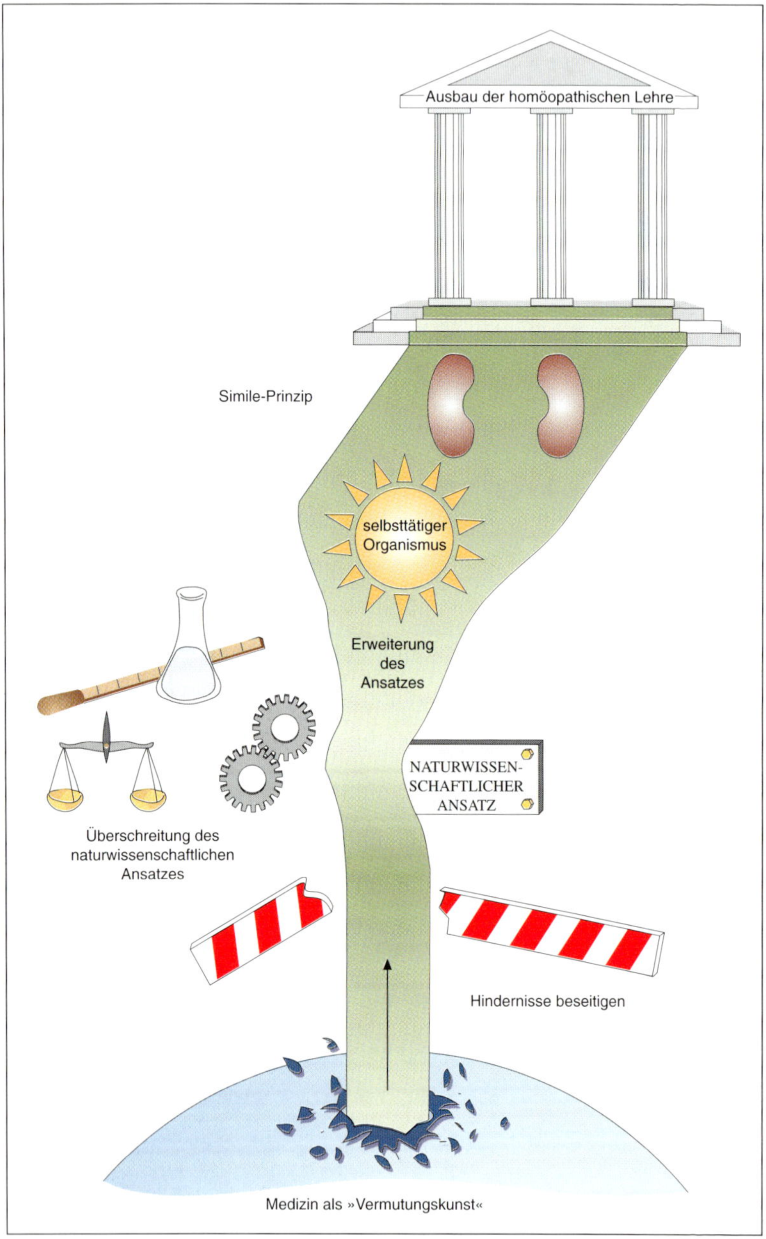

Hahnemanns Begründung einer rationalen Heilkunde

Analog zum Aufschwung der Künste und Wissenschaften, besonders der Physik, Chemie und Philosophie (→S. 159), wollte HAHNEMANN auch die Medizin, die bislang noch eine »Vermutungskunst« (FRANCIS BACON) geblieben war, in den Rang einer **sicheren Wissenschaft** erheben (Abb.).

Dazu mußten erst die **Hindernisse** beseitigt werden, für die die Ärzte selbst verantwortlich waren. Um aus der ärztlichen Praxis wirklich etwas lernen zu können, mußten die verordneten Arzneimittel genau gekannt, Verfälschungen verhindert, die Nomenklatur der Heilpflanzen verbessert, Surrogate beseitigt, die Verordnung von Arzneigemischen abgelehnt und eine gute Mitarbeit der Patienten sichergestellt werden.

Die Krankheitszustände der Patienten sollten weniger nach spekulativen Einteilungen klassifiziert, als vielmehr möglichst genau beobachtet und differenziert beschrieben werden. Eine rationale, verantwortungsvolle Therapie dürfe sich, so forderte HAHNEMANN, weder auf Zufallsfunde, »parempirische« Laienpraxis (im Sinne unkritischer Ansammlung von Erfahrungen) noch auf Aberglauben, Signaturenlehre oder auf naturphilosophische Spekulationen berufen.

Hier bot sich der damals aufkommende **naturwissenschaftliche Ansatz** an. Nach HAHNEMANN konnte die Chemie die Inhaltsstoffe der Arzneisubstanzen zwar exakt analysieren, Verfälschungen aufdecken, die Dosierungen verfeinern und eine gewisse Standardisierung gewährleisten. Krankheitsbeschwerden, etwa bei Gallen- oder Blasensteinen, verschluckter Säure, Knochenfrakturen u.ä., konnten mechanisch oder chemisch beseitigt werden.

Da die Mehrzahl der inneren Krankheiten aber weder mechanisch noch chemisch erklärbar war, gelangte hier der naturwissenschaftliche Ansatz an seine Grenzen.

Zur **Erweiterung des Ansatzes** bezog HAHNEMANN nun folgende Beobachtungen mit ein. Bei seiner Behandlung der Syphilis mit *Mercurius* (1789) bemerkte er, daß es weniger auf die Dosis ankam, als vielmehr darauf, den Organismus zu einer Fieberreaktion zu reizen, mit der die Krankheit dann überwunden wurde. Auch Arzneiwirkungen ließen sich als Reaktion des Organismus auf einen Reiz (den Arzneireiz) auffassen. Zusammen mit der Anerkennung von Spontanheilungen von Krankheiten ergab sich daraus folgendes Konzept: der Organismus reagiert als Einheit und Ganzheit auf Reize, und zwar **teleologisch** (→S. 123), das heißt in Richtung auf Wiederherstellung seiner Gesundheit bzw. Heilung.

Damit war der Weg zum **Simile-Prinzip** geebnet. Die Wirkungen von Arzneimitteln ließen sich nun – da sie nicht mehr nur als chemische Prozesse, sondern als ganzheitliche Reaktionen des Organismus aufgefaßt wurden – am besten dadurch erforschen, daß man sie einzeln gesunden Probanden eingab, also Arzneimittelprüfungen an Gesunden anstellte (→S. 33).

Die Beobachtung, daß manchmal eine Krankheit eine andere Krankheit heilte bzw. unterdrückte, konnte jetzt so interpretiert werden, daß einander ähnliche Krankheitsreize so ähnliche Reaktionen im Organismus hervorriefen, daß daraus eine einzige Reaktion und der Rest einfach ausgelöscht wurde. Bei einander unähnlichen Krankheitsreizen konnte die eine Reaktion des Organismus die andere dagegen lediglich vorübergehend unterdrücken, also nur suspendieren (→S. 43).

Die heilende Wirkung natürlicher Krankheitsreize ließ sich somit aber auch durch künstliche Krankheitsreize (Arzneireize) nachahmen. Ein Arzneireiz, der eine ähnliche Reaktion des Organismus bewirkte, wie sie in einem gegebenen Krankheitszustand vorlag, mußte diesen auslöschen können.

In der Tat hatte HAHNEMANN in einem Selbstversuch (1790) beobachtet, daß Chinarinde gerade jene Symptome bei ihm hervorrief, die er selbst von einem früher durchgemachten Wechselfieber her kannte (→S. 31). Da Chinarinde überdies als das Spezifikum für die Behandlung von Wechselfieber galt, bot sich als Verallgemeinerung dieser Erfahrungen die Behandlungsmaxime an: Behandle den Krankheitszustand eines Patienten mit dem Mittel, das bei einem Gesunden einen ähnlichen Krankheitszustand hervorrufen kann (→S. 11).

Der **Ausbau der homöopathischen Lehre** bestand in der methodischen Ausarbeitung der Arzneimittelprüfungen an Gesunden, der Anamneseerhebung, der Gewichtung der Symptome sowie – da sich die Erhöhung des bereits vorherrschenden Reizzustandes durch die Verabreichung eines ähnlichen Arzneireizes als Verschlimmerung des Krankheitszustandes äußerte – der schrittweisen Reduktion der Dosis (→S. 69).

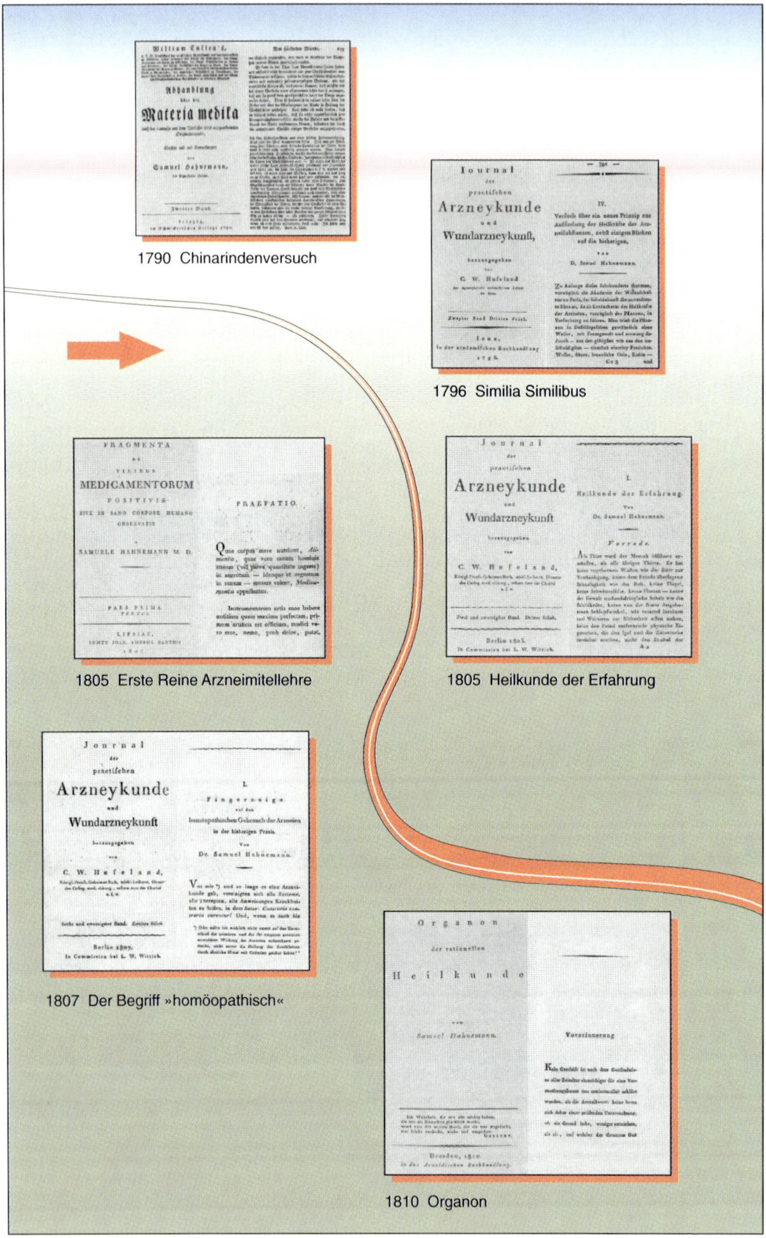

Meilensteine der Entwicklung der Homöopathie

Schon in seinen ersten Jahren als niedergelassener Arzt, als er noch im Rahmen der damals anerkannten Medizin praktizierte, schätzte Hahnemann in der Praxis bewährte **Erfahrungen** von Laien meist höher als gelehrte akademische Abhandlungen. Insbesondere betonte er die Wichtigkeit von Lebensordnung, Diät, Hygiene, Abhärtung, Bädern usw., war zurückhaltend gegenüber dem Aderlaß, bemühte sich um die genaue Beschreibung jeder individuellen Krankheit und lehnte Arzneigemische kategorisch ab.

Aus moralischen Skrupeln (um seinen Mitmenschen nicht mehr zu schaden als zu nützen, wie er später schrieb) gab Hahnemann nach wenigen Jahren seine ärztliche Praxis fast ganz auf und widmete sich Literaturstudien und der Veröffentlichung von ihm übersetzter sowie eigener medizinischer Werke.

Während seiner Übersetzung der Arzneimittellehre von William Cullen (1790) kam Hahnemann auf die Idee, einen **Selbstversuch** mit Chinarinde zu unternehmen (→S. 31). Mit seiner Schlußfolgerung aus dem Ergebnis des Versuchs, daß »Fieber erregende Substanzen die Typen des Wechselfiebers auslöschen«, war nach seiner späteren Interpretation die »Morgenröte« der Homöopathie angebrochen (Abb.).

Erst sechs Jahre später, in der Schrift ›Versuch über ein neues Prinzip. . .‹ (1796) verallgemeinerte Hahnemann diese und ähnliche Beobachtungen zum eigentlichen **Simileprinzip** (→S. 45). An dieser Stelle bezeichnete er allerdings die Beseitigung offenbarer Ursachen von Krankheiten (etwa die Tötung eines Bandwurms bei Magenkrämpfen oder das Erbrechenlassen von verdorbenem Mageninhalt) ausdrücklich als die »königliche Straße« der Arzneibehandlung, der, wo sie durchführbar sei, der Vorzug gebühre. Wo diese nicht möglich sei, müsse man sich mit »spezifischen Mitteln« behelfen, von denen zwar die Wirksamkeit in bestimmten Krankheitszuständen bekannt war, nicht jedoch ihr Wirkmechanismus.

Über die wenigen bis dato bekannten Spezifika hinaus (wie Chinarinde bei Wechselfieber und *Mercurius* bei Syphilis) mußte es nach Hahnemann allerdings »so viele **Spezifika** geben, als es verschiedene Zustände der einzelnen Krankheiten gibt«. Das Prinzip, nach dem nun neue spezifische Mittel aufgefunden und individuellen Krankheitszuständen zugeordnet werden konnten, sah Hahnemann jetzt in **Arzneimittelprüfungen** an Gesunden sowie der therapeutischen Verwendung desjenigen Mittels, dessen Prüfungssymptome den Patientensymptomen ähnlich waren (*Similia similibus*).

Im folgenden Jahr (1797) berichtete Hahnemann erstmals über heftige Erstverschlimmerungen nach der Gabe einer dem Krankheitszustand ähnlichen Arznei (*Veratrum* bei einer Kolik), was ihn dazu veranlaßte, deren **Dosis** fortan nach und nach zu verkleinern. Ab diesem Jahr taucht auch der Begriff »dynamische Wirkung« in Hahnemanns Schriften auf (→S. 41).

1801 erklärte Hahnemann im Rahmen seiner Propagierung eines Vorbeugungsmittels gegen Scharlachfieber (ein 24-Millionstel Gran *Belladonna*), daß kleine Arzneigaben »nicht atomisch, sondern bloß dynamisch wirken« und zwar umso stärker, je größer die Empfindlichkeit des Kranken sei. Als Antidot gegen künstlich erzeugte Symptome gab Hahnemann hier bereits »Riechen an Kampher-Auflösung« an. Des weiteren unterschied er 1801 erstmals zwischen (erkennbaren) materiellen Krankheitsursachen, die zu entfernen seien, und (postulierten) dynamischen Krankheitsursachen, deren Kenntnis dem Menschen nicht möglich, zur Heilung aber auch nicht nötig sei (→S. 135). Jeder Krankheitsfall sei stets »als ein eigenes **Individuum** anzusehen«.

1805 lag die neue Lehre unter dem Titel ›Erfahrungsheilkunde‹ vor, ebenso die Symptome von 27 Arzneimitteln in der ersten »reinen« Arzneimittellehre: ›Fragmenta de viribus medicamentorum positivis. . .‹.

Im gleichen Jahr wies Hahnemann in der Schrift ›Äskulap auf der Waagschale‹ die Hilfswissenschaften Physik, Chemie, Botanik, Anatomie und Physiologie, was »ihren Einfluß auf das Heilgeschäft« angehe, in ihre Grenzen, zumal »das eigentlich Heilsame in den Arzneien gar nicht in ihren Gesichtskreis gelangt«.

1807 prägte Hahnemann den Begriff »**homöopathisch**« (→S. 39), durch den die gesamte sonstige Arzneitherapie letztlich zur »Allopathie« wurde. Ab 1808 betrachtete Hahnemann seine bisherige Behandlungsmaxime als »Naturgesetz«.

1810 war die Begründung der allgemeinen Homöopathie abgeschlossen (Abb.). Das ›Organon‹ enthielt erstmals den vollen Wortlaut des **Ähnlichkeitsprinzips**: *Similia similibus curentur* (→S. 11).

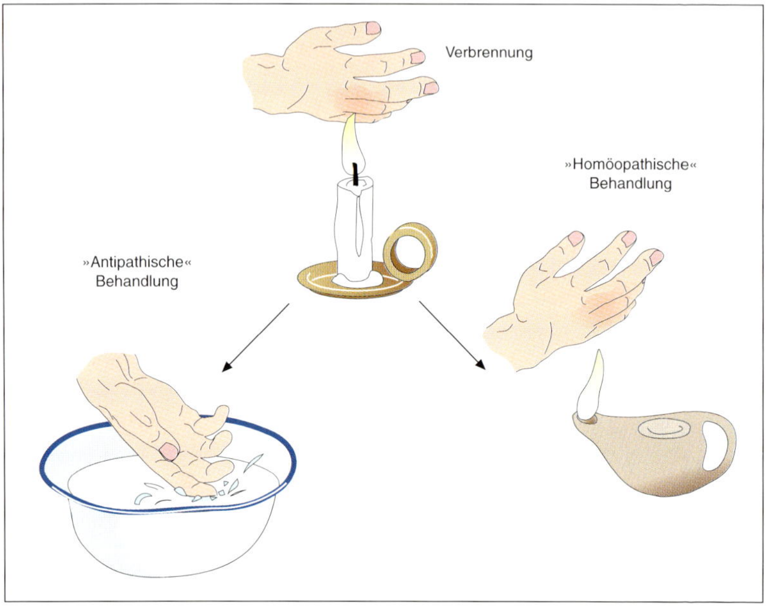

A Der Streit um die Behandlung von Verbrennungen

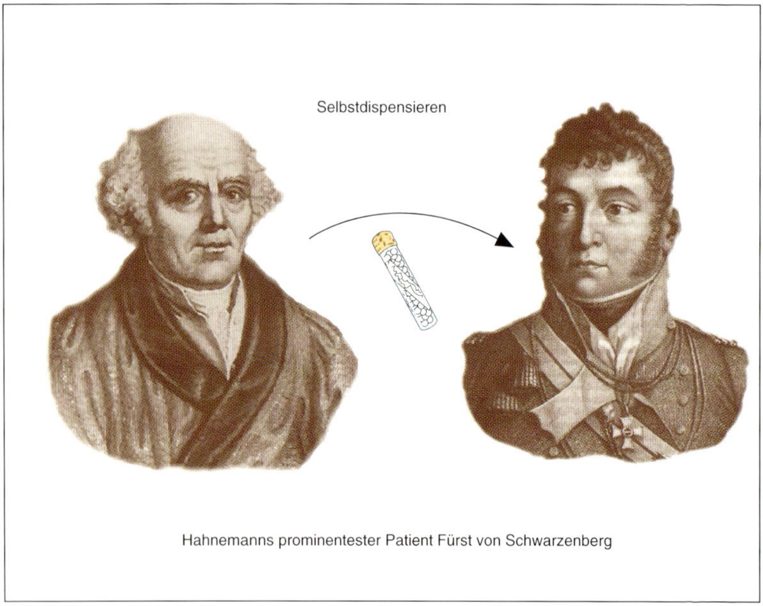

B Hahnemann als Verfechter des Selbstdispensierens

Leipzig. HAHNEMANN hatte gehofft, daß sich seine Lehre allein aufgrund der Publikation des ›Organons‹ rasch verbreiten würde. Als sich zeigte, daß sein Werk keine große Resonanz fand, zog er 1811 nach Leipzig und eröffnete ein Institut, in dem er einen Lehrgang für Ärzte mit praktischen Übungen anbot. Nachdem auch hier die Nachfrage von seiten der Ärzte zu gering war, wandte sich HAHNEMANN ab 1812 an die Medizinstudenten der Leipziger Universität, wo er als Privatdozent **Vorlesungen** zur Homöopathie hielt. Seine Ausführungen wurden vom überwiegenden Teil der Studenten zwar wenig beachtet, doch gelang es ihm, eine kleine Gruppe von Schülern um sich zu scharen, die er auch zu seinen Arzneimittelprüfungen heranziehen konnte. Zu der dazu gebildeten **Arbeitsgemeinschaft** gehörten ERNST STAPF, GUSTAV WILHELM GROSS, FRANZ HARTMANN, CARL GOTTLIEB FRANZ, CHRISTIAN GOTTLOB CARL HORNBURG, THEODOR JOHANNES RÜCKERT, WILHELM EDUARD WISLICENUS und CHRISTIAN FRIEDRICH LANGHAMMER (→S. 167).

Aufgrund der geringen Akzeptanz seiner Lehre bei den Medizinern versuchte HAHNEMANN ab 1813 auch, durch Aufsätze in Intelligenzblättern wie dem ›Allgemeinen Anzeiger‹ seinen neuen Ansatz unter gebildeten **Laien** bekannt zu machen. Entsprechend der veränderten Zielgruppe betonte er nun – etwa in seinem Artikel ›Geist der neuen Heillehre‹ – stärker als im ›Organon‹ die geistige, dynamische Seite des Lebens, der Krankheiten und ihrer Heilungen sowie die Naturgesetzlichkeit der Homöopathie, die »nach mathematischer Gewißheit« wirke.

1814 erklärte er demselben nicht-ärztlichen Leserkreis sogar den Gebrauch einiger homöopathischer Mittel (*Bryonia*, *Rhus toxicodendron*, *Hyoscyamus* u. a.) für ein gerade »herrschendes Nerven- und Spitalfieber«.

1816 trug HAHNEMANN hier öffentlich seinen Streit mit Professor DZONDI über die Behandlung von Verbrennungen aus. Für HAHNEMANN war nach dem Ähnlichkeitsprinzip nicht Eintauchen in kaltes Wasser, sondern warmer Weingeist oder Terpentinöl, die selbst erhitzend wirken, anzuwenden. Die Herausforderung DZONDIS zu einem öffentlichen Selbstversuch nahm HAHNEMANN allerdings nicht an (A).

Mit der zunehmenden Ausbreitung der Homöopathie unter den Laien wuchs auch die Aufmerksamkeit von seiten der Ärzte, wie die nun erschienenen Kritiken, etwa die von BISCHOFF und PUCHELT (1819), dokumentieren (→S. 163).

In den Mittelpunkt des öffentlichen Interesses geriet die Homöopathie schließlich 1820, als Fürst KARL VON SCHWARZENBERG, Oberbefehlshaber in der Völkerschlacht bei Leipzig (1813), zur Nachbehandlung eines Schlaganfall-Rezidivs eigens von Prag aus zu HAHNEMANN nach Leipzig reiste. Nach einem halben Jahr erfolgreicher homöopathischer und diätetischer Therapie erlitt VON SCHWARZENBERG allerdings einen heftigen Rückfall, an dem er zwei Wochen später verstarb. HAHNEMANN hatte diese kritische Phase drei Monate vorher exakt vorausgesagt und – nachdem er von der Mitbehandlung des Fürsten durch dessen (allopathischen) Leibarzt VON SAX erfahren hatte – seine Behandlung fünf Tage vor SCHWARZENBERGS Tod abgebrochen (B).

Mit seinem prominentesten Patienten verlor HAHNEMANN gleichzeitig auch sein Recht auf das **Selbstdispensieren** seiner Arzneien in Leipzig. Dies war für die Homöopathie insofern von vitalem Interesse, als sich hochverdünnte homöopathische Dilutionen chemisch nicht von verdünntem Alkohol unterscheiden lassen, also möglicher Betrug von seiten mißgünstiger Apotheker nicht aufgedeckt werden kann. Bereits 1819 hatten die Leipziger Apotheker gegen ihn eine Klage wegen Verletzung ihrer Privilegien beim Rat der Stadt eingereicht, die für HAHNEMANN 1820 das vorläufige Verbot des Selbstdispensierens brachte, das durch ein negatives Gutachten von der Leipziger medizinischen Fakultät untermauert wurde. Nur weil sich VON SCHWARZENBERG in Leipzig persönlich an den sächsischen König FRIEDRICH AUGUST gewandt hatte, konnte das definitive Verbot abgewehrt werden. Eineinhalb Monate nach dem Tod des Fürsten (1820) wurde es allerdings offiziell in Kraft gesetzt.

Gleichzeitig erreichte im Streit um die Therapie einer grassierenden Epidemie (*Belladonna* versus *Aconit* bei Scharlach bzw. Purpurfriesel) auch HAHNEMANNS Verhältnis zu den Leipziger Ärzten seinen Tiefpunkt. So verließ er 1821 schließlich die Stadt.

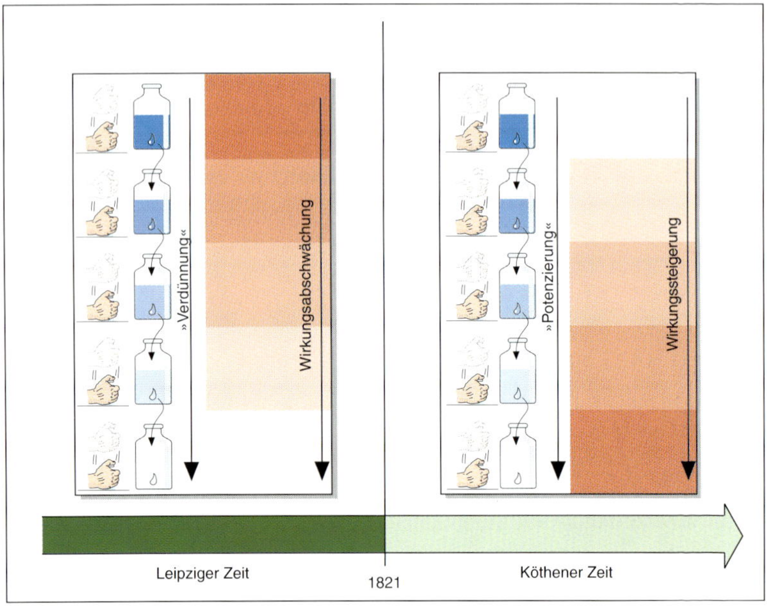

A Die Wende zum Dynamisierungsgedanken

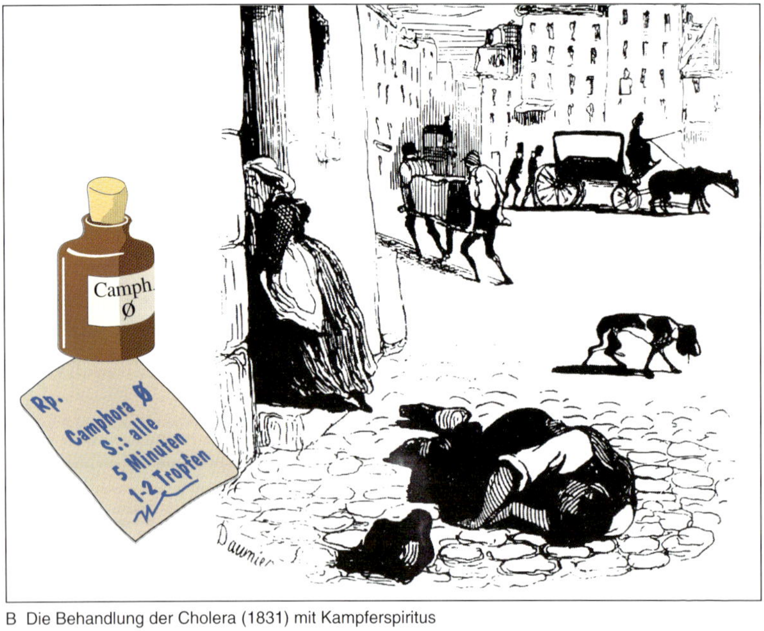

B Die Behandlung der Cholera (1831) mit Kampferspiritus

Köthen. 1821 siedelte HAHNEMANN in die Residenzstadt Köthen über, wo ihm das Selbstdispensieren durch seinen Patienten und Freimaurer-Bruder Herzog FERDINAND VON ANHALT-KÖTHEN gestattet wurde.

Dieser Umzug HAHNEMANNS stellt einen wichtigen Einschnitt in der Entwicklung der Homöopathie dar. HAHNEMANN hatte nun weniger Möglichkeiten, diese zu verbreiten bzw. zu diskutieren oder auch die Entwicklung der Medizin weiter zu verfolgen. Eine Art wissenschaftlicher Isolation prägte daher seine nun folgenden Veränderungen und Abgrenzungen der Lehre wesentlich mit.

Inhaltlich-methodologisch spiegelt sich das Leipziger Verbot des Selbstdispensierens in HAHNEMANNS 1821 definitiv erfolgter Wende zum **Dynamisationsgedanken** wider. War HAHNEMANN zunächst davon ausgegangen, daß die Wirkung von Arzneimittelauflösungen mit fortschreitender Verdünnung abgeschwächt wird, kam er nun zu der Überzeugung, daß die Wirkung dabei kontinuierlich zunehme (A).

1824 nannte er erstmals mohnsamengroße »Streukügelchen« aus Zucker zur Zerteilung eines Tropfens Arzneiauflösung. 1826 bezeichnete er eine C60-Verdünnung »nicht etwa schwächer an Kraft als die minder verdünnten«, sondern »an arzneilicher Wirkung eher stärker und stärker geworden«. 1827 prägte HAHNEMANN schließlich den Begriff des »Potenzierens« (→S. 69) für das schrittweise Verdünnen, Verschütteln oder Verreiben von Arzneimitteln, in der Vorstellung, daß dadurch deren vorher an die Materie gebundene Arzneikräfte freigesetzt und entfaltet werden.

Eine weitere relativ eigenwillige Erweiterung seiner Lehre, die die Anerkennung der Homöopathie durch kritische Ärzte eher erschwerte als begünstigte, stellt die 1828 publizierte **Psora-Theorie** (→S. 47 ff.) dar. Durch HAHNEMANNS vierbändiges Werk ›Die chronischen Krankheiten‹ wurde der homöopathische Arzneischatz jedenfalls wesentlich vermehrt, vor allem um mineralische Substanzen.

Ab seiner Köthener Zeit war HAHNEMANN sehr auf die Reinerhaltung und Abgrenzung seiner in ihren Grundlagen nunmehr festgelegten Lehre gegenüber Kritikern und Abweichlern bedacht.

So war er zunächst gegen die Gründung einer homöopathischen Zeitschrift, über die er keine Kontrolle hätte, versöhnte sich aber schließlich damit, als klar war, daß sie von seinem treuen Schüler ERNST STAPF (1822) herausgegeben wurde (→S. 165).

1831 fand HAHNEMANN als wirksames Mittel bei der asiatischen *Cholera* die Einnahme von 1–2 Tropfen Kampfer-Spiritus in Urtinktur, alle fünf Minuten einzunehmen. Indem HAHNEMANN das »Choleramiasma« als ein »unseren Sinnen entfliehendes lebendes Wesen menschenmörderischer Art« beschrieb, war er einer der wenigen, die zu der Zeit das ansteckende Wesen dieser Infektionskrankheit richtig interpretierten. Da andererseits aber nach HAHNEMANNS Anspruch Heilungen nur durch Homöopathie zustandekommen können, interpretierte er nun das empirisch wirksame Arzneimittel *Camphora* sowohl als antiseptisches Mittel als auch als homöopathisches, auf das Symptomenbild der Patienten passendes Heilmittel (B).

Die 1831 erschienene Streitschrift ›Die Allöopathie‹ spiegelt in ihren scharfen Polemiken die kompromißlose Haltung HAHNEMANNS gegenüber allen nicht-homöopathischen Maßnahmen wider. Auch 1832 grenzte sich HAHNEMANN in einem Aufsatz im ›Leipziger Tagblatt‹ scharf gegen die »Leipziger Halb-Homöopathen«, »Bastard-Homöopathen« bzw. »homöopathisch-allöopathischen Zwitter« ab, die zwar Homöopathie betrieben, die Allopathie dabei aber nicht vollständig aufgeben wollten (→S. 171).

1833 nahm HAHNEMANN zur Isopathie von JOHANN JOSEPH WILHELM LUX (→S. 179) in der Weise Stellung, daß »das Miasma« in »hoch potenziertem« und damit verändertem Zustand kein »*Ison*« mehr, sondern doch nur ein »*Simillimum*« sei. Damit war gesagt, daß es keiner eigenen Isopathie bedürfe, da diese bei näherer Betrachtung in Homöopathie aufgehe.

Paris. HAHNEMANN war ab 1835 Ehrenvorsitzender der beiden homöopathischen Gesellschaften, »Sociéte Homéopathique Galicane« und »Sociéte Homéopathique de Paris«, betonte jedoch stets, daß er nur reine Homöopathen als seine Schüler betrachte.

In Paris entwickelte HAHNEMANN 1837 die Dosologie (Gabenlehre) dahingehend weiter, daß die arzneilichen Streukügelchen nicht mehr trocken, sondern nunmehr in Wasser aufgelöst dem Patienten zu reichen seien. 1842 beschrieb er erstmals die vollständige Herstellungs- und Anwendungsweise der Q-Potenzen (→S. 71).

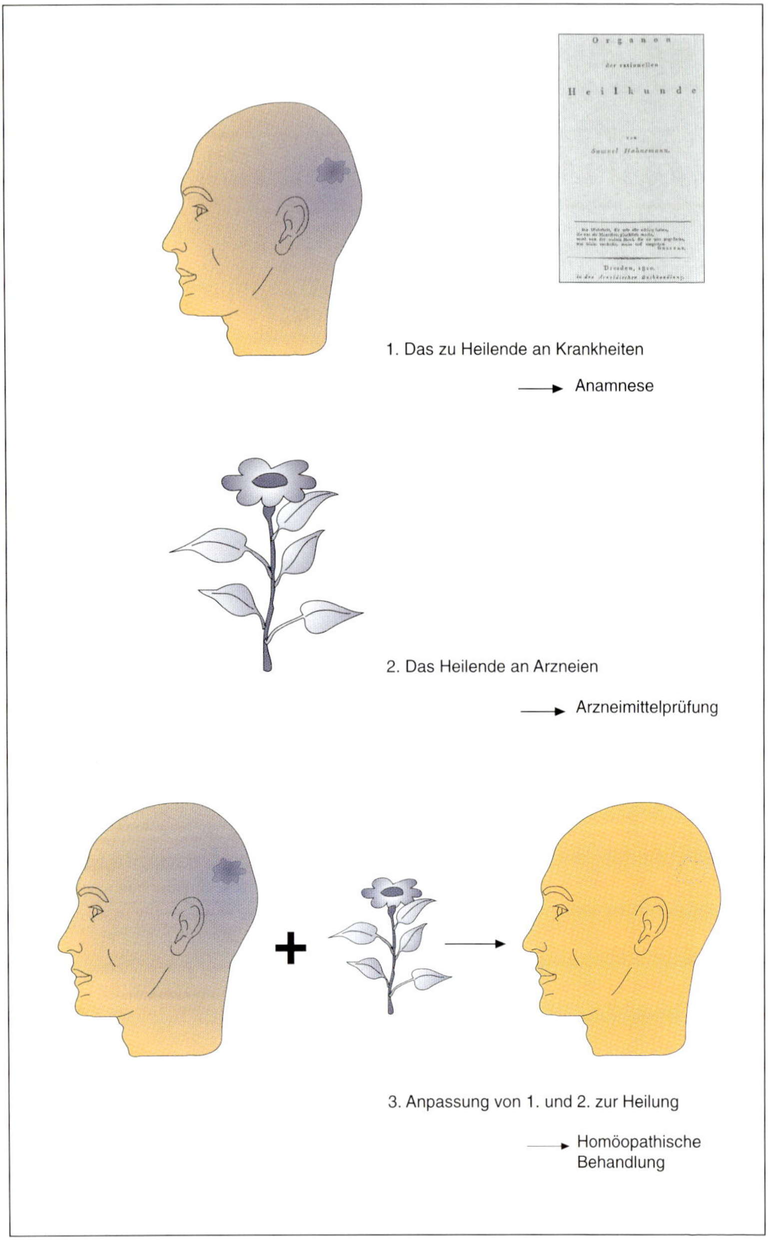

Die Grundgliederung des Organons

In der ersten Auflage des ›Organons‹ von 1810 stellte HAHNEMANN seine Lehre als rational begründetes Therapiesystem in 271 Paragraphen dar.
So müsse der »rationale Heilkünstler« vor allem wissen,

1. was an Krankheiten »das zu Heilende«,
2. was an Arzneien »das Heilende« ist und
3. wie letzteres an ersteres so »anzupassen« ist, »daß Genesung erfolgen muß«.

1. Das »im Inneren des Körpers krankhaft Veränderte« ist weder etwas der Krankheit Äußeres und Selbständiges, noch deren Bedingung oder Ursache. So wie man bei einer fliegenden Kugel nur deren Richtung und Kraft wissen müsse (nicht dagegen, wie diese beiden Faktoren zustande kamen), um sie zum Stehen zu bringen – so reiche es bei Krankheiten, ihren sinnlich **wahrnehmbaren Symptomenkomplex** zu kennen (nicht ihr inneres Wesen), um sie heilen zu können (→S. 39).
Mit »inneren Veränderungen« sind hier nicht Veränderungen an inneren Organen oder ähnliches gemeint (für einen Chirurgen sind diese ja ebenfalls sinnlich wahrnehmbar), sondern der zum physikalischen stets komplementäre metaphysische (prinzipiell sinnlich nicht erkennbare) Aspekt der krankhaften Veränderung.
Krankheitszustände sind unendlich verschieden und individuell, weshalb die Klassifikationen der Pathologie dem »Heilkünstler« nicht weiterhelfen. Die einzige Ausnahme bilden »festständige Krankheiten«, deren Ursache zum Beispiel ein noch unbekanntes Miasma ist (→S. 47).
Isolierte lokale Krankheiten gibt es nicht. Sie sind letztlich nur Symptome einer zugrundeliegenden Gesamtkrankheit.
Die Anamnese zielt auf **Individualisation** des Kranken.
2. Analog zu dem Verhältnis zwischen innerer Veränderung und äußeren Symptomen bei Krankheiten offenbaren auch Arzneimittel ihre Heilkräfte nur über die sinnlich wahrnehmbaren Veränderungen, die sie an gesunden Menschen hervorrufen. Bei Arzneimittelprüfungen an Gesunden erhält man mit kleinen Gaben nur **Primärsymptome**, mit größeren Gaben auch **Sekundärsymptome**.
3. Arzneimittel sind ebenso wie Krankheitsstoffe »krankmachende Potenzen«, die den Organismus in eine »krankhafte Stimmung« bringen können. Auf ihrer gegenseitigen Überstimmung im gleichen Organismus (im Falle ihrer Ähnlichkeit) beruht das **homöopathische Heilgesetz**.
Zur Therapie wird dasjenige Arzneimittel ausgewählt, das möglichst ähnliche Symptome an Gesunden erzeugen kann, wie sie der Kranke zeigt (besonders die »auffallenderen, sonderlichen, charakteristischen« Symptome).
»Homöopathischen Verschlimmerungen« beugt man durch eine Verkleinerung der Gabe vor, die man »kaum je so klein bereiten kann, daß sie nicht die ihr analoge Krankheit . . . heilen und vernichten könnte«. Die Empfindlichkeit des Körpers erhöht sich im Krankheitsfall nämlich erheblich, so daß ihn Potenzen erregen können, die ein Gesunder gar nicht wahrnimmt, vergleichbar den therapeutischen Wirkungen von sanften »Strichen« beim Mesmerismus (→S. 137).
Lokale Krankheiten, insbesondere »vikariierende« (wie Schanker, Krätze oder Grindkopf, →S. 49), müssen stets innerlich geheilt werden, da bei ausschließlich örtlicher Behandlung etwa der »inneren venerischen Krankheit« oder der »inneren Krätzkrankheit« ihr Hauptsymptom »geraubt« wird, das ihre Lebensgefährlichkeit bis dahin absorbierte. Auch Geistes- und Gemütskrankheiten sind ganzheitlich zu behandeln.
Arzneien wirken nach HAHNEMANN »fast so geistig wie die Vitalität selbst, von welcher ihre Wirkung auf den Organismus reflektiert wird«. Die Wirkung der kleinen Gaben verbreitet sich über die Nerven mit »unbegreiflicher Schnelligkeit und Allgemeinheit durch alle Teile des lebenden Organismus«.
«Palliation« nach dem Contrarium-Prinzip wird im ›Organon‹ – bis auf wenige Ausnahmen (→S. 37) – abgelehnt, ebenso allopathische Behandlung. Die Anwendung »undynamischer« (mechanisch, physisch oder chemisch wirkender) Mittel wird nur »zuweilen« erlaubt.
Der teleologische Hintergrund von HAHNEMANNS Ausführungen drückt sich auch in dem Gedicht von GELLERT aus, das er der ersten Auflage des ›Organons‹ voranstellen ließ: »Die Wahrheit, die wir alle nötig haben, / die uns als Menschen glücklich macht, / ward von der weisen Hand, die sie uns zugedacht, / nur leicht verdeckt, nicht tief vergraben.«

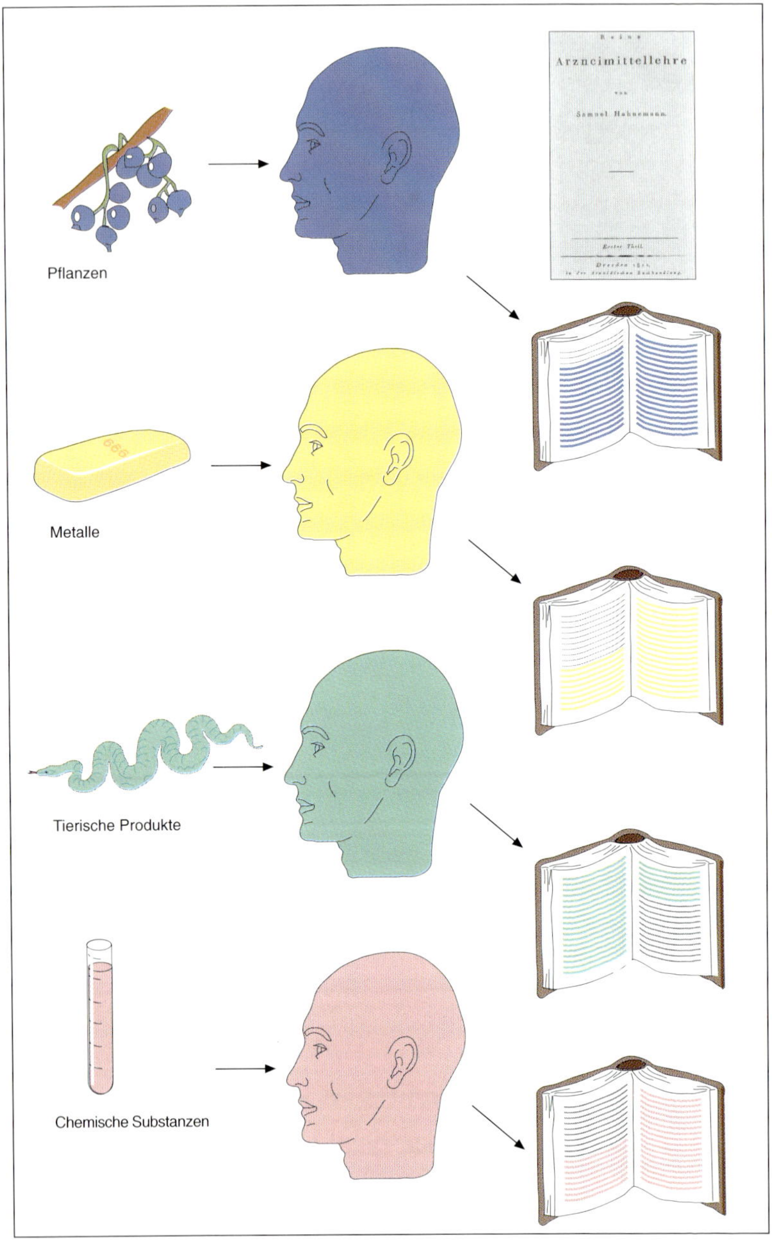

Die Sammlung von Arzneimittel-Prüfungssymptomen

Während seiner Zeit in Leipzig (→S. 145) erschien HAHNEMANNS ›Reine Arzneimittellehre‹ in sechs Bänden (1811–1821), die zusammen die Arzneimittelprüfungs-Symptome von 63 Substanzen enthalten. Geprüft wurden vorwiegend Pflanzen, aber auch Metalle (Eisen, Gold, Silber, Zinn, Quecksilber), chemische Stoffe (»Ätzstoff-Tinktur«, Kochsalzsäure, Phosphorsäure), giftige Substanzen (Arsen) und die Kräfte des Magneten.

Den langen **Symptomenverzeichnissen** jeder Substanz vorangestellt versuchte HAHNEMANN erstmals – allerdings nur für einige »Polychreste« (»vielnützige« Mittel) – auch eine kurze **Charakterisierung der Patienten**, für die das jeweilige Mittel »vorzüglich passen« müßte. So sollte sich *Nux vomica* besonders für Menschen eignen, die »feurigen, eifrigen, hitzigen Temperaments« bzw. »zu stürmischem Zorne aufgelegt« sind, die »viel Gesichtsröte« und Beschwerden von »täglichem Kaffeetrinken« sowie von »Kopfanstrengungen« haben (1811). Bei *Ignatia* sollten »schnelle Abwechslung von Lustigkeit und Weinerlichkeit« vorherrschen und bei *Pulsatilla* ein »schüchternes, weinerliches, zu innerlicher Kränkung und Ärgernis geneigtes, wenigstens mildes und nachgiebiges Gemüt«, verbunden mit »Frostigkeit«, »Durstlosigkeit«, Einschlafstörungen, sowie bei Frauen einer leichte Verspätung der Periode. Bei *Rhus toxicodendron* hob er die Verschlimmerung in Ruhe und bei *Bryonia* die Verschlimmerung bei Bewegung als auffallend hervor (1816), bei Chinarinde die »Schwäche von Säfteverlusten« (1817). Diese eher spärlichen Angaben HAHNEMANNS regten spätere Homöopathen zur Schaffung von sogenannten **Arzneimittelbildern** für jedes Medikament an (→S. 15, 107).

Für etwa ein Drittel der Arzneimittel gab HAHNEMANN an, bei welchen Krankheiten sie sich besonders bewährt hatten. *Mercurius* wirkte zum Beispiel besonders gut bei Syphilis (1811), *Ipecacuanha* bei einigen Arten von Wechselfiebern, *Veratrum* bei bestimmten Arten von Kachexien (1817), *Hyoscyamus* bei »Zerrüttungen der Geistes- und Gemütsorgane«, *Aurum* bei Melancholie, *Camphora* als »schätzbares Palliativ« bei Influenza, *Sulphur* bei Krätze (1818), *Spongia* bei Kropf (1821) usw. Das waren die Vorläufer der späteren »**bewährten Indikationen**« (→S. 45).

Zur Veranschaulichung seiner Auffassung der Homöopathie als eines Wissens um das Heilmittel »im voraus«, also bereits *vor* seiner Anwendung am Kranken, veröffentlichte HAHNEMANN im Vorwort des zweiten Bandes (1816) – einmalig in seinen gesamten Schriften – zwei homöopathisch geheilte Fälle aus seiner Praxis (mit *Bryonia* Urtinktur und *Pulsatilla* C12).

Im folgenden Band (1817) betonte er gegenüber seinen Rezensenten die Unumgänglichkeit der eigenen Erfahrung: »Macht's nach – aber macht's genau und sorgfältig nach!«. HAHNEMANN kritisierte die bisherigen Quellen der *Materia medica* als bloße Vermutungen, Analogien, chemische Experimente und reines Ausprobieren. Der Methode des trial-and-error, mit der bis dato nur fünf spezifische Mittel bei festständigen Krankheiten gefunden worden waren (*Spongia*, *Mercurius*, *Sulphur*, Chinarinde und *Arnica*), stellte er seine **Arzneimittelprüfungen an Gesunden** gegenüber. Durch sie ließe sich für jeden individuellen Krankheitszustand ein spezifisches Heilmittel eruieren.

1816 führte HAHNEMANN mit der Beschreibung des Verdünnens und Verschüttelns von Arzneiauflösungen im Verhältnis 1:100 erstmals eine gewisse **Standardisierung** ein. 1818 beschrieb er für feste Substanzen erstmals die Trituration im Verhältnis 1:100.

Gleichwohl war für HAHNEMANN zu jener Zeit ein Tropfen einer Urtinktur entsprechend des materiellen Gehalts durchaus noch eine stärkere Gabe als ein Tropfen etwa einer C12-Auflösung.

1821, im Vorwort des sechsten Bandes, entwickelte HAHNEMANN allerdings ein neues Konzept. Arzneien seien nicht tote Substanzen, sondern geistige Wesen bzw. Kräfte, die im rohen Zustand in gebundener bzw. erstarrter Form vorliegen. Sie können durch eine besondere Zubereitung entbunden, entfaltet und entwickelt werden, wodurch ihre Wirkung schneller und heftiger werde. Ein Tropfen einer mit zehn Schüttelschlägen zubereiteten C1-Verdünnung habe nunmehr »fast dieselbe Stärke von Arzneikraft« wie ein Tropfen der Urtinktur, so daß sich auch bei weiterer Fortsetzung dieses Verfahrens »wenig oder keine Kraft-Abnahme in der Wirkung« ergebe.

Die ›Reine Arzneimittellehre‹ erschien 1822–1827 in zweiter und 1830–1833 in dritter Auflage. Abgesehen von der Ergänzung einiger Arzneimittel (*Ambra*, Holzkohle und Tierkohle, 1827) und etlicher neuer Prüfungssymptome baute HAHNEMANN in den Folgeauflagen die Dosologie weiter aus (→S. 157).

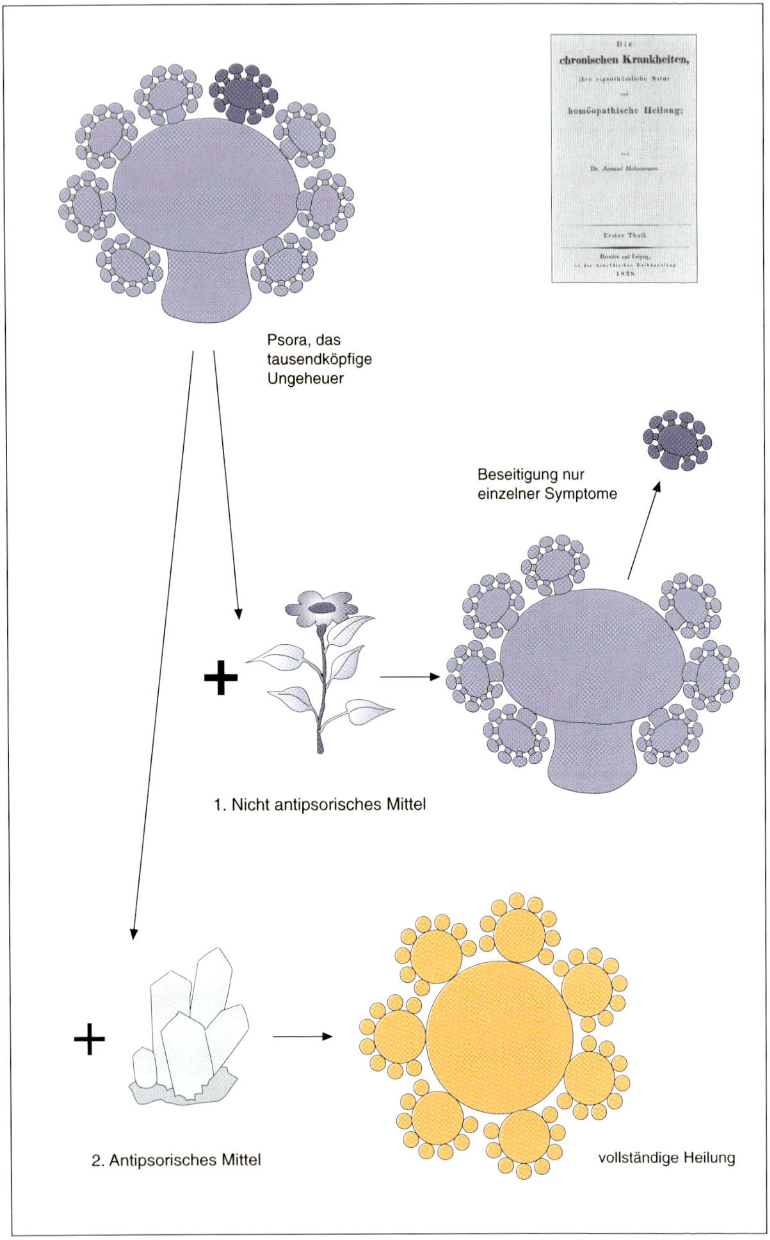

Die Behandlung der Psora

Die Theorie der ›Chronischen Krankheiten‹, die HAHNEMANN während seiner Köthener Zeit 1828 publizierte, sollte »jene unermeßlich große Lücke im Gebäude der homöopathischen Heilkunst, die Heilung der zahllosen, chronischen Krankheiten, ergänzen«. Während bei akuten Krankheiten, epidemischen Seuchen und sporadischen Fiebern sowie bei venerischen Krankheiten sich die »allgemeine Homöopathie« bereits jedem allopathischen Verfahren als überlegen erwiesen hatte, galt für die homöopathische Therapie chronischer Krankheiten immer noch: »Ihr Anfang war erfreulich, die Fortsetzung minder günstig, der Ausgang hoffnungslos«.

Gemäß der neuen Psora-Theorie beruhten nun alle nicht-venerischen chronischen Krankheiten auf einer früheren Ansteckung mit Krätze und wären selbst nur Glieder ein und derselben Grundkrankheit, der »inneren Krätzkrankheit« (→S. 49). Dieses »tausendköpfige Ungeheuer«, das HAHNEMANN **Psora** nannte, sei »die älteste, allgemeinste, ansteckendste, verderblichste und am meisten verkannte Krankheit der Menschheit«.

Bei der Ansteckung werde das Miasma augenblicklich »dynamisch« über die Nerven auf den Organismus übertragen. Der auf diese Weise psorisch Erkrankte entwickle nach ein bis zwei Wochen als ein die innere Krankheit beschwichtigendes Lokalsymptom einen ansteckenden Krätzausschlag. In diesem frischen Stadium sei die ganze Krankheit am leichtesten durch die Einnahme einer Gabe *Sulphur* zu heilen. Ohne innere (homöopathische) Therapie sei die innere Psora jedoch »unauslöschlich« und wachse – auch wenn sich der Patient in ihrem »schlummernden«, »latenten« Zustand durchaus für gesund halte – langsam aber sicher weiter. Bei äußerlicher Unterdrückung des Hautausschlags oder sonstigen Auslösern (Erkältungen, Diätfehlern u. ä.) werde der Organismus zur Bildung der offenbaren, sekundären (chronischen) Krankheit genötigt, zu deren Behandlung stets mehrere antipsorische Mittel nötig seien.

Voraussetzungen einer homöopathischen Heilung seien allerdings die vorherige Beseitigung von »Heilungshindernissen« wie allopathische Behandlung, wiederholte Ansteckung, fortwährender Kummer, übertriebene geistige Anstrengung, Genußmittel (Kaffee, Branntwein usw.) sowie die Unterstützung der Heilung durch eine »naturgemäße Diät« und Lebensweise.

Die antipsorischen Arzneien solle man in kleinster Gabe verabreichen und in der Regel bis über einen Monat wirken lassen, solange die Besserung anhalte. Zur Überbrückung der langen Intervalle könne man ungeduldigen Patienten täglich eine Gabe Milchzucker als **Placebo** reichen.

Die Unterbrechung einer antipsorischen Kur durch plötzliche Zwischenfälle bzw. epidemische oder sporadische Krankheiten (→S. 51) könne möglichst klein gehalten werden, wenn man das für den akuten Zustand passende Arzneimittel nicht einnehmen, sondern lediglich daran **riechen** lasse, wodurch eine schnellere und kürzer anhaltende Wirkung erzielt werde.

Ansteckungsmodus und Krankheitsdynamik der venerischen chronischen Krankheiten **Sykosis** (mit dem Lokalsymptom Feigwarzen) und **Syphilis** (mit dem Lokalsymptom Schanker) seien analog zur Psora vorstellbar. Auch sie ließen sich nur innerlich heilen: Sykosis durch *Thuja* C30 und *Nitricum acidum* C6 und Syphilis durch *Mercurius* C6.

HAHNEMANN wies in diesem Werk erstmals auf seine Entdeckung der kolloidalen Löslichkeit sonst unlöslicher Substanzen (wie *Lycopodium*, *Calcarea*, *Petroleum* u. a.) durch »Potenzierung« hin: In Form einer standardisierten C3-Trituration lassen sich alle Arzneistoffe in verdünntem Alkohol auflösen.

Die Bände 2–4 des Werkes enthalten die Symptome der Arzneimittelprüfungen von 22 »antipsorischen« Substanzen pflanzlicher, tierischer, metallischer bzw. tellurischer sowie chemischer Herkunft und für fast jedes Mittel zum Teil seitenlange Auflistungen von Krankheitszuständen, bei denen es sich als »vorzüglich hilfreich« erwies (bewährte Indikationen).

Die 1835–1839 erschienene **zweite Auflage** der ›Chronischen Krankheiten‹ enthält die wesentlich vermehrten Prüfungssymptome von nunmehr 47 »antipsorischen« Arzneien mit ausführlichen »Nutz-Angaben«, also Indikationen für ihre Anwendung. Darüber hinaus finden sich auch striktere Diätvorschriften sowie eine Modifikation der Potenzgrößen (zum Beispiel *Mercurius* C30) und Gabenintervalle (in Ausnahmefällen *Sulphur* jede Woche). Gleichzeitig kritisierte HAHNEMANN das Vorgehen mancher, sich bei der Wahl des Arzneimittels ausschließlich auf Repertorien (→S. 175) und seine eigenen »Nutz-Angaben (*ab usu in morbis*), wie sie in den Vorberichten zu den Arzneien verzeichnet sind«, zu stützen. Das sei »ein ganz falsches, sehr nach Allöopathie riechendes Verfahren!«

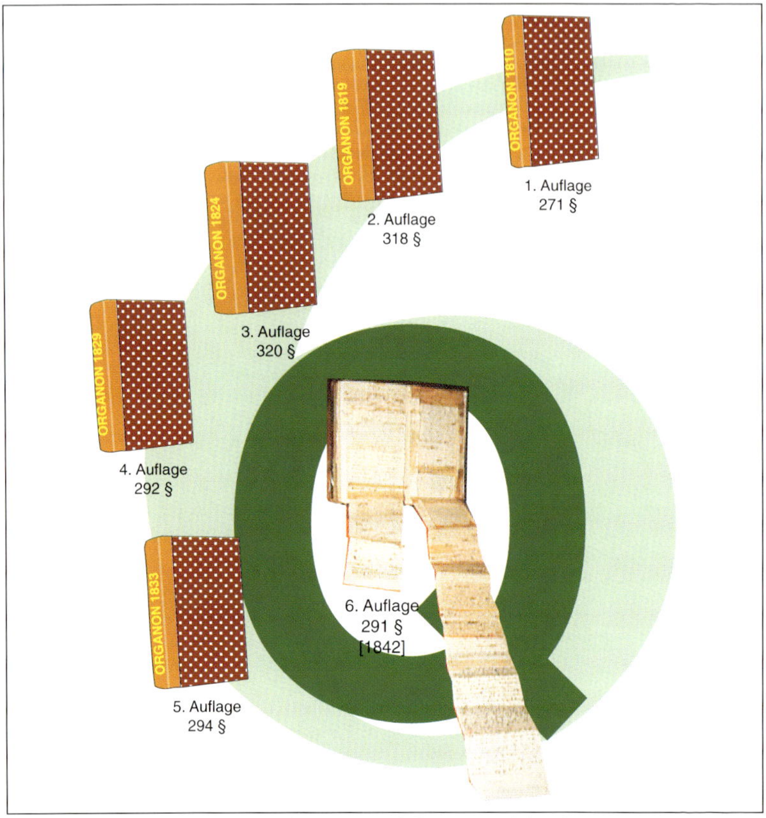

A Das Manuskript der 6. Auflage des Organons, die Q-Potenzen enthaltend

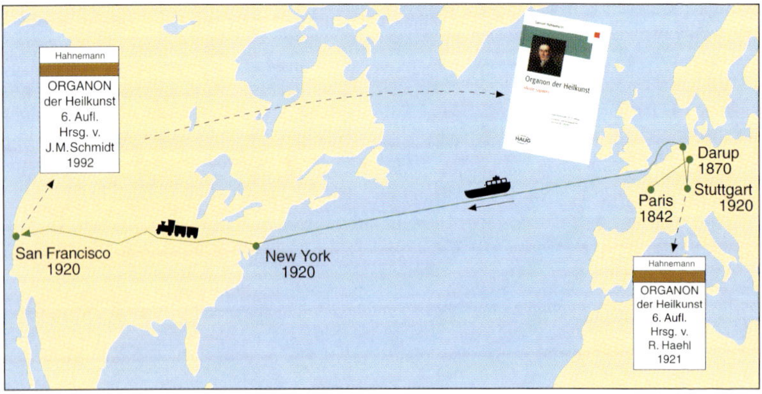

B Die Odyssee des Manuskripts der 6. Auflage des Organons

Editions- und Rezeptionsgeschichte

Die erste Auflage erschien 1810 unter dem Titel ›Organon der rationellen Heilkunde‹ und umfaßte 271 Paragraphen (→S. 149). Ab der zweiten Auflage wurde es in ›Organon der Heilkunst‹ umbenannt und mit dem Motto *Aude sapere* auf der Titelseite versehen. Durch Zusätze und Erweiterungen vergrößerte sich sein Umfang in der zweiten Auflage (1819) auf 318 und in der dritten Auflage (1824) auf 320 Paragraphen. Die 1829 erschienene vierte Auflage (292 Paragraphen) enthielt bereits die Modifikationen der Lehre durch die Psora-Theorie sowie zusätzliche Polemiken gegen die Allopathie, die sich in der fünften, 1833 veröffentlichten Auflage (294 Paragraphen) weiter zuspitzten (A).

Ein »durchschossenes« Exemplar dieser fünften Auflage, bei dem zwischen allen Seiten je ein Leerblatt eingebunden war, benutzte HAHNEMANN bei seiner Revision für eine sechste Auflage (291 Paragraphen), indem er darin seine handschriftlichen Änderungen, Streichungen und Ergänzungen eintrug. Das mit etwa hundert eingeklebten Blättern versehene, 1842 fertiggestellte Manuskript konnte allerdings zu Lebzeiten HAHNEMANNS nicht mehr veröffentlicht werden. Auch die Erbin MÉLANIE HAHNEMANN lehnte eine Publikation ab.

Nach ihrem Tod 1878 ging es in die Familie ihres Schwiegersohnes CARL VON BÖNNINGHAUSEN über, von der es RICHARD HAEHL (1873–1932), ein homöopathischer Arzt aus Stuttgart, 1920 erwarb. Die dazu erforderlichen Geldmittel hatte er von WILLIAM BOERICKE (1849–1929) aus San Francisco bekommen, dem er das Manuskript daher umgehend zusenden mußte. So beruhte die von HAEHL 1921 erstmals veröffentlichte ›Sechste Auflage des Organons der Heilkunst‹ letztlich vorwiegend auf einer von ihm miterworbenen Abschrift des Originals (B).

In San Francisco gab WILLIAM BOERICKE – unter Verwendung des nunmehr in seinem Besitz befindlichen Originals – 1922 die erste englische Übersetzung der sechsten Auflage des ›Organons‹ heraus. Nach dessen Tod ging das Manuskript auf seinen Kollegen JAMES W. WARD (1861–1939) und nach seinem Tod auf HOWARD ENGLE (1874–1952) über. Anschließend bewahrte dessen Schwägerin ELSA ENGLE (1895–1994) das Original zwanzig Jahre lang in einem gemieteten Safe auf, bis sie es etwa 1972 OTTO E. GUTTENTAG (1900–1992) der Bibliothek der University of California, San Francisco übereignen ließ. 1992 konnte JOSEF M. SCHMIDT dort – 150 Jahre nach HAHNEMANNS Beendigung seines Manuskripts – die erste **textkritische deutsche Fassung** davon erstellen und publizieren. Die 1996 erschienene Standardausgabe beruht auf eben dieser Ausgabe (B). Von beiden liegen seit 1999 Neuausgaben vor.

Die **Bedeutung** der sechsten Auflage des ›Organons‹ für die Homöopathie ergibt sich aus den Änderungen gegenüber der fünften. HAHNEMANN äußert hier neue Gedanken zum Begriff des Dynamischen, der Lebenskraft, zum Krankheitsbegriff der Homöopathie, zum Status der verschiedenen Kurarten (→S. 35 ff.) einschließlich der Aderlaßtherapie BROUSSAIS', zu Wesen und Therapie der chronischen Miasmen, zum Prinzip des Selbstdispensierens, der Verordnung von Einzelmitteln und der Verwendung geringster Gaben, aber auch zur therapeutischen Berechtigung des Riechens an Arzneien, der Anwendung des Magnets, des Mesmerismus, der Elektrizität und des Galvanismus sowie von Einreibungen, Massagen und Bädern.

Die wichtigste Neuerung der letzten Auflage besteht jedoch in der Beschreibung der **Q-Potenzen** (→S. 71). Diese entscheidende Modifikation HAHNEMANNS wurde der Öffentlichkeit allerdings erst nach Erscheinen der Haehlschen Ausgabe 1921 bekannt. Aber auch dann dauerte es noch über zwei Jahrzehnte, bis in den 40er und 50er Jahren die Anweisungen HAHNEMANNS von RUDOLF FLURY, ADOLF VOEGELI, JOST KÜNZLI VON FIMMELSBERG und PIERRE SCHMIDT praktisch umgesetzt, das heißt Q-Potenzen wirklich hergestellt und angewendet wurden (→S. 191).

Grundlage für die Homöopathen aller Länder blieb bis weit in das 20. Jahrhundert hinein also HAHNEMANNS Entwicklungsstand zum Zeitpunkt des Erscheinens der fünften Auflage des ›Organons‹ (1833) mit der Empfehlung seltener Gaben von C-Potenzen (→S. 69). Damit ist der größte Teil der Entwicklung der Homöopathie weltweit in Unkenntnis von HAHNEMANNS letzten Neuerungen verlaufen. Erst in jüngster Zeit wendet man sich vermehrt diesem lange übersehenen Vermächtnis HAHNEMANNS zu.

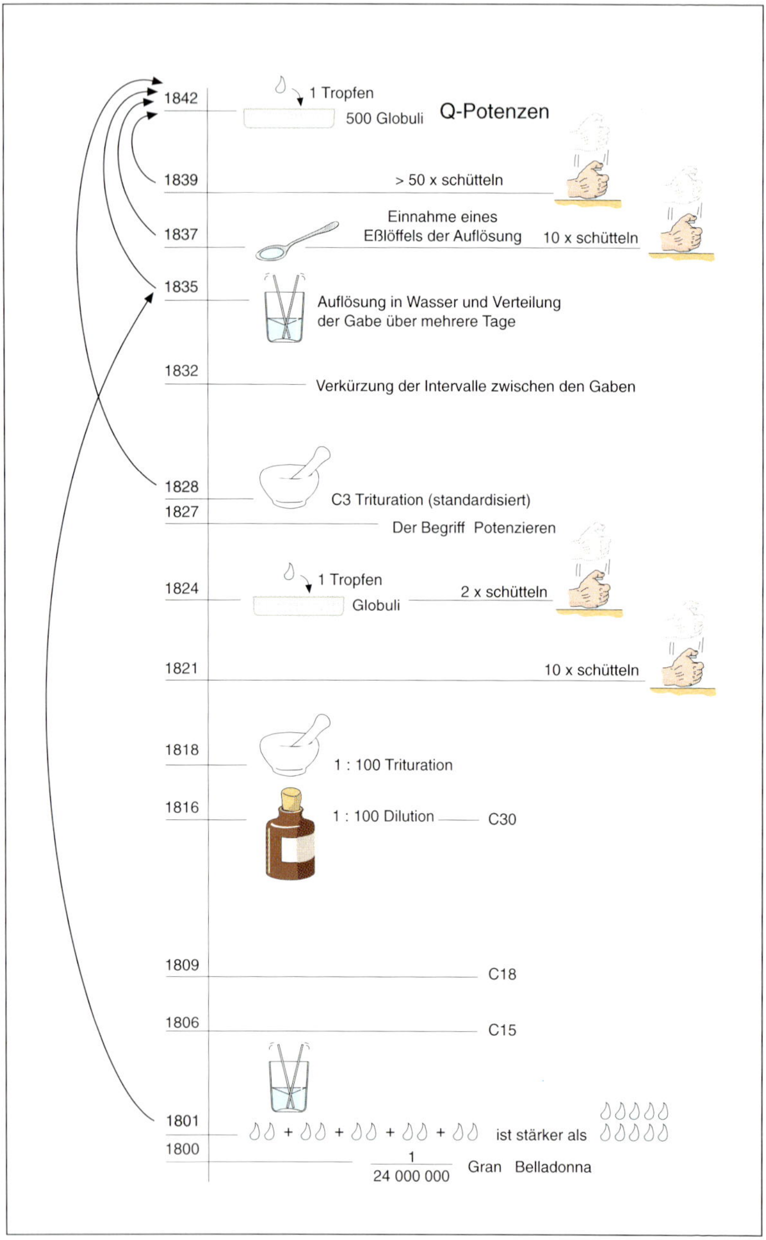

Die historische Entwicklung der Q-Potenzen

Die Bereitung und Verwendung von Q-Potenzen (1842) war für HAHNEMANN kein Umsturz seiner bisherigen Praxis, sondern der End- und Höhepunkt einer **kontinuierlichen Entwicklung** hinsichtlich der Dosierungsvorschriften homöopathischer Arzneimittel.

Bereits kurz nach der Begründung des Ähnlichkeitsprinzips 1796 begann HAHNEMANN, zur Vermeidung von Erstverschlimmerungen die Arzneigaben immer weiter zu verringern. So empfahl er bereits bei der Scharlachepidemie von 1800 als Gabe einige Tropfen einer Auflösung, die nur ein 24-Millionstel Gran *Belladonna* enthielt (→S. 47). Sollte – bei sehr robusten Personen – die Wirkung dieser kleinen Gaben etwas verstärkt werden, so konnte dies gemäß HAHNEMANNS Erfahrungen (1801) nach zwei Prinzipien erfolgen:

– durch die Auflösung und innige Vermischung der Arzneigabe in einem Glas Wasser, da bei dessen Einnahme mehr Nerven berührt würden, und

– durch die Verteilung der Gesamtdosis auf mehrere Einzeldosen. So erwies sich etwa die Wirkung von täglich zwei Tropfen, über fünf Tage gegeben, stärker als die von zehn Tropfen, die auf einmal eingenommen wurden.

Ausgehend von dem Konzept der unendlichen Teilbarkeit der Materie gelangte HAHNEMANN in den folgenden Jahren zu immer höheren Verdünnungsgraden (1806: C15; 1809: C18; 1816: C30; →S. 69). Zu diesem Zeitpunkt führte er auch das Verhältnis 1:100 als standardisierten Verdünnungsschritt ein (1816 für Lösungen, 1818 für Pulverisierungen, →S. 151). 1821 setzte er die Zahl der Schüttelschläge auf zehn pro Verdünnungsstufe fest.

Gemäß seines im gleichen Jahr entwickelten neuen Konzepts der Wirkungssteigerung von Arzneistoffen durch wiederholte Verdünnung und Verschüttelung begrenzte HAHNEMANN 1824 die Zahl der Schüttelschläge auf zwei, damit »die Kraftentwicklung derselben gemäßigt bleibt«. Nun beschrieb er auch die Zerteilung eines Tropfens auf mohnsamengroße Streukügelchen (Globuli) aus Zucker. 1827 prägte er für sein Verfahren den Begriff des »Potenzierens«.

1828 standardisierte HAHNEMANN die Herstellung einer C3-Trituration (→S. 71), durch die auch unlösliche Substanzen löslich wurden und als Dilutionen weiterverarbeitet werden konnten. Genau diese Vorschrift nahm er später als Grundlage für die Herstellung jeder Q-Potenz.

1832 ging HAHNEMANN dazu über, die Intervalle zwischen den einzelnen Gaben deutlich zu verkürzen und etwa eine kleinste Gabe *Sulphur* bereits nach 1–2 Wochen zu wiederholen.

1835 empfahl er bei Behandlungsfällen, in denen die Besserung nach 1–2 Wochen still stand, die Gabe derselben Arznei zu wiederholen, allerdings in abgeändertem Potenzgrad. Das war, wie bereits 1801 beschrieben, durch Auflösung der Potenz in einem Glas Wasser und Verteilung der Einnahme über mehrere Tage möglich. Auf demselben Prinzip beruhen die Einnahmevorschriften der Q-Potenzen.

1837 hatte HAHNEMANN dieses Verfahren bereits relativ weit ausgebaut. Er beschrieb die Auflösung eines Arzneikügelchens in Wasser, die Einnahme eines Eßlöffels daraus und das Schütteln der Flüssigkeit vor jedem Einnehmen, um den Dynamisierungsgrad jedesmal zu verändern. Diese Vorschriften sind nahezu identisch mit denen für Q-Potenzen. Da auf diese Weise jede Arzneigabe auf 15–30 Tage und mehr »zerteilt« werden konnte, war HAHNEMANN nun »keine Potenzierung« mehr »zu stark«, weshalb er ab jetzt statt vorübergehend zwei wieder zehn Armschläge pro Potenzstufe festlegte.

1839 empfahl er »10, 20, 50 und mehr starke Stoß-Schläge« pro Potenzierungsstufe, was den für die Q-Potenzen vorgeschriebenen 100 Schlägen schon sehr nahe kam.

Damit waren fast alle Elemente der Herstellung und Einnahme von Q-Potenzen von HAHNEMANN noch zu seinen Lebzeiten veröffentlicht worden, allerdings stets auf C-Potenzen bezogen. Das wirklich Neue, das sich nur in HAHNEMANNS Manuskript zur sechsten Auflage des ›Organons‹ findet (→S. 155), war der Einschub des zusätzlichen Zerteilungsschritts eines Tropfens auf 500 Kügelchen pro Potenzierungsstufe. Hierdurch sollten die Q-Potenzen bei unverminderter Arzneikraft milder wirken und daher täglich bzw. stündlich wiederholt werden können (→S. 71). Damit hatten sie einen bedeutenden Vorteil gegenüber den C-Potenzen mit ihrer Gefahr erheblicher Erstverschlimmerungen und den langen Wartezeiten bis zur nächsten Gabe.

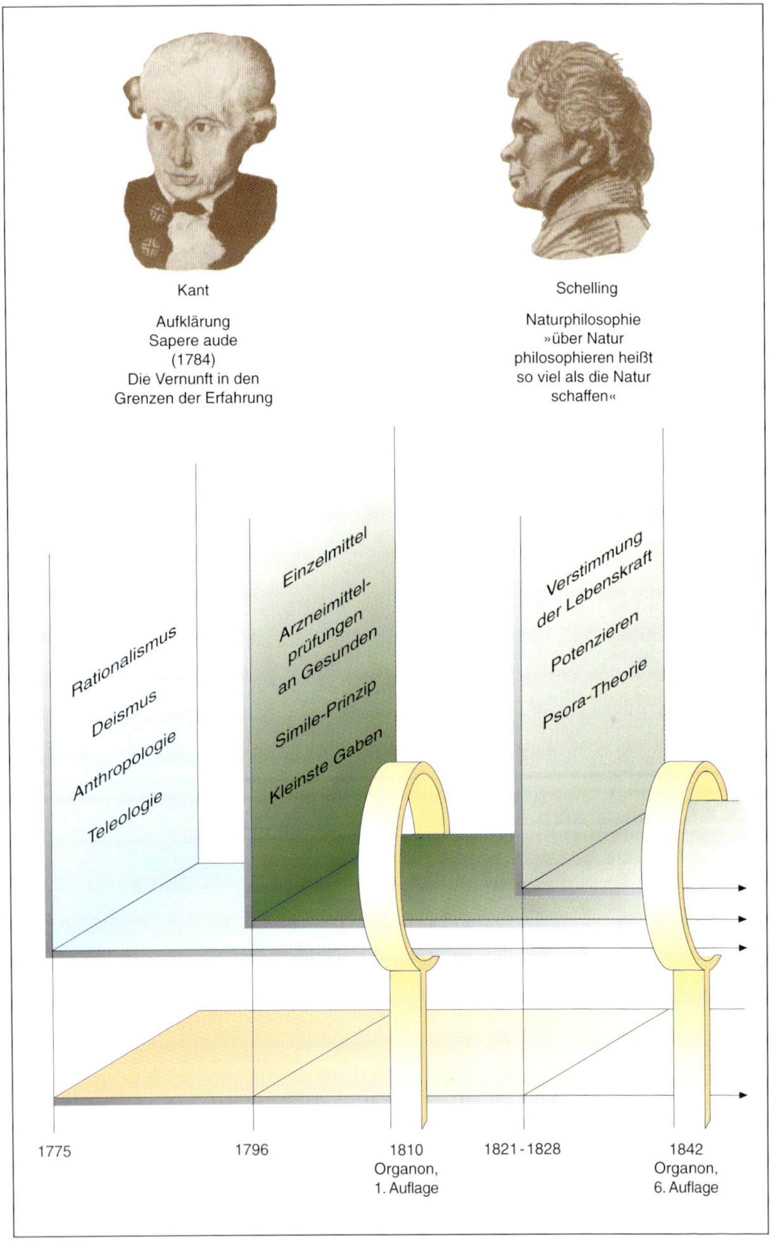

Geistesgeschichtlicher Hintergrund und Grundlagen der Homöopathie

Die frühe Rezeptionsgeschichte der Homöopathie in Deutschland fällt in eine Zeit, die hauptsächlich von der bereits verblassenden Aufklärung (KANT) und dem Vorherrschen der deutschen Romantik (SCHELLING) bestimmt war.

Grundlegend für das Verständnis des geistesgeschichtlichen Hintergrundes ist die Philosophie IMMANUEL KANTS (1724–1804), der versucht hatte, den **Rationalismus**, wie er in CHRISTIAN WOLFFS (1679–1754) System vorlag, und den **Empirismus** von DAVID HUME (1711–1776), der ihn »aus seinem dogmatischen Schlummer aufgeweckt« hatte, zu versöhnen.

Das Hauptinteresse des kritischen KANT war, die Metaphysik in den sicheren Gang einer **Wissenschaft** zu bringen. Zu diesem Zweck nahm er die sogenannte kopernikanische Wende in der Philosophie vor, wonach sich fortan nicht mehr unsere Erkenntnis nach den in der Erfahrung vorgefundenen Gegenständen, sondern die Gegenstände möglicher Erfahrung sich nach unseren apriorischen Begriffen (den zwei Anschauungsformen Raum und Zeit sowie den zwölf Kategorien) zu richten haben.

Die Möglichkeit apriorischer Erkenntnis, wie sie die Wissenschaft fordert, war hiermit zwar gegeben, doch um den Preis, daß über »das Ding an sich« keine wissenschaftliche Aussage mehr möglich war.

An KANTS Werk wurde – in der Philosophie wie auch in der Medizin – auf verschiedene Weisen angeknüpft.

HAHNEMANN betonte vor allem die **kritische Seite** KANTS, der Wissenschaft nur dann für möglich hielt, solange sich die Vernunft innerhalb der Grenzen der sinnlichen Erfahrung bewegt. Mit dieser Haltung, die eine konsequente Ablehnung jeglicher metaphysischer Spekulationen implizierte, war HAHNEMANN ein Außenseiter der Medizin seiner Zeit.

Ein anderer wichtiger Aspekt der Kantschen Philosophie, nämlich die Betonung der **Rolle des Subjekts** bei der Erkenntnis der Wirklichkeit, wurde dagegen zum Ausgangspunkt der Systeme von FICHTE, HEGEL und SCHELLING. So wurde KANTS Aussage, daß »der Verstand seine Gesetze (a priori) nicht aus der Natur schöpft, sondern sie dieser vorschreibt« (Prolegomena, § 36), von SCHELLING bereits so verstanden: »über die Natur philosophieren heißt so viel als die Natur schaffen«.

SCHELLING hatte ein beachtliches Interesse an der Medizin. Ihm schwebte vor, »die Heilkunde auf sichere Prinzipien und ihre Ausübung auf unfehlbare Regeln zurückzubringen«. Die Arzneiwissenschaft betrachtete er dabei als die »Krone und Blüte aller Naturwissenschaften«. Viele Ärzte eiferten SCHELLING nach, medizinische Systeme nach seinen philosophischen Ideen zu entwerfen.

1802 wurde SCHELLING – als dem Wissenschaftler, dem man den größten Einfluß auf die zeitgenössische Medizin zugestand – von der Universität Ingolstadt/Landshut (ab 1826 Ludwig-Maximilians-Universität München) die medizinische Ehrendoktorwürde verliehen.

HAHNEMANN hatte sich zwar 1808 noch unmißverständlich gegen die Spekulationen der »Naturphilosophen« ausgesprochen, formulierte ab Mitte der 1820er Jahre aber doch einige Hypothesen (→S. 47 ff.), die denen romantischer Ärzte relativ nahe kamen. Seine früheren Grundkonzepte behielt HAHNEMANN allerdings weiterhin bei, was bei der Lektüre seiner späteren Werke oft Anlaß zur Verwirrung gibt.

So lassen sich in der letzten Auflage des ›Organons‹ mindestens drei **Schichten** unterscheiden (Abb.):

1. Als »Unterbau« HAHNEMANNS grundlegende weltanschauliche Standpunkte, die sich seit seinen frühesten Schriften (1775) durch alle seine Werke ziehen: Rationalismus, Deismus, seine Anthropologie sowie sein teleologisches Denken (→S. 135).
2. Als »Mittelbau« die Grundprinzipien der allgemeinen Homöopathie, wie sie 1796 von ihm begründet und in den folgenden Jahren zu seinem Heilsystem ausgearbeitet wurden: Einzelmittel, Arzneimittelprüfungen an Gesunden, Simile-Prinzip und kleinste Gaben (→S. 11).
3. Als »Überbau« spätere Ergänzungen bzw. Spekulationen HAHNEMANNS (ab den 1820er Jahren), die seinen ursprünglich streng rationalen Ansatz teilweise wieder verdeckten: Verstimmung der Lebenskraft, Potenzieren und Psora-Theorie (→S. 13).

Während die Rezensenten der ersten beiden Auflagen des ›Organons‹ (bis 1819) nur mit den ersten beiden Schichten konfrontiert waren, kam ab der vierten Auflage (1829) also eine dritte Schicht hinzu, die die anderen beiden oft ungebührlich überschattete (Abb).

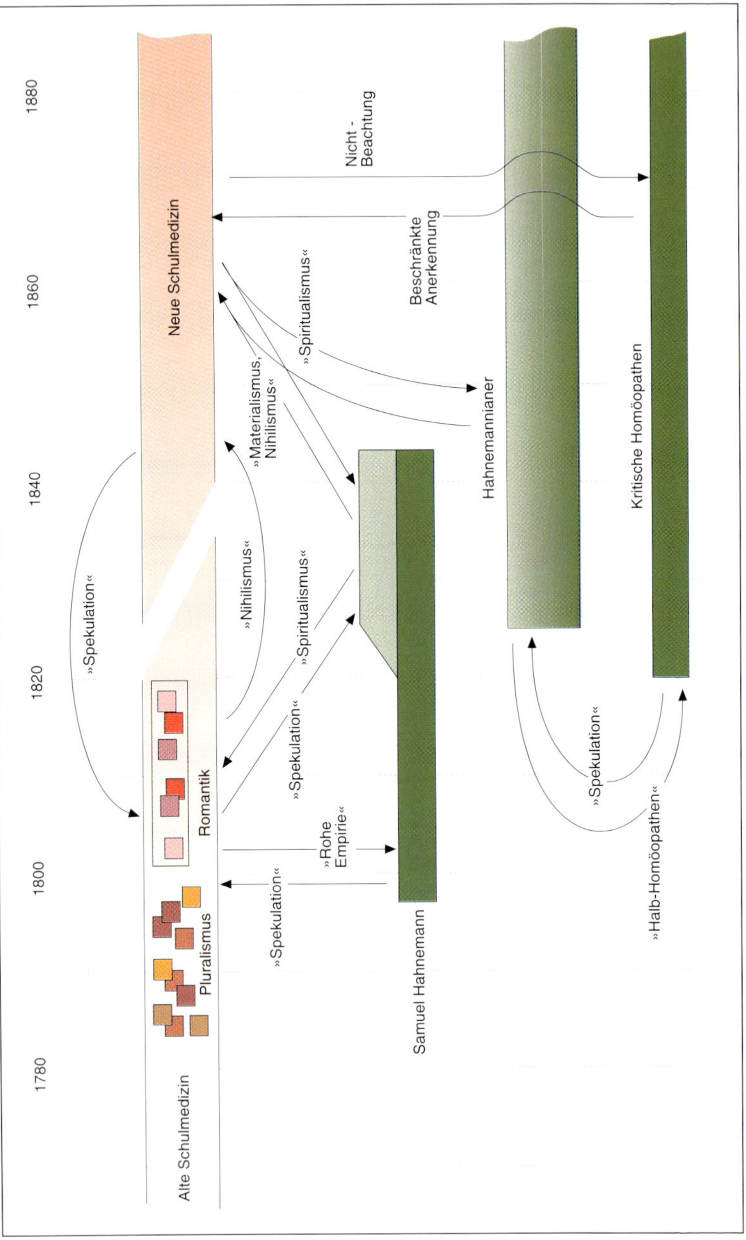

Homöopathie versus Schulmedizin zu Beginn des 19. Jahrhunderts

Die frühen Auseinandersetzungen zwischen der Homöopathie und der Allopathie verliefen nicht in Form einer klar definierten Gegnerschaft, sondern zwischen mindestens vier Gruppen an ebenso vielen Fronten.

Allopathie. HAHNEMANN gebrauchte den Begriff »Allöopathie« nicht einheitlich. Dem 1807 eingeführten Begriff »homöopathisch« (→S. 143) stellte er ab 1813 die beiden Gegenbegriffe »antipathisch« und »allöopathisch« (→S. 35 ff.) gegenüber. Allopathie definierte er dabei als »ein andersartiges Übelbefinden erzeugend«, etwa Geschwüre oder Entzündungen an anderen Stellen des Körpers. Im Gegensatz dazu setzten Homöopathie und Antipathie direkt bei den Krankheitssymptomen an (›Allg. Anzeiger‹; ›Reine Arzneimittellehre‹, Bd. 2). Neben dieser spezifischen Bedeutung verwandte HAHNEMANN ab 1819 den Begriff »Allöopathie« aber auch als gemeinsame Kennzeichnung aller nicht-homöopathischen Verfahren, also auch der Antipathie (›Organon‹, ab 2. Aufl.). Allopathie in diesem Sinne war alles, was »keinen der Krankheit ähnlichen Befindenszustand für sich im Kranken erzeugen« konnte.

Schulmedizin. In der Medizin existierte gegen Ende des 18. und zu Beginn des 19. Jahrhunderts ein enormer Methodenpluralismus (→S. 137). Die vorherrschenden Systeme der ersten drei Jahrzehnte des 19. Jahrhunderts lassen sich dabei unter dem Begriff »Romantische Medizin« zusammenfassen. Ausgehend von SCHELLINGS Naturphilosophie und einem erstaunlichen Vertrauen in das spekulative Denken entwarfen Ärzte kühnste theoretische Systeme, die an der konkreten Arzneimittelpraxis aber nur wenig veränderten. Neben der naturphilosophischen Richtung gab es bei den Romantikern auch eine mehr eklektische, eine anthropologische und eine theoretisch-pragmatische Strömung.

Gegen diese »alte« Schulmedizin richtete sich ab den 1830er und 40er Jahren die sich nunmehr etablierende »neue« Schulmedizin.

Um 1800 hatte BICHAT (1771–1801) die Gewebepathologie begründet, 1808 hatte CORVISART die von AUENBRUGGER (1722–1809) entwickelte Perkussion (Beklopfen) zur Anerkennung gebracht, 1819 hatte LAËNNEC die Auskultation (Abhorchen) entdeckt, und ROKITANSKY und SKODA hatten schließlich eine pathologisch-physikalisch untermauerte Krankheitslehre entwickelt. So wurde in den ersten drei Jahrzehnten des 19. Jahrhunderts vor allem in Paris und Wien der Grundstein für eine **naturwissenschaftlich ausgerichtete Medizin** gelegt, die in Deutschland erst in den 1840er Jahren zu allgemeiner Anerkennung gelangte, dann aber mit einem Ausschließlichkeitsanspruch, der die romantische und naturwissenschaftliche Schule durch eine unüberbrückbare Kluft voneinander trennte. Während die neue Schule die Spekulationen der alten verachtete, warf die alte der neuen vor allem therapeutischen Nihilismus vor, der aus den damals äußerst begrenzten Möglichkeiten der therapeutischen Nutzung naturwissenschaftlicher Erkenntnisse resultierte.

Homöopathie. Die allgemeine Homöopathie wurde von HAHNEMANN gegen Ende der 1820er Jahre um spezielle Ergänzungen (Psora-Theorie, Potenzieren, →S. 49, 69) erweitert. Dies spaltete die Homöopathen in zwei Lager: »Kritische« und Hahnemannianer. Waren für erstere HAHNEMANNS spätere Hypothesen unhaltbare Spekulationen, so betrachteten letztere die »Kritischen« als »Halb-« bzw. »Bastardhomöopathen«, die auf halbem Wege stehengeblieben waren.

Fronten. Die Homöopathie lehnte die Spekulationen der alten Schulmedizin ab und wurde dafür von ihr mit dem Vorwurf der »rohen Empirie« bedacht, die mit der Würde einer »rationellen Heilkunst« unvereinbar sei. Die speziellen Ergänzungen zur Homöopathie wurden vor allem aufgrund ihrer kleinsten Gaben als unwirksam abgelehnt. Die neue Schulmedizin, die sich erst nach HAHNEMANNS Tod (1843) allgemein durchsetzte, kritisierte den Spiritualismus der Hahnemannianer und deren Geringschätzung der Pathologie, während diese den Materialismus und Nihilismus der Schulmediziner anprangerten. Die kritischen Homöopathen erkannten die Errungenschaften der neuen Schulmedizin beschränkt an und versuchten eine Synthese, ihre Bemühungen wurden jedoch durch Nichtbeachtung vereitelt.

Allianzen. Die alte Schulmedizin wurde sowohl von der Homöopathie als auch von der neuen Schulmedizin mit denselben Argumenten kritisiert. Dagegen übernahm die neue Schulmedizin von der alten unverändert ihre Kritik an der speziellen, erweiterten Homöopathie. Alte Schulmedizin und Homöopathie wiederum kritisierten gleichermaßen die neue Schulmedizin.

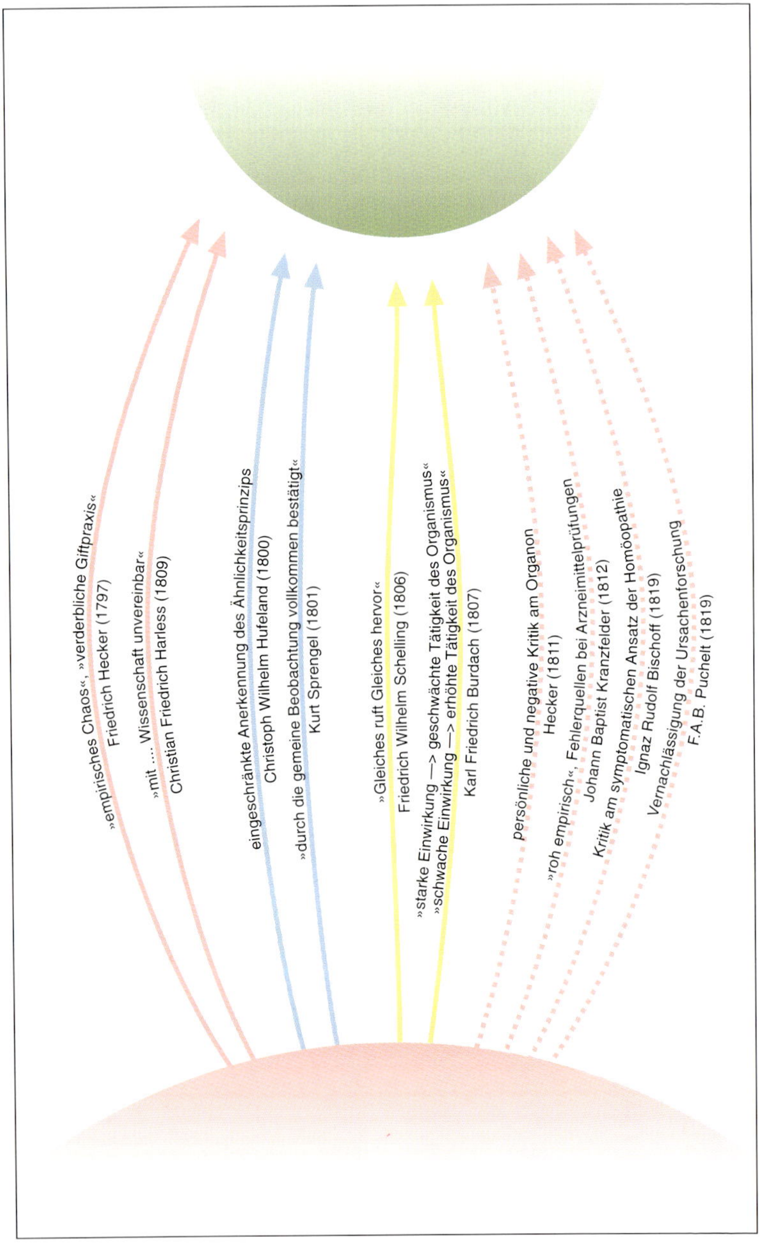

Erste Rezeptionen der Schriften Hahnemanns

HAHNEMANNS erste Veröffentlichung des Simileprinzips (1796) fand, da diese Schrift noch keine eingehendere Darstellung der praktischen Anwendung enthielt, keine große Beachtung innerhalb der Medizin.

Die ausführlichste und schärfste Kritik kam in diesen Jahren von AUGUST FRIEDRICH HECKER, der HAHNEMANNS Lehre 1797 als »empirisches Chaos« und »verderbliche Giftpraxis« bezeichnete.

CHRISTIAN FRIEDRICH HARLESS (1773–1853) war der erste Schulmediziner, der sich bedingt positiv über die neue Lehre äußerte. Er billigte HAHNEMANN 1797 »viel Scharfsinn« zu, lehnte aber das Simile als allgemeinen Grundsatz ab und bestritt auch die umgekehrte Wirkung mancher Mittel. 1809 bestätigte er das Simileprinzip bei der Behandlung der Tollwut mit *Stramonium* und gestand HAHNEMANN zu, durch dieses Prinzip »ein großes und höchst fruchtbares Feld eröffnet« zu haben, wenn auch auf »so empirischer und symptomatischer Stufe«, daß dies »mit dem Geist und der Würde der Wissenschaft unvereinbar sei«. Erst wenn ein höheres rationales Prinzip zur Erklärung gefunden sei, würde die an sich verdienstvolle Idee der »homöogenetischen Heilmittelwirkung« wahre Wissenschaftlichkeit gewinnen.

Während der ersten Zeit der Rezeption gab es etliche ausgewogene bis positive Äußerungen schulmedizinischer Autoritäten zu HAHNEMANNS Lehre:

CHRISTOPH WILHELM HUFELAND erörterte in seinem 1800 erschienenen ›System der praktischen Heilkunde‹ das Ähnlichkeitsprinzip als eines unter mehreren möglichen, hielt es allerdings für nur beschränkt anwendbar.

KURT SPRENGEL sah 1801 in seiner ›Kritischen Übersicht des Zustandes der Arzneikunde‹ das von HAHNEMANN »durch eine gute Induktion« gewonnene Simileprinzip »durch die gemeine Beobachtung vollkommen bestätigt«.

FRIEDRICH WILHELM SCHELLING schrieb 1806, daß kein »äußeres Prinzip« durch seinen Gegensatz mit den organischen Stoffen wirke, sondern daß vielmehr stets »Gleiches Gleiches hervorruft«. Mit diesem Grundsatz, der sich auf das Verhältnis eines äußeren Reizes zu den »Dimensionen« (vegetativ, animalisch, sensitiv) bezog, vertrat SCHELLING ein theoretisches Simile (→S. 45).

Der Physiologe KARL FRIEDRICH BURDACH wies 1807 darauf hin, daß ein und dasselbe Arzneimittel je nach seiner Anwendung genau entgegengesetzte Wirkungen hervorbringen könne: bei stärkerer Einwirkung »durch Überreizung« »geschwächte Tätigkeit«, bei »verhältnismäßiger Einwirkung« dagegen »erhöhte Tätigkeit« des Organismus. BURDACH führte in seiner Arbeit zwei Werke HAHNEMANNS an, ohne allerdings das Simileprinzip zu erwähnen.

Auch die erste Auflage des ›Organons‹ (1810) hatte keine große Wirkung auf die Ärzteschaft. Neben drei kürzeren Berichten in medizinischen Zeitschriften, die alle HAHNEMANNS Verallgemeinerung des Simile-Prinzips ablehnten, befaßte sich lediglich HECKER 1811 in einem über 100 seitigen Artikel eingehend mit HAHNEMANNS Lehre. HECKERS sehr persönliche und negative Kritik beantwortete HAHNEMANN noch im gleichen Jahr mit einer Erwiderung gleichen Umfangs, die er unter dem Namen seines Sohnes, des damals 24 jährigen Medizinstudenten FRIEDRICH HAHNEMANN, erscheinen ließ.

JOHANN BAPTIST KRANZFELDER, der 1812 mit einer Monographie über die Homöopathie bei HARLESS promovierte, kritisierte HAHNEMANNS symptomatische, »roh empirische« Betrachtungsweise, wies auf Probleme und Fehlerquellen bei den Arzneimittelprüfungen hin und lehnte die Ausdehnung des Ähnlichkeitsprinzips auf alle Krankheiten ab. Das Streben HAHNEMANNS nach möglichst reiner, theoriefreier Erfahrung wurde kaum verstanden.

IGNAZ RUDOLF BISCHOFF, Professor in Prag, befaßte sich 1819 als erster in einer eigenen Monographie mit der Homöopathie. Er äußerte sich positiv zu HAHNEMANNS Genauigkeit in der Feststellung der Symptome, war aber mit dem Stehenbleiben bei den Erscheinungen nicht einverstanden und kritisierte Details an den Arzneimittelprüfungen.

F. A. B. PUCHELT, Professor in Leipzig, erkannte im gleichen Jahr HAHNEMANNS »Scharfsinn, Konsequenz und Beharrlichkeit« an, tadelt an ihm aber, alle Krankheiten als rein dynamisch anzusehen, die Ursachenforschung zu vernachlässigen und der gesamten Schulmedizin den Krieg erklärt zu haben.

Bei beiden Kritikern spielte die Gabenfrage noch keine Rolle.

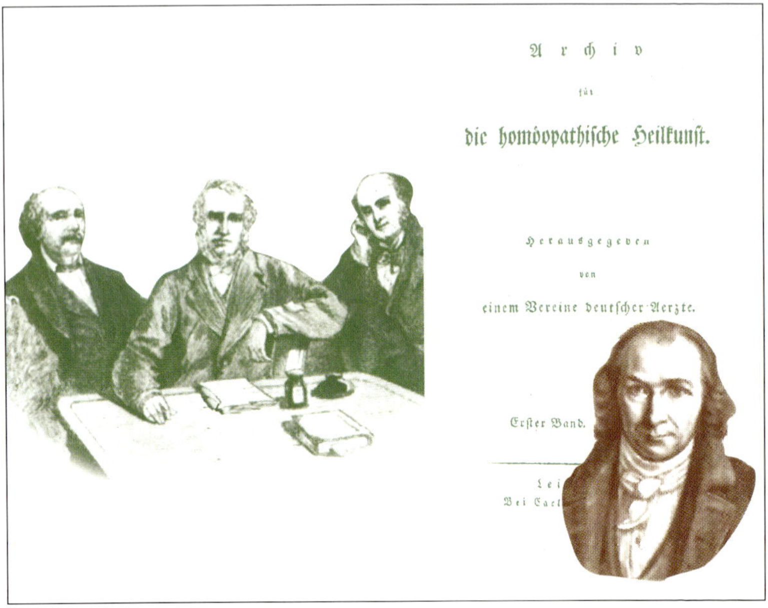

A Stapfs Archiv als Diskussionsforum der Homöopathen

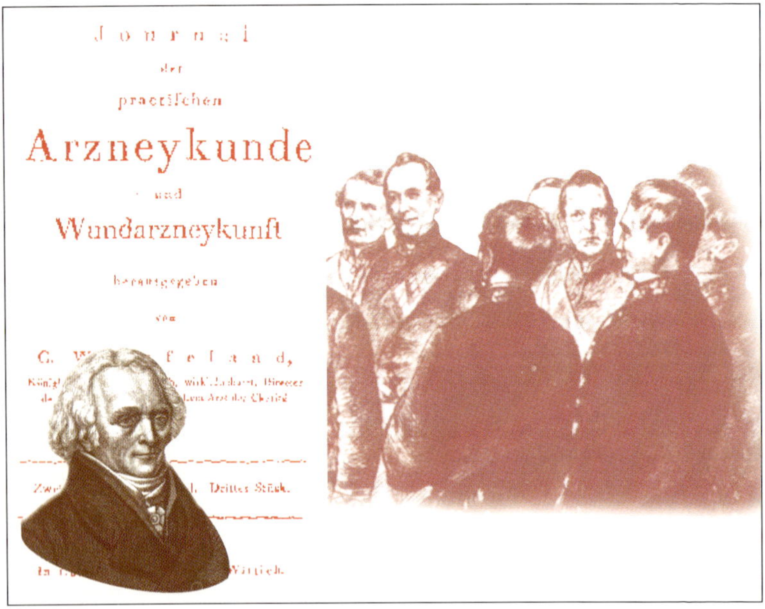

B Aufgeschlossene Behandlung der Homöopathie in Hufelands Journal

Stapfs Archiv

Kurz nach HAHNEMANNS Wegzug aus Leipzig (→S. 133) gründete ERNST STAPF 1822 das ›Archiv für die homöopathische Heilkunst‹, die erste homöopathische Zeitschrift (A). Die Homöopathie, bis dahin ausschließlich durch die Schriften ihres Begründers vertreten, erhielt jetzt ein Forum, das eine öffentliche Diskussion unter ihren inzwischen selbständig praktizierenden Anhängern erlaubte. Für die weitere Ausbreitung und Konsolidierung der Homöopathie war das Archiv, bis 1832 die wichtigste homöopathische Zeitschrift (→S. 171), von großer Bedeutung.

Neben theoretischen Aufsätzen und neuen Arzneimittelprüfungen enthielt es auch Krankengeschichten (HAHNEMANN hatte dergleichen, abgesehen von einer einzigen Ausnahme (→S. 151), nie publiziert). Die meisten Berichte schilderten relativ genau die Gesamtheit der Symptome des Patienten, zu deren »auffallendsten« Erscheinungen schließlich das entsprechende Arzneimittel gewählt wurde. Daneben fand aber auch die schulmedizinische Krankheitsdiagnose Beachtung und immer mehr auch der Charakter der Arznei. Bei den Arzneimittelprüfungen wurden – im Gegensatz zu HAHNEMANNS rein summarischer Auflistung – die Symptome meist getrennt nach den Probanden dargestellt und ihre Zeitabfolge vermerkt.

Das ›Archiv‹ sollte dem »freien Ideenaustausche« dienen. So konnten sich von Beginn an nicht nur strenge Hahnemannianer, sondern auch die sogenannten freien Homöopathen darin zu Wort melden. Durch HAHNEMANNS Einfluß auf STAPF behielten freilich seine Anhänger die Oberhand.

Der Leitartikel des ersten Heftes stammte von MORITZ MÜLLER, einem angesehenen Praktiker, der eine von HAHNEMANN unabhängige, vermittelnde Position zwischen der Homöopathie und der Allopathie vertrat. MÜLLER spielte in der in den folgenden Jahren im Archiv ausgetragenen Auseinandersetzung mit den Gegnern der Homöopathie eine sehr wichtige Rolle. Als führender Kopf der homöopathischen Gegenkritik ließ ihn HAHNEMANN, trotz seiner teilweise häretischen Ansichten (→S. 167), zunächst gewähren. Als ihm sein unabhängiger Standpunkt von HAHNEMANNS Jüngern übel genommen wurde, zog sich MÜLLER 1826 aus der Mitarbeit am Archiv zurück.

Hufelands Journal

Die bedeutendste schulmedizinische Zeitschrift, in der in den 1820er Jahren die Homöopathie ausführlich besprochen wurde, war HUFELANDS ›Journal der praktischen Heilkunde‹ (B).

Als erster äußerte sich darin der Münchener Medizinalrat FRANZ SERAPH WIDNMANN 1823 bedingt zustimmend zur Homöopathie. Er wollte jedoch alle drei Heilverfahren (das homöopathische, antipathische und allopathische) angewandt wissen. Außerdem verwies er darauf, daß auch ohne Arzneigabe bei Probanden alle möglichen Symptome auftreten.

1826 erschienen Arbeiten von FRIEDRICH RUMMEL und von dem Naumburger Stadtphysikus MESSERSCHMIDT, der aufgrund eigener Erfahrung positiv über die Homöopathie urteilte. Acht Jahre später erklärte MESSERSCHMIDT die Homöopathie zur unumstößlichen Wahrheit, ohne dabei jedoch die Allopathie aufzugeben.

RUMMEL, der sich selbst als Eklektiker bezeichnete, vertrat gegenüber der Homöopathie einen wohlwollend-kritischen Standpunkt, dem auch HUFELAND zustimmte. RUMMEL betonte, daß die Grundlagen der Homöopathie und der Schulmedizin einander ähnlicher seien als in dem Streit um Worte suggeriert wird. Beide Schulen behandeln zum Beispiel symptomatisch, verallgemeinern in der Krankheitslehre und sind auf die Hilfswissenschaften angewiesen.

Aufgrund eigener Versuche trat 1827 der Warschauer Medizinalpräsident VON WOLFF für die Homöopathie ein, und auch in FISCHERS Vergleich von 1828 wurden etliche Vorzüge der Homöopathie gegenüber der Allopathie anerkannt.

Da die Homöopathie in HUFELANDS renommiertem ›Journal‹ relativ ausgiebig, ernsthaft und auch anerkennend vor den Augen der Schulmedizin diskutiert wurde, schien zu jener Zeit eine Integration zumindest denkbar.

Doch HAHNEMANNS Veröffentlichung der Psora-Theorie (1828) und seine Festsetzung der C30-Hochpotenz zur Regelgabe (1829) schieden die Geister endgültig. Die bis dahin teilweise differenzierte und konstruktive Kritik durch die Allopathie engte sich seither eben auf diese Punkte ein und machte sie zu den beiden Hauptangriffsflächen der Homöopathie.

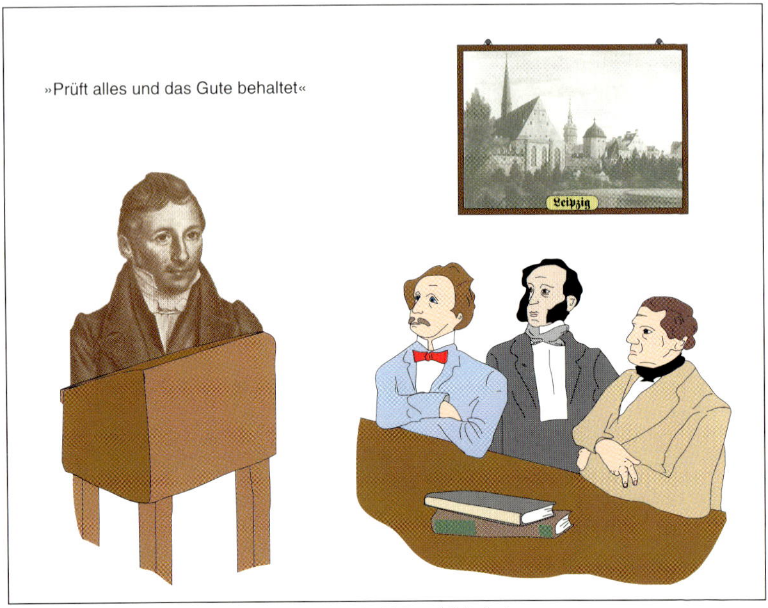

A Moritz Müllers Homöopathievorlesungen an der Universität Leipzig

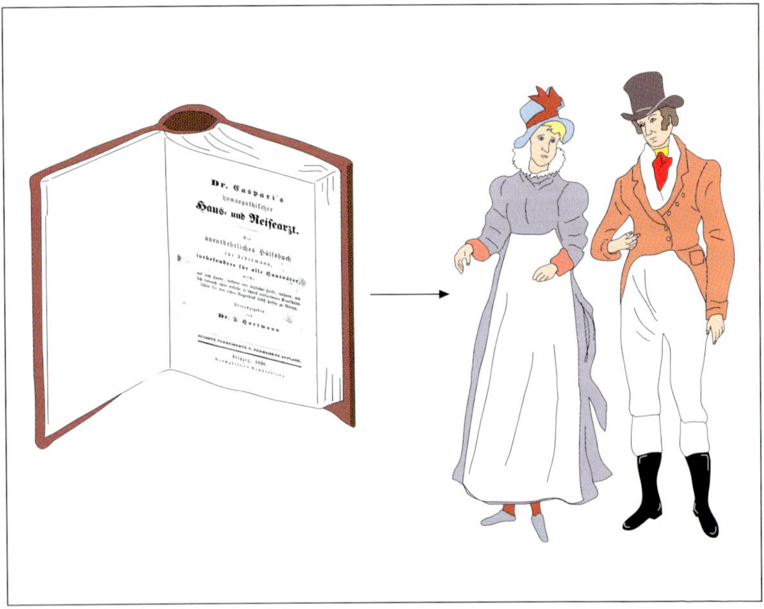

B Casparis Popularisierung der Homöopathie

Jünger

In den 1820er Jahren hatten unter den Homöopathen die »Jünger« HAHNEMANNS noch das Übergewicht.

Treuer Anhänger HAHNEMANNS war JOHANN ERNST STAPF (1788–1860), Herausgeber des ›Archivs für die homöopathische Heilkunst‹ (→S. 165). Er war bereits 1813 mit HAHNEMANN in Verbindung getreten und blieb immer in regem Kontakt mit ihm. Er beteiligte sich besonders an den Arzneimittelprüfungen und prüfte 32 Mittel an sich selbst. STAPF war und blieb die stärkste Stütze des »Hahnemannianismus«.

Auch GUSTAV WILHELM GROSS (1794–1847) war einer der ersten und treuen Anhänger HAHNEMANNS, den er als Medizinstudent in Leipzig kennengelernt hatte. Seine Beobachtungsgabe machte ihn zu einem der besten Kenner der Arzneimittelwirkungen. GROSS praktizierte von Anfang an ausschließlich homöopathisch und publizierte zahlreiche Aufsätze in dem von ihm mitbegründeten ›Archiv‹. Als Sprachrohr HAHNEMANNS trat er besonders durch seine Erwiderung auf HEINROTHS ›Anti-Organon‹ (→S. 169) hervor. Wegen seiner unkritischen Begeisterung etwa für die Isopathie von LUX (→S. 147, 179) und die Hochpotenzen von JENICHEN sowie seiner Vermittlungsversuche mit den Allopathen distanzierte sich HAHNEMANN in den 30er Jahren öffentlich von ihm.

FRANZ HARTMANN (1796–1853) begann zunächst als treuer Jünger HAHNEMANNS, geriet in den 1820er Jahren aber unter MORITZ MÜLLERS Einfluß und wahrte seitdem seine Unabhängigkeit von HAHNEMANN. HARTMANN publizierte 1831 das erste Lehrbuch der homöopathischen ›Therapie akuter Krankheitsformen‹. Seine Gliederung nach Krankheitsdiagnosen war der erste diesbezügliche Versuch eines Brückenschlag zur Schulmedizin, an der HAHNEMANN allerdings die ungenügende Individualisierung kritisierte.

Kritische Anhänger

MORITZ MÜLLER (1784–1849) war der führende Kopf und erste Vertreter der später »naturwissenschaftlich-kritisch« genannten Richtung der Homöopathie. Er hatte fast ein Jahrzehnt eine gutgehende herkömmliche Praxis geführt, bis er nach dem Tod seiner Tochter ab 1820 homöopathisch zu praktizieren begann. Seit seinem Artikel ›Prüft alles und das Gute behaltet‹ (1821) trat er öffentlich für die Homöopathie ein, vermied aber bewußt jeglichen persönlichen Kontakt zu HAHNEMANN, um seine Unabhängigkeit zu wahren.

Die Notwendigkeit von Arzneimittelprüfungen an Gesunden als Voraussetzung für Heilungen von Kranken erkannte MÜLLER zwar uneingeschränkt an, das Ähnlichkeitsprinzip jedoch nur mit der Einschränkung, daß über seinen Geltungsbereich nur die Erfahrung zu entscheiden habe. Im Gegensatz zu HAHNEMANNS Ausschließlichkeitsanspruch sah er im homöopathischen Verfahren zwar eine wertvolle Ergänzung zur Medizin, hielt aber die Antipathie, die Allöopathie sowie die Hilfswissenschaften weiterhin für unentbehrlich. Ab 1829 hielt MÜLLER als erster nach HAHNEMANN Vorlesungen zur Homöopathie an der Universität Leipzig (A).

Durch den promovierten Arzt CARL GOTTLOB CASPARI (1789–1828) wurde die Homöopathie 1823 zum ersten Mal von seiten der Schulmedizin beurteilt und in vielem positiv bewertet. Schon kurze Zeit später vertrat CASPARI den Standpunkt der Hahnemannschüler, die homöopathische Behandlung nach Symptomen sei die eigentlich ursächliche. Er verfaßte 1825 das erste ›Homöopathische Dispensatorium‹, 1826 den ersten ›Homöopathischen Haus- und Reisearzt‹ und schließlich zwei Schriften über homöopathische Diätetik. Durch diese Popularisierung schuf er als neue Buchgattung die »Homöopathie für Laien«. Sie wurde von HAHNEMANN und seinen Anhängern mit größtem Vorbehalt betrachtet.

Der praktische Arzt FRIEDRICH RUMMEL (1793–1854) wandte sich nach anfänglicher Gegnerschaft 1825 der Homöopathie zu. Er gehörte zu dem Arzneiprüferverein um HAHNEMANN. 1832 begründete er die ›Allgemeine homöopathische Zeitung‹. Wegen seiner Eigenständigkeit wurde er von HAHNEMANN später abgelehnt.

GOTTLIEB LUDWIG RAU (1779–1840), ein hochgebildeter Privatdozent und angesehener Hofrat, trat nach gewissenhafter Prüfung 1824 in besonnener Weise für die Homöopathie ein. Als ihre Hauptvorzüge rühmte er die leichteren, schnellen und dauerhaften homöopathischen Heilungen und verfaßte mehrere Monographien zur Homöopathie.

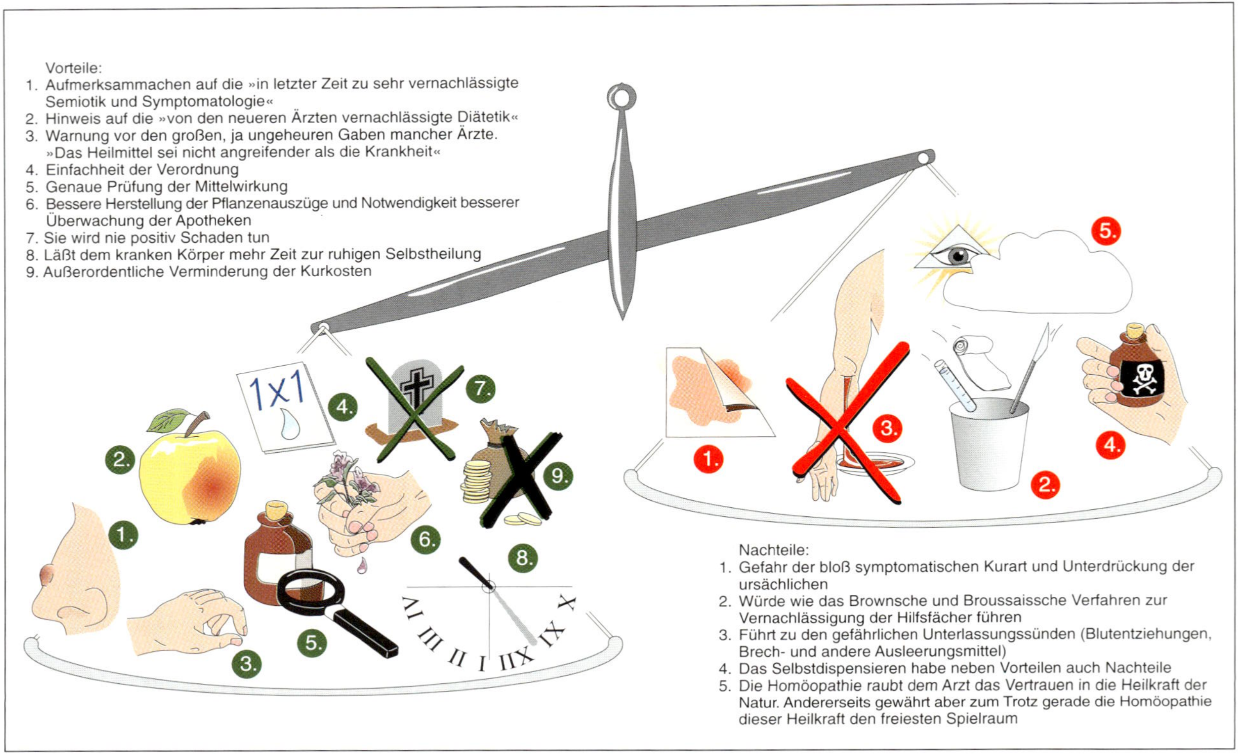

Hufelands 9 Vorteile und 5 Nachteile der Homöopathie (1826)

Frühe Gegner. Ab den 1820er Jahren wurden nicht mehr nur die Schriften HAHNEMANNS, sondern auch Publikationen anderer homöopathischer Autoren in die Kritik an der Homöopathie einbezogen.

So knüpfte der Leipziger Professor JOHANN GOTTFRIED CHRISTIAN JÖRG (1779–1856) 1822 an MÜLLERS Aufsatz (→S. 167) an und fragte: ›Wie sollen wir als Ärzte prüfen, um das Gute zu erhalten?‹. JÖRG führte die ersten Nachuntersuchungen Hahnemannscher Arzneimittelprüfungen durch und bestätigte, daß »nach größeren Dosen des Mittels die Symptome nicht etwa heftiger, sondern ... mäßiger waren als nach wenigen Tropfen«. Obwohl er die Prinzipien des Einzelmittels, der Arzneimittelprüfungen und in bestimmten Fällen auch des Ähnlichkeitsprinzips anerkannte, nannte er »die Hahnemannsche Homöopathie ... eine unhaltbare und nicht zu gebrauchende Theorie«. 1825 behauptete JÖRG, mit seinen Arzneimittelprüfungen an Gesunden einen »ganz neuen Weg« eingeschlagen zu haben. HAHNEMANN wurde dabei von ihm nicht erwähnt. Obwohl JÖRG seine Ergebnisse nach dem Prinzip *Contraria contrariis* verwendete, das ihm »oberstes Heilgesetz« war, wurden seine Arzneimittelprüfungen von Homöopathen mehr beachtet als von der alten Schulmedizin. Sowohl HAHNEMANN als auch NOACK und TRINKS haben daraus Symptome für ihre Arzneimittellehren übernommen.

JOHANN AUGUST HEINROTH, ebenfalls ein Leipziger Professor, war mit seinem 1825 erschienenen ›Antiorganon‹ der schärfste Kritiker HAHNEMANNS. Sowohl Arzneimittelprüfungen an Gesunden als auch das Simileprinzip lehnte er ab. Die übrige homöopathische Literatur ließ er unberücksichtigt.

Teilweise wurde die Homöopathie auch unsachlich kritisiert, vor allem die kleinen Gaben: Für GEORG VON WEDEKIND (1825) wäre es Magie bzw. Spiritualismus, zu glauben, daß »in den verschiedenen Arzneien verschiedene Geister eingesperrt« seien; die Ärzte wären dann »Exorzisten«. I. G. SCHIMKO behauptete 1829, es sei unmöglich, eine C30 herzustellen, weil dafür eine Alkoholmenge benötigt würde, die größer sei als der Erdball. Tatsächlich sind dazu aber genau 3000 Tropfen nötig.

Sachliche Kritiker. Daß CHRISTOPH WILHELM HUFELAND (1762–1836) in seinem ›Journal‹ 15 Originalarbeiten HAHNEMANNS und fünf weitere Artikel über die Homöopathie veröffentlichte, trug sehr zu ihrer Verbreitung bei. 1826 nannte er HAHNEMANN »einen unserer ausgezeichnetsten, geistvollsten und originellsten Ärzte«, der »Beweis genug eines großen philosophischen Scharfsinns und einer seltenen Forschungsgabe gegeben hat«.

HUFELAND hielt die homöopathische, »spezifische Kurart« dort für berechtigt, wo keine ursächliche Behandlung möglich sei. Mit der »von der Homöopathie angenommenen rein dynamischen Wirkung der Heilmittel« war er vollkommen »einverstanden«, teilweise auch mit der Wirkung kleiner Gaben. Neben neun Vorteilen der Homöopathie, zu denen er außer ihrer genauen Semiotik, Diätetik, Arzneiprüfung und Unschädlichkeit auch die »Verminderung der Kurkosten« rechnete, zählte HUFELAND auch fünf Nachteile auf, wie etwa die Vernachlässigung der Hilfsfächer oder des Aderlasses (Abb.). 1830 wußte HUFELAND bereits zwischen einer ursprünglichen und einer späteren Lehre der Homöopathie zu unterscheiden und gestand ihr einen festen Platz innerhalb der Medizin zu: »Keine Homöopathie, aber wohl eine homöopathische Methode in der rationellen Medizin!« 1833 hatte er die individuelle Spezifität homöopathischer Mittel verstanden und es 1835 begrüßt, daß sich eine Gruppe von Homöopathen der Schulmedizin näherte. HUFELANDS vermittelnde Haltung wurde ihm letztlich sowohl von HAHNEMANN und seinen Anhängern als auch von der neuen Schulmedizin übelgenommen.

FR. GROOS sah trotz seiner eher ablehnenden Ausführungen 1825 in einer »gehörig beschränkten« Homöopathie einen »höchst schätzbaren integrierenden Teil der Heilkunde«. Auf seine reizphysiologischen Erörterungen zur Wirkung homöopathischer Arzneien ist HAHNEMANN, allerdings ohne dessen Namen zu nennen, im ›Organon‹ eingegangen.

KARL LUDWIG KAISER, Amtsphysikus in Weimar, sprach sich 1829 zustimmend über ein begrenztes Simileprinzip, über die Arzneiprüfungen und die kleinen Gaben aus. Seine scharfsinnige Analyse der Erst- und Nachwirkung, in der er die »Biologische Reizregel« (→S. 187) vorwegnahm, wurde damals kaum beachtet.

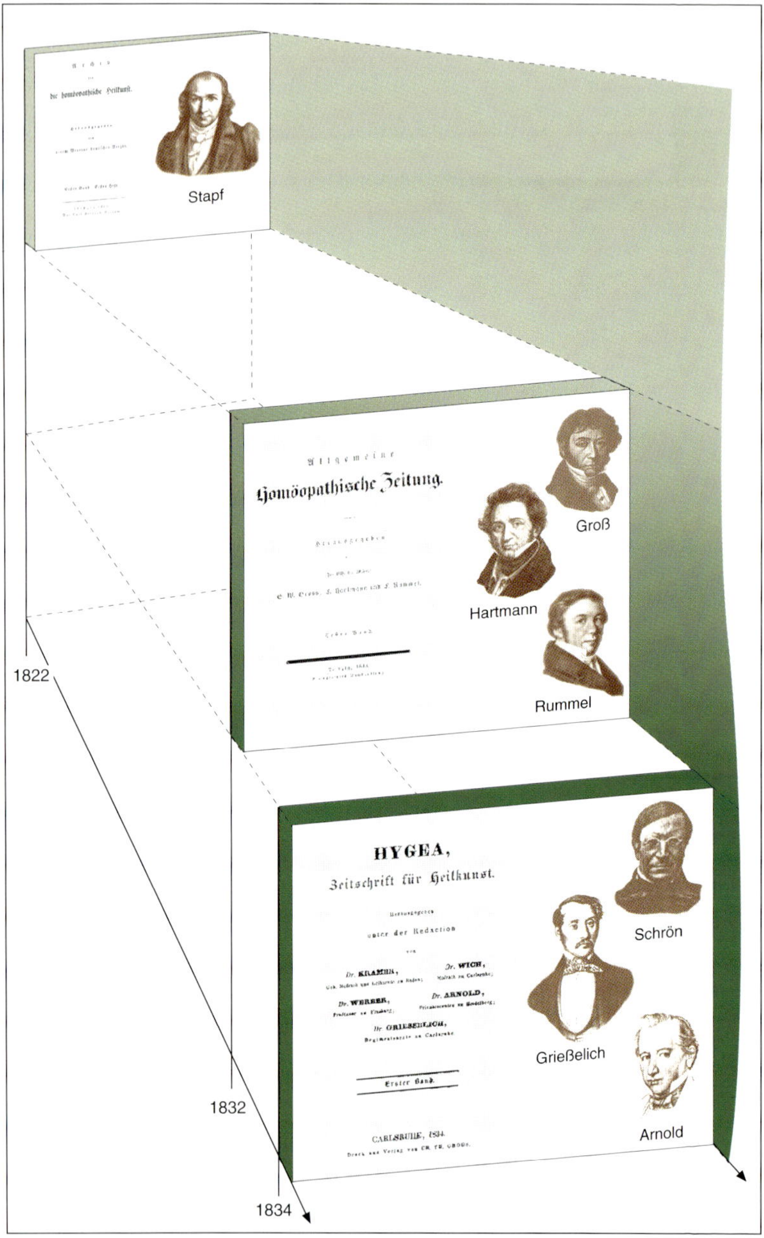

Die wichtigsten frühen homöopathischen Zeitschriften

Allgemeine homöopathische Zeitung

Als Gegengewicht zur bis dahin einzigen homöopathischen Zeitschrift, nämlich STAPFS ›Archiv‹ (→S. 165) gründete der kritische Homöopath FRIEDRICH RUMMEL (→S. 167) 1832 die ›Allgemeine homöopathische Zeitung‹.

Als Mitherausgeber zog er je einen kritischen und einen orthodoxen Homöopathen heran:

– den von HAHNEMANN unabhängigen, unter MÜLLERS Einfluß stehenden FRANZ HARTMANN und

– den HAHNEMANN-Anhänger GUSTAV WILHELM GROSS (→S. 167).

In der Redaktion dieser Zeitschrift überwogen in der 1830er Jahren die kritischen Homöopathen, so daß die Vorherrschaft der Hahnemannianer überwunden war.

In diesem Forum wurde 1833 die kritische Diskussion über HAHNEMANNS kurz zuvor im ›Leipziger Tageblatt‹ erschienenes ›Wort an die Leipziger Halbhomöopathen‹ ausgetragen (→S. 147).

Der Kristallisationspunkt dieser innerhomöopathischen Differenzen über die Reichweite des Simileprinzips war ein Aufsatz von TRAUGOTT KRETZSCHMAR in der neuen Zeitschrift, in dem einige Krankheitsfälle angeführt wurden, zu deren Behandlung die Homöopathie allein angeblich nicht genügte.

HAHNEMANN bestritt in seiner Erwiderung die Notwendigkeit etwa von Aderlässen, Blutegeln und ähnlichen Praktiken, die er als »unhomöopathische Verbrechen« bezeichnete.

In einer sehr sachlichen Anmerkung versuchte MORITZ MÜLLER, »die Grenzen des homöopathischen Verfahrens« so zu bestimmen, wie sie seines Erachtens sowohl aus HAHNEMANNS eigenen früheren Äußerungen als auch aus der Natur der Sache folgten. Für MÜLLER war der homöopathische Heilweg zwar der »vorzüglichste«, doch ließ er auch Ausnahmen zu.

Mit diesem Streit war die Spaltung der Anhänger HAHNEMANNS in »freie«, kritische Homöopathen und orthodoxe Hahnemannianer, die sich bereits in den 1820er Jahren angebahnt hatte, definitiv vollzogen.

Hygea

Ab 1834 erschien die Zeitschrift ›Hygea‹, die hauptsächlich von LUDWIG GRIESSELICH herausgegeben wurde. Diese Zeitschrift wollte nicht vermitteln, sondern bemühte sich um klare Begriffe und Abgrenzung der Positionen. Das bedeutete Kampf nach zwei Seiten: sowohl gegen die Hahnemannianer als auch gegen die Schulmedizin. Man anerkannte zwar das Simileprinzip, die Arzneimittelprüfungen und die relativ kleinen Gaben, verteidigte aber auch das Recht der Allopathie, wo immer diese zweckmäßiger erschien. Die eigene Richtung nannte man die »spezifische«. Die drei führenden »Spezifiker« waren SCHRÖN, GRIESSELICH und ARNOLD.

FRIEDRICH LUDWIG SCHRÖN (1804–1854) bekämpfte in seinem Hauptwerk 1834 vor allem HAHNEMANNS Behauptung, der »Inbegriff der Symptome« sei die einzige Heilanzeige, zumal HAHNEMANN selbst doch chronische Miasmen als Ursache berücksichtigte. Er lehnte die Psora-Theorie und die Potenzierung von Arzneimitteln ab und befürwortete dagegen die Erforschung der Krankheitsursachen. Ihm galt die Homöopathie als ein gleichberechtigtes Verfahren neben dem antipathischen und »heteropathischen«.

LUDWIG GRIESSELICH (1804–1848) hatte sich 1828–1832 in die Homöopathie eingearbeitet und persönlich HAHNEMANN, STAPF, GROSS, MÜLLER, RUMMEL und andere bedeutende Homöopathen aufgesucht. Im Ähnlichkeitsprinzip sah er »eine große Wahrheit«, doch gegen die Hochpotenzen, die Isopathie und ähnliches nahm er in seinen Beiträgen polemisch Stellung und berichtete bewußt auch über mißlungene homöopathische Behandlungen.

JOHANN WILHELM ARNOLD (1801–1873) war homöopathischer Arzt, ab 1825 Privatdozent für Physiologie in Heidelberg und von 1835 bis 1840 außerordentlicher Professor in Zürich. In seinen reizphysiologischen Tierversuchen zeigte er, daß eine Vorbehandlung mit einer kleinen Dosis eine wesentlich erhöhte Reizbereitschaft gegenüber derselben Arznei erzeugte. In seinem Hauptwerk von 1851 sprach er sich für die Berücksichtigung vorerst noch nicht verstehbarer Erscheinungen und die Erforschung anatomischer und physiologischer Zusammenhänge aus. Zur Abgrenzung gegen die Homöopathie der Hahnemannianer gebrauchte er den Begriff »idiopathisches Heilverfahren«.

1. Anerkennung des homöopathischen Naturgesetzes, daß Krankheiten durch kleine Gaben derjenigen Mittel geheilt werden können, die bei Gesunden, in großen Gaben, ähnliche Krankheiten zu erzeugen vermögen.

2. Die praktische Anwendung des Gesetzes bei Heilung konkreter Krankheitsfälle ist höchst schwierig.

3. Abgrenzung gegen bloße Hebung der Symptome bzw. gegen rohen Empirismus.

4. Die »Gesamtheit der Symptome« schließt auch sämtliche pathologischen Momente ein, die sinnlich erkennbar sind.

5. Bei der Mittelwahl ist auf die innere Übereinstimmung der natürlichen und Arzneikrankheit in bezug auf Sitz, Art und Charakter zu achten.

6. Die Kenntnis des Kausalnexus zwischen Symptomen und den ihnen zugrunde liegenden Veränderungen im Inneren ist wichtig zum Erkennen eigentümlicher Symptome.

7. Die Veränderung im Inneren bzw. das Wesen der Krankheit nach Hahnemann ist die rein dynamische Seite des Ursächlichen, nicht die materielle. Die materielle Seite ist mit Hilfe der pathologischen Anatomie durchaus erkennbar; die dynamische Seite ist aber die prävalierende und für die Kunsthilfe zugänglichste.

8. Die dauerhafte Hebung des gesamten Inbegriffs aller wahrnehmbaren Krankheitserscheinungen kann nur das Resultat der Hebung der Causa sein.

9. Die Homöopathie behandelt durchaus kausal. Das eigentliche Wesen von Krankheiten ist nicht erkennbar. Eine fortwirkende Gelegenheitsursache wird aber, falls möglich, entfernt. Bei der Arzneimittelwahl wird sowohl Ursächliches (für den Charakter des Mittels) als auch der Symptomenkomplex (für die Nuancen des Mittels) berücksichtigt.

10. Die Homöopathie legt zwar großen Wert auf die Gesamtheit der Symptome, behandelt aber nicht rein »symptomatisch« (als Suppression einzelner Symptome bzw. als Gegensatz zu kausaler Therapie verstanden).

11. Zur umsichtigen Beurteilung der Symptome ist die Kenntnis sämtlicher medizinischer Doktrinen unentbehrlich.

12. Die Psora-Theorie Hahnemanns wird als mißglückt abgelehnt. Auf die Praxis hat sie fast keinen Einfluß.

13. Die bisherigen Arzneimittelprüfungen können zu Recht kritisiert werden. Ihre Methodik sollte verbessert und die Arzneimittellehre gereinigt werden.

14. Auch sehr weit getriebene Verdünnungen sind wirksam. Krankheit erhöht nämlich die Empfänglichkeit des Organismus auf Arzneireize. Eine »Vergeistigung« des Arzneistoffs, eine Normalgabe (30. Verdünnung) für alle Krankheitsfälle sowie Arzneimittelprüfungen mit hohen Verdünnungen werden aber abgelehnt. Die vollkommene Erklärung des Verdünnungsprozesses ist ein Desiderat. Die Bestimmung, ob ein Heilmittel homöopathisch ist, folgt nicht aus seiner Verdünnung, sondern ausschließlich aus seinem Verhältnis zur Krankheit.

15. Die Wirkungsdauer eines Mittels ist individuell verschieden. Die Aktion eines Medikaments läßt sich als ein der Lebenstätigkeit gegebener Impuls zur Wiederherstellung der Gesundheit denken.

16. Die ältere Heilkunst ist eine unvollkommenere Kunststufe als die Homöopathie, die aber nicht ganz zu entbehren ist. Ein Aderlaß kann manchmal als Palliativ nötig sein.

17. Im Gegensatz zu Hahnemanns Schilderung der Naturheilkraft als nicht nachahmenswert halten die meisten Homöopathen sie für durchaus nachahmenswert.

18. Die Schriften Hahnemanns können nicht mehr als Ausdruck des Standpunktes der Homöopathie gelten. Das Simileprinzip sowie die echt wissenschaftlichen Elemente der Homöopathie (Einzelmittel, Arzneimittelprüfungen an Gesunden und einige andere bewährte Regeln) sind von theoretischen Begründungen u.ä. zu sondern. Die Streitfrage, ob Verdünnungen wirksam sind oder nicht, läßt sich allerdings nicht theoretisch lösen, sondern nur durch gemeinschaftliches Experimentieren geübter Ärzte beider Schulen.

Die 18 Thesen für Freunde und Feinde der Homöopathik (Zusammenfassung)

Das Leipziger Krankenhaus

Zur endgültigen Spaltung der Homöopathen trug unter anderem auch die Gründung des homöopathischen Krankenhauses in Leipzig bei.

Nachdem zu seiner Errichtung und Organisation 1829 der »Verein zur Beförderung und Ausbildung der homöopathischen Heilkunst« gegründet worden war, gelang es MORITZ MÜLLER relativ schnell, mit Spendengeldern ein entsprechendes Gebäude zu beschaffen und die Genehmigung der Regierung zu erhalten.

HAHNEMANNS 1832 erfolgter »Bannstrahl« gegen die Leipziger »Bastard-Homöopathen« (→S. 147) konnte allerdings nicht verhindern, daß ausgerechnet der »Halb-Homöopath« MÜLLER 1833 Leiter des Spitals wurde.

Nach dessen Rücktritt übernahm 1834 der Hahnemannianer GEORG AUGUST BENJAMIN SCHWEIKERT (1774–1845) die Anstalt, die HAHNEMANN in diesem Jahr zum einzigen Mal besuchte. Nach HAHNEMANNS Abreise nach Paris 1835 wurde die Stellung SCHWEIKERTS jedoch schwierig, so daß er das Amt niederlegte.

1836 wurde K. W. FICKEL, einem später entlarvten Betrüger, die Leitung des Krankenhauses übertragen. Er hatte nach eigenem Geständnis seine veröffentlichten Arzneimittelprüfungen frei erfunden.

Ab 1836 leitete FRANZ HARTMANN und ab 1839 ALFONS NOACK die Anstalt, bis sie aufgrund innerer Streitigkeiten und des Ausbleibens von Geldspenden 1842 geschlossen werden mußte.

Die achtzehn Thesen der kritischen Homöopathie

1836, ein Jahr nach HAHNEMANNS Weggang aus Deutschland, erschienen fast gleichzeitig drei programmatische Arbeiten, die die homöopathische Lehre in Form von Lehrsätzen zusammenfaßten.

– Die kürzeste Darstellung war das von RAU (→S. 167) erstellte ›Sendschreiben an alle Verehrer der rationellen Heilkunst nebst Thesen über Homöopathik‹.

– Das ›Offene Bekenntnis über Heilkunst im allgemeinen und Homöopathie im besonderen‹ von GRIESSELICH und SCHRÖN (→S. 171) war ausführlicher und schilderte klar und entschieden den Standpunkt der »freien« Homöopathen. Durch lange Anmerkungen zu den kurzen Sätzen war es allerdings weniger übersichtlich.

– Die gelungenste der drei Arbeiten waren die ›Achtzehn Thesen für Freunde und Feinde der Homöopathie‹ von PAUL WOLF (1795–1857), die von RUMMEL und GROSS (→S. 167) durchgesehen und etwas erweitert worden waren. Sie wurden auf der Versammlung des Zentralvereins homöopathischer Ärzte in Magdeburg 1836 verlesen und einstimmig angenommen.

Diese klassische Schrift, sozusagen die **Magna Charta der kritischen Homöopathen**, erschien allerdings nicht, wie vorgesehen, in HUFELANDS ›Journal‹, sondern – bedingt durch den Tod HUFELANDS – in STAPFS Archiv, das von der Schulmedizin wenig beachtet wurde.

Im Vorwort erklärte WOLF die Prinzipien des Einzelmittels, der Arzneimittelprüfungen an Gesunden, der kleinen Gaben sowie das Simileprinzip als »das Wesentliche der Homöopathik« bzw. »das einzige Objekt des Streites«. Von später in die ursprüngliche Lehre »eingewebten« Ansichten und Behauptungen distanzierten sich die kritischen Homöopathen ebenso wie ihre schulmedizinischen Gegner.

Im einzelnen wies WOLF den Vorwurf zurück, Homöopathie behandle rein symptomatisch. Unbestreitbare Ursachen von Krankheiten würden im Gegensatz zu »erspekulierten« selbstverständlich berücksichtigt werden, ebenso die »innere Übereinstimmung der natürlichen und Arzneikrankheiten in bezug auf Sitz, Art und Charakter«. Unter den »unerkennbaren« »Veränderungen im Inneren« wäre kein materielles, organisches Substrat, sondern nur »die rein dynamische Seite des Ursächlichen« zu verstehen.

WOLF lehnte HAHNEMANNS Psora-Theorie und das Konzept des Potenzierens als »absolute Krafterhöhung« ab, kritisierte Mängel in den Arzneimittelprüfungen und betonte die Wichtigkeit einer schulmedizinischen Ausbildung. Die Naturheilkraft wurde ausdrücklich anerkannt und der Begriff »homöopathisch« dahingehend geklärt, daß er sich nicht auf die Verdünnung eines Arzneimittels, sondern »einzig auf dessen Verhältnis zur Krankheit« beziehen dürfe. Abschließend wurden die Schwierigkeiten möglicher Wirksamkeitsnachweise homöopathischer Mittel erörtert (Abb.).

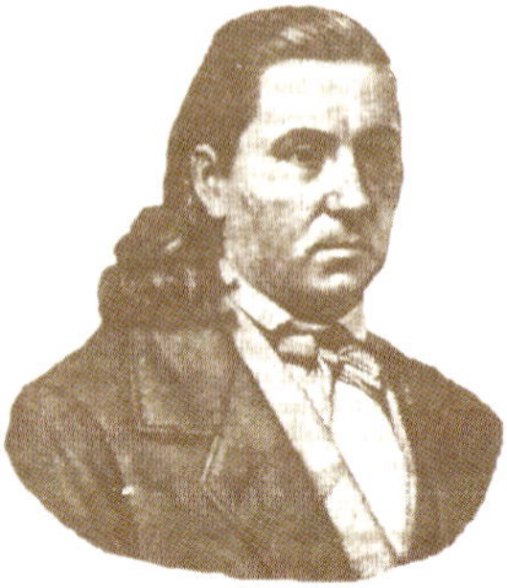

Constantin Hering

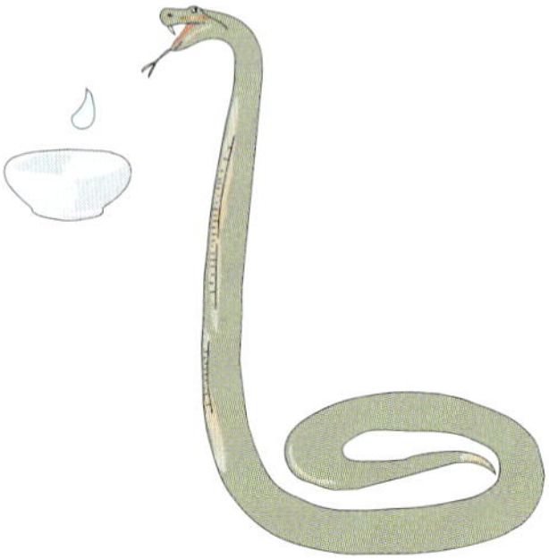

Lachesis-Prüfung

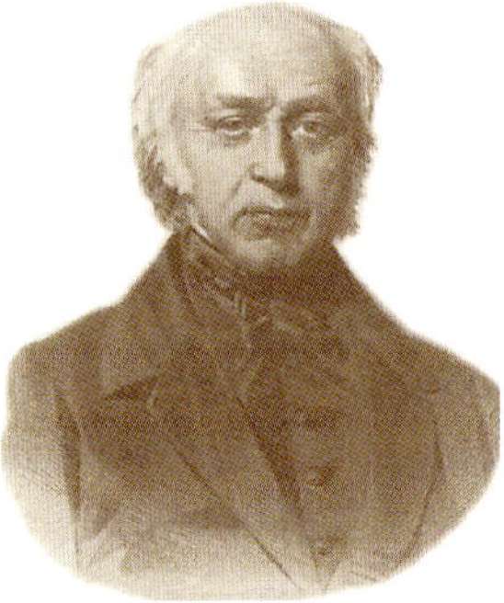

Clemens von Bönninghausen

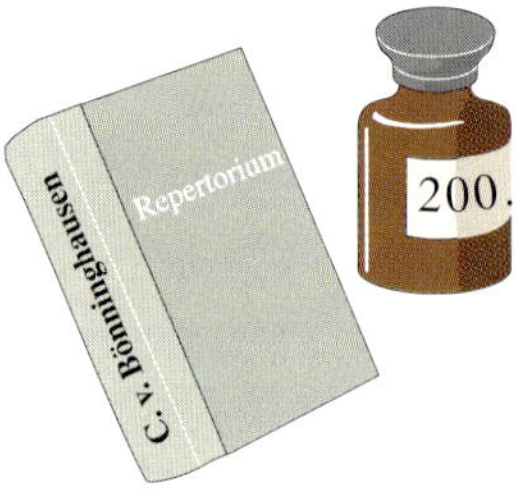

Repertorium, Hochpotenzen

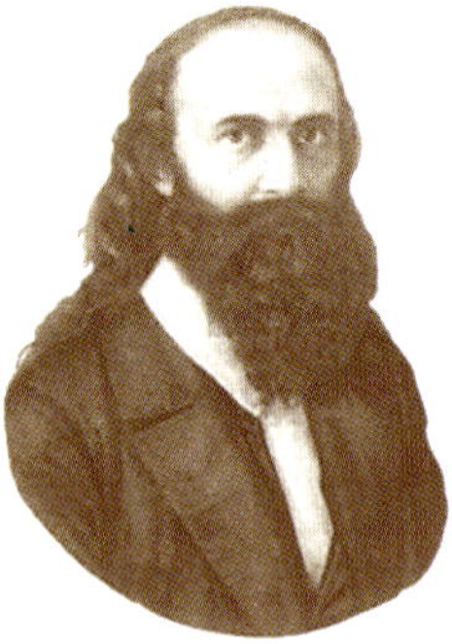

Arthur Lutze

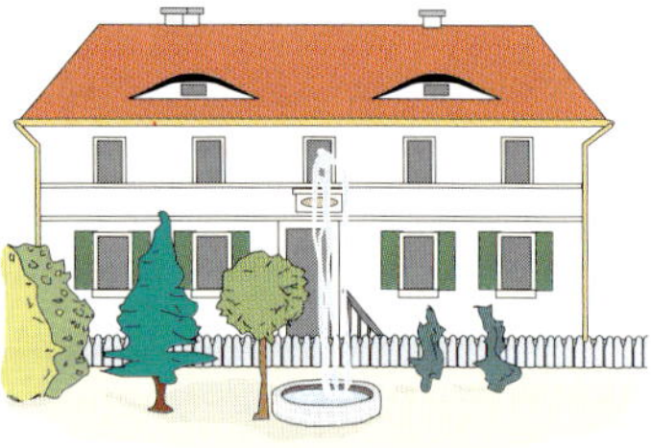

homöopathisches
Krankenhaus in Köthen

Das Entstehen homöopathischer Standardwerke und Krankenhäuser

Weiterentwicklung der Hahnemannschen Richtung. Deutlicher als im ersten Jahrzehnt seines Bestehens, spiegelte STAPFS ›Archiv‹ ab 1832 die Hahnemannsche Richtung wieder, da die kritischen Homöopathen jetzt ihre eigenen Zeitschriften hatten (→S. 171). Beiträge kritischer Homöopathen (etwa von RUMMEL, BÄRTL oder GOULLON) waren nun eher Ausnahmen und auch sonstige Weiterentwicklungen der Homöopathie wurden hier nicht weiter verfolgt. 1848, als GROSS gestorben und keine jüngeren Hahnemannianer nachgerückt waren, wurde die Zeitschrift eingestellt.

JOSEPH ATTOMYR (1807–1856) verfaßte mehrere Arbeiten im ›Archiv‹, in denen er versuchte, über den primär idiographischen Hahnemannschen Ansatz hinaus zu Verallgemeinerungen zu kommen. Er faßte Krankheiten nach Gattungen zusammen (zum Beispiel Schlaganfall, Dysenterie, Krupp), die er wiederum nach dem Heilmittel in Arten differenzierte (etwa *Aloe*-, *Arsenik*- oder *Colocynthis*-Dysenterien). ATTOMYR war von der Naturphilosophie beeinflußt und stand in heftigem Streit mit den kritischen Homöopathen, besonders mit GRIESSELICH.

Auch CONSTANTIN HERING (1800–1880) spielte ab den 1830er Jahren eine prominente Rolle in STAPFS Archiv. Er war ein begeisterter Hahnemannianer und Autor homöopathischer Standardwerke. Große Verdienste erwarb er sich als Arzneimittelprüfer. Schon als Student hatte er sich 1821 zur Homöopathie bekannt und war mit HAHNEMANN schriftlich in Verbindung getreten. 1827 war er mit einer Expedition nach Surinam (Südamerika) gegangen, wo er unter anderem das Schlangengift *Lachesis* an sich selbst prüfte. 1833 gründete er in Allentown bei Philadelphia mit anderen die »Nordamerikanische Akademie für die homöopathische Heilkunst«, die erste homöopathische Lehranstalt weltweit (→S. 219).

Arzneimittellehren und Repertorien. In den Arzneimittellehren, ursprünglich Verzeichnisse der Prüfungssymptome der jeweiligen Arzneimittel, wurden zunehmend auch klinische und physiologische Gesichtspunkte berücksichtigt. Die ersten umfassenden Arzneimittellehren verfaßten die kritischen Homöopathen CARL GEORG CHRISTIAN HARTLAUB (1795–1839), KARL FRIEDRICH TRINKS (1800–1868), ALFONS NOACK (1809–1887) und CLOTAR MÜLLER (1818–1877).

Repertorien dagegen sind nach Symptomen gegliedert und geben an, durch welche Arzneimittel bestimmte Symptome an Gesunden erzeugt bzw. an Kranken geheilt werden können. Beim Erstellen von Repertorien, vergleichbar der Arbeit an einem Wörterbuch, erwarben sich auch medizinische Laien große Verdienste.

CLEMENS FRANZ MARIA VON BÖNNINGHAUSEN (1785–1864) war Jurist, hatte aber auch naturwissenschaftliche und medizinische Vorlesungen besucht und insbesondere eine umfassende botanische Bildung. Seine Hauptwerke sind das ›Systematisch-alphabetische Repertorium der homöopathischen Arzneien‹ (1832) sowie sein ›Therapeutisches Taschenbuch für Ärzte‹ (1846). VON BÖNNINGHAUSEN war aufgrund der eigenen Heilung durch den Homöopathen AUGUST WEIHE 1828 zur Homöopathie gekommen. Er wurde ein strenger Hahnemannianer, bekam 1843 ohne medizinische Prüfung die Befugnis zur Ausübung der ärztlichen Tätigkeit und verordnete besonders in den letzten Jahrzehnten seines Lebens nur Hochpotenzen. Obwohl er kein Arzt war, stellte ihm HAHNEMANN das beste Zeugnis unter seinen Schülern aus (→S. 73).

GEORG HEINRICH GOTTLIEB JAHR (1800–1875) war Lehrer, wandte sich aber der Homöopathie zu und wurde von HAHNEMANN mit der Fertigstellung der zweiten Auflage der ›Chronischen Krankheiten‹ beauftragt. JAHRS Hauptwerk ›Handbuch der Hauptanzeigen für die richtige Wahl der homöopathischen Heilmittel‹ (1834) wurde trotz mancher Oberflächlichkeiten viel beachtet und bald ins Französische und Englische übersetzt. Er verfaßte außerdem eine zweibändige Arzneimittellehre (›Symptomen-Kodex‹, 1844) und ein Therapie-Handbuch (›Klinische Anweisungen. . .‹, 1849). JAHR wurde schließlich in Paris ohne besondere Prüfung die Ausübung des ärztlichen Berufs erlaubt, wo er bis zu HAHNEMANNS Tod in engem Kontakt mit diesem stand.

ARTHUR LUTZE (1813–1870), ursprünglich Postsekretär und Laienpraktiker in Potsdam, wurde nach dem Studium von HAHNEMANNS Schriften ein charismatischer, sehr erfolgreicher Hahnemannianer. Als Standardpotenz verwendete er die C30. 1846 ging LUTZE nach Köthen, eröffnete eine homöopathische Klinik und promovierte 1849 in Jena zum Doktor der Medizin. Seine vorwiegend für Laien geschriebenen Bücher erschienen in zahlreichen Auflagen.

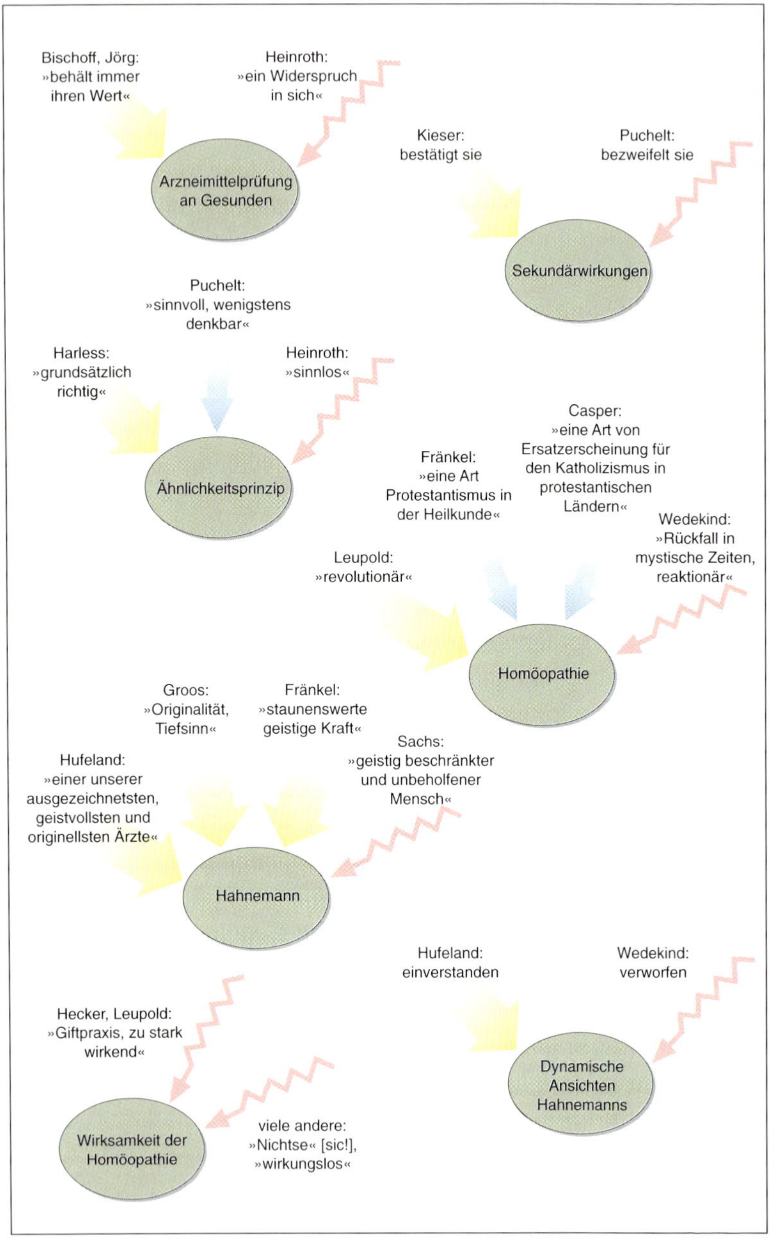

Der Wirrwar der Positionen bis 1840

Um 1835 nahm die Beschäftigung der »Schulmedizin« mit der Homöopathie deutlich ab. Die Weiterentwicklungen der kritischen Homöopathen (→S. 173) wurden von der sich etablierenden naturwissenschaftlichen Medizin nicht zur Kenntnis genommen und die Hahnemannsche Richtung war dem neuen Denken erst recht zu fern, um ernst genommen zu werden.

Zur gleichen Zeit hegten einige Homöopathen noch die vergebliche Hoffnung, durch eine Verschmelzung der naturhistorischen Krankheitslehre SCHÖNLEINS (→S. 137) mit ihrer eigenen phänomenologischen Arzneimittellehre eine Vereinigung der Homöopathie mit der »Schulmedizin« zu erreichen. Doch auch SCHÖNLEINS Lehre, den unter anderen HERING (→S. 75) und GRIESSELICH (→S. 171) hoch schätzten, war nicht mehr zeitgemäß. In der »Schulmedizin« hatten der anatomische Gedanke und die physiologische Medizin unwiderruflich die Führung übernommen.

Befürworter

Selbst in dieser Zeit hatte die Homöopathie aber auch Freunde und Befürworter im Lager der »Schulmedizin«.

JOHANN HEINRICH KOPP (1777–1858), hessischer Leibarzt, Oberhofrat und Medizinalreferent, sprach sich 1832, nach fünfjähriger eigener praktischer Erprobung, weitgehend für die Homöopathie aus. Kritisch gegenüber HAHNEMANNS Übertreibungen und Widersprüchen, erkannte er die Arzneimittelprüfungen, die kleinsten Gaben und die Verwendung von Einzelmitteln an und rühmte die Wirksamkeit der Homöopathie bei akuten Krankheiten, bei Säuglingen und Kindern. Mit den kritischen Homöopathen setzte er sich nicht auseinander.

W. J. A. WERBER (1798–1873), ein Freiburger Professor, war einer der bedeutenderen Mitarbeiter der ›Hygea‹. 1834 stellte er die Homöopathie der Allopathie als gleichberechtigt gegenüber, wobei er an der Homöopathie jedoch das Stehenbleiben bei den Erscheinungen tadelte. Einer »bloß oberflächlichen Symptomenauffassung« zog er das Erfassen des »Wesens der Krankheit« vor, weil man dadurch »sicherer zum charakteristischen Heilmittel« komme. Ganz im Sinne der Homöopathie forderte er die Berücksichtigung der Gemütssymptome und der Modalitäten (→S. 45). Sein Streben nach »wissenschaftlicher Vereinigung beider Schulen« wurde allerdings von seiner Fakultät gebremst.

EDUARD MARTIN räumte, als außerordentlicher Professor der Frauenheilkunde, 1838 in seiner Arbeit über ›Die dynamischen Heilmethoden‹ der Homöopathie großen Raum ein und rühmte die Mildheit ihrer Wirkungsweise. Mehrere Mittel prüfte er selbst mit Studenten, und sein ›Universal-Lexikon der praktischen Medizin und Chirurgie‹ (1835–1848) enthält längere Zusätze zur Homöopathie, die er als ein Verfahren der allgemeinen Heilkunde betrachtet wissen wollte. Später distanzierte er sich von diesem Ansatz.

FRIEDRICH NASSE, ein bedeutender Bonner Kliniker, ordnete die von ihm durchaus günstig beurteilte Homöopathie 1841 seinem »Gesetz der Isogenesis« unter.

Gegner

Die Gegner der Homöopathie meldeten sich in diesen Jahren in nur wenigen Schriften zu Wort.

HIERONYMUS FRÄNKEL, Arzt und Hegelianer, lobte zwar die Arzneimittelprüfungen, die kleinen Gaben und die Berücksichtigung der auf dem Simile beruhenden Gegenwirkung des Organismus, welche die Allopathie übersehe, blieb aber aufgrund nebensächlicherer Kritikpunkte im wesentlichen doch Gegner der Homöopathie.

Unsachliche Beiträge zur Homöopathie stammten zum einen von LUDWIG WILHELM SACHS, Professor in Königsberg, der bereits 1826 die These vertreten hatte, HAHNEMANN habe mit seinem System nur eine Satire auf die gedankenlose Empirie schreiben wollen. 1834 unterstellte er der Homöopathie, ihr oberster Grundsatz sei »Der Teil sei größer (mehr) als das Ganze«, womit er auf die Potenzierungslehre anspielte. HAHNEMANN selbst warf er »absichtliche Unwahrhaftigkeit« und »geistige Beschränkung« vor.

Zum anderen behauptete JOHANN ISRAEL STIEGLITZ, ein Hannoverscher Leibarzt, 1835, ein homöopathischer Arzt brauche nichts über Lage und Funktion der Organe zu wissen. Er müsse nur lesen und schreiben, bis drei oder sechs zählen sowie die »Ähnlichkeit und Unähnlichkeit zweier Gegenstände erkennen und unterscheiden können«.

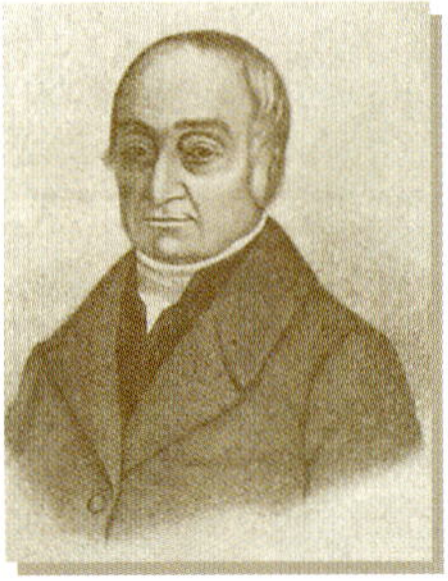

Johann Gottfried Rademacher (1772-1850)

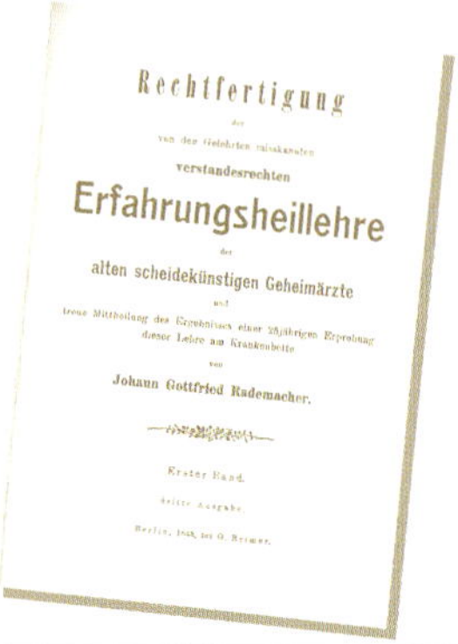

Rechtfertigung
der
von den Gelehrten misskannten
verstandesrechten
Erfahrungsheillehre
der
alten scheidekünstigen Geheimärzte
und
treue Mittheilung des Ergebnisses einer 25jährigen Erprobung
dieser Lehre am Krankenbette
von
Johann Gottfried Rademacher.

Erster Band.
dritte Ausgabe.
Berlin, 1848, bei G. Reimer.

A Rademachers Erfahrungsheillehre

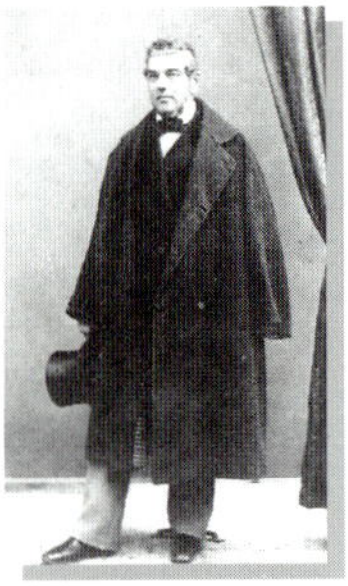

Joseph Benedict Buchner (1813-1879)

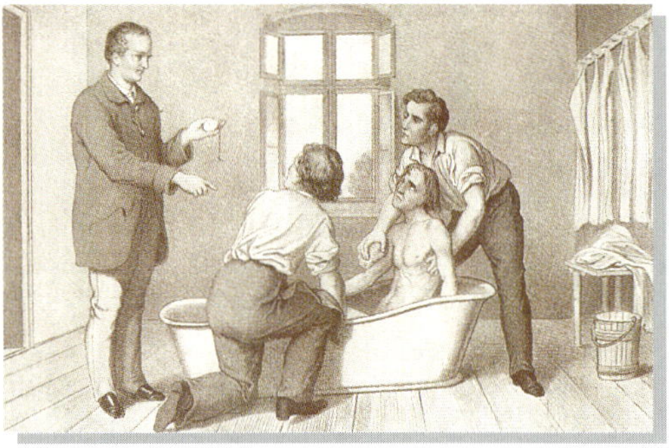

Prießnitz beim fiebererzeugenden Halbbade

B Homöopathie und Hydrotherapie

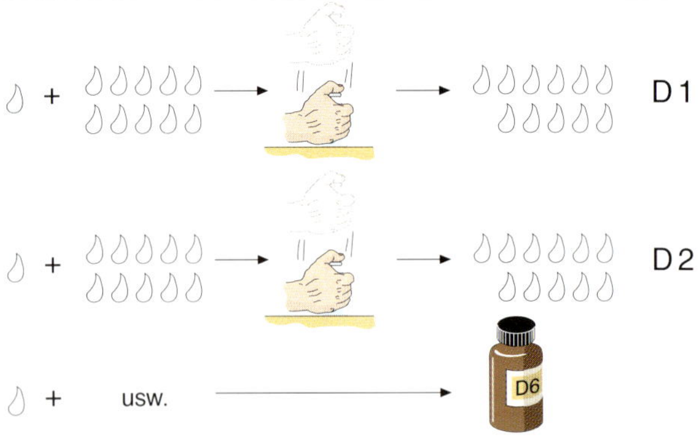

C Die D-Potenzen

Einflüsse der Homöopathie auf die Schulmedizin

Trotz ihrer offiziellen Distanzierung ist die Schulmedizin in verschiedener Hinsicht von der Homöopathie beeinflußt worden. Diese hatte nämlich einen wesentlichen Anteil an der Vereinfachung der Verordnungen, der Verkleinerung der Arzneigaben sowie am Erkennen und Verhüten von Arzneivergiftungen. Durch ihre aus schulmedizinischer Sicht unerklärlichen Heilungen trug die Homöopathie auch zu einer Relativierung der bisherigen Hypothesenpathologie bei und begünstigte über die Zunahme des Vertrauens in die Naturheilkraft das Entstehen des therapeutischen Nihilismus (→S. 137).

In Anerkennung der Wichtigkeit von Arzneimittelprüfungen prüften Wiener allopathische Ärzte auch etliche Arzneien an gesunden Menschen, allerdings nicht in der für die Homöopathie typischen individualisierenden Weise, sondern stark verallgemeinernd. Auch bei der Übernahme von Indikationen aus dem homöopathischen Arzneischatz beschränkte man sich auf »Namensdiagnosen«, die individuelle Heilanzeige dagegen blieb unberücksichtigt.

Insofern jedoch das Simileprinzip nicht anerkannt wurde, bewirkte der Übergang zu kleineren Gaben oder ähnliches keine tiefgreifenden Veränderungen.

Auch die 1843 erschienene ›Erfahrungsheillehre‹ JOHANN GOTTFRIED RADEMACHERS (1772–1850) zeigt deutliche Ähnlichkeiten mit der Homöopathie, so daß auch hier eine Beeinflussung durch HAHNEMANN naheliegt. RADEMACHER und HAHNEMANN vertraten beide einen ähnlichen, empiristischen Standpunkt hinsichtlich der Müßigkeit der Ursachenforschung (A).

Hydrotherapie und Isopathie

Zahlreiche Homöopathen, wie GRIESSELICH, BUCHNER, HIRSCHEL und andere, wandten sich in den 1840er Jahren der aufblühenden Hydrotherapie zu. OTT schrieb 1845 eine ›Hydro-Homöopathie‹. Im Gegensatz zu Schulmedizinern wie GRIESINGER, der PRIESSNITZ' Heilverfahren vehement bekämpfte, urteilten Homöopathen wie etwa KURTZ aufgrund eigener Erfahrung vielfach positiv und wohlwollend. Gemeinsam war beiden Ansätzen sowohl die methodische Anerkennung der Gegenwirkung des Organismus als auch die Ablehnung von seiten der Schulmedizin (B).

Als J. J. W. LUX 1833 in seiner Schrift ›Isopathik der Contagionen‹ das Prinzip der Isopathie, das heißt die Behandlung von ansteckenden Krankheiten mit einem Tropfen potenziertem Blut des Erkrankten, vorstellte, stimmten die Homöopathen vielfach bedingt zu, lehnten aber die vielfältigen Übertreibungen ab. Zwei Jahre zuvor hatte bereits HERING (→S. 75) auf die Möglichkeit der Isopathie hingewiesen und in seiner einschränkenden Stellungsnahme dazu HAHNEMANNS späteren Standpunkt vorweggenommen.

Einfluß von seiten der Schulmedizin

Einfluß der Schulmedizin auf die Homöopathie zeigte sich etwa darin, daß kritische Homöopathen wie GRIESINGER, KURTZ oder SKODA bereits in den 1830er Jahren physikalische Untersuchungen durchführten und CLOTAR MÜLLER und andere die Berücksichtigung der pathologischen Anatomie, also der bei Leichenöffnung zu erhebenden Befunde, befürworteten.

MORITZ MÜLLER forderte, ebenso wie in der Schulmedizin, auch in der Homöopathie nicht nur die Symptome selbst, sondern auch ihre Entstehung, die Krankheitsanlagen des Patienten sowie äußere Einflüsse zu berücksichtigen. Anknüpfend an HAHNEMANNS spärliche Andeutungen hierzu (→S. 151) versuchte man nun vermehrt die Herausarbeitung der Eigenheit bzw. des »Charakters« von Arzneien. Neben KRETSCHMAR, RUMMEL und SCHRÖN beteiligten sich hieran auch Hahnemannianer wie GROSS und HERING, der sogar von der »Physiognomie« der Arznei sprach.

Einführung der D-Potenzen

Als Annäherung an das Denken der Schulmedizin läßt sich die allgemeine Einführung der D-Potenzen durch VEHSEMEYER 1836 begreifen. Bei der hier stattfindenden Verdünnung von 1:10 pro Potenzierungsstufe (im Gegensatz zu 1:100 bei C-Potenzen, →S. 69) bleiben die niedrigen Verdünnungen länger im stofflichen Bereich. Damit konnten homöopathische Arzneimittel auch von kritischen Ärzten verwendet werden, die das Konzept des Potenzierens als Kraftsteigerung (das zum Beispiel GRIESSELICH als »eitel Wortgeklimper« bezeichnete) ablehnten. Das auch von Apothekern favorisierte Dezimalsystem setzte sich in Deutschland allgemein durch (C).

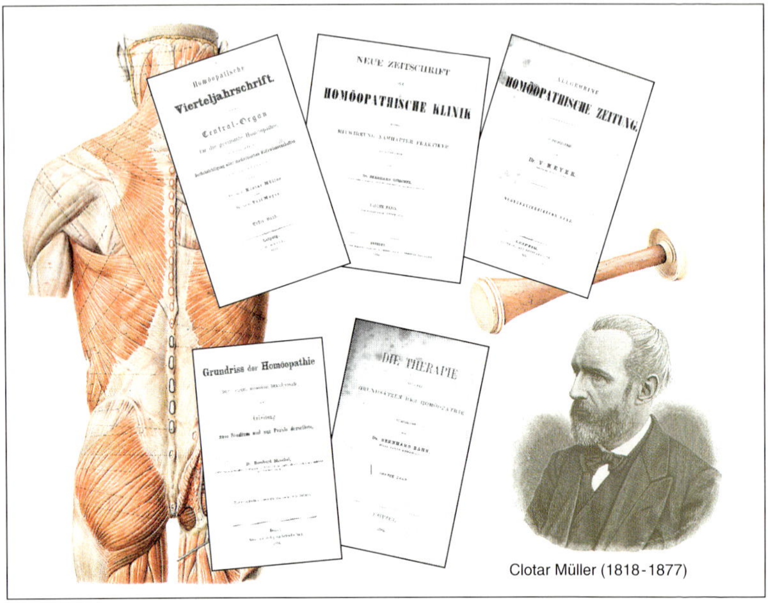

A Homöopathische Zeitschriften und Lehrbücher nach 1850

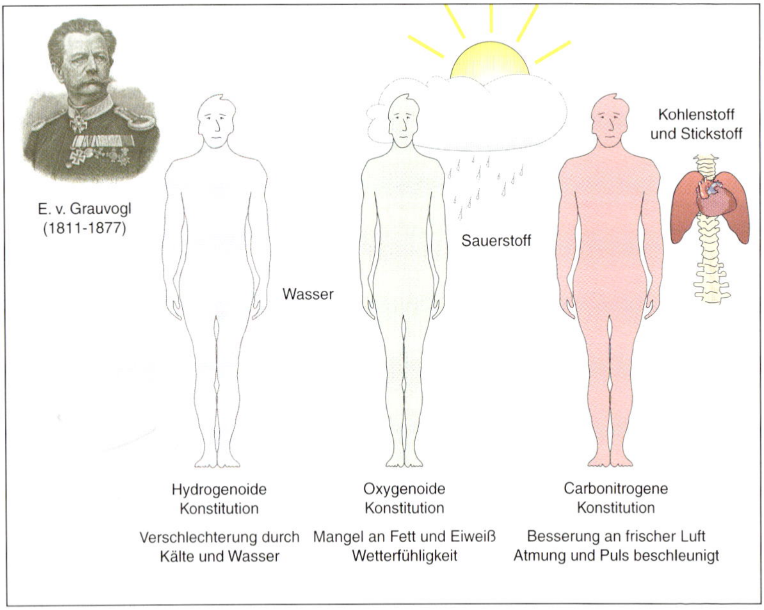

B Konstitutionstherapie nach E. v. Grauvogl

Kritische Homöopathen der physiologischen Schule. Gegen Mitte des 19. Jahrhunderts wurden in der Medizin die früheren geist- und subjektbestimmten Konzepte des Organismus endgültig durch die atomistisch-mechanistische Naturwissenschaft und das anatomisch-pathologische Denken (RUDOLF VIRCHOW) abgelöst. Gleichzeitig begann auch für die Homöopathie ein neuer Zeitabschnitt, in dem eine **neue Generation** von naturwissenschaftlich ausgebildeten Ärzten die Leitung der wichtigsten homöopathischen Zeitschriften übernahm.

Nachdem, bedingt durch den Tod von GROSS und GRIESSELICH, 1848 STAPFS ›Archiv‹ und die ›Hygea‹ eingestellt worden waren, gründete und leitete CLOTAR MÜLLER (1818–1877), der Sohn des 1849 verstorbenen MORITZ MÜLLER, die ›Homöopathische Vierteljahrsschrift‹ (1850–1865), gründete und leitete BERNHARD HIRSCHEL (1815–1874) die ›Zeitschrift für homöopathische Klinik‹ (1852–1879) und leitete VEIT MEYER (1815–1872) nach dem Tod von HARTMANN und RUMMEL die ›Allgemeine homöopathische Zeitung‹ (1853–1872).

Während die Hahnemannianer nun keine eigene Zeitschrift mehr hatten, strebten die führenden kritischen Homöopathen MÜLLER und HIRSCHEL, aber auch BÄHR, KAFKA, OSKAR WISLICENUS, LORBACHER und andere danach, Anschluß an die Krankheitslehre der Schulmedizin zu finden. Dies äußerte sich nicht nur in vermehrt pathophysiologisch ausgerichteten Arzneimittelprüfungen, sondern auch in der Art der neuen, für die nächsten Jahrzehnte maßgeblichen Lehrbücher. So lehnt etwa HIRSCHELS einflußreiches ›Kompendium der Homöopathie‹ (1. Aufl. 1851, 3. Aufl. 1864) HAHNEMANNS Potenzierungs- und Psora-Theorie ebenso ab wie die Unterscheidung von Erst- und Nachwirkung und betont dagegen besonders die **Organspezifität** von Arzneimitteln sowie die Differenzierung von Krankheitsprozessen nach deren Charakter und Ursache. Auch BÄHRS dreibändige ›Therapie nach den Grundsätzen der Homöopathie‹ (1862–1866) sowie die Einführungen von ALTSCHUL, WISLICENUS, SORGE und KAFKA stehen auf dem kritischen Standpunkt der physiologischen Schule (A).

Die Aufgeschlossenheit gegenüber der anderen Schule beruhte allerdings keineswegs auf Gegenseitigkeit. Als GEORG RAPP (1818–1886), seit 1850 ordentlicher Professor in Tübingen, an seiner Klinik Versuche mit homöopathischen Mitteln anstellte und sich 1853 positiv darüber äußerte, mußte er sein Amt aufgeben; er wirkte daraufhin ab 1854 als Oberamtsarzt in Rottweil und ab 1882 als Leibarzt der Königin in Stuttgart.

Auch für WILHELM REIL (1820–1880), seit 1852 Privatdozent in Halle, bedeutete die Veröffentlichung etlicher homöopathischer Arzneimittelprüfungen das Ende seiner universitären Karriere; er ging 1858 nach Ägypten und wurde dort 1872 Leibarzt des Khedive.

Konstitutionstherapie nach v. GRAUVOGL (B). Auf homöopathischer Seite versuchte EDUARD VON GRAUVOGL (1811–1877) in seinen Hauptwerken von 1860 und 1866, mit Hilfe der physiologischen Chemie die Homöopathie zu einer Konstitutionstherapie weiterzubilden. Je nach dem (postulierten) Vorherrschen von Wasser, Sauerstoff oder Stickstoff und Kohlenstoff unterschied er eine hydrogenoide, oxygenoide und carbonitrogene Konstitution, die jeweils durch bestimmte Symptome zu erkennen und entsprechende Arzneimittel zu behandeln sei.

Der bedeutendste Vertreter der naturwissenschaftlichen Richtung der Homöopathie jener Zeit war der Ungar THEODOR VON BAKODY (1826–1911), der ab 1873 von seiner außerordentlichen Professur für **vergleichende Pathologie** in Budapest aus auch Einfluß auf die deutschen homöopathischen Ärzte ausübte (→S. 81). Sein Schwerpunkt war die experimentelle Erforschung pathophysiologischer, histologischer und entwicklungsgeschichtlicher Veränderungen bei Arzneimittelprüfungen und Krankheiten. Trotz seines streng naturwissenschaftlichen Ansatzes war seine Professur an seiner Fakultät verfemt.

Auch andere medizinische Neuerungen blieben, falls sie aus dem Lager der Homöopathie kamen, selbst bei nachweisbarem Fortschritt von der Schulmedizin unbeachtet, wie 1864 der mit Arnikatinktur getränkte Wundverband von PETER MEINOLF BOLLE (?–1885) oder die Diphtheriebehandlung mit Cyanmerkur von KARL VON VILLERS (1817–1890).

Unter den wenig objektiven Schriften der Gegner der Homöopathie hatte die einseitige Kritik des Anatomen KARL ERNST BOCK (1809–1874) von 1855 die breiteste Wirkung. JOHANN RIGLER wurde dagegen 1882 wegen Beleidigung der Homöopathen als »Kurpfuscher« gerichtlich verurteilt.

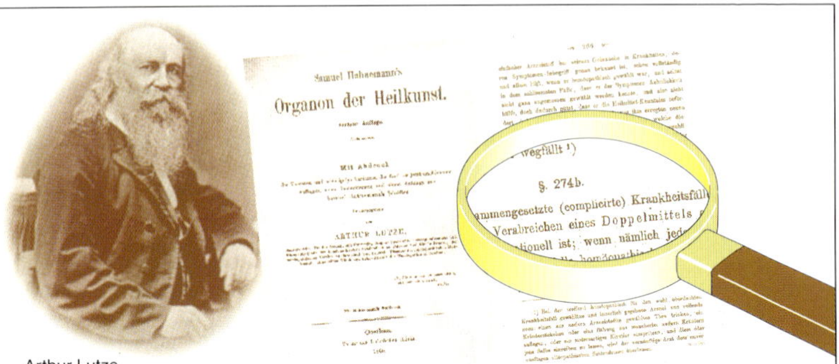

Arthur Lutze
(1813 - 1870)

A Lutzes eigenmächtige Herausgabe des Organons der Heilkunst

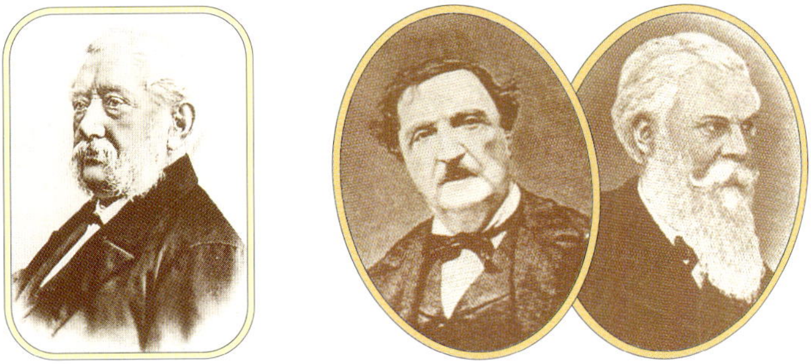

Wilhelm Heinrich Schüßler
(1821 - 1898)

Cesare Mattei
(1809 - 1896)

Carl-Friedrich Zimpel
(1801 - 1879)

B Abzweigungen der Homöopathie

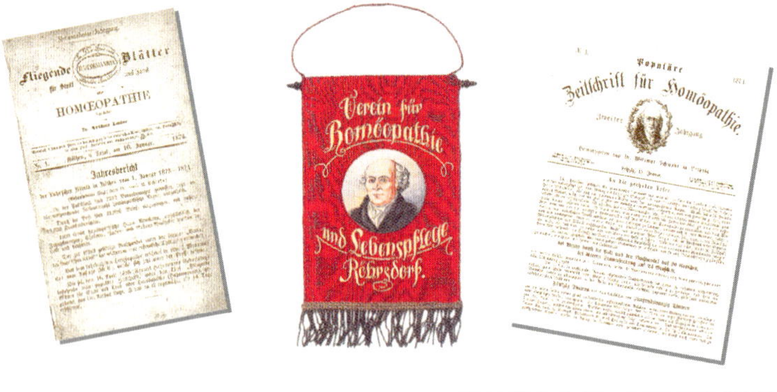

C Laienhomöopathie

Innerhalb der Homöopathie entwickelte sich der »Homöopathische Zentralverein« immer mehr zum Mittelpunkt des wissenschaftlichen und standespolitischen Lebens. Er betrieb nicht nur eine Poliklinik in Leipzig, der zahlreiche Ärzte ihre homöopathische Ausbildung verdankten, schuf dort eine 5000 Bände umfassende homöopathische Bibliothek und errichtete 1851 das größte europäische HAHNEMANN-Denkmal, sondern gab teilweise auch die ›Allgemeine homöopathische Zeitung‹ heraus, schrieb wissenschaftliche Preisaufgaben aus und kümmerte sich um die Reinerhaltung der Lehre.

1865 hatte ARTHUR LUTZE in einer eigenmächtigen Neuauflage des ›Organons‹ einen »§ 274 b« eingefügt, nach dem auch die Anwendung von Doppelmitteln von HAHNEMANN autorisiert gewesen sein sollte – obwohl dieser die kurz favorisierte Idee gleich wieder zurückgenommen hatte. Die Homöopathen distanzierten sich von dieser ›Organon‹-Ausgabe ebenso wie 1879 von MATTEIS Elektrohomöopathie (s. u.) und 1881 von TRITSCHLERS Komplexmittel-Homöopathie.

Eine von mehreren **Abzweigungen der Homöopathie** in der zweiten Hälfte des 19. Jahrhunderts war die atomistische Methode von MARTIN MANDT (1799–1858), des Leibarztes des Zaren NIKOLAUS I. Anknüpfend an naturhistorische Vorstellungen der Krankheitsentstehung stellt sie den beachtlichen, wenn auch mißglückten Versuch eines organischen Zusammenbaus der zeitgenössischen Schulmedizin, der Homöopathie und der Lehre RADEMACHERS dar (1849).

Das Medialsystem von JOHANN MARTIN HONIGBERGER bestand dagegen aus einer prinzipienlosen Verquickung von Allopathie, Homöopathie und indischer Medizin, ohne Individualisierung oder Beachtung des Simileprinzips (1851).

1874 stellte der homöopathische Arzt WILHELM HEINRICH SCHÜSSLER (1821–1898) seine ›Abgekürzte Therapie‹ vor, die auf den physiologisch-chemischen Vorstellungen von MOLESCHOTT, VON LIEBIG und VON GRAUVOGL (→S. 181) beruhte und daher auch als »Biochemie« bezeichnet wurde. Da jeder Krankheit ein zellulärer Mangel eines lebenswichtigen anorganischen Salzes zugrunde liege, könne sie nur durch die arzneiliche Verabreichung eben dieses Mineralsalzes behoben werden. Obwohl diese (insgesamt zwölf) von ihm empfohlenen Salze in homöopathischer Potenz (C6) einzunehmen waren, bezeichnete SCHÜSSLER sein Heilverfahren selbst als nicht homöopathisch.

Der italienische Graf CESARE MATTEI (1809–1896) nannte die von ihm 1871 entwickelte, auch spagyrische Mittel verwendende Komplexhomöopathie »Elektrohomöopathie«, weil sie angeblich so schnell wirke wie Elektrizität. CARL-FRIEDRICH ZIMPELS (1801–1879) »spagyrische Heilkunst« wiederum gebraucht bis heute Komplexe von gegorenen und speziell aufbereiteten Pflanzensäften, die jedoch nicht an Gesunden geprüft sind (B).

AUGUST WEIHE (1840–1896) stellte mit seinem »epidemischen Heilverfahren« 1872 sowohl »therapeutische Gleichungen« zwischen homöopathischen Similia und Epidemiemitteln nach RADEMACHER als auch Beziehungen zwischen dessen Organ- und Universalmitteln und bestimmten Schmerzpunkten auf.

Keines dieser Systeme, die alle auf eine gewisse Vereinfachung und Verallgemeinerung abzielten, konnte sich allgemein durchsetzen oder eine organische Weiterentwicklung der Homöopathie bewirken.

Während seit den 1850er Jahren die homöopathische Ärzteschaft einen zunehmenden Schwund ihrer Zahl sowie ihres Nachwuchses beklagen mußte, erhielt die **Laienbewegung** durch die freiere Vereinsgesetzgebung nach der Revolution von 1848 einen starken Auftrieb. So erschienen bald mehrere volkstümliche Blätter, wie BOLLES ›Populäre homöopathische Zeitung‹ (1855–1871), ARTHUR LUTZES ›Fliegende Blätter über Homöopathie‹ (1858–1877) sowie die ›Leipziger Populäre Zeitschrift für Homöopathie‹ (1870–1914). 1868 wurde in Stuttgart die »Hahnemannia« als homöopathischer Laienverein gegründet, der die ›Homöopathischen Monatsblätter‹ herausgab (1876–1915). Besonders in Württemberg, Sachsen und Westfalen sowie im Rheinland entstanden zahlreiche homöopathische Vereine und Laienpraxen (C).

Trotz offensichtlich vorhandenem Bedürfnis von seiten der Bevölkerung bedeutete es für Ärzte der damaligen Zeit angesichts der materialistischen Stimmung und der sie erwartenden standespolitischen Sanktionen eine große Überwindung, sich zur Homöopathie zu bekennen.

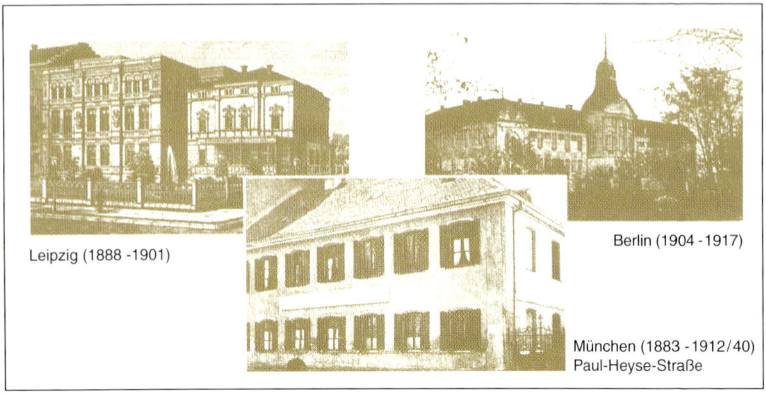

A Homöopathische Krankenhäuser

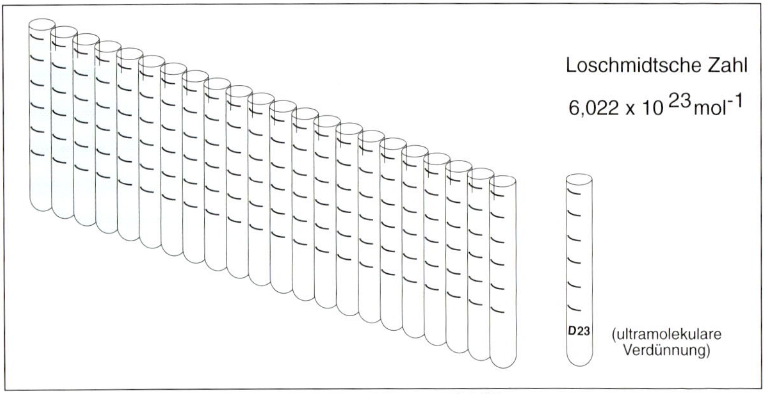

B Erkenntnis der Grenze der Verdünnbarkeit von Lösungen (10^{-23})

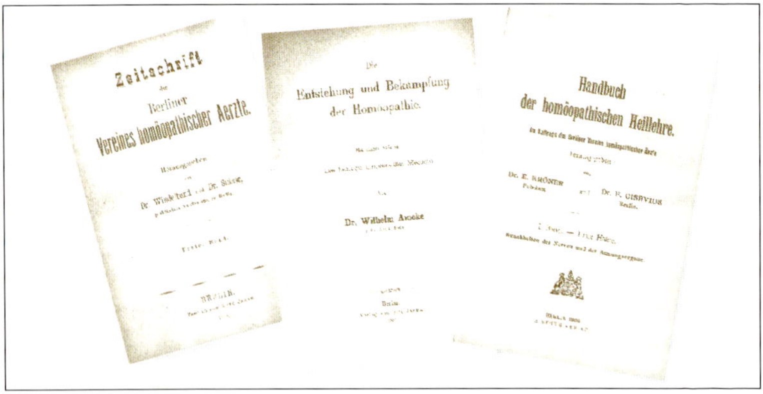

C Homöopathische Zeitschrift und Standardwerke nach 1880

Um das Jahr 1880 gingen in der Medizin eine Reihe größerer Umwandlungen vor sich, wie etwa das Wiederaufkommen vitalistischer Strömungen, die Zurückdrängung der Dominanz der pathologischen Anatomie durch die **Bakteriologie**, die vermehrte Beachtung des Funktionellen und Humoralen in der Krankheitslehre sowie der Konstitution und Disposition. Durch PASTEURS Impfversuche, KOCHS *Tuberkulin*-Therapie (1890) und VON BEHRINGS Serumtherapie näherte man sich außerdem sowohl dem Prinzip der Isopathie als auch den kleinen Gaben der Homöopathen. Stolz konnten diese nun darauf verweisen, daß aus ihren Reihen COLLET bereits 1874 »Diphtherin«, SWAN um 1880 »*Tuberkulin*« und BURNETT 1885 »*Bacillin*« hergestellt und angewandt hatten.

In diesem für die Homöopathie wesentlich günstigeren Klima nahm die Schärfe schulmedizinischer Angriffe deutlich ab und die Zahl homöopathischer Ärzte in den 1890er Jahren wieder zu. Zeichen des Wiedererstarkens waren die Gründung der ›Zeitschrift des Berliner Vereins homöopathischer Ärzte‹ 1882 (nachdem die ›Allgemeine homöopathische Zeitung‹ einige Jahre lang die einzige homöpathische Zeitschrift gewesen war), das Erscheinen des von ALEXANDER VILLERS herausgegebenen hahnemannischen ›Archivs für Homöopathie‹ (1891–1899) sowie die Neugründungen homöopathischer Ärztevereine.

Neben dem seit 1883 bestehenden homöopathischen Spital in München, dessen Traditionslinie bis zum heutigen »Krankenhaus für Naturheilweisen« reicht, entstanden auch in Leipzig (1888–1901) und Berlin (1904–1917) homöopathische Krankenhäuser (A).

1884 wurde durch WILHELM AMEKE (1847–1886) erstmals eine zuverlässige Monographie zur **Geschichte der Homöopathie** publiziert, die viele Verleumdungen richtigstellte und die Bedeutung auch des jungen HAHNEMANN aufzeigte (C).

Die Erkenntnis von LOSCHMIDT hinsichtlich der begrenzten Anzahl von Molekülen in einer Verdünnung (D23 als Grenze) vergrößerte zunächst die Gegensätze zwischen naturwissenschaftlich orientierten Homöopathen und Hahnemannianern in den 1880er Jahren (B). Als letztere aber mehr und mehr die Umdeutung der Psora als Disposition bzw. Konstitution anerkannten und sich auch in physikalischer Diagnostik übten, verliefen innerhomöopathische Auseinandersetzungen immer gemäßigter.

Seit den bedeutenden Arzneimittelprüfungen der 1850er und 1860er Jahre (REIL, HARTLAUB, BÄHR, SORGE, BUCHMANN, WURMB, ZLATAROVICH) waren die wertvollsten Beiträge hierzu aus den Vereinigten Staaten (HERING, HALE) gekommen. In den 1890er Jahren führten FRIEDRICH GISEVIUS und JOSEF SCHIER wieder Prüfungen an einheimischen Pflanzen durch.

Anknüpfend an die Pharmakopöen von CARL GRUNER (1845), WILLMAR SCHWABE (1872) und anderen gab 1890 auch der »Deutsche Apothekerverein« eine ›Homöopathische Pharmakopöe‹ heraus.

1906–1908 erschien unter der Leitung von EUGEN KRÖNER und FRIEDRICH GISEVIUS ein neues Standardwerk der Homöopathie, das sechsbändige ›Handbuch der homöopathischen Heillehre‹ (C).

Bei den bis zu Streiks führenden Auseinandersetzungen vor allem schulmedizinischer Ärzte mit den Krankenkassen stellten sich die Homöopathen unter HANS WAPLER vielfach geschlossen auf deren Seite und erklärten sich in den 1902 verfaßten »Kölner Leitsätzen« (einer erneuten Fassung der wissenschaftlichen Grundsätze der Homöopathie) »mit allen Bestrebungen zur ethischen und sozialen Hebung des ärztlichen Standes solidarisch«.

Wiederholte **Anträge auf homöopathische Lehrstühle** an Universitäten wurden dagegen aufgrund abschlägiger akademischer Gutachten (u. a. von VIRCHOW, 1897) stets abgewiesen (Berlin 1891 und 1897, München 1904).

In der Folge dieser Auseinandersetzungen kam es zu Beginn des Jahrhunderts wieder zu verschärften einseitigen Angriffen von seiten schulmedizinischer Theoretiker (VON HANSEMANN, HARNACK, MARCHAND) sowie zur gerichtlichen Verurteilung des Herausgebers der ›Münchener Medizinischen Wochenschrift‹ wegen Beleidigung des homöopathischen Arztes ERNST MENDE (1904). KARL KIEFER hat darüber 1904 eine klassische Schrift verfaßt.

Zur selben Zeit konnte ein drohender Entzug des nur noch für Homöopathen bestehenden Selbstdispensierrechts abgewendet werden, indem unter kontrollierten Bedingungen nachgewiesen wurde, daß Apotheker bei unklaren homöopathischen Rezepten in der Regel nur verdünnten Alkohol oder Milchzucker abgeben.

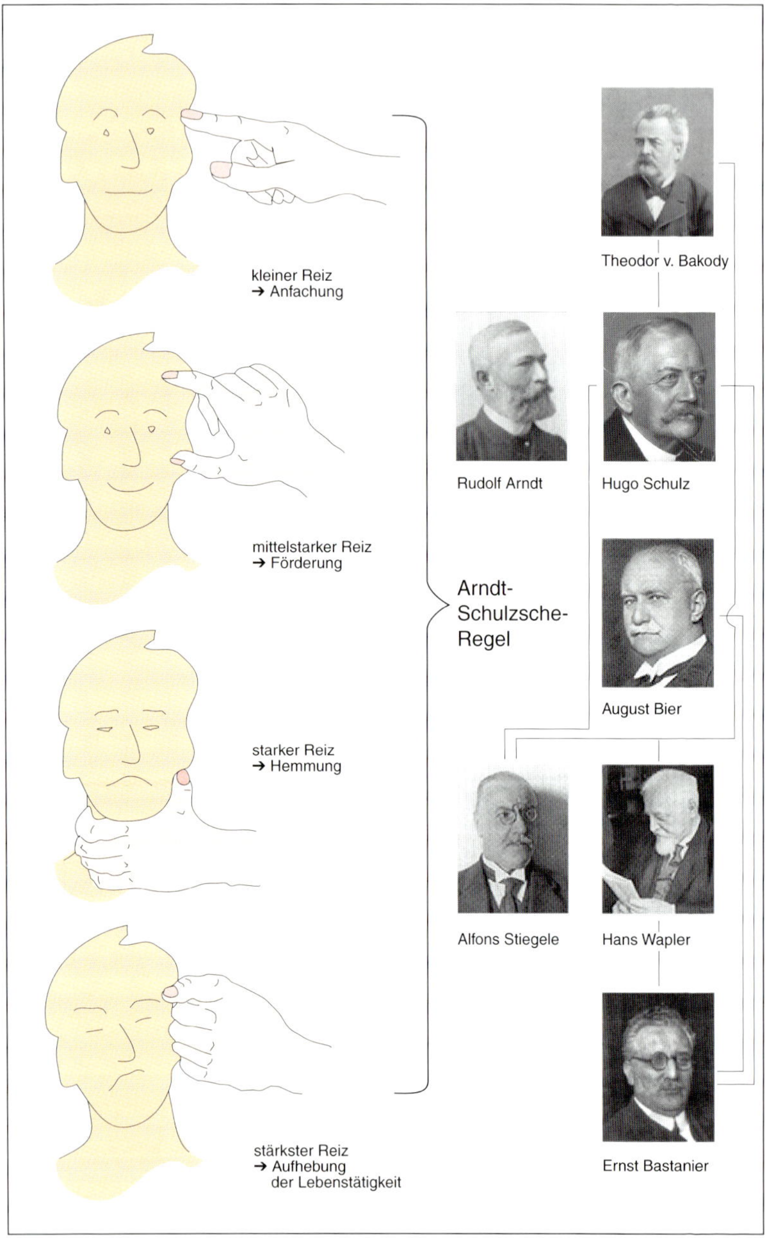

Die biologische Reizregel

Eine konzeptuelle Brücke zum Verständnis der Homöopathie aus Sicht der naturwissenschaftlichen Medizin bildete die **Biologische Reizregel**, die die Abhängigkeit einer Reizwirkung von der Reizstärke sowie der Ausgangslage des Organismus thematisiert. Während sich Anklänge schon bei HIPPOKRATES, VAN SWIETEN, DE HAEN, JOHN BROWN, HUFELAND und HAHNEMANN finden, wurde sie von den Homöopathen PAUL KURTZ 1847 und ELIAS ALTSCHUL 1852 erstmals vollständig formuliert. Unabhängig davon äußerten sich, anknüpfend an das RITTER-VALLIsche Gesetz sowie das PFLÜGERsche Zuckungsgesetz, auch DUBOIS-REYMOND (1848), CLAUDE BERNARD (1854/55) und RUDOLF VIRCHOW im gleichen Sinne.

RUDOLF ARNDT, Professor für Psychiatrie in Greifswald, veröffentlichte 1885/92 seine Fassung des »Biologischen Grundgesetzes«: »Kleine Reize fachen die Lebenstätigkeit an, mittelstarke fördern sie, starke hemmen sie und stärkste heben sie auf, aber durchaus individuell ist, was sich als einen schwachen, einen mittelstarken, einen starken oder sog. stärksten Reiz wirksam zeigt«.

HUGO SCHULZ (1853–1932), Professor für Pharmakologie in Greifswald, bestätigte diesen Zusammenhang auch auf dem Gebiet der Arzneimittel und Gifte (1888).

Weithin bekannt wurde die »ARNDT-SCHULZsche Regel« allerdings erst durch ihre Propagierung durch AUGUST BIER in den 1920er Jahren (→S. 189). In der Homöopathie wurde sie von Anfang an stark beachtet, vorwiegend von der naturwissenschaftlichen Richtung unter HANS WAPLER, der ihr 1923 eine vorsichtigere Fassung gab.

Homöopathen der Jahrhundertwende

HUGO SCHULZ war von homöopathischen Freunden (ERNST WEBER, HERMANN SCHNÜTGEN) angeregt und auch durch VIRCHOW und VON BAKODY beeinflußt worden. Durch seine besonders im Hinblick auf Organbeziehungen durchgeführten Arzneimittelprüfungen übte er auf die Homöopathie großen Einfluß aus.

GUSTAV JÄGER (1832–1916) versuchte 1881, spezifische Wirkungen von 1000er Potenzen mit Hilfe des von ihm konstruierten Hippschen Chronoskops zur Messung von Duftstoffen nachzuweisen, was sich später aber nicht bestätigen ließ.

EMIL SCHLEGEL (1852–1934), ein eher intuitiver Naturbeobachter mit stark religiösem Einschlag und guter Kenntnis der Schriften des PARACELSUS, hatte mit seinen Publikationen (›Religion der Arznei‹, ›Heilkunst als Weltmitte‹ u. a.) eine starke Wirkung auf verwandte Gemüter. An HAHNEMANN gab es für ihn nichts zu kritisieren.

Auch der Buddhist PAUL DAHLKE (1865–1928) war strenger Hahnemannianer mit ausgezeichneter phänomenologischer Arzneimittelkenntnis, im Gegensatz zu SCHLEGEL jedoch Gegner der magischen Simileauffassung sowie der Signaturenlehre.

Von DAHLKE stark beeinflußt war der Arzt und Psychoanalytiker HEINRICH MENG (→S. 188), der in den 1920er Jahren das große ›Ärztliche Volksbuch‹ herausgab, in dem – ebenso wie in der 1927 auf seine Veranlassung hin gegründeten Zeitschrift ›Hippokrates‹ – Abhandlungen von Schulmedizinern und Homöopathen gleichberechtigt nebeneinander zu finden waren.

Weitere **Hahnemannianer** waren PAUL WASSILY (1868–1951), REINHARD OEHMISCH und OSKAR MÜLLER.

KARL STAUFFER (1870–1930) wirkte in München und Lindau und verfaßte einige wichtige Werke: ›Arzneimittellehre‹ (1922/1926), ›Homöotherapie‹ (1924), ›Symptomenverzeichnis‹ (1929) und ›Homöopathisches Taschenbuch‹ (1930).

HANS WAPLER (1866–1951), ein persönlicher Schüler VON BAKODYS, war seit den 1890er Jahren Führer der **naturwissenschaftlichen Richtung**, die Hochpotenzen ablehnte und spezifische Organbeziehungen betonte. Als Leiter der »Leipziger Homöopathischen Poliklinik« sowie als Schriftleiter der ›Allgemeinen homöopathischen Zeitung‹ hat er zahlreiche Ärzte in diesem Sinne beeinflußt.

Auch ALFONS STIEGELE (1871–1956) war Schüler VON BAKODYS, ging aber über dessen zellularpathologischen Ansatz hinaus und berücksichtigte mehr funktionspathologische Gesichtspunkte. Als Lehrer mit einer ausgiebigen klinischen Erfahrung am Stuttgarter homöopathischen Krankenhaus eröffnete er durch seine pathophysiologischen Analysen der Arzneisymptome vielen Ärzten ein Verständnis für die klinische Homöopathie.

Weitere naturwissenschaftlich ausgerichtete Homöopathen waren ERNST BASTANIER, FRITZ DONNER, SALLER, ASSMANN, GUSTAV SCHIMERT, EDWIN SCHEIDEGGER, HANS RITTER und HEINZ SCHOELER.

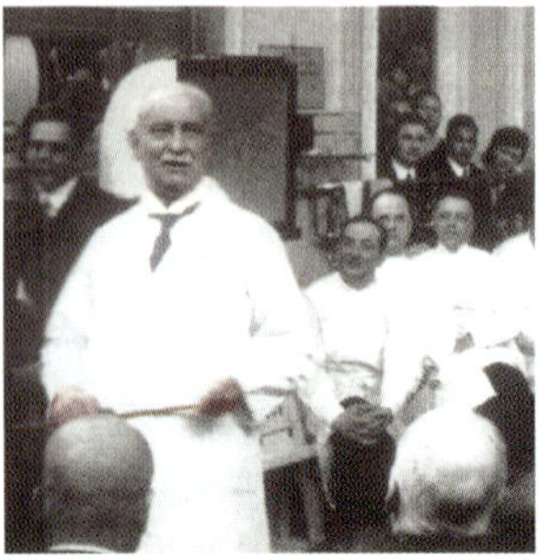

August Bier, Berlin 1932

Ernst Bastanier und Heinrich Meng mit anderen Homöopathie-Dozenten, Stuttgart 1926

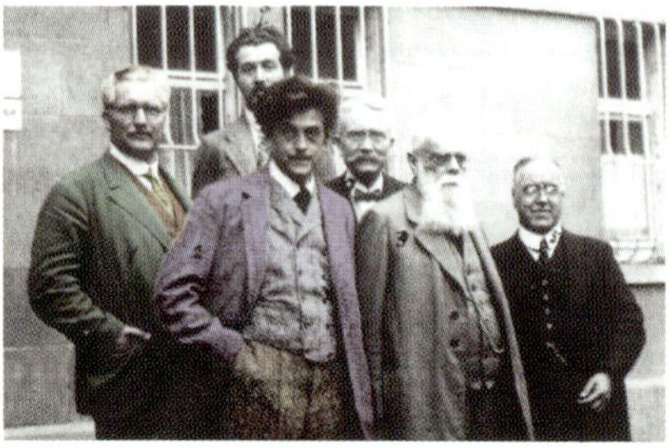

A Die Zeit der »Krise der Medizin«

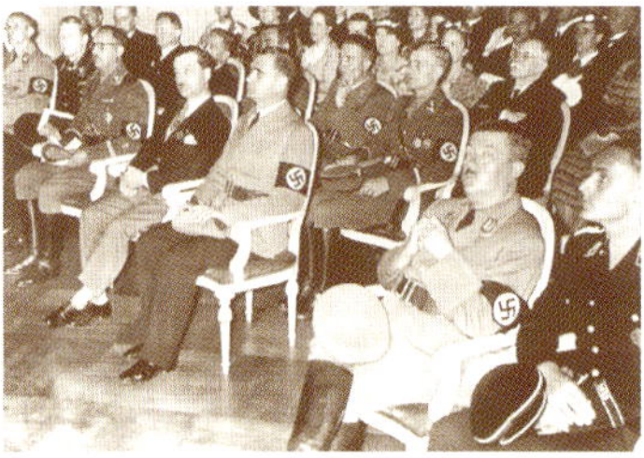

Internationaler Kongreß der homöopathischen Liga in Berlin 1937 mit Rudolf Hess und Reichsärzteführer Gerhard Wagner

Vereinsfest eines homöopathischen Laienvereins, 1933

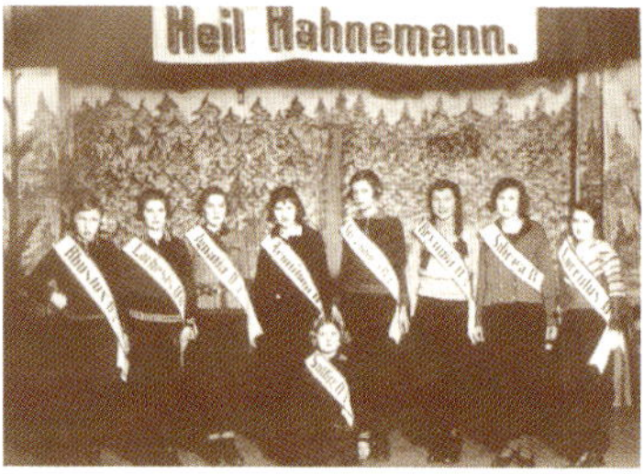

B Homöopathie und Nationalsozialismus

Rudolf-Virchow-Krankenhaus, Berlin

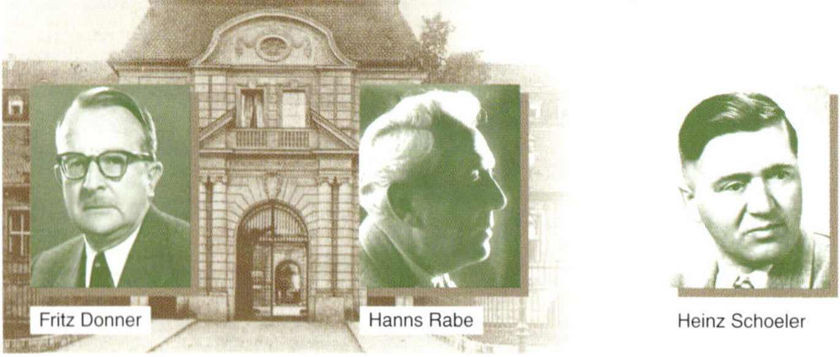

Fritz Donner

Hanns Rabe

Heinz Schoeler

C Die Untersuchung der Homöopathie durch das Reichsgesundheitsamt

Die bereits vor dem I. Weltkrieg eingeleitete Annäherung von Homöopathie und Schulmedizin setzte sich in den Nachkriegsjahren beschleunigt fort. Im Rahmen der allgemeinen Krisenstimmung in der Medizin in den 1920er Jahren verlor die Gegnerschaft der Schulen weiter an Schärfe.

Als sich der renommierte Berliner Chirurg AUGUST BIER (1861–1949) 1925 in einem Aufsatz in der ›Münchener Medizinischen Wochenschrift‹ positiv über HAHNEMANN und die Homöopathie aussprach, erregte dies dennoch großes Aufsehen. BIER bezeichnete die damalige **Reizkörperbehandlung**, mit der eine Heilentzündung erzeugt wurde, als »eine Art von Homöopathie« (A). Außerdem hatte er – auf den Rat STIEGELES – mit *Sulfur jodatum* D3–6 zahlreiche Patienten mit Furunkulose erfolgreich behandelt. Ähnliche Erfolge hatte er mit *Jod* bei Schnupfen, *Aconitum* D3–6 bei Trigeminusneuralgie, *Thallium aceticum* D3–6 bei Alopezie und *Secale* D2–6 bei Gangrän mit Gefäßkrämpfen.

Im gleichen Jahr berichtete SPIETHOFF in der ›Dermatologischen Wochenschrift‹ über gute Erfolge bei vielen Hautkrankheiten. Die Ordinarien VOLHARD und VOSS ließen an ihren Abteilungen an der Frankfurter Universitätsklinik JOSEF SCHIER Versuche mit homöopathischen Mitteln durchführen, die ebenfalls erfolgreich verliefen. Weitere Studien von seiten der Schulmedizin wurden unter GESSLER in Wuppertal, KUNSTMANN und K. HALTER in Breslau durchgeführt.

Auch BERNHARD ASCHNER hat aufgrund eigener Erfahrung in seinen vielbeachteten Werken (u. a. ›Die Krise der Medizin‹, 1928) die Homöopathie positiv beurteilt. Durch den Einfluß der modernen Physik auf das ärztliche Weltbild fand Anfang der 1940er Jahre der Internist GUSTAV VON BERGMANN (1878–1955) zu einer zunehmend moderaten Einstellung gegenüber der Homöopathie.

Bis zur Mitte des Jahrhunderts dominierte in der deutschen Homöopathie die **naturwissenschaftlich-kritische Richtung** WAPLERscher Prägung, die sich durch Distanzierung von Hochpotenzen und der Miasmenlehre schulmedizinische Anerkennung bzw. den Zugang zu Lehre und Forschung erhoffte. Auch die von RUDOLF TISCHNER (1879–1961) 1932 bis 1939 verfaßte Homöopathiegeschichte in vier Bänden atmet diesen Geist. Hahnemannianismus wurde bis auf Randerscheinungen wie WASSILY (→S. 187) fast nur von Laien, wie HERBERT FRITSCHE (?–1960) und H. SIECKMANN, vertreten.

In den 1920er und 30er Jahren existierten mehrere homöopathische Krankenhäuser bzw. Abteilungen. So leitete in Leipzig WAPLER von 1901 bis 1945 die seit 1842 bestehende homöopathische Poliklinik, an der sein Oberarzt HEINZ SCHOELER (1905–1973) 1937 und 1938 Arzneimittelprüfungen unter Berücksichtigung objektiver Befunde wie Labordaten und EKG-Veränderungen durchführte. Das in Stuttgart 1921 eröffnete homöopathische Behelfskrankenhaus sowie das 1940 eröffnete neue Robert Bosch Krankenhaus führte STIEGELE von 1921 bis 1946, von 1929 bis 1933 zusammen mit OTTO LEESER (1888–1964). An der Berliner Charité erhielt ERNST BASTANIER (1870–1953), der dort von 1928 bis 1939 gegen den Willen der Fakultät einen Lehrauftrag für Homöopathie innehatte, 1929 eine Poliklinik und FRITZ DONNER (1896–1979) 1936 eine homöopathische Abteilung am Rudolf-Virchow-Krankenhaus.

KARL KÖTSCHAU (1892–1982), der die Biologische Reizregel zur »Wirkungstypenhypothese« (1929, 1930) weiterentwickelt und sich Anfang der 1930er Jahre habilitiert hatte, übernahm daraufhin die Leitung des Krankenhauses Berlin-Reinickendorf.

Homöopathie und Nationalsozialismus

1935 wurde von den Nationalsozialisten die »Reichsarbeitsgemeinschaft für eine Neue Deutsche Heilkunde«, der auch der (gleichgeschaltete) »Deutsche Zentralverein homöopathischer Ärzte« angehörte, gegründet und in den Jahren 1936–1939 die Homöopathie einer Überprüfung durch das Reichsgesundheitsamt unterzogen. In der Hoffnung auf staatliche Anerkennung und Integration entschloß man sich, unter der Regie des damaligen Vorsitzenden des Zentralvereins, HANNS RABE (1890–1959), und dem als Amtshilfe abkommandierten FRITZ DONNER an verschiedenen Krankenhäusern die Reproduzierbarkeit von Arzneimittelprüfungen unter Placebo-Kontrolle zu prüfen (C). Aufgrund enttäuschender Ergebnisse, die teilweise auf methodische Mängel zurückzuführen waren, wurden die Untersuchungen bei Kriegsausbruch eingestellt.

Im Zuge ideologischer Förderung der Homöopathie referierten WAPLER und STIEGELE 1937 auf dem Kongreß für Innere Medizin in Wiesbaden und erhielten RABE 1938, BASTANIER 1939 und STIEGELE 1942 den Professorentitel. Homöopathische Zeitschriften und Laienvereine waren ab 1941 im »Deutschen Volksgesundheitsbund« aufgegangen.

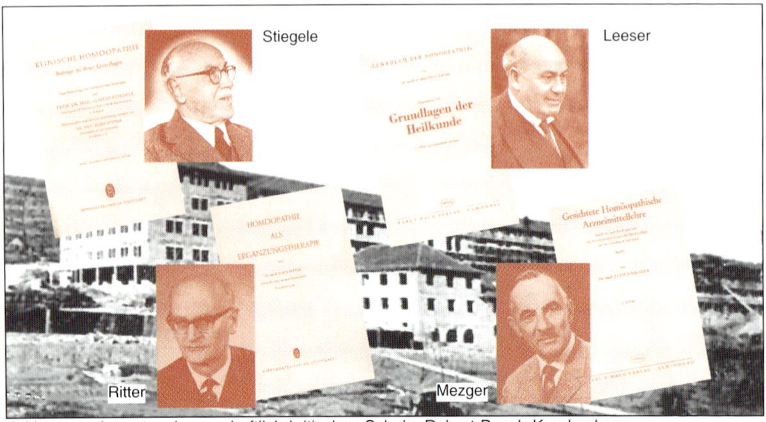

A Vertreter der naturwissenschaftlich-kritischen Schule, Robert-Bosch-Krankenhaus

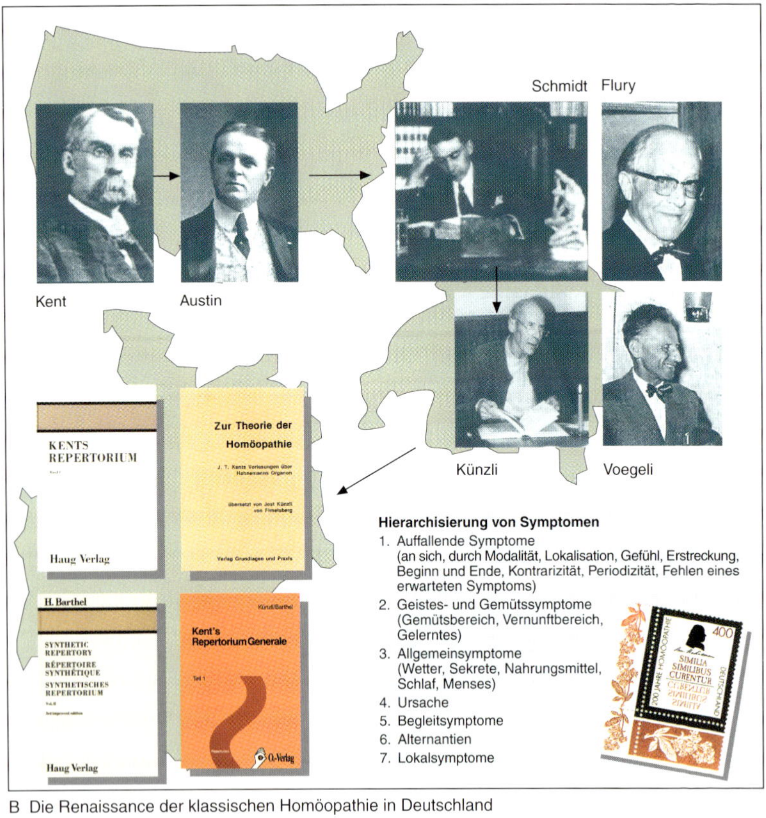

Hierarchisierung von Symptomen

1. Auffallende Symptome (an sich, durch Modalität, Lokalisation, Gefühl, Erstreckung, Beginn und Ende, Kontrarizität, Periodizität, Fehlen eines erwarteten Symptoms)
2. Geistes- und Gemütssymptome (Gemütsbereich, Vernunftbereich, Gelerntes)
3. Allgemeinsymptome (Wetter, Sekrete, Nahrungsmittel, Schlaf, Menses)
4. Ursache
5. Begleitsymptome
6. Alternantien
7. Lokalsymptome

B Die Renaissance der klassischen Homöopathie in Deutschland

Naturwissenschaftlich-kritische Richtung

Nach dem II. Weltkrieg wurde OTTO LEESER, der 1934 nach England emigriert war, wieder Direktor des Robert Bosch Krankenhauses. Der Autor des fünfbändigen Lehrbuchs ›Grundlagen der Heilkunde‹ bildete in seinen vierteljährlichen Kursen von 1949 bis 1955 etwa 600 Ärzte aus und machte Stuttgart wieder zu einem »Mekka der Homöopathie«, bis er 1955 endgültig nach England zurückkehrte. STIEGELE war 1946 in den Ruhestand getreten, WAPLER 1951 und BASTANIER 1953 gestorben, DONNER und KÖTSCHAU hatten sich von der Homöopathie abgewandt. 1957 ging die Leitung der homöopathischen Poliklinik des Robert Bosch Krankenhauses an HANS RITTER (1897–1988) über, der sich 1946 in Rostock habilitiert, 1954 die Homöopathie kritisch als »Ergänzungstherapie« beschrieben und 1957 in Frankfurt eine außerordentliche Professur erhalten hatte. SCHOELER konnte sich 1949 in Leipzig habilitieren, übernahm 1939–1972 die Schriftleitung der ›Allgemeinen homöopathischen Zeitung‹, des »Sprachrohrs der naturwissenschaftlich-kritischen Richtung«, und machte sie als Vorsitzender des Zentralvereins ab 1960 zu dessen Organ. JULIUS MEZGER (1891–1976) schuf 1950 mit seiner zweibändigen ›Gesichteten homöopathischen Arzneimittellehre‹ ein bedeutendes Standardwerk (A).

Klassische Homöopathie

Um die Zeit des 200. Geburtstages HAHNEMANNS (1955) und der Einführung der Zusatzbezeichnung »Homöopathie« durch den Deutschen Ärztetag (1956) erwuchs der dezimierten naturwissenschaftlich-kritischen Richtung Konkurrenz durch eine ganz andersartige Vermittlung der Lehre HAHNEMANNS von seiten einiger schweizer Ärzte. In seinem 1955 erschienenen Buch ›Heilkunst in neuer Sicht‹ sowie in ab 1956 in Freiburg, Überlingen, München, Darmstadt, Frankfurt, Mainz und Bochum gehaltenen Kursen lehrte etwa ADOLF VOEGELI (1898–1993) selbstbewußt und lebendig die prinzipielle Andersartigkeit der vital-energetischen Wirkung von immateriellen Hochpotenzen gegenüber dem pharmakologischen Effekt stofflicher Arzneidrogen. Nachdem auf VOEGELIS Betreiben 1957 von IMHÄUSER, VON PETZINGER, ZINKE und anderen die ›Zeitschrift für Klassische Homöopathie‹ ins Leben gerufen wurde, war damit eine neue, vorwiegend Hochpotenzen und konstitutionelle Symptome berücksichtigende Richtung der Homöopathie geboren (B).

RUDOLF FLURY-LEMBERG (1903–1977), der in den 40er Jahren für HAHNEMANNS Herstellungsweise der Arzneimittel in der 6. Auflage des ›Organons‹ den Begriff »LM-Potenzen« geprägt hatte, gab ab 1959, meist zusammen mit seinem Berner Landsmann ALEXANDER HAENNI, Kurse in München, Regensburg, am Traunsee und am Attersee.

Etliche deutsche Homöopathen konnten in den 1960er Jahren bei PIERRE SCHMIDT (1894–1987) in Genf hospitieren, der 1920 die KENTsche Homöopathie von dessen Schülern ALONZO EUGENE AUSTIN (1868-1948) in New York und FREDERICIA GLADWIN (1856–1931) in Philadelphia erlernt hatte. SCHMIDTS Schüler JOST KÜNZLI VON FIMMELSBERG (1915–1992) hielt ab 1962 in St. Gallen, ab 1971 in Frankfurt und von 1973 bis 1986 in Spiekeroog »Repertorisationskurse«, in denen die Homöopathie nach den KENTschen Vorlesungen, 1973 von ihm übersetzt, als Wissenschaft und Kunst gelehrt und der Umgang mit KENTS Anamnese-Fragebogen sowie dem ›Repertorium‹, 1960 übersetzt von GEORG VON KELLER (*1919), eingeübt wurde.

Das Werk wurde 1973–1978 von HORST BARTHEL und WILL KLUNKER zum dreibändigen ›Synthetischen Repertorium‹ erweitert.

Die von OTTO EICHELBERGER (*1918) seit 1967 versandten Rundbriefe zur Weiterbildung in klassischer Homöopathie hatten 20 Jahre später bereits 1200 Abonnenten.

Ab 1981 gab es an deutschen Universitäten erste Lehraufträge für Homöopathie, deren Zahl sich stark erhöhte, als die Homöopathie 1993 in den Gegenstandskatalog der Ärztlichen Prüfung aufgenommen wurde (→S. 21).

Mit dem 1984 gegründeten August-Weihe-Institut in Detmold und der 1985 eröffneten Niedersächsischen Akademie für homöopathische Medizin in Celle wurden eigene Ausbildungsstätten für eine dreijährige ganztägige Weiterbildung für Ärzte geschaffen. Gefördert von der »Karl und Veronika Carstens-Stiftung« entstand 1992 das bundesweite Wilseder/Wissener »Studenten/Studentinnen-Forum für Homöopathie«.

Die praxisbegleitende ärztliche Weiterbildung in Homöopathie, die der Zentralverein seit 1980 nach dem österreichischen Stufenplan durchgeführt hatte, wurde inzwischen durch ein dreijähriges Curriculum ersetzt (→S. 21).

Zum 200 jährigen Bestehen der Homöopathie fand 1996 ein internationaler, von klassischen Homöopathen dominierter Festakt in der Frankfurter Paulskirche unter der Schirmherrschaft des Bundesgesundheitsministers statt.

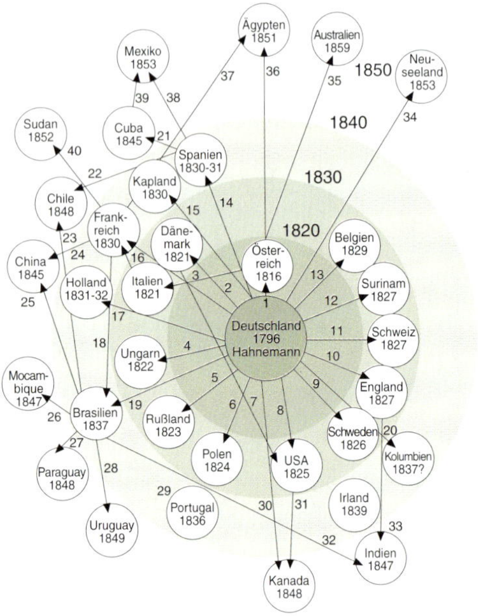

1. Mathias Marenzeller
2. Lund
3. Necher u.a.
4. J. v. Bakody
5. Adam
6. Bigel
7. Gram
8. Wesselhöft (1828) Hering (1833)
9. Wahlenberg
10. Quin
11. Siegrist
12. Hering
13. van Moor
14. Querol, Folch
15. Philip
16. Graf Des Guidi
17. J. Schönfeld
18. Mure (1842)
19. Jahn (1837)
20. C. Luther
21. J. Bramon
22. Garcia
23. Aug. Gusmao
24. Lagrenée
25. Yvan, Callery
26. Monteiro
27. Chedifer
28. Korth, Estrazulas, Lopez
29. F. G. Galvao
30. v. Schrader
31. Lancaster
32. Nolasco
33. S. S. Brooking
34. Fischer
35. v. Rochlitz
36. v. Sonnenberg
37. Mure
38. R. Cormellas, J. M. Carbo
39. Navarette
40. Mure

A Die Ausbreitung der Homöopathie und ihre Sendboten, nach Tischner (1939)

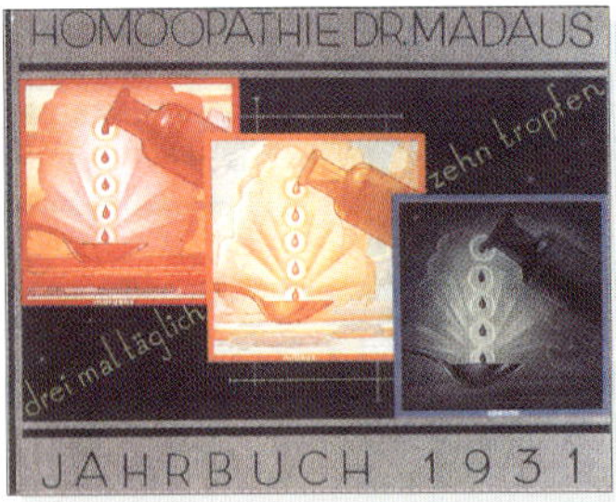

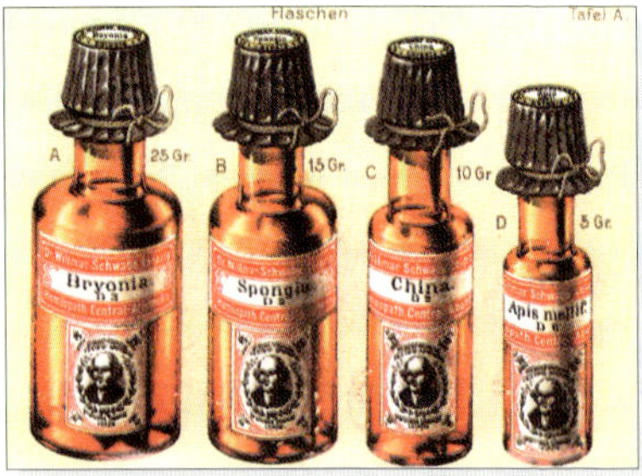

B Jahrbuch 1931 der Firma Dr. Madaus & Co. und Inserat der Firma Dr. Willmar Schwabe

Die Ausbreitung der Homöopathie verlief in den einzelnen Ländern der Welt höchst unterschiedlich, je nach historischen, kulturellen, ökonomischen, politischen, medizinischen, sozialen und religiösen Rahmenbedingungen und Kräften vor Ort. Obwohl die inhaltlichen Argumente der Vertreter und Kritiker der Homöopathie nur wenig variierten, gab es nicht immer und überall im gleichen Umfang charismatische Arzt-Persönlichkeiten, wohlwollende Machthaber und Mäzene, politisch aktive Patientenvereine, einen freien medizinischen Markt sowie interessierte Pharmaunternehmen und Verleger. Aus den variablen nationalen Konfigurationen dieser und ähnlicher Faktoren resultierten erstaunliche zeitliche Verschiebungen in der jeweiligen Institutionalisierung der Homöopathie in Form von Gesellschaften, Ausbildungsstätten, Krankenhäusern, Apotheken, Zeitschriften, Lehrbüchern und Kongressen sowie in der Professionalisierung der homöopathischen Ärzteschaft, einschließlich deren Verhältnis zu homöopathischen Laienpraktikern.

In der Regel gelangte die Homöopathie in den 1820er und 1830er Jahren direkt von Deutschland aus über bestimmte »Sendboten« in die europäischen Nachbarländer, von wo aus sie dann in den 1840er und 1850er Jahren in die überseeischen Gebiete getragen wurde (A).

Deutschland. Viele bei der internationalen Verbreitung der Homöopathie auftretenden Konflikte und Entwicklungen wurden in ihrem Mutterland bereits vorweggenommen.

Gesetzgebung. In Deutschland bestand ein Hindernis der Verbreitung im Selbstdispensierverbot, das auf die Reichsgesetze Kaiser FRIEDRICHS II. von 1210/41 zurückging und von dem die homöopathischen Ärzte nur in Anhalt-Köthen und Württemberg (1829), in Hessen (1833) und in Preußen (1843) ausgenommen waren. In Deutschland gelang homöopathischen Ärzte nie die Mitwirkung am medizinischen Staatsexamen oder an der Approbation, wohl aber die Anerkennung der Zusatzbezeichnung »homöopathischer Arzt« seit 1937 bzw. »Homöopathie« seit 1956 durch die Bundesärztekammer.

Ausbildung. Nach HAHNEMANNS Vorlesungen an der Universität Leipzig (1812–1821) gab es nur wenige homöopathische Privatdozenten, wie etwa JOHANN JOSEF ROTH (1804–1859) 1831 in München oder MORITZ MÜLLER in Leipzig, ELIAS ALTSCHUL in Prag, JOSEPH BENEDIKT BUCHNER in München, THEODOR VON BAKODY und FRANZ HAUSMANN in Budapest, und trotz wiederholter Petitionen keinen Lehrstuhl für Homöopathie. Der erste Lehrauftrag für Homöopathie wurde erst 1928 an der Universität Berlin an ERNST BASTANIER vergeben (→S. 189). Heute existieren an den meisten deutschen Universitäten Lehraufträge für Homöopathie, doch die eigentliche Weiterbildung zum Homöopathen findet in den vom »Deutschen Zentralverein homöopathischer Ärzte« organisierten dreijährigen Kursen statt.

Homöopathische Krankenhäuser gab es 1833–42 und 1888–1901 in Leipzig, 1843–59 in Moers, 1855–1915 und 1872–78 in Köthen, 1836/37, 1859–79 und ab 1883 in München, 1866–1900, 1914–19 und 1940–66 in Stuttgart sowie 1904–17 in Berlin.

Standesvertretung. Bereits 40 Jahre vor dem Zusammenschluß der allopathischen Ärzte (1872 im »Ärzte-Vereinsbund«) gründeten die Homöopathen als Zeichen früher Professionalisierung 1829 den »Verein zur Beförderung und Ausbildung der homöopathischen Heilkunst«, aus dem 1832 der »Homöopathische Zentralverein« hervorging, der heute, als »Deutscher Zentralverein homöopathischer Ärzte«, knapp 4000 Mitglieder zählt. Lokale homöopathische Ärztevereinigungen wurden 1832 in Görlitz, 1833 in Karlsruhe, 1849 in Westfalen und 1879 in Berlin gegründet, von denen jede ihre eigene Zeitschrift herausgab. Von den bis 1984 gezählten 73 zum Teil recht kurzlebigen deutschen homöopathischen Zeitschriften ist die 1832 begründete ›Allgemeine homöopathische Zeitung‹ (AHZ) zugleich die älteste deutsche heute noch erscheinende ärztliche Zeitschrift.

Unter den **pharmazeutischen Unternehmern** war WILMAR SCHWABE in Leipzig, der 1872 eine ›Pharmacopea homoeopathica polyglotta‹ verfaßte, die ›Leipziger Populäre Zeitschrift für Homöopathie‹ herausgab und 1910–39 auch die AHZ verlegte, der erfolgreichste. Nach dem Umzug nach Karlsruhe schloß sich der Betrieb 1961–69 mit dem Konkurrenten MADAUS/Radebeul zur »Deutschen Homöopathie Union« zusammen (B).

Gesellschaftliche Legitimierung. Wurde die Homöopathie in ihrer Frühzeit noch vorwiegend durch hochgestellte Persönlichkeiten protegiert und verbreitet, setzten sich ab etwa 1870 zahlreiche Laienvereine für die Verbreitung der Homöopathie ein. So zählte der aus dem 1908 gegründeten Dachverband hervorgegangene »Reichsbund für Homöopathie und Gesundheitspflege« 1930 348 Vereine mit 38 200 Mitgliedern.

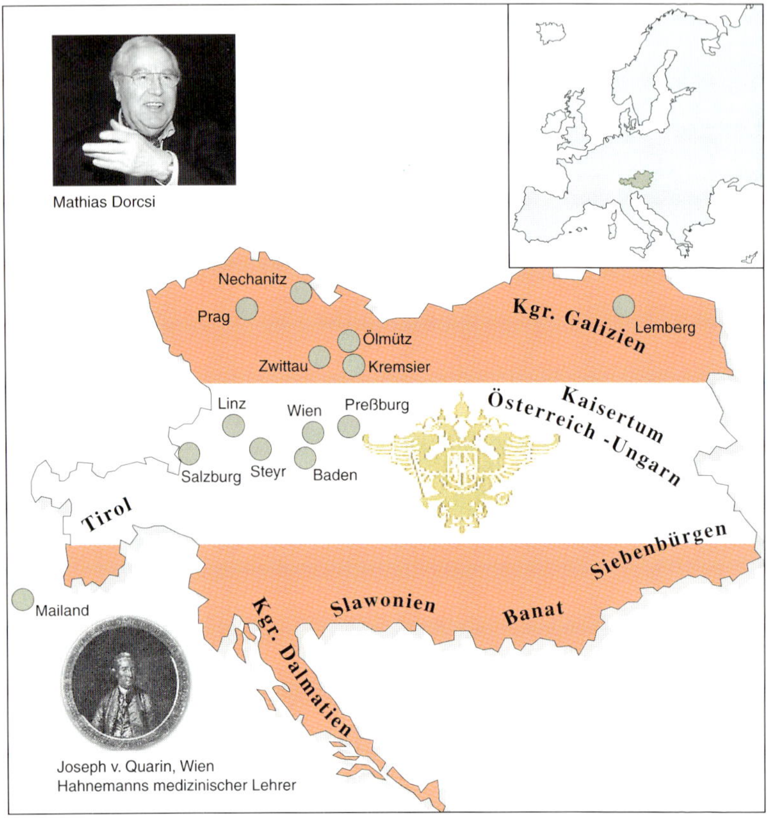

A Die Ausbreitung der Homöopathie in Österreich im 19. Jahrhundert

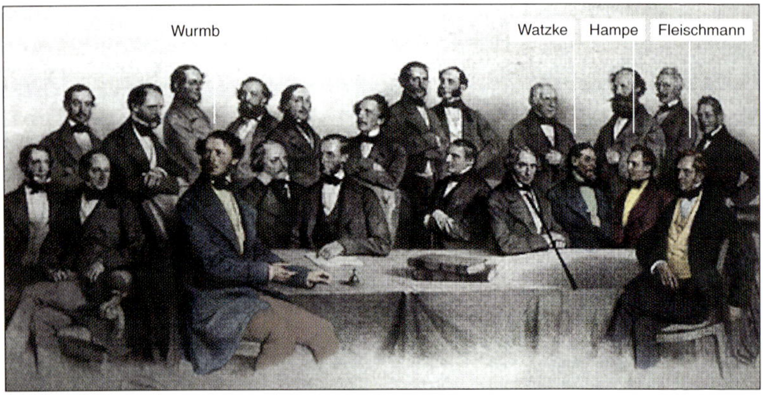

B Die Wiener homöopathischen Ärzte im Jahr 1857

Erste Ausbreitung. Innerhalb der habsburgischen Donaumonarchie war MATTHIAS MARENZELLER (1765–1854) 1816 der erste, der zunächst als Stabsarzt am Prager Invalidenhaus, dann auch in einer Privatpraxis Homöopathie praktizierte.

Obwohl durch VON METTERNICH die Homöopathie von 1819 bis 1837 verboten wurde, verbreitete sie sich rasch durch Militärärzte, vor allem in der Aristokratie. Die Erfolge der Homöopathie während der Choleraepidemien 1831 und 1836 wurden von dem Priester und Homöopathen JOHANN EMANUEL VEITH (1787–1876) sogar von der Kanzel des Wiener Stephansdoms gepriesen.

GUSTAV ADOLF SCHRETER (1803–1864), 1830 der erste homöopathische Arzt in Lemberg, verbreitete die Homöopathie in Galizien. CHRISTOPH HARTUNG (1779–1853) war seit 1830 in Salzburg homöopathisch tätig und ging später nach Mailand, wo er 1841 Graf JOSEF RADETZKY VON RADETZ (1766–1858) von einer bösartigen Geschwulst in der Augenhöhle heilte (A).

Naturwissenschaftliche Orientierung. Unter dem Eindruck der wissenschaftlichen Errungenschaften der Medizin (ROKITANSKY und SKODA) versuchten der Oberösterreicher FRANZ WURMB (1805–1864) und die Böhmen PHILIPP ANTON WATZKE (1803–1867), KARL FLEISCHMANN und CLEMENS HAMPE (1803–1884) durch Zusammenschluß im »Verein homöopathischer Ärzte für physiologische Arzneimittelprüfungen« (1842–1849, zuletzt 69 Mitglieder) und Publikation ihrer exakten Forschungsergebnisse in der ›Österreichischen Zeitschrift für Homöopathie‹ (1844–1849, von WATZKE redigiert) den Anschluß an die moderne Physiologie und Pathologie zu finden (B). Prominentester Teilnehmer dieser Gruppe – die im Gegensatz zu den Hahnemannianern um JOSEF ATTOMYR (1807–1856) stand, die in Preßburg in der Überzahl waren – war WURMBS Schwager JOSEPH VON ZLATAROVICH (1807–1874), seit 1839 Professor für Pathologie, Therapie und Pharmakologie an der Josephsakademie.

Unter den homöopathischen Spitälern (1831 Gumpendorf, 1842 Linz, 1845 Kremsier, 1846 Nechanitz, 1849 Steyr, 1857 Sechshaus, 1867 Baden, 1868 Zwittau) wurde das 1850 in Wien unter der Leitung von WURMB eröffnete zum Sammelpunkt der Wiener Homöopathen, deren Zahl 1855 genau 51 betrug.

Niedergang. In den folgenden Jahrzehnten begann der Abstieg der Homöopathie, der nicht nur das Ende aller homöopathischen Krankenhäuser brachte, sondern auch die Zahl homöopathischer Ärzte – mitbedingt durch den Verlust Böhmens, Mährens, der Untersteiermark und Südtirols nach dem Ersten Weltkrieg – bis auf vier für ganz Österreich im Jahre 1935 dezimierte. Einer von ihnen, WILLIAM GUTMANN (1900–1991), konnte 1934 zwar noch 500 Mitglieder einer Gesellschaft der »Freunde der Homöopathie« werben, doch emigrierte er 1938 über England in die Vereinigten Staaten.

Wiederaufstieg. 1953 gründeten ROBERT SEITSCHEK (1917–1994) und MATHIAS DORCSI (*1923) in Wien die »Vereinigung homöopathisch interessierter Ärzte«, die 1969 in »Österreichische Gesellschaft für Homöopathische Medizin« umbenannt wurde und inzwischen über 1000 Mitglieder hat. Im Rahmen eines Forschungsauftrags des Wissenschaftsministeriums wurde ein neues Ausbildungskonzept (mit Stufenplan) erarbeitet, das 1975 erstmals in Weiterbildungskursen in Baden bei Wien (und ab 1980 auch in Bad Brückenau in Deutschland) eingesetzt wurde.

1975 wurde das »Ludwig-Boltzmann Institut für Homöopathie« sowie eine homöopathische Ambulanz an der Wiener Poliklinik eröffnet, die dann beide mit Primarius DORCSI in das Krankenhaus Lainz und 1992 schließlich nach Graz übersiedelten.

Seit 1977 wird ein Jahrbuch, die ›Documenta Homoeopathica‹ herausgegeben und seit 1989 die Zeitschrift ›Homöopathie in Österreich‹. 1980/1985 wurde ein Lehrauftrag für Homöopathie an der medizinischen Fakultät an DORCSI vergeben und seit 1994 wird die Homöopathie von der Ärztekammer durch Verleihung eines Diploms anerkannt.

Von ihrem methodischen Anspruch her umfaßt die heutige **Wiener Schule der Homöopathie** gleichermaßen den körperlichen, seelischen und geistigen Bereich des Menschen. Als konstitutionelle »Medizin der Person« will sie beiden großen Richtungen gerecht werden: sowohl der naturwissenschaftlich orientierten Differenzierung des objektiven, klinischen Krankheitsbildes, wie sie von den Leipziger Homöopathen und der Gruppe um WURMB versucht wurde, als auch der phänomenologischen Differenzierung der subjektiven, individuellen Äußerungen des Patienten, wie sie von den Schülern KENTS und seit 1991 auch von der »Ärztegesellschaft für klassische Homöopathie« in Salzburg vertreten wird.

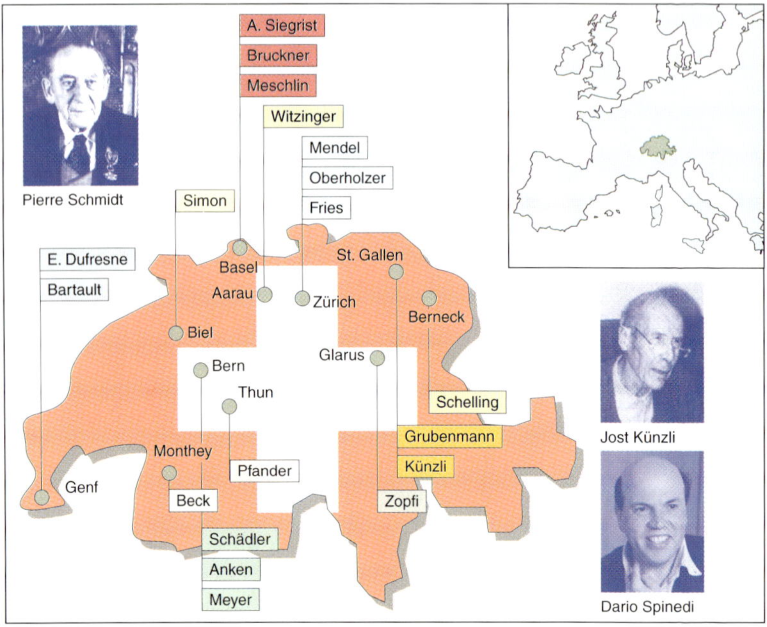

A Verteilung der homöopathischen Ärzte in der Schweiz im Jahre 1888

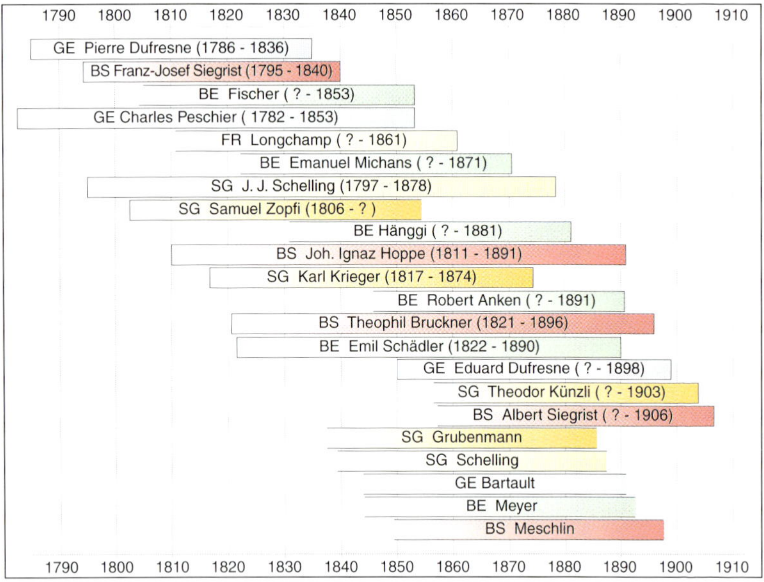

B Wegbereiter der Homöopathie in der Schweiz im 19. Jahrhundert

In der Schweiz vollzog sich die Ausbreitung der Homöopathie lange Zeit schleppend. Der erste der überschaubaren Zahl homöopathischer **Ärzte** war 1827 FRANZ-JOSEF SIEGRIST (1795–1840) in Basel, gefolgt 1828 von ALTHERR in St. Gallen, JEAN-JACQUES SCHELLING (1797–1878) und SAMUEL ZOPFI (1806–?). Im französischen Sprachraum praktizierten ab 1831 PIERRE DUFRESNE (1786–1836), ein Schüler von DES GUIDI in Lyon, sowie CHARLES PESCHIER (1782–1853) in Genf. Beide gaben von 1832 bis 1842 die Zeitschrift ›Bibliothèque homoeopathique‹ heraus. In den 1830er Jahren waren knapp ein Dutzend schweizer Ärzte auch Mitglieder der französischsprachigen **Gesellschaften** »Société homoeopathique du Léman« bzw. »Société Homoeopathique Gallicane« in Lyon.
Unter den deutschsprachigen Homöopathen, die größtenteils dem »Deutschen Zentralverein homöopathischer Ärzte« angehörten, gründeten KARL KRIEGER (1817–1874), SAMUEL ZOPFI und THEOPHIL BRUCKNER (1821–1896) 1856 den »Verein Schweizerischer Homöopathischer Ärzte«, der als »Schweizerischer Verein homöopathischer Ärztinnen und Ärzte« bis heute existiert.
Das erste homöopathische **Krankenhaus** stand 1846–1876 in Genf unter der Leitung von EDUARD DUFRESNE (Sohn), ein in den 1870er Jahren in Basel entstandenes (mit 12 Betten) unter der Leitung von ALBERT SIEGRIST (Sohn). Letzteres wurde 1918 durch ein größeres ersetzt und in den 1980er Jahren in ein allopathisches umgewandelt.
Ab etwa 1869 gab es eine homöopathische **Laienzeitschrift** (›Dorfdoctor‹), die um 1888 in ›Schweizerischer Volksarzt‹ umbenannt und später von FELLENBERG-ZIEGLER redigiert wurde.
Aufgrund der geringen Zahl bedeutender homöopathischer Ärzte, des Mangels an eigenständigen Publikationen sowie eines eigenen Ausbildungssystems zur Nachwuchsförderung blieben die Schweizer Homöopathen bis weit ins 20. Jahrhundert hinein eine Minderheit von Einzelkämpfern, deren Wissen oft nur vom Vater auf den Sohn weitergegeben wurde (SIEGRIST, SCHELLING, DUFRESNE).
Anläßlich einer Anfrage des französischsprachigen PIERRE SCHMIDT 1925 beim Internationalen Homöopathischen Rat (→S. 231) hinsichtlich der Vertretung für die ganze Schweiz beschloß 1927 der Verein homöopathischer Ärzte, der bis dato nur deutschsprachigen Homöopathen offenstand, eine Statutenänderung, um auch die frankophonen Kollegen, die sich bis dahin unabhängig entwickelt hatten, in den Verein aufzunehmen. Während die französischsprachigen Homöopathen um PIERRE SCHMIDT allerdings vorwiegend Kentianer waren, die vor allem am Kontakt zur internationalen Liga homöopathischer Ärzte interessiert waren, blieben die Deutschschweizer um RUDOLF FLURY und HÄNNI, die enge Beziehungen zum süddeutschen Raum hatten, auf kritischer Distanz zur Philosophie KENTS und mehr pragmatisch-eklektisch orientiert.
Aufgrund mangelnder Resonanz unter ihren Landsleuten entfalteten die Kentianer ihre **Lehrtätigkeit** vor allem im Ausland. So gab PIERRE SCHMIDT Kurse in Lyon und Paris, und VOEGELI und JOST KÜNZLI unterrichteten in Deutschland, wo sie auch an der Redaktion der ›Zeitschrift für Klassische Homöopathie‹ mitarbeiteten (→S. 191).
Als Nachfolgerin der von PIERRE SCHMIDT 1934 bis 1941 herausgegebenen ›Annua acta‹ erschien von 1955 bis 1962 die ›Schweizerische Zeitschrift für Homöopathie‹ und um 1956 in Lausanne die **Zeitschrift** ›Homöopathia‹. Ab 1964 begnügte man sich mit einem Mitteilungsblatt als Beilage zur deutschen ›Zeitschrift für Klassische Homöopathie‹.
Außer einigen hervorragenden Herstellern homöopathischer Arzneimittel wie die Wettstein-Apotheke in Basel oder die Apotheke SCHMIDT-NAGEL in Genf gab es in der Schweiz keine eigentliche homöopathische pharmazeutische Industrie.
Unter dem Eindruck stetig schwindender Mitgliederzahlen des homöopathischen Ärztevereins versuchte WALTER BUSCHAUER (von 1971 bis 1987 Präsident des Vereins), in Zusammenarbeit mit dem deutschen Homöopathiehistoriker HEINZ HENNE (1923–1988), durch eine Rückbesinnung auf HAHNEMANNS Standpunkt zu einer einheitlichen Interpretation der Lehre zu gelangen. Ab 1977 boten BUSCHAUER und KÜNZLI eine gemeinsame Vorlesung an der Universität Zürich an, die später DARIO SPINEDI übernahm. Ab 1982 hielt BUSCHAUER eine eigene Vorlesung an der Universität Bern. Vor allem aufgrund des Wirkens KÜNZLIS dominiert heute im Verein, dessen Mitgliederzahl sich seitdem auf etwa 250 vervielfacht hat, die Kentsche Richtung der Homöopathie.
Inzwischen wird Homöopathie auch im Rahmen der 1994 in Zürich und 1995 in Bern eingerichteten Lehrstühle für Naturheilkunde gelehrt.

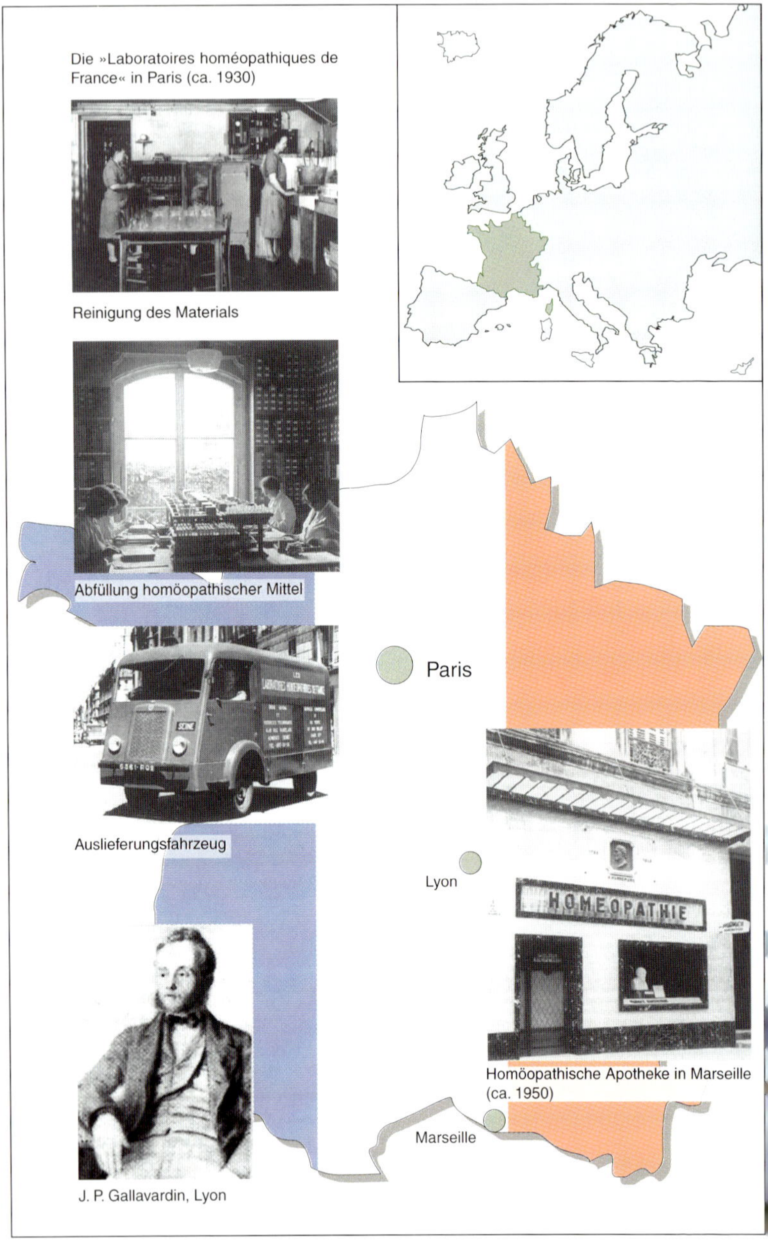

Die Ausbreitung der Homöopathie in Frankreich

Einzelne französische Ärzte und Gelehrte hatten sich zwar schon relativ früh mit der Homöopathie befaßt, doch war der italienische Arzt Graf SÉBASTIEN DES GUIDI (1769–1863), der 1828 in Neapel durch seinen Kollegen ROMANI zur Homöopathie bekehrt worden war, der erste, der sie ab 1830 in Lyon praktizierte und verbreitete. Im gleichen Jahr scheint der Schotte QUIN (1799–1878), der seit 1827 in London als Homöopath tätig war (→S. 201), die Homöopathie in Paris eingeführt zu haben, die dann durch HAHNEMANNS Ankunft 1835 weiteren Aufschwung erhielt.

Begünstigt durch ihre geistige Nähe zum Saint-Simonismus und Katholizismus konnte sich die Homöopathie zunächst gut entfalten, so daß die Zahl ihrer ärztlichen **Anhänger** bis 1860 auf fast 400 stieg (2,3% der Ärzteschaft) – um danach allerdings bis 1914 auf knapp 100 abzufallen (0,5% der Ärzteschaft).

Zwischen 1830 und 1870 erschienen nicht nur 600 **Bücher** und Schriften über die Homöopathie, verfaßt etwa von ANTOINE JACQUES JOURDAN (1788–1848), G. H. JAHR (1800–1875), VON BÖNNINGHAUSEN (1785–1864) oder auch F. PERRUSSEL, sondern es wurden auch 30 (meist kurzlebige) homöopathische **Zeitschriften** ins Leben gerufen. Außerdem kam es, vorwiegend in Paris, zur Gründung von zwölf (ebenfalls kurzlebigen) Ambulanzen und drei homöopathischen Hospitälern: »Saint Jacques« und »Hahnemann« in Paris sowie »Saint Luc« in Lyon.

Innerhalb der Homöopathenschaft gab es **zwei Hauptrichtungen**. Zum einen gab es eine Minderheit von puristischen Hahnemannianern wie JAHR, LÉON SIMON und CROSERIO, die 1845 die »Société hahnemanienne de Paris« gründeten und die Zeitschrift ›L'Hahnemannisme‹ herausgaben, sowie die Gruppe der »Société hahnemanienne fédérative« mit ihrer Zeitschrift ›Bibliothèque homéopathique‹; zum anderen eine Mehrheit von Eklektikern der »Société médicale homéopathique de Paris«, von denen sich wiederum die Befürworter einer Annäherung an die übrige Medizin um TESSIERS Zeitschrift ›L'Art médical‹ gruppierten.

JEAN PAUL TESSIER (1811–1862) hatte auf Anregung seines Schüler DUFRESNE (Sohn) hin (→S. 197) 1848 die Homöopathie am von ihm geleiteten Krankenhaus Sainte Marguerite erprobt und aufgrund der guten Ergebnisse seitdem eine den »Spezifikern« um GRIESSELICH ähnliche Richtung vertreten. PIERRE JOUSSET (1818–1910), ein Schüler von TESSIER und ab 1871 Leiter des homöopathischen Krankenhauses Saint Jacques, sprach in seinen publizierten Vorlesungen (3 Bde., 1877, 1886, 1906) statt von »Homöopathie« von »Thérapeutique positive«. A. IMBERT-GOURBEYRE (1818–1912), Professor für Therapie und Arzneimittellehre, versuchte in seinen ›Lectures publiques sur l'homoéopathie‹ (1865), eine vom Physiologischen ausgehende Krankheitslehre und Behandlung aufzubauen. Weitere bekannte Homöopathen dieser Zeit waren C. OZANAM (? 1890) und ALPHONSE TESTE (1814–1899).

Aufgrund der Zersplitterung der Homöopathen, wegen des Fehlens einer homöopathischen Volksbewegung sowie des Aufkommens einer neuen Wissenschaftsgläubigkeit kam es bis zum Ersten Weltkrieg zu einem deutlichen Rückgang der Homöopathie.

Aus der Lyoner Schule DES GUIDIS ging JEAN PIERRE GALLAVARDIN (1825–1898) hervor, dessen Sohn JULES (1870–1917) zur Verteidigung des Hahnemannianismus den »Propagateur de l'homéopathie« gründete, an dem auch LÉON VANNIER (1880–1963) mitarbeitete.

Um die Homöopathie zu **erneuern**, eröffnete VANNIER 1. 1907 mit einigen Kollegen eine Ambulanz, in der er ab 1913 eine vollständige homöopathische Ausbildung anbot, gewann 2. den Apotheker RENÉ BAUDRY für die Eröffnung eines pharmazeutischen Labors und bemühte sich 3., in seiner Zeitschrift ›L'homéopathie française‹, zusammen mit Hahnemannianern wie ANTOINE NEBEL (1870–1954), um Verminderung der Kluft zur übrigen Medizin. 1926 gründete er die Aktiengesellschaft »Laboratoires homéopathiques de France« (LHF), deren Gewinne 1930 die Einrichtung des »Centre homéopathique de France« ermöglichten, das über den Aufbau eines systematischen Unterrichts für Ärzte und gezielte Werbung auch außerhalb medizinischer Kreise die Stärke der heutigen Homöopathie in Frankreich begründete.

Eine Konkurrenzgruppe, »L'homéopathie moderne«, die die »Laboratoires homéopathiques modernes« (LHM) betrieb und deren Geschäftsführer ab 1932 die Brüder BOIRON waren, verfolgte eine ähnliche Politik der Integration der Homöopathie in die Wissenschaft und Marktwirtschaft, die 1966 schließlich die Anerkennung homöopathischer Medikamente durch Eintrag in das amtliche Arzneibuch brachte. Aus den LHM gingen 1967 die »Laboratoires Boiron« hervor, die seit dem Rückkauf der LHF 1988 eine monopolähnliche Position einnehmen.

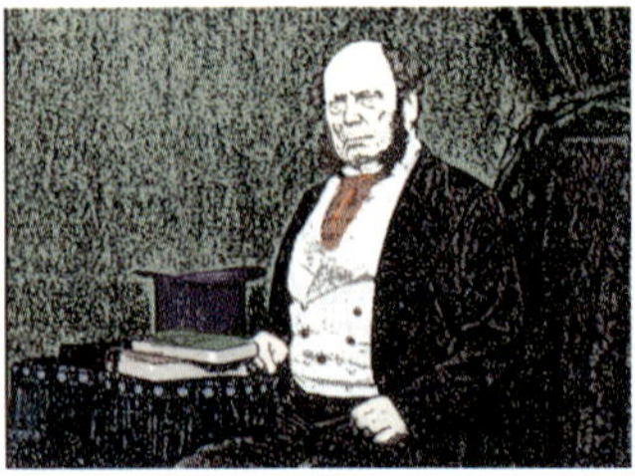

Frederick F. H. Quin (1799-1878)

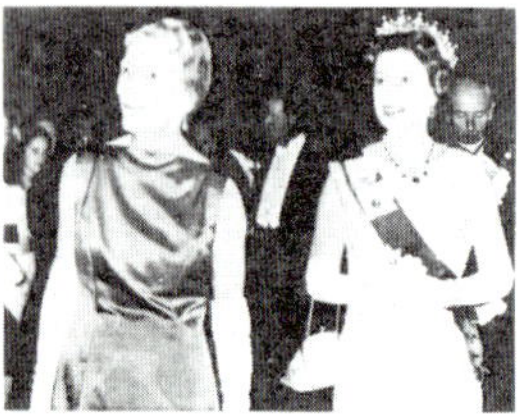

Queen Elisabeth II. mit ihrer homöopathischen Leibärztin Margery G. Blackie (1898-1982) bei einem Empfang im Jahre 1970

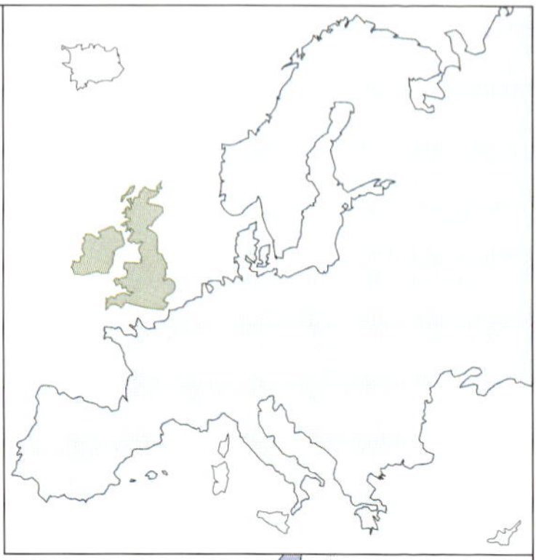

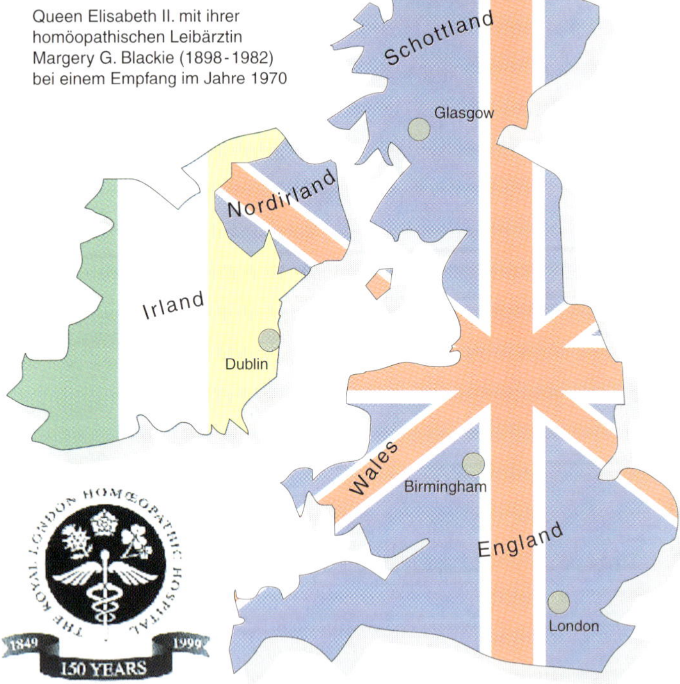

Die Ausbreitung der Homöopathie in Großbritannien und Irland

Der Schotte FREDERICK FOSTER HERVEY QUIN (1799–1878), Leibarzt des Herzogs von Sachsen-Coburg, hatte die Homöopathie fast zwei Jahre lang bei HAHNEMANN studiert und war, als er sich 1827/32 in London niederließ, der erste homöopathische Arzt Großbritanniens. 1843 gründete er das ›British Journal of Homoeopathy‹, 1844 die »British Homoeopathic Society« und 1849 eröffnete er das »London Homoeopathic Hospital«.

QUIN distanzierte sich früh von der ab etwa 1835 entstehenden **homöopathischen Laienbewegung**, innerhalb der, angeführt von dem Mäzen WILLIAM LEAF (1804–1874) und dem französischen Arzt PAUL CURIE (1799–1853) (dem Großvater des Physikers) die »English Association of Homoeopathy« und 1842 ein eigenes Krankenhaus entstand, aus dem 1850, ebenfalls in London, das »Hahnemann Hospital« hervorging. Von der »English Association of Homoeopathy« spaltete sich – unter QUINS Einfluß – die »British Homoeopathic Association« ab, die den Vorrang der (ärztlichen) »British Homoeopathic Society« anerkannte und sich bis 1849 durch Spendensammlungen für den Bau des »London Homoeopathic Hospitals« einsetzte.

In den 1840er Jahren äußerten sich erstmals schulmedizinische Professoren wie WILLIAM HENDERSON (1810–1872) und JOHN FORBES (1787–1861) bedingt anerkennend zur Homöopathie. Als die zunehmende Verbreitung der Homöopathie allerdings zu einer ernsten Gefahr für die reguläre Ärzteschaft wurde, reagierte die Vorläuferin der »British Medical Association« 1852 mit dem Ausschluß der Homöopathen und dem Verbot beruflicher Konsultation mit ihnen. Trotz bzw. wegen dieser institutionellen **Isolierung** stieg zwischen 1853 und 1867 die Zahl homöopathischer Ärzte von 178 auf 251, die der homöopathischen Krankenhäuser von drei auf fünf, die der Ambulatorien von 57 auf 59 und die Zahl homöopathischer Texte von insgesamt 241 auf 198 Bücher und 192 Traktate bzw. Flugschriften an. Diese Zunahme verlangsamte sich mit der nun folgenden zunehmenden **Annäherung** der beiden Schulen und kehrte sich schließlich um. So wandte sich die Schulmedizin von ihren früheren heroischen Praktiken ab, und eklektisch orientierte Homöopathen wie DUDGEON, ALFRED DRYSDALE (1820–1890), WILLIAM BAYES (1823–1900) und RICHARD HUGHES (1836–1902) verschrieben tiefere Potenzen.

Hatte bis zur Jahrhundertwende HUGHES' Richtung (→S. 79) die englische Homöopathie geprägt, setzte sich nun, während des allgemeinen Niedergangs, der **Kentianismus** durch, der vor allem von JOHN HENRY CLARKE (1853–1931) vertreten wurde, aber auch von ROBERT GIBSON MILLER (1862–1919), MARGARET TYLER (1857–1943) und Sir JOHN WEIR (1879–1971), die alle ihr Examen in Chicago abgelegt hatten.

CLARKE hatte – wie auch JAMES COMPTON BURNETT (1840–1901), ROBERT COOPER (1841–1901), THOMAS SKINNER (1825 1906) und EDWARD WILLIAM BERRIDGE (1846–1910) – schon von den 1870er Jahren an zunehmend Hochpotenzen verschrieben und ab 1885 die puristische Zeitschrift ›Homoeopathic World‹ (die später in ›Heal Thyself‹ umbenannt wurde) herausgegeben. 1900 trat er aus der »British Homoeopathic Society« aus und unterrichtete auch **Laienpraktiker**, wodurch sein Vermächtnis bis heute lebendig geblieben ist. Einer seiner Schüler war zum Beispiel der Inder NOEL GLENDOWER PUDDELPHATT (1899–1978), der wiederum Schlüsselfiguren der Homöopathie wie SHEILA CREASY (*1935) und GEORGE VITHOULKAS (*1932) ausbildete.

Auch OTTO LEESER (1888–1964), der 1934 nach Großbritannien kam (→S. 191), hatte Laienpraktiker unterrichtet, aber auch – neben den bereits bestehenden Apotheken NELSON und AINSWORTH – die Arzneimittelfabrik »London Homoeopthic Laboratories« aufgebaut sowie die »Hippocratic Publishing Company« gegründet. Laienpraktiker waren es auch, die 1953 die »Homoeopathic Educational Association for the Layman« (HEAL) und die »Health Science Press« sowie 1970/1977 die »Society of Homoeopaths« und 1978 das »London College of Homoeopathy« gründeten und damit die homöopathische Bewegung am Leben erhielten.

Die ärztliche Homöopathie ist seit dem »Faculty of Homoeopathy Act« von 1950 Bestandteil des National Health Service und das Diplom der »Faculty of Homoeopathy« (seit 1943 Nachfolgerin der »British Homoeopathic Society«) **staatlich anerkannt**. Während homöopathische klinische Forschung ärztlichen Zentren (Glasgow, London) vorbehalten bleibt, wird homöopathische Praxis heute von Ärzten wie auch von qualifizierten, von der Bevölkerung respektierten Laien ausgeübt.

In **Irland** wurde die Homöopathie durch CARL LUTHER etwa 1837 in Dublin eingeführt. 1845 wurde eine Gesellschaft gegründet und in den 1930er Jahren befand sich in Dublin eine homöopathische Poliklinik.

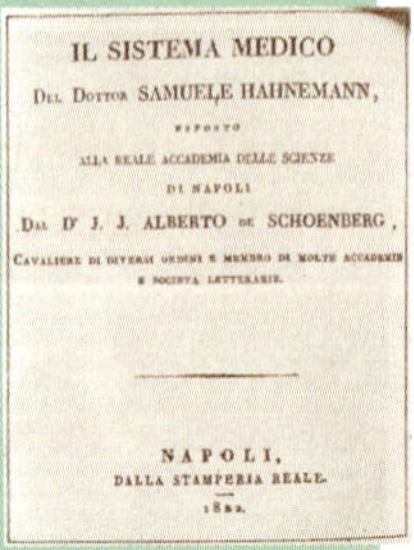

IL SISTEMA MEDICO

DEL DOTTOR SAMUELE HAHNEMANN,

ESPOSTO

ALLA REALE ACCADEMIA DELLE SCIENZE

DI NAPOLI

DAL D.R J. J. ALBERTO DE SCHOENBERG,

CAVALIERE DI DIVERSI ORDINI E MEMBRO DI MOLTE ACCADEMIE E SOCIETÀ LETTERARIE.

NAPOLI,

DALLA STAMPERIA REALE.

1822.

Erste italienische Darstellung der Homöopathie »Il sistema medico« von 1822

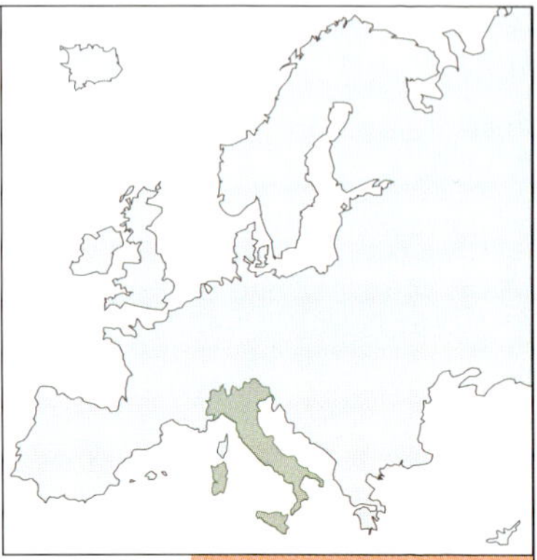

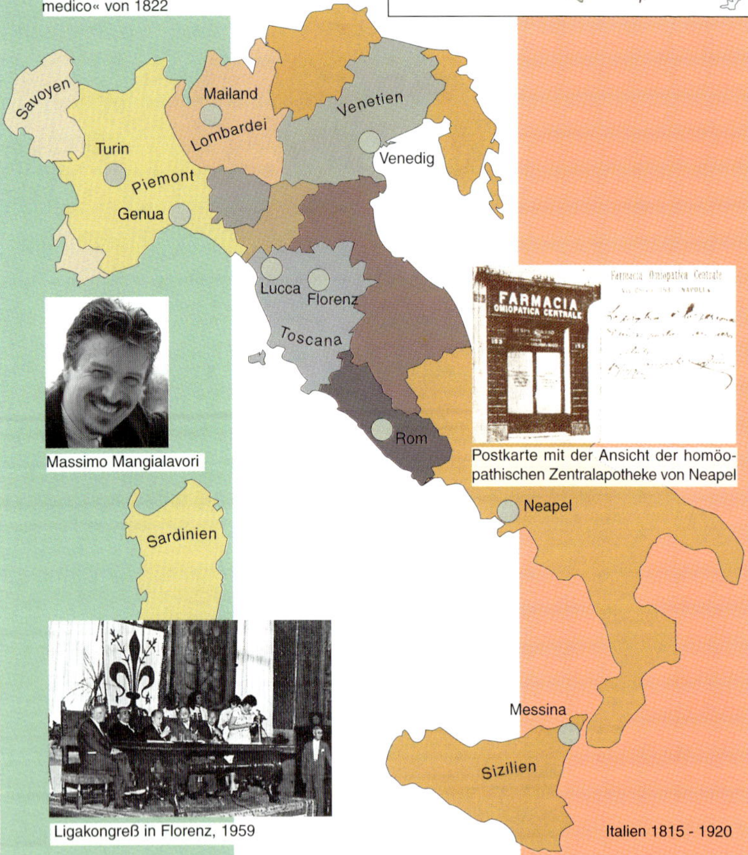

Massimo Mangialavori

Postkarte mit der Ansicht der homöopathischen Zentralapotheke von Neapel

Ligakongreß in Florenz, 1959

Die Ausbreitung der Homöopathie in Italien

Erste Informationen über die Homöopathie gelangten nach Italien, als österreichische Truppen 1821 den König von Neapel bei der Niederwerfung eines Aufstandes unterstützten. 1822 verfaßte dort der Militärarzt JÖRGEN JAHN ALBERT VON SCHÖNBERG (1782–1841) eine Monographie über die Homöopathie in italienischer Sprache, und 1824 erschien die erste italienische Übersetzung von HAHNEMANNS ›Organon‹. Der böhmische Arzt GEORG NECHER ließ sich in **Neapel** nieder, gründete dort ein homöopathisches Ambulatorium und führte neapolitanische Ärzte in die Homöopathie ein: FRANCESCO ROMANI (1785–1852), GIUSEPPE MAURO (?–1854/7) und COSMOS MARIA DE HORATIIS (1771–1850), der als Professor an der Universitätsklinik und Leibarzt des Königs beider Sizilien 1828 und 1829 offiziell klinische Versuche mit homöopathischen Arzneimitteln am Militärhospital durchführen durfte und ab 1829 die erste homöopathische Zeitschrift in italienischer Sprache, die ›Effemeridi di Medicina Omiopatica‹, herausgab. Während der Choleraepidemien von 1854, 1855 und 1865 belegte ROCCO RUBINI (1800–1888), Leiter des Armenhospitals in Neapel, die Erfolge homöopathischer Behandlung mit Statistiken.

Der erste Homöopath **Siziliens** war GIUSEPPE TRANCHINA, der schon ab 1821 in Neapel homöopathisch praktiziert hatte. Zur weiteren Verbreitung der Homöopathie trugen vor allem der 1832 nach Messina versetzte Marschall CARAFA DEI DUCHI DI NOJA sowie der von diesem 1831 in Palermo geheilte Franzose BENOÎT MURE (1809–1858) bei, der – nach seiner homöopathischen Ausbildung in Lyon bei DES GUIDI (→S. 199) – in Palermo 1836 ein homöopathisches Ambulatorium eröffnete. Ab 1831/35 gab ANTONINO DE BLASI (1802–1854) die ›Annali di Medicina Omiopatica per la Sicilia‹ heraus. Hatte die Homöopathie im Königreich beider Sizilien ihren Aufschwung und Erfolg vorwiegend der Unterstützung durch den Adel verdankt, wurde sie nach dem Sturz der Bourbonen (1861) als reaktionär diskreditiert und erlitt auch durch die Verlegung der Hauptstadt von Neapel nach Rom einen schweren Rückschlag.

Im **Kirchenstaat** gab es für die Homöopathie – vertreten durch Schüler ROMANIS und DE HORATIIS – keine gesetzliche Einschränkungen. So wurden homöopathische Ärzte auf Lehrstühle für Naturphilosophie oder Botanik berufen und dem Klerus in Notfällen die Verabreichung homöopathischer Arzneimittel erlaubt. Während der Choleraepidemie von 1837 entstand auf der Tiberinsel in Rom die erste homöopathische Apotheke (der später weitere in Ascoli und Foligno folgten) und 1869 im umbrischen Bevagna das erste homöopathische Krankenhaus.

In der **Toskana** wurde die Homöopathie 1824/25 vom Herzog von Lucca, KARL LUDWIG VON BOURBON (1799–1883), eingeführt, nachdem er von NECHER in Neapel geheilt worden war. 1827 gab GIUSEPPE BELLUOMINI das aus dem Deutschen übersetzte ›Archivio della Medicina Omeopatica‹ heraus, 1830 wurden in Lucca ein homöopathisches Krankenhaus und 1855 in Florenz mehrere homöopathische Dispensatorien eröffnet.

Im Königreich **Lombardei-Venetien** hatte es die Homöopathie aufgrund der Aversion gegen die damit assoziierten österreichischen Besatzer schwer. Mit der Heilung des Feldmarschalls RADETZKY (1766–1858) 1841 führte wohl CHRISTOPH HARTUNG (1779–1853) die Homöopathie in der Lombardei ein. 1846 gründeten homöopathische Ärzte dort eine Gesellschaft und im folgenden Jahrzehnt zwei (kurzlebige) Zeitschriften.

Nach **Savoyen** und **Piemont** kam die Homöopathie um 1835 von Südfrankreich (Graf DES GUIDI) aus. 1839 wurden gesetzliche Verordnungen zum Verkauf homöopathischer Arzneimittel erlassen und in Turin homöopathische Apotheken, Krankenhausabteilungen und Ambulanzen eröffnet. In Genua betrieb MURE während der Choleraepidemie von 1854/55 ein Ambulatorium, wo er auch Laienpraktiker in der Homöopathie unterrichtete.

Die politisch-territoriale Vereinigung des **Königreichs Italien** brachte neben der Popularisierung des naturwissenschaftlich-bakteriologischen Denkens in der Medizin auch eine gesetzliche Marginalisierung der Homöopathie, deren einzige Manifestationen noch das 1872 in Rom entstandene »Istituto Omiopatico Italiano« und die 1883 gegründete »Società Hahnemanniana Italiana« waren.

Abgesehen von einem 1895 an TOMMASO CIGLIANO (1842–1913) vergebenen Lehrauftrag an der Universität Neapel und einigen Anfang des 20. Jahrhunderts gegründeten Gesellschaften und Zeitschriften sind aus der Zeit bis zu der Renaissance der Homöopathie in den 1970er Jahren kaum nennenswerte homöopathische Aktivitäten bekannt. Inzwischen existieren etwa 20 verschiedene Kurse, in denen bereits über 2000 Ärzte in der Homöopathie unterwiesen wurden. Ein international bekannter italienischer Dozent ist MASSIMO MANGIALAVORI (Abb.).

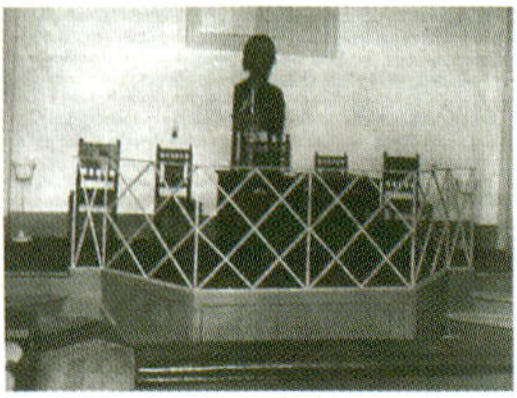

Unterrichtsraum im Hospital San José, Madrid (1928)

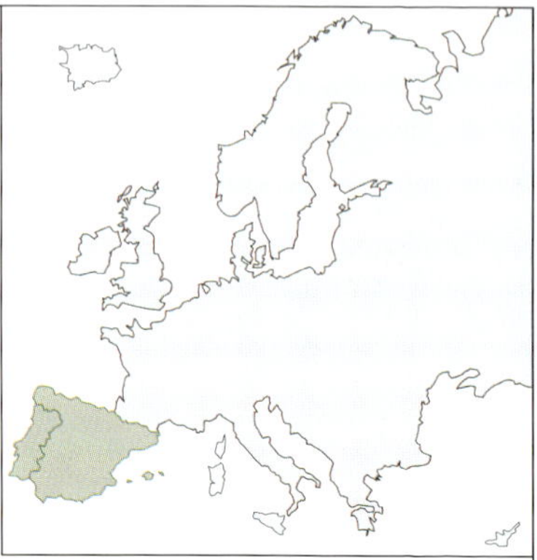

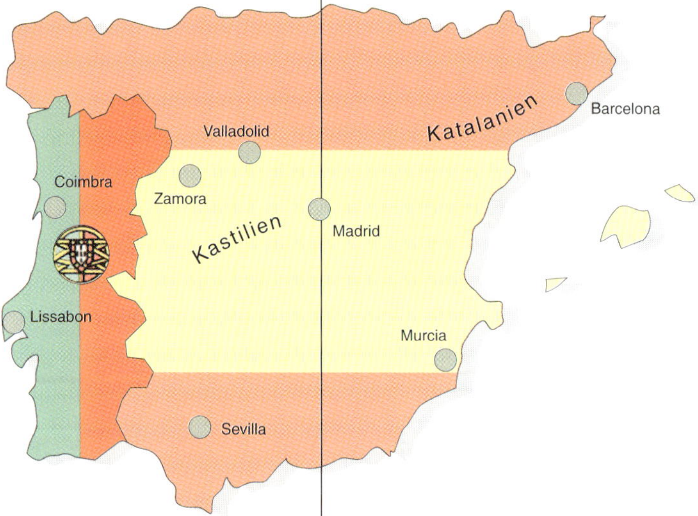

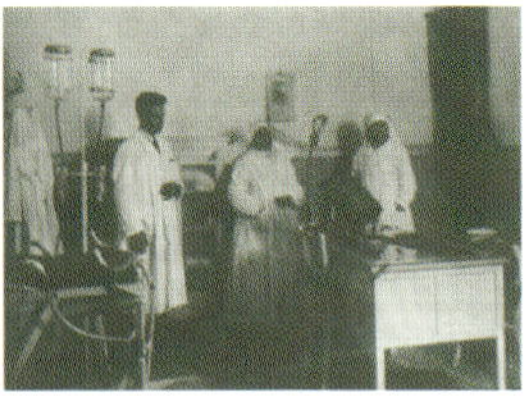

Behandlungsraum der homöopathischen Ambulanz des Hospitals San José, Madrid (1928)

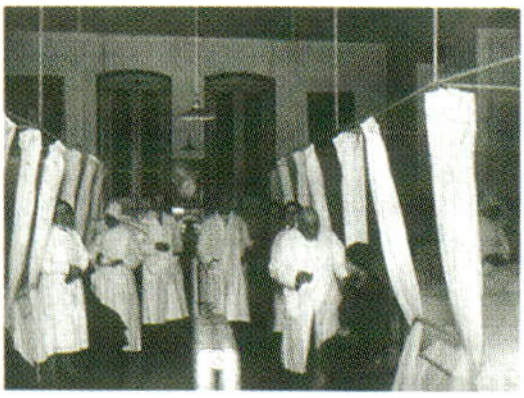

Krankensaal »Nuestra Señora de las Mercedes« im Hospitals San José, Madrid (1928)

Die Ausbreitung der Homöopathie in Spanien und Portugal

Als COSMOS DE HORATIIS (1771–1850), der homöopathische Leibarzt des Königs von Neapel (→S. 203), zur Hochzeit von dessen Tochter 1829 nach Spanien kam, begann sich die Homöopathie dort auszubreiten. 1831 behandelte FRANCISCO FOLCH (1799–1888) in Barcelona die Cholera homöopathisch, ab 1832 praktizierte PRUDENCIO QUEROL (1774–1859) in Sevilla die Homöopathie und übersetzte HAHNEMANNS ›Organon‹ ins Spanische. PEDRO RINO (1809–1882) führte die Homöopathie, über die er 1835 eine Denkschrift verfaßt hatte, in Madrid ein und JOSÉ SEBASTIAN COLL (1777–1849) gründete eine homöopathische Ambulanz in Zamora.

Homöopathie wurde in Spanien fast nur von Ärzten praktiziert. Ihre Zahl stieg von 70 (1850) rasch auf 400 (1866), um dann auf 133 (1931) und weiter abzusinken; der Anteil homöopathischer an der Gesamtzahl der Ärzte sank dabei von 1,5% (1901) auf 1‰ (1986).

Während die Homöopathie in Madrid ihre Blütezeit in den 1850er bis 1880er Jahren hatte, erreichte sie ihren Höhepunkt in Katalonien erst um die Jahrhundertwende. Beide **Hauptzentren** der Homöopathie waren Sitz von je zwei Schulen mit jeweils eigenen Zeitschriften: in Madrid konkurrierten die »Madrilenische Hahnemann-Gesellschaft« (1845–1920) und die »Spanische Homöopathische Gesellschaft«, in Barcelona die »Medizinisch-Homöopathische Akademie« und das »Homöopathische Institut«.

In **Madrid** gründete der Hahnemannianer und Leibarzt der Königin ISABELLA II., JOSÉ NÚÑEZ (1805–1879), 1878 das Homöopathische Institut und Krankenhaus San José, wo erstmals Ärzten eine homöopathische Ausbildung angeboten wurde. Sein erklärter Gegner war der Eklektiker JOAQUÍN DE HYSERN (1804–1883), Professor und Ehrenarzt des Königlichen Hofs. Der Spiritist und Sozialist ANASTASIO GARCÍA LÓPEZ (1821–1897), NÚÑEZ' Nachfolger als Präsident der »Sociedad Hahnemanniana Madritense«, hielt 1871/1872 an der Medizinischen Fakultät von Salamanca einen Kurs für Homöopathie.

Nach den 1840–1842 erscheinenden ›Archivos de Medicina Homeopática‹ war ab 1845 ›La Gaceta Homeopática‹ die erste bedeutende homöopathische Zeitschrift in Madrid. Keine der vielen homöopathischen Zeitschriften existierte allerdings über die 1880er Jahre hinaus. Nach dem danach einsetzenden Niedergang gab es bis Ende der 1980er Jahre auch keine homöopathischen Gesellschaften oder Lehreinrichtungen mehr.

In **Barcelona** gründete JOAN SANLLEHY METGES (1821–1900), ein Freund von NÚÑEZ, 1890 die »Medizinisch-Homöopathische Akademie«, die – nach dem in Barcelona erst in den 1930er Jahren einsetzenden Niedergang der Homöopathie – 1952 von ENRIC PEIRÓ Y RANDÓ wiederbegründet wurde. In Barcelona entstand 1894 die erste homöopathische Ambulanz für behinderte Arbeiter, ein Lungensanatorium für tuberkulosekranke Kinder sowie 1903 ein homöopathisches Krankenhaus mit 30 Betten. Emigrierende katalanische und andalusische Ärzte trugen die Homöopathie nach **Mittel- und Südamerika**, wo auch die katalanischen homöopathischen Zeitschriften gelesen wurden.

Der durch interne Spaltungen, Dogmatismus, Isolierung gegenüber Apothekern, Laien und der Schulmedizin sowie Mangel an Publikationen und charismatischen Persönlichkeiten bedingte **Niedergang** der Homöopathie wurde durch den Bürgerkrieg (1936–39) und das Franco-Regime noch beschleunigt, als auch etliche Homöopathen das Land verließen.

Ab den 1980er Jahren rekrutierten sich homöopathische Ärzte vor allem aus eingewanderten Lateinamerikanern bzw. in Argentinien oder Mexiko ausgebildeten Spaniern. Nun wurden von der 1983 gegründeten unizistischen »Federación Española de Médicos Homeopatas« Lehrer aus Übersee, wie FRANCISCO JAVIER EIZAYAGA und PROCESO SÁNCHEZ ORTEGA (→S. 87), nach Barcelona eingeladen und ab 1992 Dreijahreskurse durchgeführt. Seit 1994 kann in einem Homöopathiekurs an der Universität Valladolid, zu dem eine Praxisphase am Royal Homoeopathic Hospital gehört, der Titel »Universitätsspezialist für Homöopathie« erworben werden. Neben den circa 200 unizistischen Homöopathen, die es heute in Spanien gibt, haben etwa 6000 Ärzte homöopathische Fortbildungskurse durchlaufen, die meist von französischen und deutschen Arzneimittelfirmen (Boiron, DHU) veranstaltet werden. Die Zahl registrierter homöopathischer Ärzte belief sich im Jahre 1995 auf 601, die homöopathischer Labors auf etwa zwölf. An den Universitäten Murcia, Sevilla, Valladolid und Barcelona findet homöopathische Weiterbildung statt.

In **Portugal** hielt FLORANCIO P. GALVÃO ab 1836 an der Universität Coimbra Vorlesungen über Homöopathie. 1838 trat in Lissabon LIMA LEITÃO für die Homöopathie ein. 1852 wurde die erste Poliklinik in Porto eröffnet. 1987 startete der nationale Apothekerverband ein dreijähriges Fortbildungsprogramm.

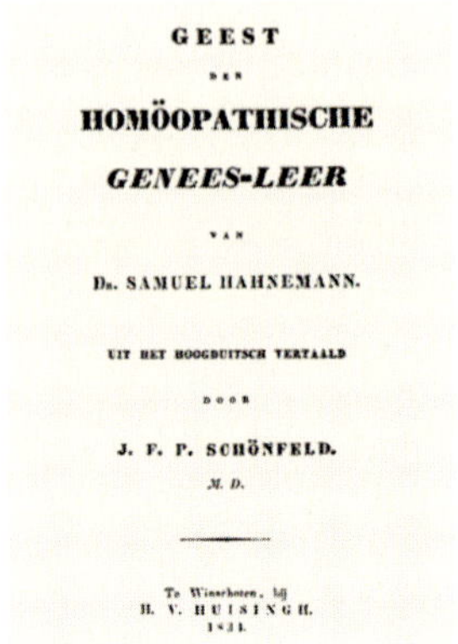

GEEST

DER

HOMÖOPATHISCHE

GENEES-LEER

VAN

Dr. SAMUEL HAHNEMANN.

UIT HET HOOGDUITSCH VERTAALD

DOOR

J. F. P. SCHÖNFELD.

M. D.

Te Winschoten, bij
H. V. HUISINGH.
1834.

Holländische Übersetzung von Hahnemanns »Geist der homöopathischen Heil-Lehre« von Johann Frederik Petrus Schönfeld, Winschoten 1834

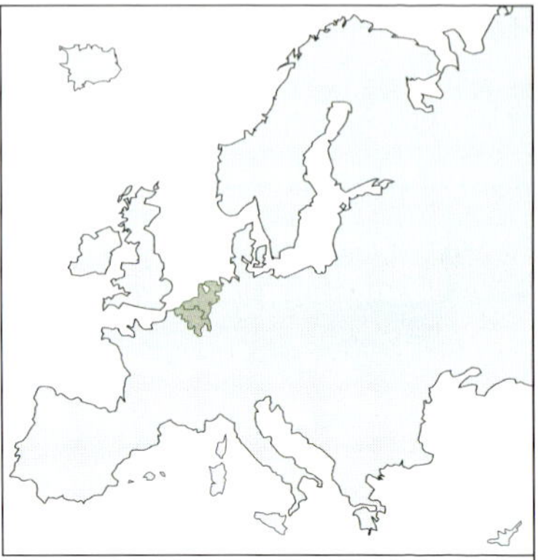

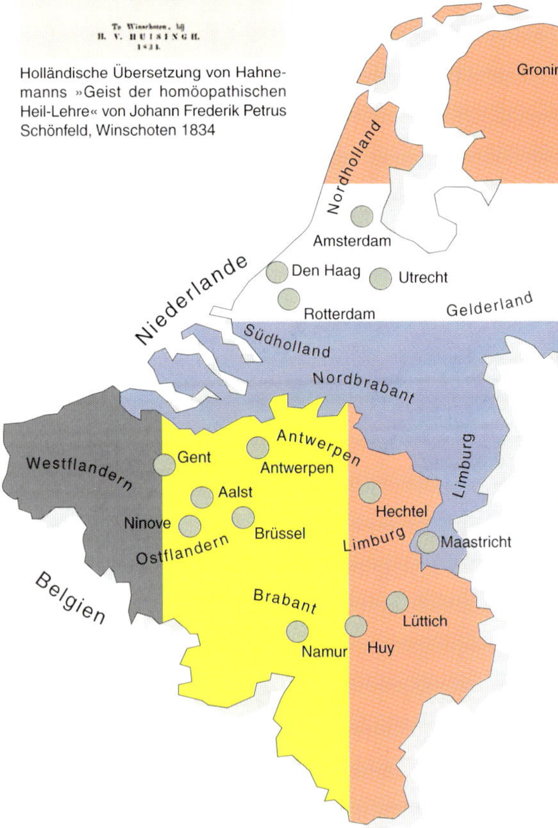

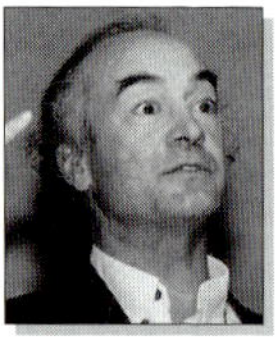

Jan Scholten (Niederlande)

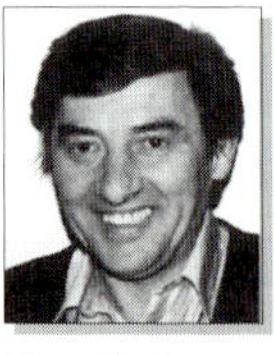

Alfons Geukens (Belgien)

Die Ausbreitung der Homöopathie in den Niederlanden und Belgien

Niederlande. Auf die 1827 erschienene holländische Übersetzung von HAHNEMANNS ›Organon‹ folgten bis 1836 acht niederländische Veröffentlichungen zur Homöopathie. Dennoch scheinen die seit den 1830er Jahren praktizierenden homöopathischen Ärzte JOHANN FREDERIK PETRUS SCHÖNFELD (1792–1861) und SALOMON ABRAHAM BLEEKRODE (1814–1862) aus Groningen bis Mitte der 1850er Jahre die einzigen im ganzen Land geblieben zu sein. Niederländische Patienten konnten allerdings auch ausländische Homöopathen konsultieren, etwa CLEMENS VON BÖNNINGHAUSEN (1785–1864) (→S. 73) in Münster, der besonders bei Rotterdamer Bürgern sehr beliebt war, oder VARLEZ in Brüssel (s. u.), der schließlich Leibarzt des niederländischen Königs WILHELM I. wurde.

Erst auf die Initiative der 1857 in Rotterdam gegründete **Laien-Organisation** »Vereeniging van Voorstanders der Homoeopathie« hin ließen sich dort noch im gleichen Jahr die Berliner Ärzte FRIEDRICH WILHELM OSWALD KALLENBACH (1829–1917) und ADOLPH JULIUS GRUBER (1820–1896) und 1859 der niederländische Homöopath STEPHANUS JACOBUS VAN ROJIEN (1828–1909) nieder und betrieben ein Ambulatorium. Doch selbst 1886, als unter Vorsitz des Arztes NICOLAAS ANTHONY JOHANNES VORHOEVE (1855–1922) die Fördergesellschaft »Vereenigung tot Bevorering van de Homoeopathie in Nederland« gegründet wurde, gab es im ganzen Land erst vier homöopathische Ärzte. Indem nun diese Gesellschaft, die ab 1890 die **Monatszeitschrift** ›Homoeopathisch Maandblad‹ publizierte, die homöopathische **Ausbildung** junger niederländischer Ärzte im Ausland, speziell bei THEODOR VON BAKODY (1825–1911) in Budapest (→S. 81), förderte, erhöhte sich deren Zahl bis zum Jahre 1900 auf 14 (um bis zum Jahre 1942 – einschließlich der Flüchtlinge aus Deutschland – auf 51 anzusteigen).

Entsprechend der naturwissenschaftlichen Orientierung dieser Richtung der Homöopathie blieb der sich ab den 1880er Jahren regende Widerstand der Schulmedizin relativ gemäßigt.

1898 entstand die erste homöopathische **Ärztegesellschaft**, die »Vereeniging van Homoeopathische Geneesheren in Nederland«, die ab 1900 ihren Tätigkeitsbericht (›Handelingen‹) herausgab. 1900 und 1902 wurden je eine **Poliklinik** in Utrecht und Amsterdam, 1907 eine homöopathische Station im Diakonissenhaus in Utrecht und 1914 schließlich das erste homöopathische **Krankenhaus** in Oudenrijn (das bis 1969 bestand) eröffnet, an dem auch Ärzte ausgebildet wurden. 1960 wurde ein **Lehrauftrag** an der Universität Amsterdam für homöopathische Pharmakologie vergeben. Seit 1982 ist eine Stiftung (Stichting Homeopathische Opleidingen) für die homöopathische Ausbildung verantwortlich.

Nachdem Anfang des 20. Jahrhunderts die meisten homöopathischen Ärzte in den Provinzen Nordholland, Südholland, Utrecht und Gelderland niedergelassen waren, tauchten in den 1940er Jahren auch in den südlichen Provinzen Brabant und Limburg die ersten homöopathischen Ärzte auf. 1993 gab es in den Niederlanden etwa 450 **homöopathische Ärzte**. Die Gesellschaft zur Förderung der Homöopathie erreichte 1988 mit 13 000 den bisherigen Höhepunkt ihrer Mitgliederzahl. **Nicht-ärztliche Homöopathen** sind in verschiedenen Organisationen mit je eigenem Ausbildungsprogramm organisiert (deren größte 1993 etwa 510 Mitglieder zählte), die seit kurzem in der »Nederlandse Vereniging voor Klassieke Homeopathie« zusammenarbeiten. Aus dem Zusammenschluß der homöopathischen **Apotheken** von F. VAN DIJK in Zaandam und CARL THEODOR VOORHOEVE in Den Haag ist die Firma »VSM Homeopathische Geneesmiddelen BV« hervorgegangen.

Belgien. 1824 bestellte der belgische König LEOPOLD VON SACHSEN-COBURG den Schotten FREDERICK FOSTER HERVEY QUIN (1799–1878), der 1827 die Homöopathie in England einführte (→S. 201), zu seinem Leibarzt, von dem er möglicherweise bereits homöopathisch behandelt wurde. Als erster belgischer Arzt praktizierte PIERRE JOSEPH DE MOOR (1778–1845), ein Schüler von LÉON SIMON/Paris und Nestor der belgischen Homöopathie, diese 1829 am Krankenhaus von Aalst. Weitere frühe Anhänger HAHNEMANNS waren in den 1830er Jahren JEAN-BAPTISTE CARLIER (1797–1873) und LOUIS-JOSEPH VARLEZ (1792–1874) in Brüssel, LOUIS MALAISE (1808–1851) und OLIVER BRIXHE (1795–1885) in Lüttich sowie andere in Gent und Ninove. Die erste (kurzlebige) homöopathische **Gesellschaft**, die »Societé homoeopathique liègoise«, wurde 1835 durch GEORG HEINRICH GOTTLIEB JAHR (1800–1875) in Lüttich gegründet. Die »Société homoeopathique belge« entstand 1837 in Brüssel, wo bereits 1832 die erste homöopathische **Apotheke** eröffnet worden war (→S. 209).

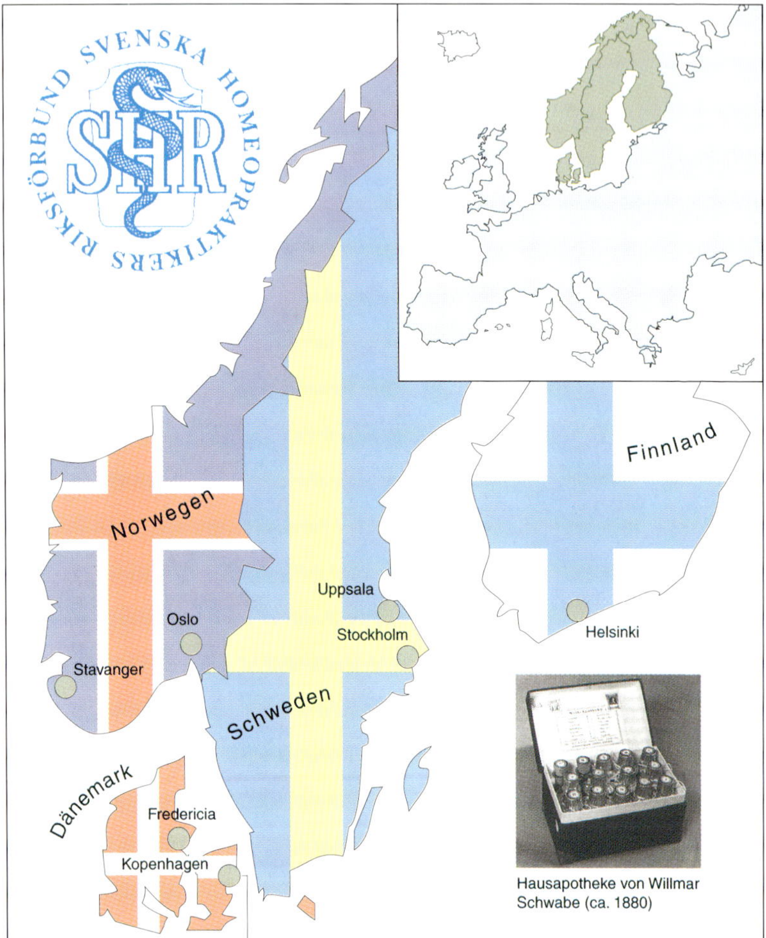

Hausapotheke von Willmar Schwabe (ca. 1880)

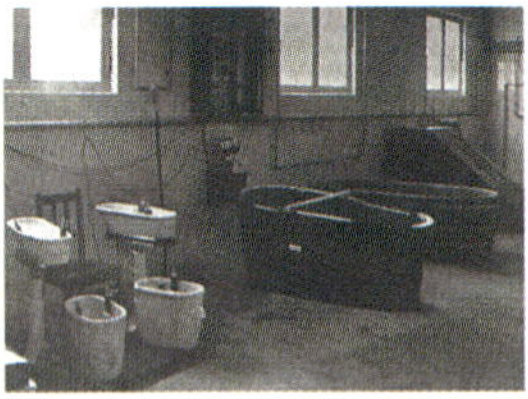

Bäder des homöopathischen Krankenhauses in Kopenhagen (1914)

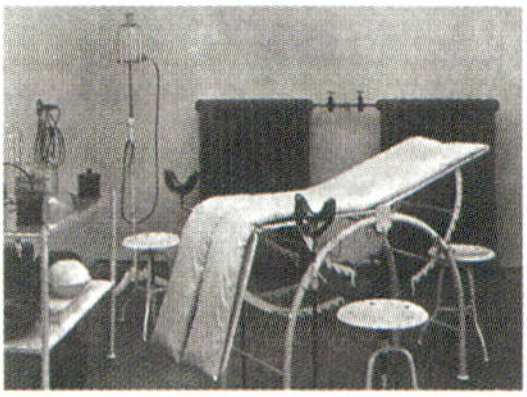

Operationssaal des homöopathischen Krankenhauses in Kopenhagen (1914)

Die Ausbreitung der Homöopathie in Skandinavien

Trotz des zunehmenden Widerstandes der Königlichen Akademie der Medizin ab den 1850er Jahren konnte die Zahl **homöopathischer Ärzte** (die meist in Brüssel, Antwerpen und Gent, vorwiegend also in den flämischen Provinzen wirkten), bis auf 59 im Jahre 1875 anwachsen. Bis 1880 wurden 50 **Bücher** zur Homöopathie publiziert, zwischen 1858 und 1901 acht homöopathische **Zeitschriften** gegründet und vor allem in den 1870er Jahren wichtige homöopathische **Gesellschaften** ins Leben gerufen, wie etwa 1871 in Gent der »Cercle médical homoeopathique des Flandres«, aus dem 1920 die bis heute existierende »Société Belge d'Homoeopathie« hervorging, oder die »Association centrale des homoeopathes belges« (1879–1902). Im 1855 in Brüssel gegründeten Hahnemann-Dispensatorium (weitere **Ambulatorien** entstanden vor allem in den 1890er Jahren) praktizierten und lehrten die führenden homöopathischen Ärzte ihrer Zeit, JOSEPH MOUREMANS (1803–1874) und JAHR, der 1870 von Paris nach Brüssel geflohen war.

Aufgrund innerer Zersplitterung sowie des Fehlens weiterer bedeutender Homöopathen halbierte sich ihre frühere Gesamtzahl auf etwa 30 im Jahre 1914 – um erst in den 1970er Jahren wieder erneut anzusteigen. Heute gibt es (etwa in Gent, Brüssel und Namur) über zehn Organisationen für die homöopathische **Aus- und Weiterbildung**, die sich seit 1986 alle an der niederländischen Stiftung für die homöopathische Ausbildung von Ärzten beteiligen. Insbesondere das von ALFONS GEUKENS (*1944) geleitete Zentrum für Klassische Homöopathie in Hechtel genießt internationales Ansehen.

Skandinavien

Als erster Verfechter der Homöopathie in **Dänemark** gilt HANS CHRISTIAN LUND (1765–1846), der ohne medizinische Abschlußprüfung ab 1821 homöopathisch praktizierte und 1833 eine kurzlebige homöopathische Zeitschrift herausgab. In der damals einzigen schulmedizinischen Zeitschrift ›Bibliotek for Laeger‹ äußerten sich 1829 ihr Herausgeber CARL OTTO (1795–1879) und 1835 CHRISTIAN HEINRICH HAHN (1802–1868) nach eigenen Versuchen interessiert bis ablehnend gegenüber der Homöopathie. Unkritisch-positive Berichte wie der 1835 dort publizierte des homöopathischen Stadtarztes von Fredericia, HOLGER J. FANGEL (1794–?), wurden bereits mit der Forderung jüngerer Ärzte wie CARL KAYSER (1811–1870) nach kontrollierten Parallelversuchen konfrontiert. Aufgrund der strikten Ausrichtung der dänischen Ärzteschaft an naturwissenschaftlichen Standards konnte sich die Homöopathie unter den Ärzten des Kleinstaates kaum verbreiten (1884 praktizierten erst 9 im ganzen Land, 8 davon in Kopenhagen) und ist bis heute im wesentlichen eine **Laienbewegung** geblieben.

1854 wurde das zuvor sehr hohe Strafmaß für Quacksalberei herabgesetzt und die Homöopathische Gesellschaft gegründet. Sie gab ab 1860 eine Zeitschrift heraus, hatte 1884 100 Mitglieder und ermöglichte durch Sammlung von Spenden 1913 schließlich die Eröffnung eines homöopathischen Krankenhauses in Kopenhagen, das jedoch nur zwei Jahre bestand. Danach war es um die Homöopathie in Dänemark ruhig geworden. Anfang der 1990er Jahre wurde die Dänische Gesellschaft für Klassische Homöopathie gegründet, die seitdem zweistufige **Schulungskurse** durchführt.

In **Schweden** hielt ab 1826 der Naturforscher und Professor der Medizin GÖRAN WAHLENBERG in Uppsala Vorlesungen über Homöopathie. PER JACOB LIEDBECK (1802–1876), der seit 1846 in Stockholm praktizierte, publizierte zahlreiche Arbeiten zur Homöopathie in deutschen Zeitschriften, vor allem in der ›Hygea‹. In den 1930er Jahren gab es vier homöopathische, meist volkstümliche Blätter, und etwa zehn Homöopathen. Lange Zeit drohte homöopathisch praktizierenden Ärzten der Entzug ihrer Approbation. Inzwischen wird von Dozenten der Universität Uppsala ein Grundlagenkurs über vier Jahre abgehalten. Darüber hinaus existieren drei private Schulen zur Ausbildung in Homöopathie.

In **Norwegen** waren 1860 drei Vertreter der Homöopathie bekannt, darunter KAURIN in Stavanger. In den 1930er Jahren war es nur noch einer. Heute können Ärzte und Laienpraktiker zusammen Drei- oder Fünfjahreskurse für Homöopathie besuchen. Während bereits mehrere hundert nicht-ärztliche Absolventen aus diesen Schulen hervorgingen, gibt es erst etwa zehn homöopathisch ausgebildete Ärzte.

Wie in Schweden und Norwegen konnte sich die Homöopathie auch in **Finnland** nicht gegen die Universitätsmedizin durchsetzen, obwohl unter Patienten großes Interesse besteht. Mehrere Organisationen nicht-ärztlicher Homöopathen, die meist Mitglieder des ECCH sind (→S. 231), bieten Ausbildungsgänge bis zu vier Jahren in klassischer Homöopathie an, an denen allerdings kaum Ärzte teilnehmen.

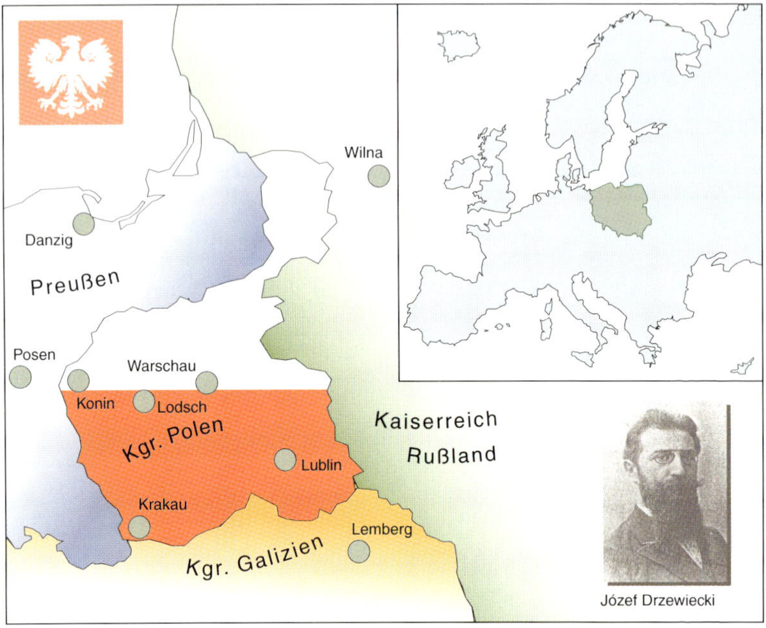

A Polen und Nachbarstaaten im 19. Jahrhundert

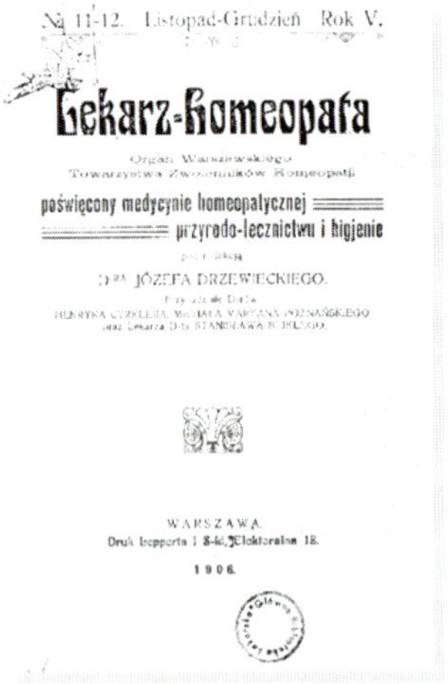

№ 11-12. Listopad-Grudzień Rok V.

Lekarz-Homeopata

poświęcony medycynie homeopatycznej
przyrodo-lecznictwu i higjenie

JÓZEFA DRZEWIECKIEGO.

WARSZAWA.

1906.

Zeitschrift »Lekarz Homeopata« aus dem Jahr 1906

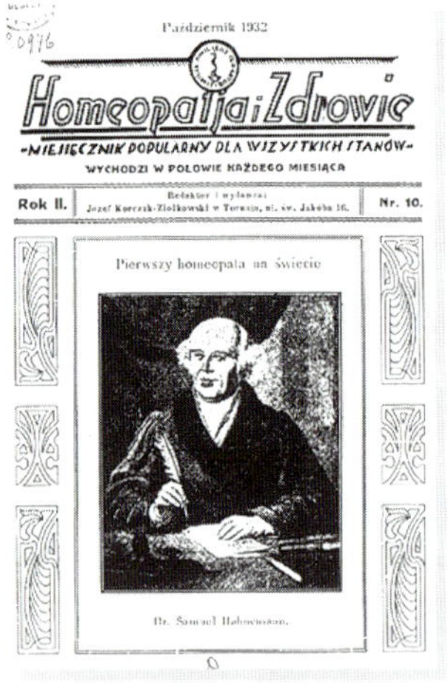

Październik 1932

Homeopatja i Zdrowie

-MIESIĘCZNIK POPULARNY DLA WSZYSTKICH STANÓW-

WYCHODZI W POŁOWIE KAŻDEGO MIESIĄCA

Rok II. Nr. 10.

Pierwszy homeopata na świecie

Zeitschrift »Homeopatja i Zdrowie« aus dem Jahr 1932

B Homöopathische Zeitschriften aus Polen

Anfang des 19. Jahrhunderts war Polen ein mehrfach annektiertes Land, dessen Regionen dadurch unterschiedlichen Einflüssen ausgesetzt waren. Im von **Rußland** besetzten Teil des Landes eröffnete der Franzose und Leibarzt des Großfürsten, JEAN BIGEL (1769–?), bereits 1822 eine homöopathische Praxis in Warschau und veröffentlichte dort 1827 ein dreibändiges Werk über die Homöopathie in französischer Sprache. Ab 1825 praktizierte der Arzt WALENTY CZERMINSKI (1800–1860) die Homöopathie in Zytomierz, und 1830 erschien eine kritische akademische Stellungnahme von FELIKS RYMKIEWICZ (1799–1860), eines Professors der Universität Wilna. In Lublin entstand auf Initiative von STEFAN KUCZYNSKI eine Zentrale Homöopathische Apotheke mit Beratungsstelle.

Im von **Österreich** annektierten Gebiet wurden an der Universität Krakau trotz des vorherrschenden anatomisch-pathologischen Denkens der Wiener Schule Professoren wie JOSEPH DIETL (1804–1878) von ihren Untersuchungen der Homöopathie inspiriert. Im von **Preußen** annektierten Gebiet wurde die Homöopathie zwar auch praktiziert, erlangte dort aber keine größere Bedeutung.

Als in den 1860er Jahren in Lemberg die von ANTONI KACZKOWSKI (1805–1884) begründete Ärzte-Zeitschrift ›Homeopata Polski‹ (Polnischer Homöopath, 1861–62) und in Warschau die populäre Zeitschrift ›Przyjaciel Zdrowia‹ (Freund der Gesundheit, 1862–63) erschienen, waren (1863) in ganz **Polen** 23 homöopathische Ärzte und 25 Laienpraktiker bekannt. 1877 wurde in Warschau eine erste und 1892 eine zweite homöopathische Apotheke eröffnet, die Eigentum der im selben Jahr ins Leben gerufenen »Gesellschaft der Homöopathieanhänger« war. Ihr Gründer, JÓZEF DRZEWIECKI (1865–1907), gab auch die Zeitschrift ›Lekarz Homeopata‹ (Arzt-Homöopath, 1901–1907) heraus.

Nach der **Krisenzeit** der polnischen Homöopathie während des Ersten Weltkriegs und des polnisch-russischen Krieges wurde die »Gesellschaft der Homöopathieanhänger« 1929 erneut registriert und 1930 in die Internationale Liga Homöopathischer Ärzte (→S. 231) aufgenommen. Auf eine nun wachsende Patientennachfrage folgten 1928 und 1937 Niederlasssungen der deutschen homöopathischen Arzneimittelfirmen MADAUS & CO. und WILLMAR SCHWABE in Warschau. 1937 wurden 500 (allopathische) Apotheken mit homöopathischen Mitteln versorgt.

Die 1931 gegründete populäre Zeitschrift ›Homeopatia i Zdrowie‹ (Homöopathie und Gesundheit) wurde von JÓZEF KORCZAK-ZIÓLKOWSKI herausgegeben, dem durch die 1932 gegen alle Nichtärzte erlassene Verordnung die Praxisführung untersagt wurde. Ab 1932 erschien, unter der Redaktion LUCJAN DOBROWOLSKIS, auch die Zeitschrift ›Lekarz Homeopata‹ wieder, mit der ab 1936 das von MARIAN KALINOWSKI (1898–?) herausgegebene ›Archiv der Biologischen Medizin‹ kooperierte. KALINOWSKI war auch Vorsitzender des 1938 gegründeten Homöopathischen Ärztevereins (dem 20 Ärzte und Pharmazeuten angehörten) und verfolgte das Ziel, die Homöopathie – zusammen mit der nach KÖTSCHAU definierten biologischen Medizin – auf den Stand der modernen Wissenschaft zu bringen und von Kurpfuscherei abzugrenzen.

Nach dem Zweiten Weltkrieg, der diese Pläne vereitelte, begann die **Erneuerung** der Homöopathie 1946 mit der Wiederbelebung der »Gesellschaft für Homöopathieanhänger in der Republik Polen«. Aufgrund des seit den 1970er Jahren wachsenden Interesses führte diese ab 1980 in Warschau »Einführungskurse für Homöopathie« unter JERZY LOZOWSKI (1909–1987) und ab 1992 Homöopathie-Seminare für Ärzte und Pharmazeuten durch. Seit auch der 1994 in Posen entstandene »Großpolnische Homöopathieverein für Ärzte und Pharmazeuten« die Ärzteschulungen organisiert, werden diese in Verbindung mit der Medizinischen Akademie in Posen sowie der Niedersächsischen Akademie für Homöopathie und Naturheilkunde durchgeführt. Einige werden von dem französischen Arzneimittelhersteller BOIRON gesponsert.

Die Gesellschaft für Homöopathieanhänger hat heute Abteilungen in Warschau, Krakau, Danzig und Posen und seit 1991 auch eine eigene Zeitschrift: ›Homeopatia Polska‹ (Polnische Homöopathie). Als erstes homöopathisches Buch der Nachkriegszeit in polnischer Sprache veröffentlichte sie 1988 die Übersetzung von KURT-HERMANN ILLINGS ›Grundlagen der Homöopathie‹. Ein gleichlautendes Skriptum für Studenten gab 1993 die Medizinische Akademie in Lodsch heraus.

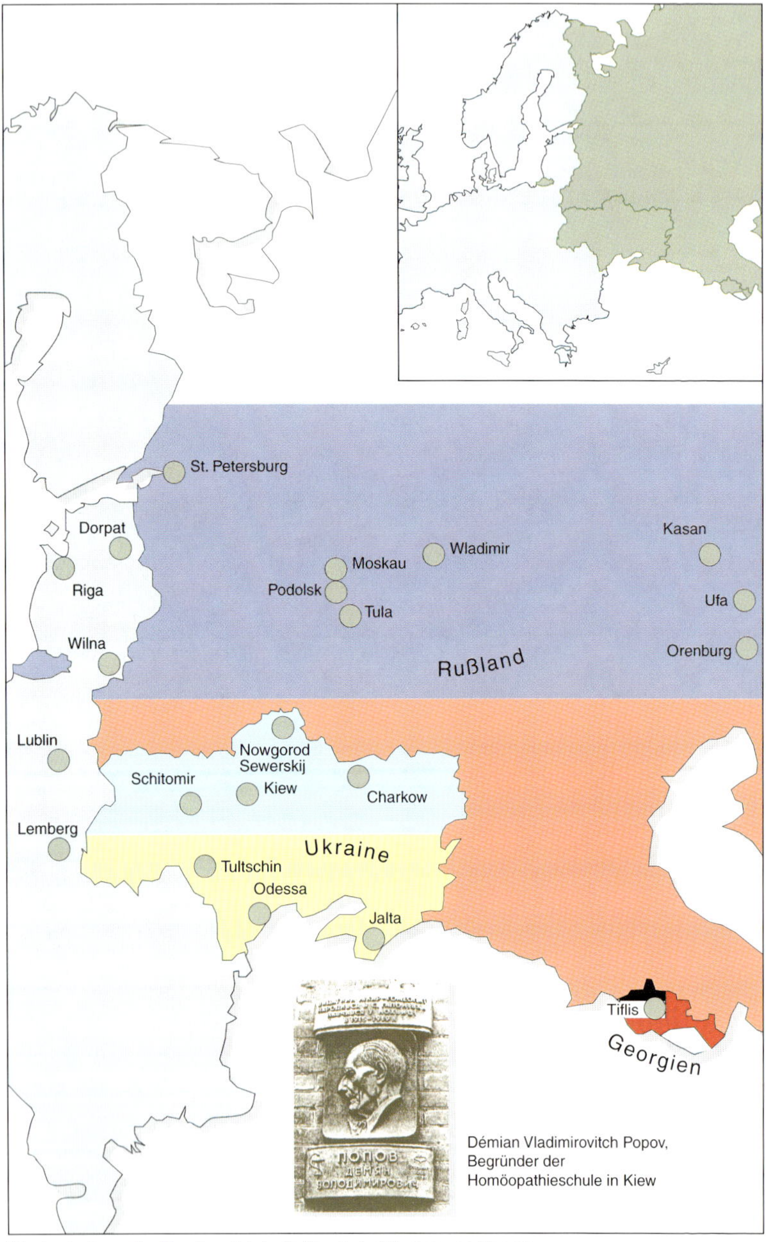

Démian Vladimirovitch Popov, Begründer der Homöopathieschule in Kiew

Die Ausbreitung der Homöopathie in Rußland, der Ukraine und Georgien

In Rußland praktizierte als erster Arzt der HAHNEMANN-Schüler ADAM ab 1823 in St. Petersburg die Homöopathie, gefolgt von dem aus Preußen stammenden Hofarzt STEGEMANN (?–1835) in Dorpat, auf dessen Anregung hin Professor G. F. J. SAHMEN dort Versuche mit zum Teil günstigen Ergebnissen durchführte und 1825 publizierte. Weniger überzeugend verliefen die Versuche mit homöopathischen C30-Potenzen von HERRMANN aus Dresden und SEIDLITZ Anfang der 1830er Jahre an Krankenhausabteilungen in Tultschin und St. Petersburg. TSCHERMINSKIS homöopathische Behandlungserfolge bei den Choleraepidemien in Schitomir (1831) und Wladimir (1837) wurden dagegen von den Behörden anerkannt. CARL TRINIUS (1788–1844), der ab 1826 im Russischen Reich praktizierte, begründete als Leibarzt der Familie des Zaren deren bis zur Revolution bestehende Patronage der Homöopathie. Ab 1833 war während dieser Zeit die Homöopathie zwar in staatlichen Einrichtungen verboten, ihre private Praxis jedoch erlaubt.

Viele **Adlige** hielten sich homöopathische Leibärzte, die meist deutscher Herkunft waren. So hatten 15 von den 16 zwischen 1835 und 1845 in St. Petersburg praktizierenden homöopathischen Ärzten deutsche Namen. In Riga wirkten BRUTZER, HENCKE aus Sachsen und LEMBKE. An der Universität Kasan waren die Professoren EVERSMANN und LINDGREEN der Homöopathie geneigt. SCHERING (?–1865) war als Chefarzt des Gardekorps in St. Petersburg homöopathisch tätig.

MARTIN MANDT (1800–1858), von 1840 bis 1855 Leibarzt des Zaren NIKOLAUS I., entwickelte und lehrte sein atomistisches System (→S. 183) an einer Privatklinik in St. Petersburg. EDUARD VON GRAUVOGL (1811–1877) wurde 1871 nach Finnland/Rußland berufen und leitete dort bis 1872 ein Krankenhaus. CARL HEINRICH BOJANUS (1818–1897) war in den 1850er Jahren in einem Spital in Nowgorod beschäftigt, machte mehrere Arzneimittelprüfungen und praktizierte später in Moskau.

Während in den 1830er und 1840er Jahren die meisten Homöopathen deutsche Ärzte waren, überwogen ab den 1850er und 1860er Jahren einheimische. Ihr Versuch, mit Hilfe der wissenschaftlichen ›Zeitschrift für homöopathische Behandlung‹ (1861–64) die regulären Kollegen von der Homöopathie zu überzeugen, erwies sich zwar als aussichtslos, doch fand man im russisch-orthodoxen **Klerus** einen unschätzbaren Alliierten. So wurde zum Beispiel in Irkutsk (→S. 228) aufgrund der erfolgreichen Behandlung von Missionaren durch YURY LUKOVSKY (?–1912) ab 1866 der Erzbischof VENIAMIN ein Anhänger der Homöopathie, und in den 1870er Jahren wurde sie in den Gemeinden vieler Provinzen, etwa in Ufa, Orenburg, Viatka und Tula von Priestern praktiziert. Tausende von Geistlichen verbreiteten die Homöopathie, indem sie entweder auf dem Lande ihre Gemeindeglieder selbst homöopathisch behandelten oder in den Städten eine wichtige Rolle in den homöopathischen Gesellschaften spielten.

Als erste homöopathische **Gesellschaften** wurden 1868 die »St. Petersburg Gesellschaft homöopathischer Ärzte« und 1881 die »St. Petersburg Gesellschaft der Anhänger der Homöopathie« gegründet; erst in den 1890er Jahren folgten weitere in größeren Städten wie Moskau, Ekaterinoslav, Kiew, Charkow und Odessa. Die ersten homöopathischen **Apotheken** wurden 1833 in Riga und 1835 in Kiew eröffnet, gegen Ende des Jahrhunderts waren es etwa 40.

Trotz der Unterstützung durch Adel, Klerus, hohe Beamte und Intellektuelle stieg die Zahl **homöopathischer Ärzte** nie über 100–150. Der größte Teil russischer Homöopathen bestand somit aus Laienpraktikern, also Geistlichen, Lehrern oder Landbesitzern wie SEMION VON KORSAKOFF (?–1853), der die Einglasmethode des Potenzierens (→S. 15) erfand. 1913 wurde der erste russisch-nationale homöopathische Kongreß durchgeführt, an dem auch Geistliche teilnahmen.

LEV BRASOL (1854–?) publizierte von Petersburg aus Anfang des 20. Jahrhunderts einige Arbeiten in deutschen Zeitschriften.

Während der Zeit der Sowjetunion blieben nur zwei homöopathische Polikliniken in Moskau und Leningrad sowie einige Apotheken erhalten. 1990 wurde eine »Homöopathische Liga« und 1991 die »Moskauer homöopathische Gesellschaft« gegründet und seit 1993 werden die internationalen ›Homoeopathic News‹ herausgegeben.

Inzwischen gibt es in Rußland etwa 300 Ärzte, ein homöopathisches Krankenhaus in Moskau, homöopathische Ambulanzen in St. Petersburg sowie mehrere homöopathische Gesellschaften. In den Städten führen Apotheken homöopathische Arzneimittel. Die Ausbildungsmöglichkeiten für Ärzte sind aber begrenzt, und homöopathische Literatur ist spärlich. Diskutiert wird die Anerkennung der Homöopathie durch das Gesundheitsministerium.

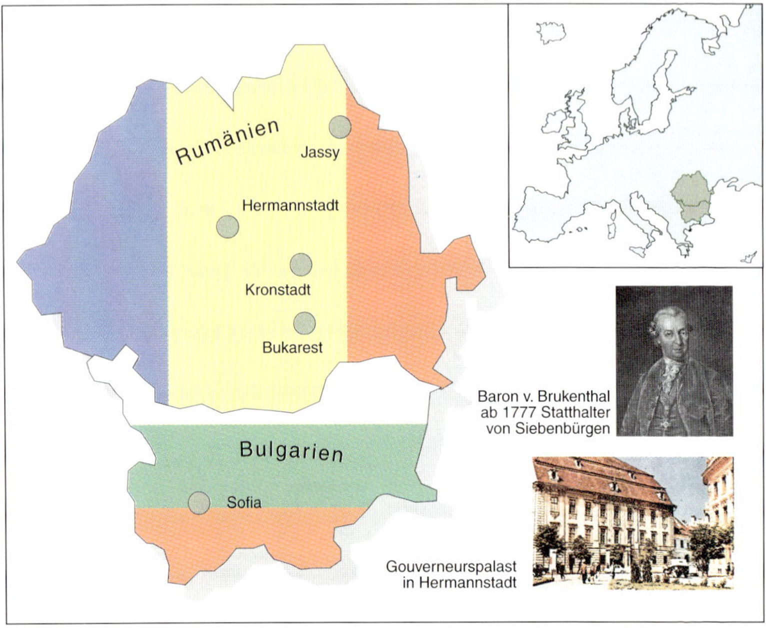

A Die Verbreitung der Homöopathie in Rumänien und Bulgarien

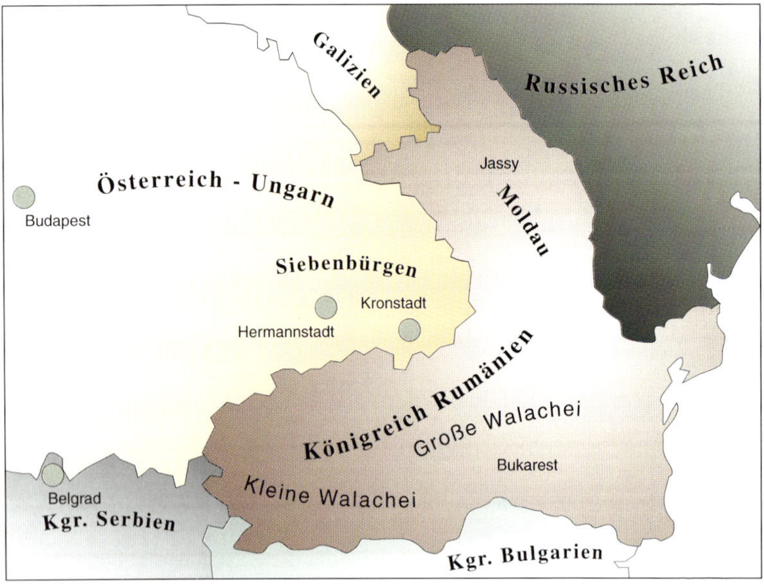

B Rumänien um 1900

SAMUEL HAHNEMANN verbrachte – allerdings in seiner (vorhomöopathischen) Studentenzeit – zwei Jahre (1777–1779) als Bibliothekar des Statthalters von Siebenbürgen, Baron VON BRUGGENTHAL, in Herrmannstadt (→S. 133), wo er in der einheimischen Volksmedizin möglicherweise auf gewisse »ethno«-homöopathische Elemente gestoßen ist.

Als erster Homöopath Rumäniens praktizierte der in Kronstadt/Siebenbürgen geborene HAHNEMANN-Schüler JOHANN MARTIN HONIGBERGER (1794–1869) ab 1834 für kurze Zeit in allen drei rumänischen Fürstentümern **Moldau**, **Walachei** und **Siebenbürgen**, bis er – wohl wegen Schwierigkeiten mit seinem fehlenden Studienabschluß – in den Orient weiterzog (→S. 227). In der zweiten Hälfte des 19. Jahrhunderts gab es besonders in Siebenbürgen etliche, vor allem deutsche, homöopathische Ärzte, wie etwa ALOIS DRASCH, sowie einige Apotheken mit homöopathischen Abteilungen. Anfang des 20. Jahrhunderts erschienen in Bukarest die ersten homöopathischen Publikationen.

Die erste homöopathische Organisation entstand erst während der kommunistischen Ära Rumäniens (1945–1989). Um die Homöopathen als Kämpfer gegen die Reaktion zu gewinnen, wurde 1947 die Gründung der »Gesellschaft für Homöopathie Rumäniens« durch NICOLAE NICOLICESCU (1900–1958), TIBERIU IONESCU (1910–1989), CONSTANTIN BARBULESCU (1898–1974) und andere zunächst erlaubt, aus ideologischen Gründen jedoch bald wieder verboten. Offiziell wurde die Homöopathie von sowjetischen Wissenschaftlern als bloße Psychotherapie denunziert und abgelehnt. Rumänische Homöopathen mußten somit – sofern sie nicht ins Ausland flohen – illegal praktizieren und konnten nur in ausländischen Zeitschriften publizieren. Erst als nach STALINS Tod (1953) führende russische Wissenschaftler die Ansicht vertraten, die Homöopathie könne mit PAWLOWS Lehre von den bedingten Reflexen begründet werden, wurden ab 1958 politisch-homöopathische Artikelserien möglich.

1969 wurde die Ausübung der Homöopathie in Rumänien **offiziell zugelassen** und 1979 erschien in Bukarest das erste rumänische Handbuch für Homöopathie von TEODOR CABA. Als anläßlich eines Staatsbesuches des deutschen Bundespräsidenten 1981 dessen Frau, die homöopathische Ärztin VERONIKA CARSTENS an der Bukarester Medizinischen Fakultät für die Homöopathie eintrat, hatte dies großen Einfluß auf die weitere Entwicklung, zumal die akademische Forschung und Lehre von der Frau des rumänischen Diktators totalitär gelenkt worden war. So wurden nach 1980 von der »Rumänischen homöopathischen Gesellschaft« zahlreiche Weiterbildungskurse für spezialisierte Ärzte durchgeführt und 1986 circa 300 Ärzte zur Ausübung der Homöopathie zugelassen.

1982 wurde der von GH. GALEA 1964 gegründete »Kreis der Homöopathen« in Bukarest reorganisiert, dessen Vorsitz GH. BUNGETZIANU übernahm. Auf den nun jährlich stattfindenden Tagungen wurden weniger das Repertorium von KENT, als vielmehr die französichsprachigen Werke von VANNIER, VOISIN und CHARETTE verwendet. Eigene wissenschaftliche Forschungsarbeiten wurden in den monatlichen Sitzungen der »Bukarester homöopathischen Gesellschaft« vorgetragen.

Waren die rumänischen Homöopathen bis in die 1980er Jahre eine relativ geschlossene Gruppe geblieben, deren Mitglieder sich wegen ideologischer Abweichungen sogar gegenseitig angezeigt hatten, brachte die Demokratisierung und Liberalisierung nach 1990 eine Aufspaltung in die verschiedensten Richtungen mit sich. Die wichtigsten sind heute die vorwiegend französisch orientierte, um BUNGETZIANU gruppierte Stiftung »Pro Homeopatia«, die auch eine eigene Zeitschrift herausgibt, sowie das von PAVEL und MARIA CHIRILA geleitete Zentrum für soziale Medizin »Cristiana« und das aus etwa 20 Ärzten bestehende Forschungszentrum Alexandru Savulescu, das zusammen mit dem »Verein für Vertiefung der Hahnemannschen Doktrin« die ›Zeitschrift für Homöopathie‹ herausgibt.

Die einzige homöopathische Apotheke in Bukarest stellt alle Potenzen (bis zur 30.) selbst her.

In **Bulgarien** machte um die Jahrhundertwende GEORGI MIRKOVICH seine Landsleute mit der Homöopathie bekannt. Nach ihrer wissenschaftlichen Ächtung zwischen 1944 und 1993 wurde 1994 die »Bulgarische Gesellschaft für Homöopathie« gegründet. Seit 1995 werden zweijährige Kurse durchgeführt.

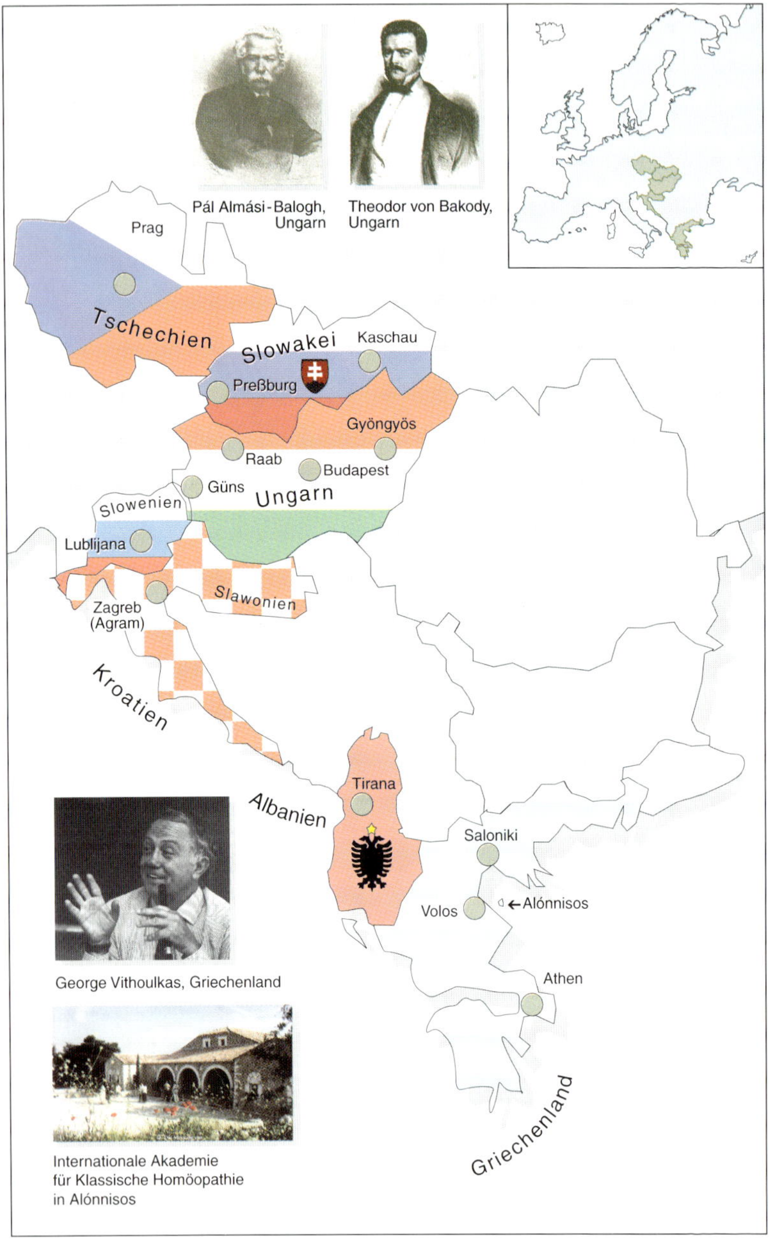

Die Verbreitung der Homöopathie in Südosteuropa

In der **Ukraine** wird Homöopathie seit 1992 an einem Lehrstuhl im Kiewer Institut der »Ukrainischen Gesellschaft für Alternative Medizin« gelehrt (144 Stunden Programm) und klinisch erforscht. Seit 1994 wird Homöopathie an allen staatlichen Medizinischen Instituten (36 Stunden) sowie an einigen Weiterbildungsinstituten unterrichtet. 1997 wurde die Homöopathie-Fakultät am Institut Protos gegründet. Die Ausübung der Homöopathie ist nur Ärzten erlaubt.

In **Georgien** praktizierte Ende der 1980er Jahre MATTHIAS MEDER homöopathisch. Seit 1991 wird, im Rahmen einer Partnerschaft zwischen der von TOPOURIA begründeten Georgischen Gesellschaft für Homöopathie und den deutschen homöopathischen Instituten in Celle und Detmold (→S. 191), Homöopathie von deutschen Dozenten in Tiflis unterrichtet. 1993 wurde dort ein homöopathisches Zentrum eröffnet (→S. 213).

In **Ungarn** war als erster homöopathischer Arzt JOSZEF VON BAKODY (1791–1845) seit 1822 in Raab tätig. 1826 praktizierte PÁL ALMÁSI-BALOGH (1794–1867) in Budapest, wo Anfang der 1840er Jahre schon zehn Homöopathen wirkten. Am Krankenhaus in Güns behandelte ab 1833 der Stadtphysikus BLESS homöopathisch, und in Gyöngyös wurde 1838 unter HORNER eine private homöopathische Heilanstalt errichtet. 1830 war von P. BUGÁTS (1793–1865) unter Mitwirkung von ALMÁSI-BALOGH und GYÖRGY FORGÓ (1785–1835) HAHNEMANNS ›Organon‹ ins Ungarische übersetzt worden. Als fruchtbarster Fachliterat der Homöopathie in Ungarn erwies sich DÖME ARGENTI (1809–1893). 1867 eröffnete der »Verein der ungarischen homöopathischen Ärzte« eine Poliklinik.

An der Universität Budapest erhielten 1871 der Deutsch-Böhme FRANZ HAUSMANN (1811–1876) und 1873 THEODOR VON BAKODY (1825–1911) – gegen den Willen der Fakultät – je eine außerordentliche Professur für Homöopathie, einschließlich klinischer Abteilungen (→S. 81), für die sich 1904 kein Nachfolger fand. In den 1930er Jahren gab es in Ungarn etwa zehn Homöopathen, von 1949 bis 1990 war die Homöopathie ganz verboten. 1991 wurde die 1864 gegründete »Ungarische Homöopathische Medizinische Vereinigung« wiederbelebt und 1993 zum Mitglied der Internationalen Homöopathischen Liga (→S. 231). Seitdem wird eine dreijährige Ausbildung für Ärzte durchgeführt, deren Zahl 1995 etwa 150 betrug.

In der Tschechoslowakei gab es in den 1930er Jahren etwa fünf Homöopathen. In der **Slowakei** ist die Homöopathie, abgesehen von vereinzelten Ärzten in Kaschau, auch heute noch relativ unbekannt. In **Tschechien** dagegen wurde die 1990 gegründete und über 800 Mitglieder starke »Czech-Moravian Homoeopathic Society« von der »Tschechischen Medizinischen Gesellschaft von Purkinje« anerkannt. Mit deutscher, österreichischer und französischer Hilfe werden seitdem in Prag Ausbildungskurse in Homöopathie abgehalten. Seit 1994 erscheint dort die internationale Zeitschrift ›Homoeopathic Links‹ in tschechischer Sprache.

In den 1930er Jahren gab es im Gebiet von **Slowenien**, **Slawonien** und **Kroatien** nur in Agram zwei Homöopathen. Inzwischen wurde dort Kontakt zur internationalen Gemeinschaft homöopathischer Ärzte aufgenommen. Die 1992 gegründete »Slovenian Homeopathic Society« zählte 1998 zwar bereits 51 Mitglieder, homöopathisch praktizierenden Ärzten droht jedoch der Entzug der Approbation.

In **Albanien** geben schweizer und deutsche Ärzte seit 1994 regelmäßige Kurse für Homöopathie an einer Poliklinik in Tirana.

In **Griechenland** war noch in den 1930er Jahren – abgesehen von einem Zahnarzt in Athen – kein homöopathischer Arzt bekannt. 1967 wurde von GEORGE VITHOULKAS und IRINI BACHA die »Athenian School of Classical Homoeopathy« gegründet, die eine internationale Ausstrahlung erlangte. Diplome von dort erhielten unter anderen BILL GRAY und ROGER MORRISON (USA), ALFONS GEUKENS (Belgien), BEAT SPRING (Schweiz), WOLFGANG SPRINGER (Deutschland) und FERNAND DEBATS (Niederlande). 1980 entstand ein zweites, größeres Zentrum in Maroussi und 1995 auf der Insel Alónnisos VITHOULKAS' »International Academy for Classical Homeopathy«, die bis 1996 das ›European Journal for Classical Homeopathy‹ herausgab. Weitere homöopathische Zentren existieren in Saloniki, Veria und Volos.

Die 1971 gegründete »Hellenic Homoeopathic Medical Association« hat heute über 100 Mitglieder, von denen viele im Athener Zentrum praktizieren. Etwa 20 Apotheker dispensieren auf ärztliche Verordnung.

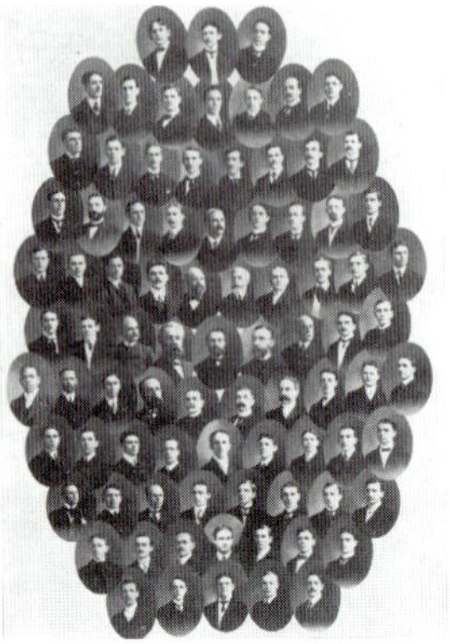

Lehrkörper des homöopathischen Colleges von Philadelphia (1903)

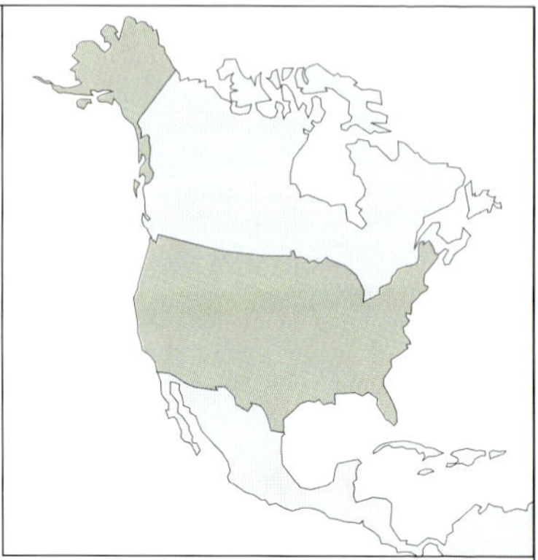

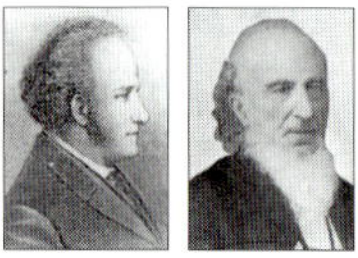

Gram Detwiller

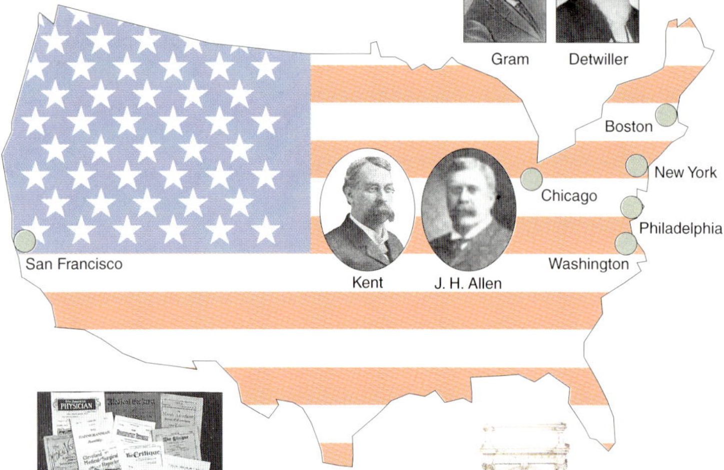

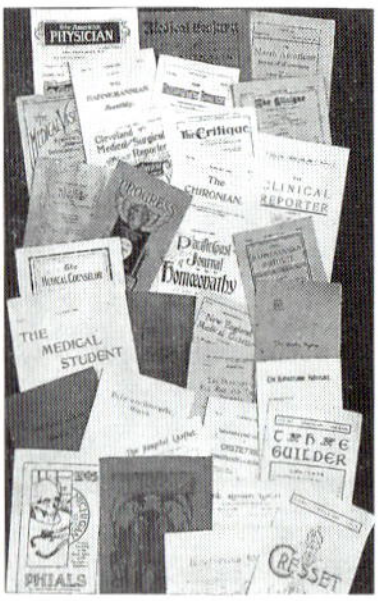

Amerikanische homöopathische Zeitschriften (1905)

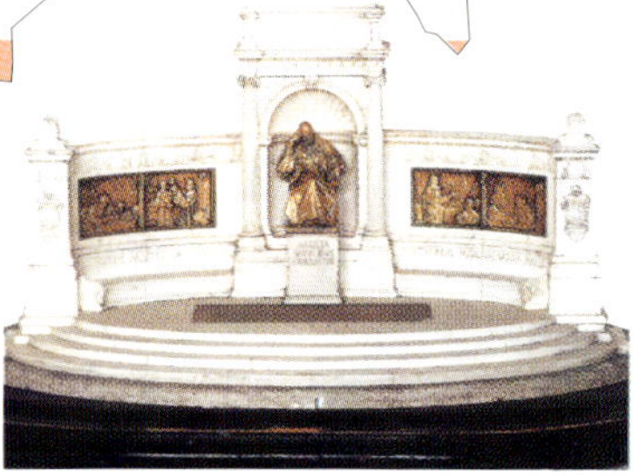

Modell des 1900 eingeweihten Hahnemann Denkmals in Washington, D.C.

Die Ausbreitung der Homöopathie in den USA

Im Rahmen der großen Einwanderungsbewegung des 19. Jahrhunderts brachte der dänische Arzt HANS BURCH GRAM (1788–1840) als erster die Homöopathie 1825 nach New York. Unabhängig davon begannen 1828 – angeregt durch die Korrespondenz mit ERNST STAPF (→S. 167) – der deutsche Arzt WILHELM WESSELHOEFT (1794–1858) und sein schweizer Kollege HEINRICH DETWILLER (1795–1887), in Pennsylvania homöopathisch zu praktizieren. Nach der Ankunft CONSTANTIN HERINGS (→S. 75) 1833 wurde dort die »Hahnemann-Gesellschaft« gegründet und 1835 die deutschsprachige »Nordamerikanische Akademie der homöopathischen Heilkunst« errichtet (→S. 175). 1844, drei Jahre vor der Formierung der »American Medical Association« (AMA), entstand das nationale »American Institute of Homeopathy« (AIH) als Zeichen früher **Professionalisierung**.

Begünstigt durch die liberale Gesetzgebung der »Jacksonian Democracy«, die die Ausbildung und Zulassung von Ärzten den medizinischen Gesellschaften überließ, konnten die Homöopathen ungeachtet ihrer Ächtung durch die »reguläre« Medizin (Konsultier-Verbot u. ä.) eigene Institutionen gründen und ihre Zahl und Bedeutung rasch vermehren. So zählte man 1898 20 homöopathische Colleges, 140 homöopathische Krankenhäuser, 57 homöopathische Dispensatorien, 9 nationale, 33 bundesstaatliche und 85 lokale homöopathische Gesellschaften sowie 31 homöopathische Zeitschriften. Der seit 1853/1869 bestehende homöopathische pharmazeutische Betrieb BOERICKE & TAFEL war der wichtigste Verleger homöopathischer Literatur. Am populärsten war die Homöopathie in der Mittel- und Oberschicht der Großstädte im Nordosten und Mittleren Westen, besonders unter Swedenborgianern und sozialen Reformern.

Im Zuge der zunehmenden **Annäherung von Homöopathie und Allopathie** in den 1880er Jahren spaltete sich von der Mehrheit eklektisch gesinnter Homöopathen im AIH (das 1903 noch 2100 Mitglieder hatte) die 1881 von homöopathischen Puristen gegründete »International Hahnemannian Association« (IHA) ab. Umgekehrt scherten reguläre Ärzte zwecks Kooperation mit Homöopathen 1882 aus der AMA aus und kehrten erst 1903 – nach einer Änderung des ethischen Kodex – wieder in diese zurück, als homöopathisch ausgebildete Ärzte auch in reguläre medizinische Gesellschaften aufgenommen werden konnten, sofern sie widerriefen. Homöopathischen Ärzten gelang jetzt vereinzelt der Zugang zu den öffentlich finanzierten Universitäten, Krankenhäusern, Gesundheitsbehörden und Sanitätskorps, aber auch die Zusammenarbeit mit Allopathen in gemeinsam besetzten Zulassungsgremien für Ärzte. Das gemeinsame Interesse bestand in der Verwahrung des Ärztestandes gegenüber neuen medizinischen Sekten, dem Einfluß von Laien und der unzureichenden Ausbildung von Absolventen sogenannter Diplomfabriken.

Die unter dem Eindruck der Leistungen deutscher und französischer Wissenschaftler (VIRCHOW, KOCH, PASTEUR u. a.) gegen Ende des 19. Jahrhunderts anhebende **medizinische Ausbildungsreform** führte in den USA zunächst zur Gründung von modellhaften Vollzeit-Fakultäten wie etwa Johns Hopkins Medical School (1893). Als dann sämtliche medizinischen Colleges an diesem neuen Standard für technische und personelle Ausstattung gemessen wurden (FLEXNER-Report, 1910), mußten die meisten privaten homöopathischen Schulen, als nicht damit konkurrenzfähig geschlossen werden. Lag deren Zahl 1900 noch bei 22, reduzierte sie sich 1913 auf zehn, 1919 auf fünf und 1923 auf zwei. Die AMA, die aufstrebende pharmazeutische Industrie sowie die großen philanthropischen Stiftungen (CARNEGIE, ROCKEFELLER u. a.) unterstützten nur die Errichtung moderner schulmedizinischer Großkliniken. Den mittlerweile stark dezimierten Homöopathen dagegen blieb nur übrig, mit Hilfe von eigenen **Fördervereinen** wie der 1921 gegründeten »American Foundation for Homeopathy« oder dem daraus 1974 hervorgegangenen »National Center for Homeopathy« (das inzwischen über 6000 Mitglieder hat) eine Weiterbildung in Homöopathie für approbierte Ärzte zu organisieren. Da sich aber auch deren Nachfrage als zu gering erwies, wurden seit den 1980er Jahren alle Health Care Professionals in die Ausbildung einbezogen, die zusammen mit den **Laienpraktikern** die eigentlichen Träger der heutigen Renaissance der Homöopathie in den USA sind.

Führende Homöopathen waren CONSTANTIN HERING (1800–1880), JOSEPH H. PULTE (1811–1884), ADOLPH VON LIPPE (1812–1888), CARROLL DUNHAM (1828–1877), TIMOTHY F. ALLEN (1837–1902), HENRY C. ALLEN (1836–1909), ERNEST A. FARRINGTON (1847–1885), JAMES T. KENT (1849–1916); WILLIAM T. HELMUTH (1833–1902), CONRAD WESSELHOEFT (1834–1904), WILLIAM BOERICKE (1849–1929), GEORGE ROYAL (1853–?), LINN J. BOYD (1895–?) u. a.

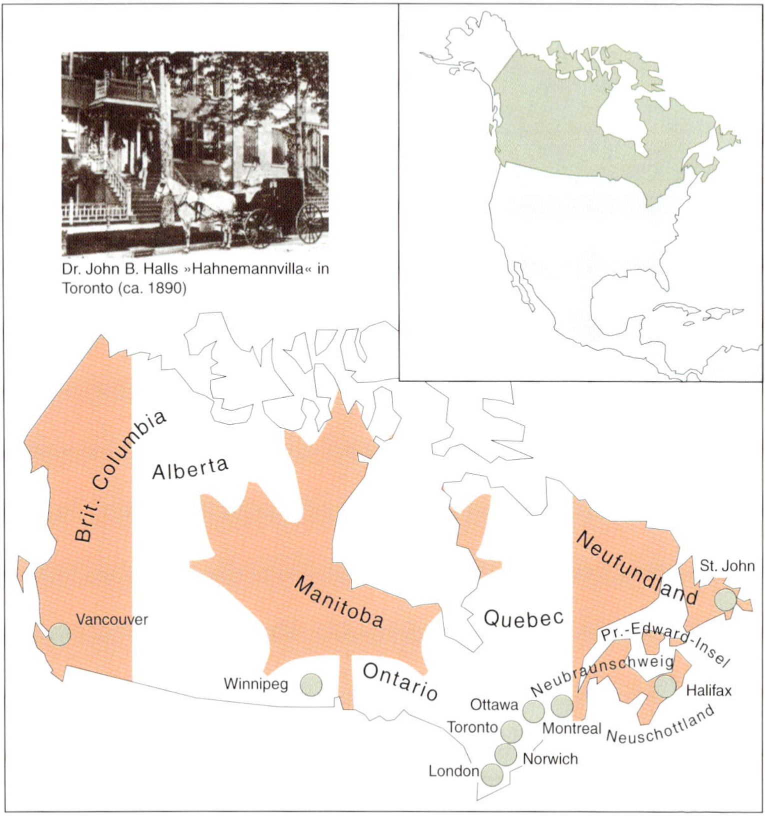

Dr. John B. Halls »Hahnemannvilla« in Toronto (ca. 1890)

A Die Ausbreitung der Homöopathie in Kanada

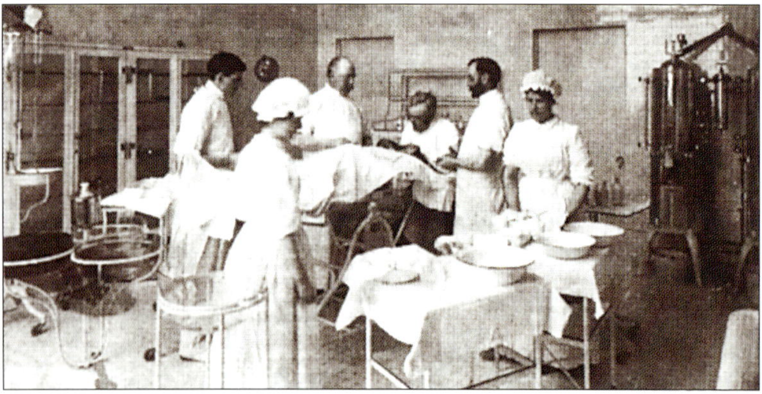

B Operationssaal des Grace Homoeopathic Hospital in Toronto (1902)

Die Entwicklung der Homöopathie im »Land der Regionen« verlief in den einzelnen Provinzen höchst unterschiedlich. So gab es auf den Atlantikinseln Neufundland und Prinz-Edward offenbar gar keine Homöopathen und innerhalb der gesamten westlichen Prärie- und Küstenregion waren Ende des 19. Jahrhunderts nur ein homöopathischer Arzt in Winnipeg/Manitoba und zwei in Vancouver/British-Columbia bekannt, wobei letztere durch die 1889 erlassenen Gesundheitsgesetze anerkannt waren.

In **Neubraunschweig** dagegen folgten auf J. C. PETERSON, der in den 1850er Jahren ein homöopathisches Ambulatorium in Saint John betrieb, weitere, meist in den USA ausgebildete homöopathische Ärzte, die aufgrund der Gesetzgebung von 1881 keine Probleme bei ihrer Zulassung hatten. Auch in **Neuschottland**, wo JOSEPH D. DAVIS der erste Homöopath war, schützte die Gesetzgebung von 1872 verschiedene medizinische Schulen. Gegen Ende des 19. Jahrhunderts konnten dort etliche homöopathische Ärzte – bei gleichzeitiger Mitgliedschaft in der regulären »Halifax Medical Society« sowie im bis heute bestehenden »Provincial Medical Board of Nova Scotia« – praktizieren.

In der francophonen Provinz **Quebec** wiederum nahmen – mit Ausnahme des seit den 1830er Jahren aktiven PIERRE-MARTIAL BARDY (1797–1864)– die französischsprechenden Ärzte die Homöopathie sehr zurückhaltend auf. So war von den 13 in den 1880er Jahren in der Provinz praktizierenden homöopathischen Ärzten über die Hälfte in der anglophonen Hauptstadt Montreal angesiedelt. Dort war ARTHUR FISHER (1816–1913), der 1833 sein Examen in Edinburgh gemacht hatte und von J. J. DRYSDALE und CONSTANTIN HERING beeinflußt wurde, der erste homöopathische Arzt. 1865 bekam die »Montreal Homoeopathic Association« das Recht verliehen, ein eigenes Zulassungsgremium zu bilden. 1894 wurde das Montreal Homoeopathic Hospital eröffnet, wo die vorwiegend englischsprachigen Patienten homöopathisch, später immer öfter aber auch nicht-homöopathisch behandelt wurden, bis das Krankenhaus 1951 schließlich in Queen Elizabeth Hospital umbenannt wurde.

Der erste homöopathische Arzt in der Provinz **Ontario** war wohl JOSEPH J. LANCASTER (1813–1884), ein Quäker aus New York, der sich 1846 in Norwich/Ontario und 1950 in London/Ontario niederließ. Die Bildung einer Standesorganisation (»Homoeopathic Medical Society of Canada«, gegründet 1854), die Herausgabe einer (kurzlebigen) Zeitschrift (›Canadian Journal of Homoeopathy‹, 1856), die Verbreitung zahlreicher Informationsschriften sowie Petitionen von über 1800 Bürgern erwirkten schließlich das 1859 verabschiedete Homöopathiegesetz zur Zulassung der Homöopathen. 1869 waren homöopathische Ärzte um DUNCAN CAMPBELL (1811–1879) maßgeblich am Aufbau eines medizinischen Dachverbandes (»College of Physicians and Surgeons of Ontario«) beteiligt, in dem sie dann fünf Vertreter hatten. Obwohl die Zahl homöopathischer Ärzte zwischen 1870 und 1900 konstant bei etwa 50 blieb, sank ihr Anteil an der (wachsenden) gesamten Ärzteschaft dabei von 5% auf 2%.

Von den 1890er bis in die 1920er Jahre wurde im »Grace Homoeopathic Hospital« in Toronto homöopathisch, aber auch nicht-homöopathisch behandelt. 1902 legte das Krankenhaus seinen homöopathischen Namen ab. Homöopathische Arzneimittel konnten seit 1868 bei THOMPSON'S in Toronto (bis heute) oder bei WAIT'S Homöopathischen Betrieben in Arnprior/Ontario gekauft oder aus den Vereinigten Staaten bestellt werden.

Gegen Ende des 19. Jahrhunderts war die Mehrheit der Homöopathen im »Canadian Institute of Homoeopathy« zunehmend eklektisch ausgerichtet, während homöopathische Puristen wie D. C. MCLAREN, A. QUACKENBUSH, E. A. P. HARDY und A. E. WICKENS Mitglieder der »International Hahnemannian Association« (IHA) waren.

Bedingt durch die Nähe zu den USA und die engen Beziehungen zu Großbritannien, gab es in **Kanada** keine eigene homöopathische Schule und keine bedeutende einheimische Publizistik, auch kein kanadisches Lehrbuch der Homöopathie. Anders als in den Staaten wurde in Kanada innerhalb der Ärzteschaft das medizinische Examen und professionelle Auftreten höher bewertet als die jeweilige therapeutische Praxis, weshalb es hier weniger Konflikte und bessere Kooperation zwischen Homöopathen und Allopathen gab.

Während des Niedergangs der Homöopathie im 20. Jahrhundert wurde sie nur noch von wenigen Ärzten wie HAROLD GRIFFITHS (1894–1985) aus Montreal am Leben erhalten. Erst im Rahmen ihres Comebacks in den letzten Jahrzehnten wurden in Toronto und Montreal wieder viele homöopathische Praxen und auch private Ausbildungs-Institute (etwa von ANDRÉ SAINE) eröffnet, die überwiegend von Nicht-Ärzten besucht werden.

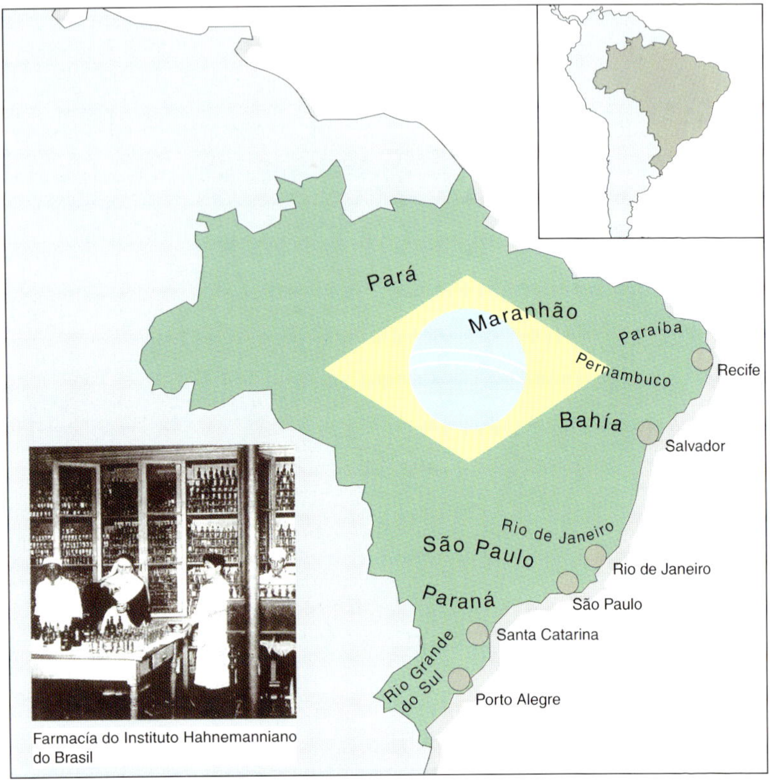

Farmacía do Instituto Hahnemanniano do Brasil

A Die Ausbreitung der Homöopathie in Brasilien

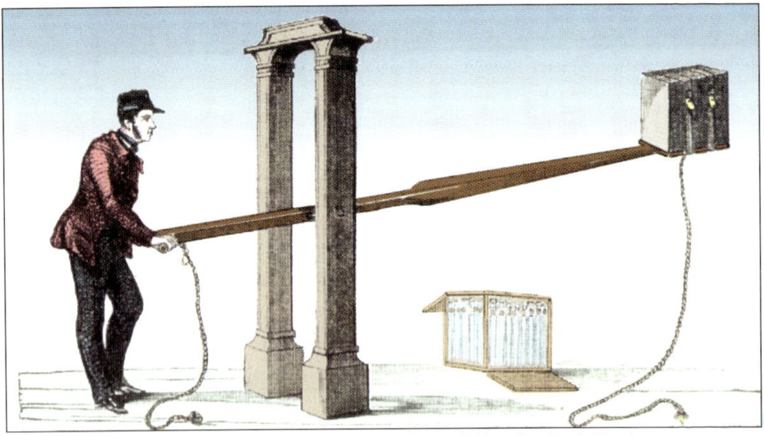

B Schüttelmaschine für die Herstellung von homöopathischen Wirkstoffen (nach Mure)

Durch den schweizer Arzt FRIEDRICH EMIL JAHN, der 1837 in Rio de Janeiro eine Doktorarbeit über »die Darlegung der homöopathischen Lehre« schrieb, wurden die ersten brasilianischen **Ärzte** zur Homöopathie geführt, unter anderen DUCQUE ESTRADA (1812–1900). Der Franzose BENOÎT MURE (→S. 229) gründete nach seiner Ankunft in Brasilien (1840) zunächst 1842 in Sahy/Santa Catarina und dann 1843/45 in Rio de Janeiro – zusammen mit dem Portugiesen JOÃO VICENTE MARTINS (1804–1854) – eine homöopathische Poliklinik und **Lehranstalt** (Instituto-Escola Homeopático), deren Diplome 1847 von der Regierung anerkannt wurden. Während das Ziel des von MURE und MARTINS geleiteten »Instituto Homeopático do Brasil« die Anerkennung der Homöopathie als eigenständiges, auch von Nicht-Ärzten erlernbares medizinisches System war, vertrat die »Academia Médico-Homeopática« (deren Zeugnisse ebenfalls seit 1846 anerkannt wurden) unter DUCQUE ESTRADA die Ansicht, daß Homöopathie nur von Ärzten praktiziert werden dürfe.

Nachdem sich die ersten homöopathischen Ärzte vor allem in den Städten des Südostens (Rio de Janeiro und São Paulo) und Südens (Porto Alegre) niedergelassen hatten, verbreitete sich die Homöopathie – nach der Gründung des »Instituto Homeopático da Bahia« 1847 durch MARTINS – 1848/49 auch in den nördlichen Bundesstaaten Pernambuco, Paraíba, Maranhão und Pará. Der **Widerstand** der in Brasilien seit 1832 sehr mächtigen und elitären Fakultätsmedizin gegen die Homöopathie war jedoch beträchtlich, was MURE bereits 1848 veranlaßte, das Land wieder zu verlassen.

Während der Gelbfieber- und Cholera-Epidemien des 19. Jahrhunderts durften Homöopathen zwar vereinzelt auch in öffentlichen Krankenhäusern und Ambulanzen praktizieren, doch signalisierte die bis 1880 im Rahmen der zunehmenden **Annäherung** von Homöopathie und Schulmedizin zu beobachtende Auflösung vieler homöopathischen Institutionen ihre schwindende Bedeutung.

Das 1876 von ESTRADA gegründete und 1880 umbenannte (bis heute bestehende) »Instituto Hahnemanniano do Brasil« ließ sich im 20. Jahrhundert unter JOAQUIM MURTINHO (1878–1945) allerdings wiederbeleben. 1912 konnte es in Rio de Janeiro den Lehrbetrieb in der neu gegründeten **Hahnemann-Fakultät** aufnehmen und 1916 ein **Krankenhaus** mit 200 Betten eröffnen. Ab 1921, als in die »Faculdade Hahnemanniana« auch eine Abteilung für Allopathie einführt wurde, war sie mit ihrem sechsjährigen Ausbildungsprogramm allopathischen Fakultäten offiziell gleichgestellt (das Fach Homöopathie blieb dort bis 1965 obligatorisch). Weitere Fakultäten und Krankenhäuser folgten in Rio Grande do Sul, São Paulo und Porte Alegre.

Während der Diktatur von GETÚLIO VARGAS (1930–45) bemühten sich die Homöopathen durch verstärkte Organisation sowie mit Zeitungsberichten und Rundfunksendungen um mehr Anerkennung. So wurden 1936 die »Associação Paulista de Homeopatia« (AHP) und 1941 die »Liga Homeopática do Rio Grande do Sul« gegründet, die sich in der Veranstaltung nationaler Kongresse abwechselten. Obwohl die Zahl homöopathischer Ärzte in Brasilien von 170 im Jahre 1912 auf etwa 500 im Jahre 1936 angestiegen war, sank sie anschließend wieder bis auf 150 im Jahre 1968 ab (davon 110 in São Paulo und Rio de Janeiro) – um erst in den 1980er Jahren wieder auf über 300 anzusteigen.

In der Zeit der Militärdiktatur (1964–1985) nahmen das Interesse an der Homöopathie ebenso wie ihre neuerliche Verbreitung rapide zu. 1977 wurde die Homöopathie als pharmazeutische Spezialisierung und 1979 von der Bundesärztekammer als **Fach der Medizin** anerkannt. Im selben Jahr wurde in São Paulo die »Assoçiacão Médica Homeopática Brasileira« (AMHB) gegründet, die – in Abstimmung mit der Bundesärztekammer – den Absolventen ihrer Weiterbildungskurse (Umfang: 1200 Stunden) seit 1990 den Titel »Spezialist in Homöopathie« verleihen darf. 1993 zählte die Vereinigung bereits 4000 Mitglieder.

Obwohl es in den Armenvierteln der Städte immer wieder Ambulatorien für kostenlose homöopathische Behandlung gab und die Homöopathie seit 1988 auch in den Behandlungstellen einer staatlichen Krankenkasse praktiziert wird, ist sie dennoch eine Therapie der mittleren und oberen Schichten geblieben.

Spezifisch für Brasilien ist die enge Verbindung zwischen homöopathischen Ärzten und rein homöopathischen Apothekern bzw. einheimischen Laboratorien wie ALMEIDA PRADO und ALBERTO SEABRA, wodurch eine Abschottung gegenüber ausländischer homöopathischer Pharmaindustrie gelang.

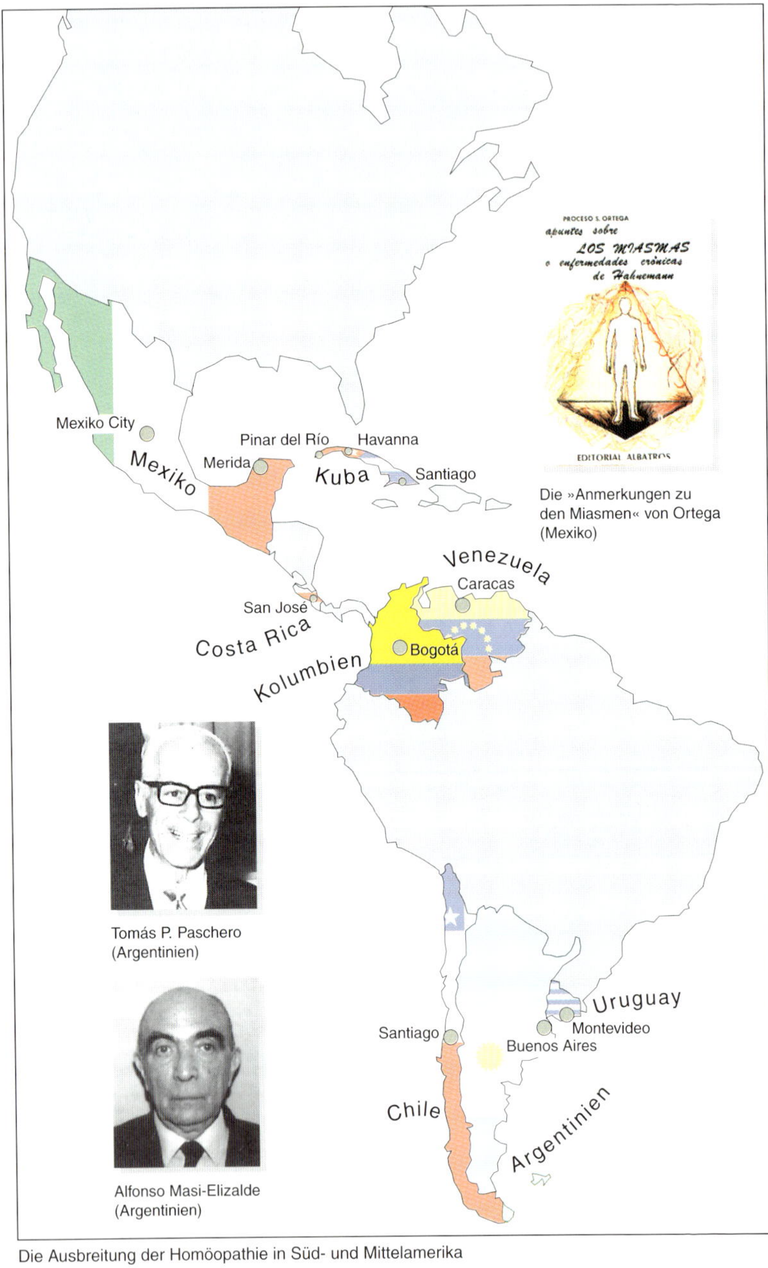

Die »Anmerkungen zu den Miasmen« von Ortega (Mexiko)

Tomás P. Paschero (Argentinien)

Alfonso Masi-Elizalde (Argentinien)

Die Ausbreitung der Homöopathie in Süd- und Mittelamerika

In **Mexiko** wurde die Homöopathie 1853 durch die Spanier R. CORMELLAS und J. M. CARBO sowie NAVARETTE aus Kuba eingeführt. 1895 erfolgte die Gründung einer Homöopathieschule durch Präsidialdekret. In den 1930er Jahren gab es mehrere hundert homöopathische Ärzte sowie drei homöopathische Ärzteschulen, von denen je eine zur Universität Mexiko bzw. Universität Mérida gehörte und eine sich als freie Schule bezeichnete. Auch heute ist die Homöopathie weit verbreitet. Es existieren vier Schulen, die staatlich anerkannt sind und deren Abschluß den Absolventen die gleichen Rechte wie approbierten Ärzten verleiht. Eine dieser Schulen leitet PROCESO SÁNCHEZ ORTEGA (»Homeopatía de México«), der durch seine Interpretation der Miasmentheorie international bekannt geworden ist (→S. 87).

Nach **Kuba** kam die Homöopathie 1845 durch J. BRAMON aus Spanien. Heute werden in Havanna, Santiago de Cuba oder Pinar del Rio Kurse für Homöopathie durchgeführt, nationale Diplome verliehen und homöopathische Kongresse abgehalten. In den Apotheken und Ambulanzen des Landes wurden 1997 bis zu 24 000 homöopathische Verordnungen dispensiert (davon 17 000 in Havanna).

In **Kolumbien** gibt es Homöopathie seit etwa 1837. Seit 1962 ist sie gesetzlich anerkannt, darf aber nur von approbierten Ärzten ausgeübt werden. Das 1925 gegründete »Instituto Luis G. Paez« ist als einziges legitimiert, dreijährige Kurse in klassischer Homöopathie durchzuführen. Auch in **Costa Rica** beschränkt sich die Anerkennung sowie die Ausbildung in Homöopathie auf approbierte Ärzte. Ähnliches gilt für **Venezuela** und **Uruguay**, wo sich die Homöopathie in den letzten Jahren ebenfalls zunehmend ausbreitet.

In **Chile** wurde die Homöopathie 1848 durch GARCÍA aus Spanien und AUG. GUSMÃO aus Brasilien eingeführt, Ende des 19. Jahrhunderts anerkannt und homöopathischen Ärzten das Selbstdispensieren erlaubt. Heute existieren zwei homöopathische Ärztegesellschaften (sowie je eine für Apotheker und Tierärzte) und ein Verein von Freunden der Homöopathie.

Argentinien hat international renommierte und gesuchte Lehrer der Homöopathie wie TOMÁS PABLO PASCHERO (1904–1986), EUGENIO F. CANDEGABE, FRANCISCO JAVIER EIZAYAGA und ALPHONSO MASI-ELIZALDE (*1932) (→S. 93, 205) hervorgebracht. Derzeit gibt es sieben homöopathische Schulen, die regulär dreijährige Kurse, für Ausländer aber auch kürzere Intensivkurse durchführen. Die 1995 gegründete »Argentine Homeopathic Medical Federation« vereint die drei wichtigsten Institutionen des Landes: die »Argentine Homeopathic Medical Association«, die »Argentine Homeopathic Medical School Tomás Pablo Paschero« und das »Center of Hahnemannian Homeopathic Medical Studies« in Cordoba. Trotz ihrer weiten Verbreitung (etwa 3000 Ärzte und 500 Apotheker arbeiten homöopathisch), zahlreicher Publikationen und homöopathischer Zeitschriften für Ärzte und Laien ist die Homöopathie gesetzlich nicht anerkannt und darf nur von approbierten Ärzten praktiziert werden.

Kleinasien (226)

Israel (226). Als erster israelischer Homöopath begann JOSEPH REVES in den 1980er Jahren, Homöopathie zu unterrichten. Später kamen auch GEORGE VITHOULKAS, JEREMY SHERR und andere. 1993 entstand die »Israeli Association for Classical Homoeopathy«, die sich hohe Standards sowie einen eigenen ethischen Kodex gesetzt hat, die Zeitschrift ›Homoeopathic Times‹ herausgibt und Dreijahres-Kurse mit internationalen Referenten organisiert. Inzwischen werden an größeren Krankenhäusern in Tel Aviv auch Abteilungen für alternative Medizin sowie eine homöopathische Ambulanz betrieben, und am Hadassah Hospital in Jerusalem werden klinische Studien zur Homöopathie durchgeführt. Mit der Etablierung institutioneller Fakten soll die künftige Anerkennung erleichtert werden. Außerdem wurden erste Kontakte mit dem palästinensischen Gesundheitsministerium aufgenommen, um die Homöopathie auch in der eigenen Nachbarschaft zu verbreiten.

Ostasien (228 A)

In **China** wirkten in den 1930er Jahren an amerikanischen Missionsspitälern wohl auch homöopathische Ärzte. In **Japan** und **Korea** gibt es heute noch so gut wie keine Homöopathen, da als Alternative zur vorherrschenden westlichen Schulmedizin die eigene traditionelle Medizin (Kampo u. a.) bevorzugt wird. In **Burma** gab es 1939 die ersten homöopathischen Ärzte, deren Zahl sich seit der Unabhängigkeits-Erklärung weiter vermehrte. In **Malaysia** wurde 1979 eine homöopathische Fakultät (mit fünfjährigem Programm) gegründet und die Homöopathie 1996 in den Fachbereich Biomedizin der Universität aufgenommen.

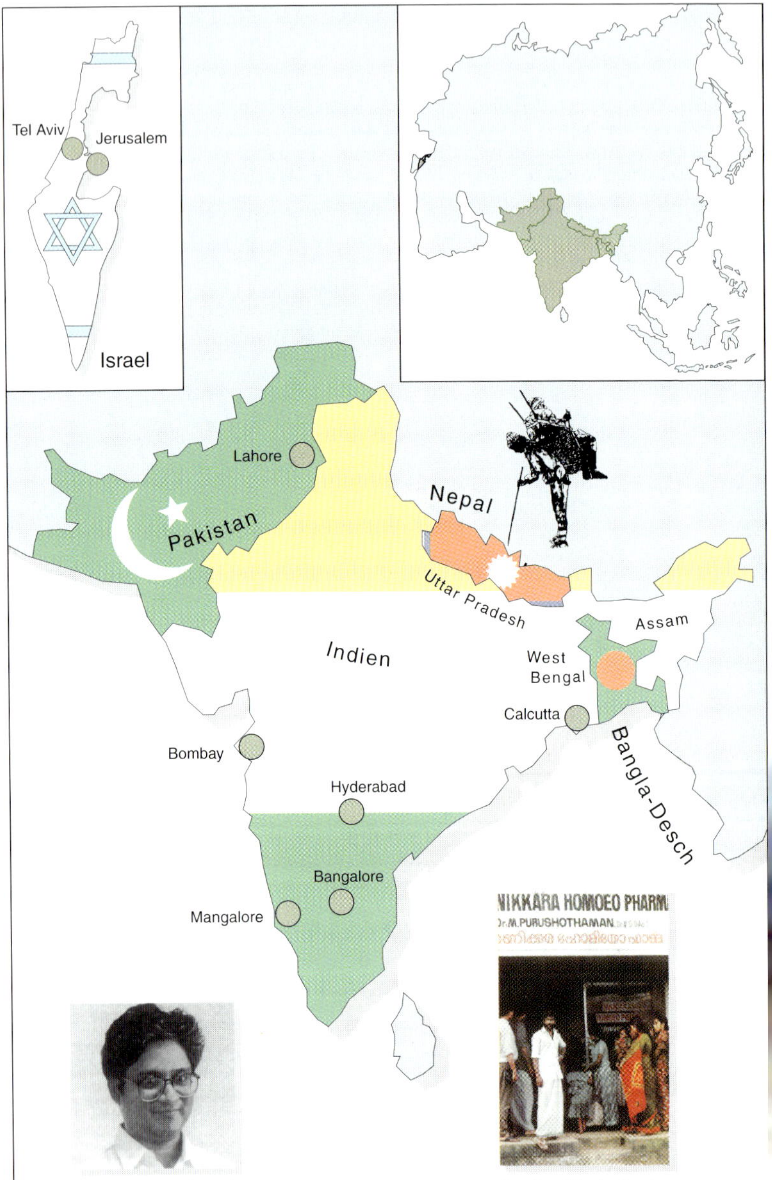

Rajan Sankaran (Indien)

Homöopathische Praxis
in Indien, ca. 1995

Die Ausbreitung der Homöopathie im indischen Subkontinent und in Kleinasien

Während im südindischen **Mangalore** deutsche Missionare bereits 1834 die Homöopathie angewendet hatten, wurde sie im nördlichen **Lahore** erst ab 1839 durch den aus Siebenbürgen stammenden Leibarzt des Maharajas, JOHANN MARTIN HONIGBERGER (1794–1869), propagiert, der jenen homöopathisch erfolgreich behandelt hatte. Im westlichen **Bombay** begannen englische Armeeärzte erst Mitte der 1840er Jahre homöopathisch zu praktizieren, und im östlichen **Calcutta** waren die Franzosen C. FABERE TONNERRE und T. BERIGNY sogar noch 1851 bzw. 1863 die ersten homöopathischen Ärzte, die sich dort niederließen. Vorausgegangen war ihnen allerdings der erste einheimische Vorkämpfer der Homöopathie, der **Laienheiler** RAJENDRA LAL DUTT (1818–1890), dem auch der Übertritt eines der angesehensten **Ärzte** Indiens, MAHENDRA LAL SIRCAR (1833–1904), zur Homöopathie im Jahre 1867 zu verdanken ist. Wenn SIRCAR auch energisch das Kurpfuscherwesen bekämpfte, wuchs die Gruppe homöopathischer Laienheiler doch wesentlich schneller als die der homöopathischen Ärzte, deren Zahl 1891 gerade etwa zwei Dutzend betrug. Viele von ihnen hatten – in Ermangelung eigener Ausbildungsstätten – an amerikanischen homöopathischen Colleges studiert, was sich prägend auf den Charakter der indischen Homöopathie auswirkte. Die 1881 bzw. 1883 gegründeten indischen Schulen (»Homoeopathic Medical School« und »Calcutta School of Homoeopathy«) konnten demgegenüber nur eine rudimentäre, von Ärzten nicht anerkannte medizinische Ausbildung vermitteln.

Die ersten homöopathischen **Spitäler** entstanden 1851 in Calcutta, 1867 in Benares und Mitte der 1880er Jahre in Bombay (von denen 1896 keines mehr existierte), die ersten homöopathischen **Polikliniken** 1867 und 1892 in Calcutta sowie 1880 in Madras und die ersten homöopathischen **Apotheken** Anfang der 1860er Jahre in Calcutta und 1870 in Bombay (1896 betrug ihre Zahl bereits 50). Die erste homöopathische **Zeitschrift** in Indien war das seit 1868 in englischer Sprache erscheinende ›Calcutta Journal of Medicine‹.

Der Aufbau einer ärztlichen **Standesvertretung** erwies sich allerdings als problematisch: Nach der erst spät (1906) gegründeten, unzureichenden »Calcutta Homoeopathic Society« scheiterten in den 1930er Jahren die Bemühungen des »All Bengal and Assam Institute of Homoeopathy« an Fraktionskämpfen, so daß es heute letztlich zwei Berufsverbände gibt: das »Indian Institute of Homoeopathic Physicians«, das nur Ärzte aufnimmt, und die »Homoeopathic Medical Association of India«, der auch Homöopathen ohne College-Ausbildung angehören können.

Im Zuge der indischen Unabhängigkeitsbewegung wurden ab den 1930er Jahren nach und nach die Voraussetzungen für die **staatliche Anerkennung** der Homöopathie geschaffen. Nach einem Regierungsbeschluß von 1937, homöopathischen Ausbildungsstätten die gleichen Rechte wie allopathischen Schulen einzuräumen, konnte 1943 in Bengalen die staatliche Institution »General Council and State Faculty of Homoeopathic Medicine« gegründet werden. Nachdem das 1948 ins Leben gerufene offizielle »Homoeopathic Enquiry Committee« fast 300 000 (größtenteils unqualifizierte) homöopathische Heiler gezählt hatte, wurden 1952 die Homöopathen in den ersten Fünfjahresplan für das Gesundheitswesen einbezogen. Durch den 1973 erlassenen »Homoeopathic Central Council Act«, der eine Registrierpflicht für homöopathische Ärzte und Heiler einführte, wurde die Homöopathie schließlich anderen Heilsystemen gleichgestellt und erfreut sich seitdem uneingeschränkter **staatlicher Unterstützung**.

Seitdem hat sich die Zahl homöopathischer (Undergraduate-) **Colleges** (mit 2–4jährigem Programm) auf über 100 vervierfacht und damit fast die der schulmedizinischen Ausbildungszentren erreicht (an 3. Stelle folgen die knapp unter 100 ayurvedischen Colleges). Wurden in den 1980er Jahren im Bundesstaat Uttar Pradesh 413 und in West-Bengalen 186 homöopathische **Ambulanzen** gezählt, so gibt es heute in 23 von 32 indischen Bundesstaaten 2 536 homöopathische **Polikliniken** in staatlicher Trägerschaft (Ayurveda: 8 671; Schulmedizin: 27 495). Neben einem halben Dutzend sehr großer rein homöopathischer pharmazeutischer Betriebe existieren Hunderte von kleinen homöopathischen **Apotheken**. Bereits in den 1970er Jahren erschienen 33 homöopathische **Zeitschriften**, eine Unzahl homöopathischer Publikationen und Nachdrucke homöopathischer Standardwerke.

Mit etwa 140 000 homöopathischen Ärzten, 125 000 ausgebildeten Laienhomöopathen (zusammen 17% des registrierten Heilpersonals) und 250 000 nichtregistrierten homöopathischen Heilern verfügt Indien heute international über die meisten Homöopathen sowie den größten homöopathischen Arzneimittelmarkt.

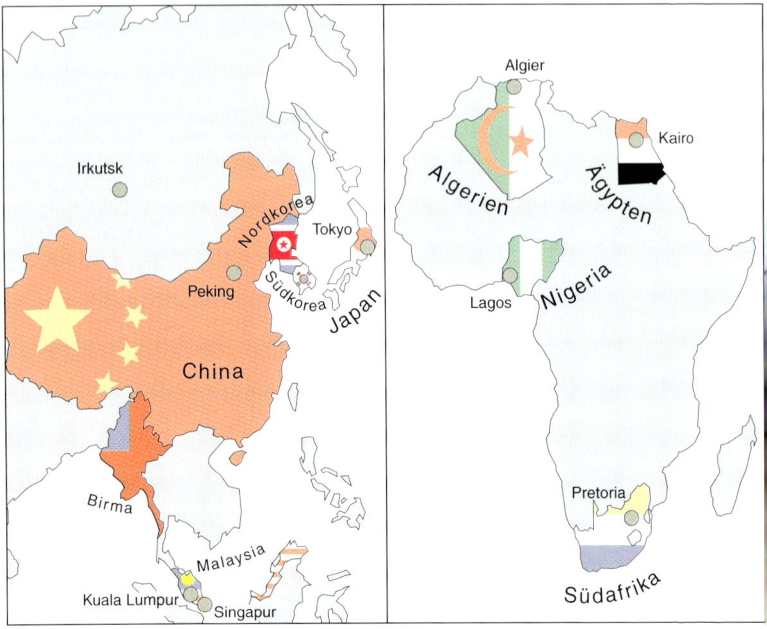

A Die Ausbreitung der Homöopathie in Ostasien und Afrika

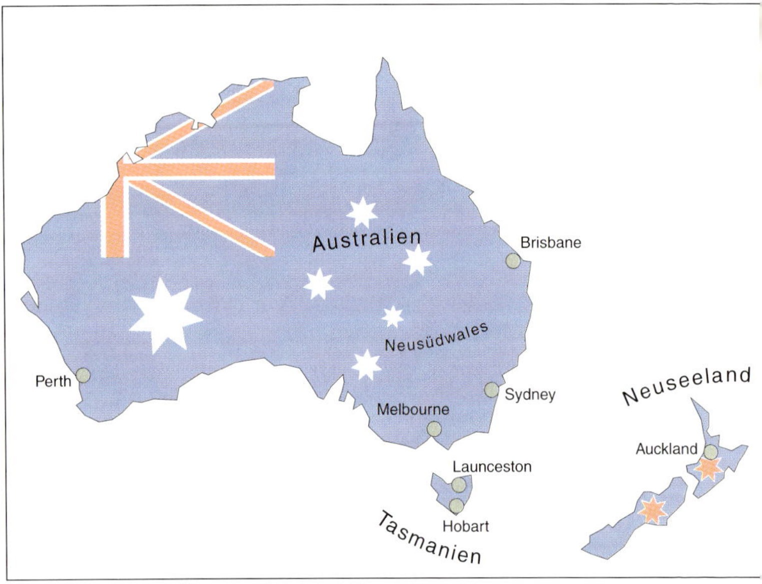

B Die Ausbreitung der Homöopathie in Australien und Neuseeland

Auch in **Pakistan** ist die Homöopathie offiziell anerkannt und wird von über 1200 Ärzten praktiziert. In **Nepal** werden einheimische Studenten seit 1995 an der Bhaktapur International Homoeopathic Clinic von einer internationalen Gruppe von Homöopathen unterrichtet. In **Bangladesh** wird die Homöopathie am kürzlich gegründeten »Institute of Homoeopathic Medicine & Research« nach der 6. Auflage des ›Organons‹ gelehrt, dokumentiert und erforscht.

Australien

Ende der 1830er Jahre ließ sich in Neusüdwales wohl als erster homöopathischer Arzt STEPHEN SIMPSON nieder. 1850 praktizierten JOHN HICKSON und BERIGNY in Melbourne, ab 1857 wandten der Mönch ROSENDO SALVADO (1813–1900) nördlich von Perth und ab 1858 der Geistliche BENJAMIN WILSON (1823–1878) in Brisbane Homöopathie an. 1858/59 kamen die Ärzte K. V. ROCKLITZ aus Wien sowie RAY aus London nach Australien. Erste homöopathische Dispensatorien entstanden 1858 in Sydney und 1869 in Melbourne, erste homöopathische Krankenhäuser Ende der 1870er Jahre in Hobart und Launceston (Tasmanien), 1877/82 in Melbourne und 1902 unter JOHN FIELD DECK (1835–1929) in Sydney; letzteres bestand bis 1945. Im Gegensatz zur Ärzte-Zeitschrift ›Australian Homoeopathic Medical Gazette‹ wandten sich ›Homoeopathic Echo‹ (ab 1855) und ›Australian Homoeopathic Progress‹ (ab 1870) vor allem an Laien.

Trotz der Unterstützung durch angesehene Persönlichkeiten gab es in den 1930er Jahren nur etwa 20 homöopathische Ärzte sowie 4 Krankenhäuser, und in den 1970er Jahren waren in Sydney nur noch drei homöopathische Ärzte bekannt. Einer davon, JOHN GEATES, regte mehrere Schüler zu einer Ausbildung in London (GB) an der Faculty of Homoeopathy an. Unter ihnen war ERIC FISHER, der in Australien ein **Unterrichtsprogramm** für über 100 Ärzte einführte, aus dem inzwischen die dem englischen Standard entsprechende »Australian Medical Faculty of Homoeopathy« hervorgegangen ist. Sie hat heute 25 von britischen Prüfern (in London, Sydney oder anderen Städten) examinierte Mitglieder und betreibt seit 1990 eine homöopathische Ambulanz in Sydney. Außerhalb dieser Organisation praktizieren etwa 50 australische Ärzte eine mehr eklektische Homöopathie. Nichtärztliche Homöopathen haben inzwischen ihren Ausbildungsstandard bis zu 3700 Stunden angehoben. Die zunehmende Herausforderung durch *evidence based medicine* verlangt von homöopathischen Ärzten eine stärkere Zusammenarbeit mit Kollegen auch anderer komplementärmedizinischer Interessen.

In **Neuseeland** führte WILLIAM PURDIE 1849 die Homöopathie ein. Seit 1853 war dort CARL F. FISCHER aus Bayern tätig, der 1858 in Auckland ein Krankenhaus und Dispensatorium eröffnete. 1951 wurde auf Betreiben des Laienpraktikers A. G. GROVE (1898–1974) die »New Zealand Homoeopathic Society« gegründet, die 1992 fast 1400 Mitglieder hatte, davon etwa 20 Ärzte. Neben vier anderen Schulen bietet das »Auckland College of Classical Homoeopathy« einen dreijährigen Fortbildungskurs an.

Afrika

Nach **Südafrika** gelangte die Homöopathie bereits in den 1830er Jahren, wo (vorwiegend deutsche) Missionare »Wunder« mit »kleinen Tassen von heiligem Wasser« vollbrachten. Der erste Arzt war dort PHILIP, ein Geistlicher, der aufgrund seiner Begeisterung für die Homöopathie in Europa noch Medizin studiert hatte. In den 1930er Jahren war unter den Buren die niederländische Übersetzung von GUERNSEYS Ratgeberbuch ›Domestic Homoeopathy‹ stark verbreitet, doch gab es nur wenige homöopathische Ärzte. Neben einzelnen Mitgliedern der britischen »Faculty of Homoeopathy« gibt es heute eine größere Anzahl von Homöopathen, die an einer Fachschule (ähnlich den indischen Colleges) ausgebildet wurden.

Nach **Ägypten** kam die Homöopathie Anfang der 1850er Jahre etwa gleichzeitig durch den österreichischen Arzt VON SONNENBERG (1775–?), der bereits ein homöopathisches Lazarett in Padua geleitet hatte, und BENOÎT MURE (→S. 223). 1858 folgte der der Homöopathie nahestehende deutsche Pharmakologe WILHELM REIL (1820–1880), der dort eine Heilanstalt für Lungenkranke eröffnete und 1872 erster Leibarzt des Khedive wurde.

In **Algerien** bestand in den 1840er Jahren ein Krankenhaus in Staoueli, über das ALEXIS ESPANET (1811–1886), ein Schüler von PÉTROZ in Paris, 1851 berichtete.

In **Nigeria** wurde die Homöopathie in den 1930er Jahren von europäischen Missionaren eingeführt und ist heute durch einige Dutzend mäßig ausgebildete Homöopathen vertreten. Seit 1961 ist sie von der Militärregierung anerkannt und bemüht, in das Medicare-Programm einbezogen zu werden.

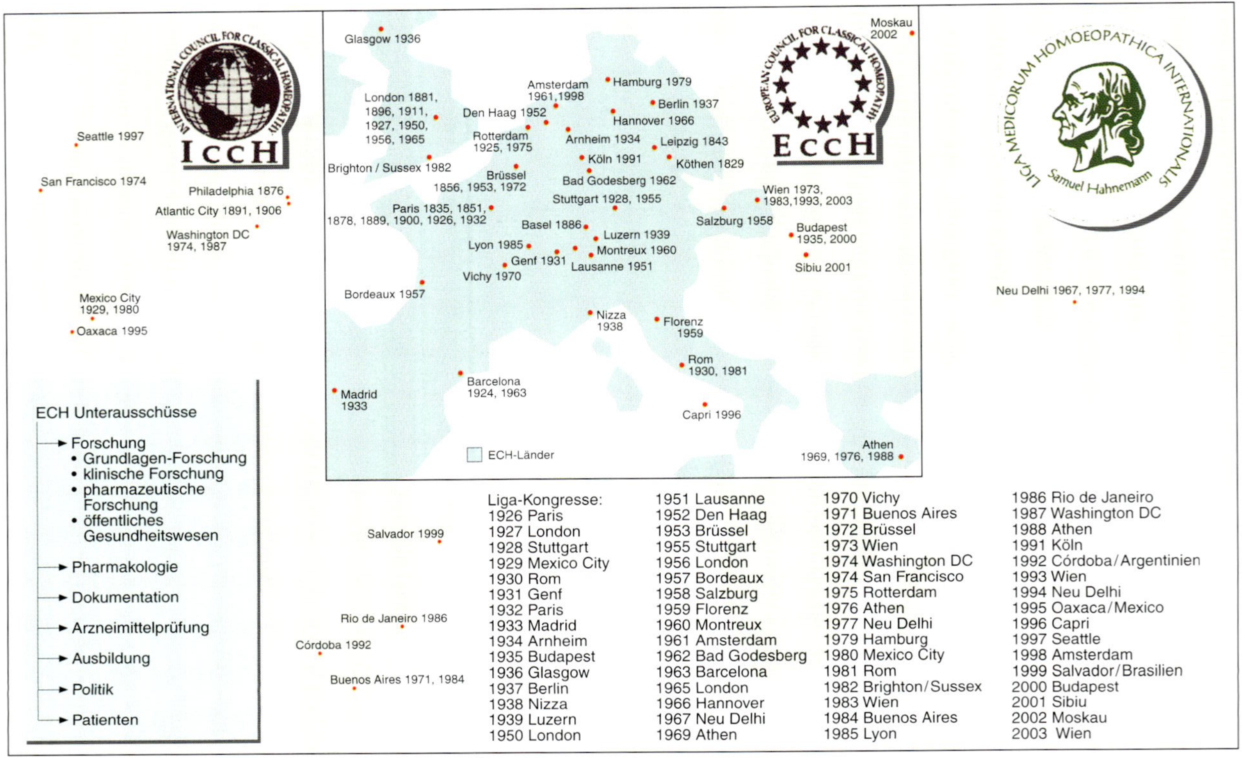

Internationale Kongresse und Organisationen der Homöopathie

Von Anfang an stand die Homöopathie im Zeichen der **Internationalität**. Schon ihr Begründer hatte sein medizinisches Wissen größtenteils im Ausland (Wien, Hermannstadt) erworben, zahlreiche englische und französische medizinische Standardwerke studiert und übersetzt und ab 1835 in Paris praktiziert. Grenzüberschreitend vollzog sich auch die zunächst noch vorwiegend persönliche Verbreitung der neuen Lehre durch Patientenreisen, europäische Verwandtschafts- und Bekanntschaftsnetze des Adels, der Leib- und Militärärzte sowie das Patronagesystem durch politisch einflußreiche Persönlichkeiten. In der zweiten Hälfte des 19. Jahrhunderts zeugen Referate fremdsprachiger Literatur sowie ausländische Forschungsberichte in homöopathischen Fachzeitschriften bzw. eigens dazu geschaffenen Publikationsorganen mit internationalem Korrespondentensystem (wie die 1872 gegründete ›Internationale homöopathische Presse‹) von einem regen Interesse an länderübergreifendem Informationsaustausch. Gleiches gilt für die in derselben Zeit entstandenen internationalen Verzeichnisse homöopathischer Ärzte, Vereine und Institutionen.

Neben internationalen Aktionen wie der Geldsammlung für das Hahnemann-Denkmal in Leipzig (1851) und in Washington (1900) boten auch wissenschaftliche Reisen von Ärzten und weltweite Kongreßteilnahme Gelegenheiten zum Lernens voneinander, ebenso wie die verschiedenen Auswanderungsbewegungen, zum Beispiel nach Amerika.

Die ersten **internationalen Kongresse** zur Homöopathie fanden in Köthen (1829), Paris (1835, 1851), Leipzig (1843) und in Brüssel (1856) statt, wo schließlich die »Internationale homöopathische Vereinigung« gegründet wurde. Seit der anläßlich der Hundertjahresfeier der Vereinigten Staaten 1876 in Philadelphia veranstalteten »World's Homoeopathic Convention« wurden im Fünf-Jahres-Zyklus internationale Kongresse in London (1881), Basel (1886), Saratoga, NY (1891), London (1896), Paris (1900), Atlantic City (1906), London (1911), Barcelona (1924) und Rotterdam (1925) abgehalten. 1911 wurde dabei der »Internationale homöopathische Rat« und 1925 als internationaler Dachverband nationaler homöopathischer Ärzte-Organisationen die »Liga medicorum homoeopathica internationalis« (LMHI) gegründet, zur »Förderung und Verteidigung der Homöopathie in der ganzen Welt und Schaffung einer Verbindung zwischen den approbierten homöopathischen Ärzten und ihren Gesellschaften«. Seitdem wurden und werden, bis auf wenige Unterbrechungen, jährlich internationale Liga-Kongresse durchgeführt, auf denen je nach Tagungsort die jeweils meistvertretene Schule dominiert (Abb.). 1987 kam es zur Abspaltung der »Organisation Médicale Homéopathique Internationale« (OMHI), die erstmals 1988 in Rom und zum zweiten Mal 1996 in Buenos Aires tagte.

1990 wurde von Vertretern homöopathischer Ärztevereinigungen der meisten Mitgliedstaaten der Europäischen Union das **European Committee for Homeopathy** (ECH) ins Leben gerufen, dessen konstituierende Sitzung 1996 in Brüssel stattfand. Inzwischen haben sich acht Unterausschüsse (subcommittees) herausgebildet: Ausbildung, klinische und Grundlagen-Forschung, Pharmakologie, Arzneimittelprüfung, Dokumentation, Politik und Patienten. Zur Sicherstellung einer hochqualifizierten homöopathischen (ärztlichen) Praxis wurde ein gemeinsames europäisches Programm für »Basic Teaching Standards in Homoeopathy« erarbeitet, das nicht nur die Inhalte einer dreijährigen Ausbildung mit europäischem Examen und standardisiertem Diplom beeinhaltet, sondern auch einen »Europäischen Kodex für das Standesverhalten homöopathischer Ärzte«, der über den »Gemeinsamen Europäischen Medizinischen Kodex« (Paris, 1987) der Schulmedizin hinausgeht (Abb.).

Als internationale Interessenvertretung der Verbände professioneller nicht-ärztlicher klassischer Homöopathen wurden 1991 das **European** und das **International Council for Classical Homoeopathy** (ECCH, ICCH) gegründet. Letzteres wird von GEORGE VITHOULKAS und RAJAN SANKARAN (→S. 89, 91) beraten und setzt sich für eine Harmonisierung von Ausbildungsstandards zum Zwecke der weltweiten Anerkennung des eigenen Berufsstandes neben der etablierten Ärzteschaft ein.

Internationale Hilfe bei der Ausbildung klassischer Homöopathen leistet seit Anfang der 1990er Jahre das »London College of Classical Homoeopathy International«, zum Beispiel in Kroatien, Tschechien, Ungarn, Rumänien, Bulgarien und auf Malta.

Anhang

Informationen zur Weiterbildung

Ausbildung im Rahmen des Medizinstudiums:

Gegenstandskatalog für den Zweiten Abschnitt der Ärztlichen Prüfung (GK 3)
(Institut für medizinische und pharmazeutische Prüfungsfragen, 1993)

6. **Homöopathie**
6.1 Definition und Prinzipien
Grundlagen und therapeutische Möglichkeiten
individuelle Stimulation durch spezifische Arzneimittel, Ähnlichkeitsregel
6.2 Indikationen, Kontraindikationen, Risiken
Erweiterung der konventionellen Behandlungsmethoden (= mögliche Indikation)
relative Indikation bei Krankheiten mit überschießenden Reaktionen des Organismus
Kontraindikation bei Nichtmöglichkeit der Stimulation
Risiken bei Nichtbeachtung der Indikation oder toxikologisch relevanter Ausgangsstoffe
6.3 Arzneimittelprüfung
Begriff des Arzneimittelbildes und der Arzneimittelprüfung am Gesunden
Wirkprofile von Homöopathika (Organotropie, Funktionotropie, Personotropie)
6.4 Krankheitsbild
Begriff des Krankheitsbildes und seiner Erfassung
Bedeutung der klinischen Diagnose und der individuellen Merkmale des Patienten für die Arzneimittelwahl
6.5 Dosierungslehre
Ausgangsstoffe für homöopathische Arzneimittel
Bedeutung der Trägersubstanzen
Begriff der Potenzierung
Darreichungsformen von Homöopathika
6.6 abgeleitete Heilsysteme
z. B. fixe Kombinationen homöopathischer Einzelmittel (Komplexmitteltherapie)
6.7 rechtliche Verankerung
Bedeutung des homöopathischen Arzneibuchs (HAB 1)
Aufgabe der Arzneimittelkommission für die homöopathische Therapierichtung am BGA

Ärztliche Weiterbildung:

Richtlinien über den Inhalt der Weiterbildung
(Bundesärztekammer, 1988; Empfehlung an die Landesärztekammern)

II. Bereiche
6. **Homöopathie**
Inhalt der Weiterbildung
1. Vermittlung, Erwerb und Nachweis eingehender Kenntnisse
1.1 im unterschiedlichen Therapieansatz der Homöopathie zur klinischen Medizin. Indikationsstellung für eine Homöotherapie
1.2 des Ähnlichkeitsprinzips
1.3 des homöopathischen Arzneibildes
1.4 der homöopathisch-pharmazeutischen und pharmakologischen Grundbegriffe
1.5 der Geschichte der Homöopathie
1.6 HAHNEMANNS Organon als Grundlage für homöotherapeutisches Vorgehen
1.7 der homöopathischen Lehre von den akuten Krankheiten
1.8 der homöopathischen Lehre von den chronischen Krankheiten
1.9 über den gegenwärtigen Stand wissenschaftlicher Beweisführung homöopathischer Arzneimittelwirkungen und die Prinzipien der wissenschaftlichen Therapieprüfung
2. Vermittlung und Erwerb von Kenntnissen
2.1 in Erhebung einer biographischen Anamnese nach homöopathischen Gesichtspunkten
2.2 in Methodik der Repertorisation
2.3 Teilnahme an einer homöopathischen Arzneimittelprüfung unter wissenschaftlichen Kriterien
2.4 Behandlung
2.4.1 Dokumentation von mindestens fünf eigenen Behandlungsfällen
2.4.2 Arzneidiagnose an mindestens fünf vorgegebenen Krankheitsfällen

Weiterbildungsordnung für Ärzte
(Bayerische Landesärztekammer, 1993/1998)

II. Bereiche
8. **Homöopathie**
Definition:
Die Homöopathie umfaßt die besondere Form der arzneilichen Regulationstherapie zur Steuerung der individuellen körpereigenen Regulation.
Weiterbildungszeit:
1. Nachweis einer mindestens zweijährigen klinischen Tätigkeit.
2. Theoretische und praktische Beschäftigung mit homöopathischen Heilverfahren über mindestens drei Jahre oder eine einjährige Weiterbildung an einem Krankenhaus.
3. Teilnahme an sechs Kursen von einer Woche Dauer mit vierzig Stunden oder wahlweise an einem sechsmonatigen Kurs in der homöopathischen Therapie.

Weiterbildungsinhalt:
Vermittlung, Erwerb und Nachweis besonderer Kenntnisse und Erfahrungen in
- dem unterschiedlichen Therapieansatz der Homöopathie
- der Indikationsstellung für eine Homöotherapie
- der homöopathischen Lehre der akuten und chronischen Krankheiten
- der Dokumentation einer Mindestzahl eigener Behandlungsfälle und der Arzneidiagnose an vorgegebenen Krankheitsfällen.

Richtlinien über den Inhalt der Weiterbildung
(Bayerische Landesärztekammer, 1994/1996)

II. Bereiche
8. **Homöopathie**
1. Erwerb der in der Weiterbildungsordnung aufgeführten Weiterbildungsinhalte.
Hierzu sind nachfolgende Richtzahlen oder Weiterbildungsinhalte nachzuweisen:
- Analyse von 50 Krankheitsfällen (Papierfälle, Patientenvorstellung, Video, eigene Fälle, Life-Fälle)
- Dokumentation von zehn Behandlungsfällen
- Dokumentation der Analyse und Arzneidiagnose bei zehn vorgegebenen Krankheitsfällen, bei denen aus 100 beherrschten Arzneimitteln ausgewählt wird.

2. Teilnahme an sechs Kursen von einer Woche Dauer mit je mindestens 40 Stunden gemäß den Empfehlungen zur inhaltlichen und zeitlichen Gestaltung der in der Weiterbildungsordnung vorgeschriebenen Kurse.
Bei einem sechsmonatigen Lehrgang in der Homöopathie sind die gleichen Inhalte nachzuweisen.

Der Deutsche Zentralverein homöopathischer Ärzte

Bundesvorstand und Geschäftsstelle
(2000)

1. Vorsitzende:
Dr. Lucia Zekorn
Mittelweg 20
20148 Hamburg
Telefon und Fax 040/4500480

2. Vorsitzender:
Gerhard Bleul
Alt-Oranischer Platz 6
65520 Bad Camberg
Telefon 06434/7207, Fax 37199

Ärztlicher Geschäftsführer:
Dr. Thomas Röhrig
Lagerstraße 6
59872 Meschede
Telefon 0291/3689, Fax 9081866

Schatzmeister:
Peter Großgott
Schubertstraße 3
99423 Weimar
Telefon 03643/903101, Fax 903102

Beisitzer Politik:
Dr. Gisela Steinhoff
Knüllstraße 30
37671 Höxter
Telefon 05271/37474

Beisitzer Europäische Angelegenheiten:
Dr. Ulrich Fischer
Grünwälder Straße 10–14
79098 Freiburg
Telefon 0761/34831, Fax 30960

Beisitzer Kassenärztliche Arbeitsgemeinschaft:
Dr. Stefanie Nadler
Nassauische Straße 25
10717 Berlin
Telefon 030/86399948, Fax 86420466

Pressestelle:
Christoph Trapp
Am Hofgarten 5
53113 Bonn
Telefon 0228/639230, Fax 639270
e-mail: dzvhaepr@aol.com

Geschäftsstelle:
Elke Gold-Beckmann
Am Hofgarten 5
53113 Bonn
Telefon 0228/2425330, Fax 2425331

Landesverbände
Vorsitzende (V) sowie Weiterbildungs- und Fortbildungsbeauftragte (W):
(2000)

Baden-Württemberg:
(V) Andreas Gärtner
Schlierbacherstraße 43
73095 Albershausen
Telefon 07161/034793, Fax 934794

(W) Dr. Hartmut Kalchschmidt
Olgastraße 39
75323 Bad Wildbad
Telefon 07081/179148, Fax 179145

Bayern:
(V) Dr. Renate Grötsch
Marktplatz 13
83607 Holzkirchenen
Telefon 08024/93232, Fax 8204659

(W) Dr. Ulf Riker
Rathausgasse 2
81241 München
Telefon 089/836019, Fax 8204659

Berlin-Brandenburg:
(V) Dr. Karin Bandelin
Im Schwarzen Grund 14
14195 Berlin
Telefon 030/8314950

(W) Gertrud Bernhardt
Wittelsbacherstraße 25
10707 Berlin
Telefon 030/86409626, Fax 86409632

Hessen / Rheinland-Pfalz / Saarland:
(V) Karl-Wilhelm Steuernagel
Am Fasanenhof 35
34125 Kassel
Telefon 05661/872096, Fax 872097

(W) Dr. Thomas Koch
Raiffeisenstraße 15
55270 Schwabenheim
Telefon 06130/210, Fax 7775

Mecklenburg Vorpommern:
(V) Dr. Martha Schütte
Asbacher Straße 47
53545 Linz/Rh.
Telefon 02644/807041, Fax 02228-8311

(W) Dr. Dirk Kühn
Kurstraße 5
18181 Graal-Müritz
Telefon und Fax 038206/79192

Niedersachsen:
(V) Dr. Wilhelm Tasche
Straßburger Straße 2 a
26123 Oldenburg
Telefon 0441/87302, Fax 87303

(W) Dr. Jörg M. Feiler
Hauptstraße 5
29596 Stadensen
Telefon 05141/4123

Nordrhein-Westfalen:
(V) Dr. Michael Mertner
Rüschhausweg 3
48161 Münster
Telefon 0251/868228, Fax 868229

(W) Dr. Doris Weidemann
Gottesweg 21
50969 Köln
Telefon 0221/462597, Fax 464679

Sachsen:
(V) Dr. Katharina Tost
Schillerstraße 10
09366 Stollberg
Telefon und Fax 037296/84455

(W) Dr. Silke Meisel
Blumenstraße 92
01307 Dresden
Telefon 0351/2361417

Sachsen-Anhalt:
(V) Dr. Ingrid Bockholt
Ufaer Straße 2
06128 Halle/Saale
Telefon 0345/5320591

(W) Dr. Birgit Mauerhoff-Klapperstück
Clara-Zetkin-Straße 14
06114 Halle/Saale
Telefon 0345/5232223

Schleswig-Holstein / Hansestädte:
(V) Curt Kösters
Eggerstedtstraße 56/58
22765 Hamburg
Telefon und Fax 040/385820

(W) Dr. Klaus Rentrop
Alsterdorfer Straße 299
22297 Hamburg
Telefon 040/517378, Fax 51311441

Thüringen:
(V) Dr. Uwe Reuter
Gartenweg 5
07973 Greitz
Telefon und Fax 03661/670967

(W) Dr. Ellen Roth
Goethestraße 3
07629 Hermsdorf
Telefon 036601/41409

Ärztliche Weiterbildungskurse A-F zur Zusatzbezeichnung »Homöopathie«

Kurs A: Grundlagen der homöopathischen Medizin
- Stellung der Homöopathie in der Gesamtmedizin, Wissenschaftsbegriff
- Das Simile-Prinzip
- Die Arzneimittelprüfung am Gesunden
- Wesen der Krankheit (Verstimmung der Lebenskraft)
- Wesen der Arznei (Kunstkrankheit zur Heilung)
- Arzneimittelbild (Prüfung, Toxikologie, therapeutische Erfahrung)
- Die Potenzierung (Dynamisierung)
- Herstellung und Dosierung homöopathischer Arzneien
- Hahnemanns Leben und seine philosophischen Vorstellungen
- Einführung in die Repertorisation
- Systematik der Arzneimittelbilder am Beispiel von Akutmitteln (Aconitum, Belladonna) und sogenannten Polychresten (Calcarea carbonica, Sulphur)
- Die homöopathische Behandlung von Verletzungen

Kurs B: Homöopathische Fallaufnahme (Anamnese)
- Systematik der homöopathischen Anamnese (Patienten-Bericht, ergänzende Befragung, biographische Anamnese)
- Das vollständige Symptom
- Gesamtheit der Symptome
- Die Individualität des Patienten
- Interaktion zwischen Arzt und Patient
- Aufzeichnung, Dokumentation, Fragebögen
- Unterschied zwischen Krankheits- und Arzneimitteldiagnose
- Kenntnis der Repertorien
- Systematik der Arzneimittelbilder am Beispiel von Lycopodium, Nux vomica, Pulsatilla
- Die homöopathische Behandlung akuter Infekte

Kurs C: Arzneifindung – Einführung in die chronischen Krankheiten
- Gewichtung der Symptome
- Das Wesentliche am Fall, das Wesentliche der Arznei
- Das sonderliche Symptom, Schlüsselsymptome
- Repertorisation und Vergleich mit der Materia medica
- Wahl der geeigneten Potenz
- Eingehende Einführung in die chronischen Krankheiten und die Miasmenlehre
- Begriff der Nosoden
- Beispielhafte Arzneimittel: Kalium carbonicum, Natrium sulphuricum, Acidum nitricum, Mercurius solubilis; Ignatia, Natrium muriaticum, Sepia

Kurs D: Besondere Krankheitsformen – psorisches Miasma
- Akute Krankheiten und Notfälle
- Epidemische Krankheiten
- Krankheiten im Kindesalter
- Einfache chronische Krankheiten
- Einseitige Krankheiten
- Unterdrückung und Symptomenverschiebung
- Einführung in die zweite Verschreibung
- Psorisches Miasma
- Beispielhafte Arzneimittel: Psorinum, Arsenicum album, Silicea; Staphisagria, Causticum, Lachesis

Kurs E: Verlaufsbeobachtung und zweite Verschreibung – sykotisches Miasma
- Beurteilung der Reaktionen auf die Arznei
- Gesetzmäßigkeiten im Heilverlauf (Heringsche Regel)
- Auftreten neuer Symptome
- Interkurrente Erkrankungen
- Hindernisse der Heilung (äußere Einflüsse, Regulationsblockaden, Herde, Unterdrückung, Antidotierung)
- Flankierende Maßnahmen neben einer homöopathischen Therapie
- Behandlungsfehler
- Sykotisches Miasma
- Beispielhafte Arzneimittel: Medorrhinum, Thuja; Phosphor, Platin

Kurs F: Langzeitbehandlung der chronisch Kranken – syphilitisches Miasma
- Handhabung der Langzeitbehandlung an Beispielen
- Syphilitisches Miasma
- Komplizierung der Krankheiten durch Mischung der Miasmen
- Tuberkulinum – Carcinosinum
- Therapie der Geistes- und Gemüts-Krankheiten
- Beispielhafte Arzneimittel: Syphilinum, Aurum; Hyoscyamus, Stramonium
- Unheilbare Fälle, Palliation
- Geschichte der Homöopathie bis in die Gegenwart
- Die verschiedenen gegenwärtigen Strömungen in der Homöopathie

Patienten-Vereinigung Homöopathie

Bundesverband Patienten für Homöopathie e. V.
Burgstraße 20
37181 Hardegsen
Telefon 05505/1070, Fax 959666

Hersteller homöopathischer Arzneimittel (Auswahl)

Deutschland

Arcana – Dr. Sewerin
Austernbrede 7
33330 Gütersloh
Telefon 05241/93010, Fax 38603

Deutsche Homöopathie Union (DHU)
Ottostraße 24
76227 Karlsruhe
Telefon 0721/4093–01, Fax 4093–263

Dr. Willmar Schwabe Arzneimittel
Willmar-Schwabe-Straße 4
76227 Karlsruhe
Telefon 0721/4093–302, Fax 4093–304

Gudjons – Homöopathisches Labor
Höfatsweg 21
86391 Stadtbergen-Deuringen
Telefon 0821/438442, Fax 438444

Heel – Biologische Heilmittel
Dr.-Reckeweg-Straße 2–4
76532 Baden-Baden
Telefon 07221/501–00, Fax 501–210

Hevert Arzneimittel
In der Weiherwiese 1
55569 Nußbaum
Telefon 06751/910–0, Fax 910–150

Homöopathische Arzneimittel Barthel
Postfach 57
82069 Hohenschäftlarn
Telefon 08178/8091, Fax 6345

Iso-Arzneimittel
Bunsenstraße 6–10
76275 Ettlingen
Telefon 07243/10603, Fax 106169

Madaus
Ostmerheimer Straße 198
51109 Köln
Telefon 0221/8998–0, Fax 8998–701

Naturarzneimittel Regneri
Carl-Zeiss-Straße 4
76275 Ettlingen
Telefon 07243/510–0, Fax 510–100

Pascoe Pharmazeutische Präparate
Schiffenberger Weg 55
35394 Gießen
Telefon 0641/7960–0, Fax 7960–119

Pflüger Homöopathisches Laboratorium
Bielefelder Straße 17
33378 Rheda-Wiedenbrück
Telefon 05242/92820, Fax 55932

Pharmazeutische Fabrik Dr. Reckeweg
Berliner Ring 32
64625 Bensheim
Telefon 06251/1097–0, Fax 3342

Staufen Pharma
Bahnhofstraße 35
73033 Göppingen
Telefon 07161/676–0, Fax 676–298

Steigerwald Arzneimittelwerk
Havelstraße 5
64295 Darmstadt
Telefon 06151/3305–0, Fax 3305–410

Wala Heilmittel
Boßlerweg 2
73087 Eckwälden/Bad Boll
Telefon 07164/930–0, Fax 930–296

Weleda Heilmittelbetriebe
Möhlerstraße 3–5
73525 Schwäbisch Gmünd
Telefon 07171/919–0, Fax 919–226

Europa

Schweiz:
Laboratoire homéopathique D. Schmidt-Nagel
27, Rue du Pré-Bouvier – CP 310
CH-1217 Meyrin 1/Genève
Telefon 004122/7191919, Fax 7191920

Homöosana
Sennweidstraße 45
CH-6312 Steinhausen-Zug
Telefon 004141/7401360

Omida Homöopathische Arzneimittel
Erlistraße 2
CH-6403 Küssnacht am Rigi
Telefon 004141/8541820, Fax 8541821

Spagyros AG
CH-3073 Gümlingrn
[Vertr. f. Dtld.:] F. Zilly, Eckbergstraße 18
D-76534 Baden-Baden
Telefon 07221/73734, Fax 73733

Österreich:
Dr. Peithner GmbH & Co
Richard Strauß Straße 13
A-1232 Wien
Telefon 00431/6162644–0, Fax 6162644–18

Belgien:
Homeoden-Heel
Kasteellaan 76
B-9000 Gent
Telefon 00329/2659565, Fax 2230076

Niederlande:
VSM Geneesmiddelen
Berenkoog 35
NL-1822 BH Alkmaar
Telefon 003172/5661122, Fax 5623883

Großbritannien:
Nelsons Homoeopathic Pharmacies
73 Duke Street
Grosvenor Square
London W1M 6BY
Telefon 0044171/4952404

Ainsworths Homoeopathic Pharmacy
36 New Cavendish Street
London W1M 7LH
Telefon 0044171/9355330, Fax 4864313

Helios Homoeopathic Pharmacy
89–97 Camden Road
Tunbridge Wells
Kent TN1 2QR
Telefon 00441892/536393, Fax 546850
e-mail: pharmacy@helios.co.uk

Frankreich:
Laboratoire Boiron
20, Rue de la Libération
F-69110 Ste-Foy-Les Lyon
Telefon 0033/72324020, Fax 78592708

Laboratoire Dolisos Homoeopathique
Rue Georges Auric 13
F-75019 Paris
Telefon 00331/44523232, Fax 42716002

Italien:
Loacker Remedia Srl
Brennerstraße 16
I-39050 Blumau
Telefon 0039471/353355, Fax 353133

USA
Boericke & Tafel Inc.
2381 Circadian Way
Santa Rosa, CA 95407
Telefon 001707/571–8202, Fax 571–8237

Vertrieb homöopathischer Computerprogramme (Auswahl)

Radar / Exlibris:
Computer- und Software-Partner GmbH
Reinhard Rosé (Geschäftsführer)
Krottenkopfstraße 2
86926 Greifenberg
Telefon 08192/93060, Fax 7806
Handy 0171/6426828
e-mail: <Hahnemann@t-online.de>

MacRepertory / ReferenceWorks:
MacRepertory Deutschland-Österreich
Cornelia Maria Marent (Inhaberin)
Joachim-Friedrichstraße 3
10711 Berlin
Telefon 030/89094490, Fax 89094491
e-mail: <c.marent@berlin.snafu.de>

Homöopathische Arzneimittel (Auswahl)

Abies–n.	Abies nigra / Amerikanische Schwarzfichte
Abrot.	Abrotanum / Eberraute
Acon.	Aconitum / Sturmhut, Blauer Eisenhut
Aesc.	Aesculus hippocastanum / Roßkastanie
Aeth.	Aethusa cynapium / Hundspetersilie
Agar.	Agaricus muscarius / Fliegenpilz
Agn.	Agnus castus / Keuschlamm, Mönchspfeffer
Ail.	Ailanthus glandulosa / Götterbaum
Alet.	Aletris farinosa / Sternwurzel, Runzelwurzel
All–c.	Allium cepa / Küchenzwiebel
All–s.	Allium sativum / Knoblauch
Aloe	Aloe socotrina / Aloe africana
Alum.	Alumina / Tonerde
Ambr.	Ambra grisea / Grauer Amber (Pottwal)
Am-br.	Ammonium bromatum / Ammoniumbromid
Am–c.	Ammonium carbonicum / Ammoniumcarbonat
Am–m.	Ammonium muriaticum / Ammoniumchlorid
Am–i.	Ammonium iodatum / Ammoniumjodid
Anac.	Anadardium orientale / Malakkanuß
Ang.	Angustura vera / Angusturarinde
Anh.	Anhalonium Lewinii / Peyotl-Kaktus
Ant–c.	Antimonium crudum / Grauer Spießglanz
Ant–t.	Antimonium tartaricum / Brechweinstein
Apis	Apis mellifica / Honigbiene
Apoc.	Apocynum cannabinum / Indianerhanf
Aran.	Aranea diadema / Kreuzspinne
Arg–m.	Argentum metallicum / Silber
Arg–n.	Argentum nitricum / Höllenstein, Silbernitrat
Arist-cl.	Aristolochia clematitis / Osterluzei
Arn.	Arnica montana / Bergwohlverleih
Ars.	Arsenicum album / Arsenik
Ars–i.	Arsenicum iodatum / Arsentrijodid
Arum–t.	Arum triphyllum / Zehrwurzel, Indianerrübe
Asaf.	Asa foetida / Stinkasant
Asar.	Asarum europaeum / Haselwurz
Aur.	Aurum metallicum / Blattgold, Goldpulver
Aven.	Avena sativa / Hafer
Bapt.	Baptisia tinctoria / Wilder Indigo
Bar–c.	Baryta carbonica / Bariumcarbonat
Bell.	Atropa Belladonna / Tollkirsche
Bell–p.	Bellis perennis / Gänseblümchen
Berb.	Berberis vulgaris / Berberitze, Sauerdorn
Bism.	Bismuthum subnitricum / Basisches Wismutnitrat
Bor.	Borax veneta / Natriumtetraborat
Bov.	Bovista / Bovist, Staubschwamm
Brom.	Bromium / Brom
Bry.	Bryonia alba / Weiße Zaunrübe
Bufo	Bufo rana / Kröte
Cact.	Cactus grandiflorus / Königin der Nacht
Calc.	Calcarea carbonica Hahnemanni / Austernschalenkalk
Calc–p.	Calcarea phosphorica / Calciumhydrogenphosphat
Calen.	Calendula officinalis / Ringelblume
Camph.	Camphora / Kampfer
Cann–i.	Cannabis indica / Indischer Hanf
Cann–s.	Cannabis sativa / Hanf

Canth. Cantharis vesicatoria / Spanische Fliegen
Caps. Capsicum annuum / Paprika
Carb-an. Carbo animalis / Tierkohle
Carb–v. Carbo vegetabilis / Holzkohle
Card–m. Carduus marianus / Mariendistel
Caul. Caulophyllum / Frauenwurzel
Caust. Causticum Hahnemanni / (Ätzstoff)
Cham. Chamomilla / Kamille
Chel. Chelidonium majus / Schöllkraut
Chin. China regia, Cinchona succirubra / Chinarinde
Chin-ar. Chininum arsenicosum / Chininarsenit
Chin–s. Chininum sulfuricum / Chininsulfat
Cic. Cicuta virosa / Wasserschierling
Cimic. Cimicifuga racemosa / Wanzenkraut
Cina Cina maritima, Artemisia Cina / Zitwersamen, Wurmsamen
Cinnb. Cinnabaris / Zinnober, Rotes Quecksilbersulfid
Clem. Clematis recta / Aufrechte Waldrebe
Cocc. Cocculus indicus / Kockelskörner
Coc–c. Coccus cacti / Cochenille-Laus
Coff. Coffea / Kaffee
Colch. Colchicum autumnale / Herbstzeitlose
Coloc. Colocynthis / Koloquinte
Con. Conium maculatum / Gefleckter Schierling
Conv. Convallaria majalis / Maiglöckchen
Cor–r. Corallium rubrum / Edelkoralle
Croc. Crocus sativus / Safran
Crot–h. Crotalus horridus / Klapperschlange
Crot–t. Croton tiglium / Purgierbaum
Cupr. Cuprum metallicum / Kupfer
Cycl. Cyclamen europaeum / Alpenveilchen
Dig. Digitalis purpurea / Roter Fingerhut
Dros. Drosera rotundifolia / Sonnentau
Dulc. Solanum dulcamara / Bittersüß
Echi. Echinacea angustifolia / Schmalblättrige Kegelblume
Elaps Elaps corallinus / Korallenschlange
Elat. Elaterium officinarum / Springgurke
Equis. Equisetum hiemale / Winterschachtelhalm
Erig. Erigeron canadensis / Kanadisches Berufskraut
Eup-per. Eupatorium perfoliatum / Wasserhanf
Euphr. Euphrasia officinalis / Augentrost
Euph. Euphorbium officinarum / Euphorbium
Ferr. Ferrum metallicum / Eisen
Form. Formica rufa / Waldameise
Gels. Gelsemium sempervirens / Gelber Jasmin
Glon. Glonoinum / Nitroglycerin
Graph. Graphites / Reißblei
Grat. Gratiola officinalis / Gottesgnadenkraut
Guaj. Guajacum officinale / Pockenholzbaum
Ham. Hamamelis virginica / Virginische Zaubernuß
Hed. Hedera helix / Efeu
Hell. Helleborus niger / Christrose, Christwurz, schwarze Nieswurz
Hep. Hepar sulphuris calcareum / Kalkschwefelleber
Hydr. Hydrastis canadensis / Kanadische Gelbwurz
Hyos. Hyoscyamus / Bilsenkraut
Hyper. Hypericum perforatum / Johanniskraut
Ign. Ignatia amara / Ignazbohne
Ip. Ipecacuanha / Brechwurzel
Iris Iris versicolor / Schwertlilie
Iod. Iodum purum / Jod
Kali-bi. Kalium bichromicum / Kaliumdichromat
Kali–c. Kalium carbonicum / Kaliumkarbonat
Kali-br. Kalium bromatum / Kaliumbromat
Kali–i. Kalium iodatum / Kaliumjodid
Kali–p. Kalium phosphoricum / Kaliumphosphat
Kali–s. Kalium sulphuricum / Kaliumsulfat
Kalm. Kalmia latiflora / Berglorbeer
Kreos. Kreosotum / Buchholzteerdestillat
Lac–c. Lac caninum / Hundemilch
Lach. Lachesis / Buschotter
Lat–m. Latrodectus mactans / Schwarze Witwe
Laur. Laurocerasus / Kirschlorbeer
Led. Ledum palustre / Sumpfporst
Lil–t. Lilium tigrinum / Tigerlilie
Lith–c. Lithium carbonicum / Lithiumcarbonat
Lob. Lobelia inflata / Indischer Tabak
Lyc. Lycopodium clavatum / Bärlapp
Mag–c. Magnesia carbonica / Magnesiumcarbonat
Mag–m. Magnesia muriatica / Magnesiumchlorid
Mag–p. Magnesia phosphorica / Magnesiumphosphat
Mag–s. Magnesia sulphurica / Magnesiumsulfat
Mand. Mandragora officinarum / Alraune
Mang. Manganum aceticum / Manganacetat
Med. Medorrhinum / Trippernosode
Meli. Melilotus officinalis / Steinklee
Merc. Mercurius solubilis Hahnemanni / Lösliches Quecksilber
Merc–d. Mercurius dulcis / Calomel
Merc–c. Mercurius sublimatus corrosivus / Sublimat
Mez. Daphne mezereum / Seidelbast

Mill.	Achillea millefolium / Schafgarbe
Mosch.	Moschus / Moschusochse
Murx.	Murex purpureus / Molluske (Purpurschnecke)
Naja	Naja tripudians / Kobra, Brillenschlange
Nat–c.	Natrum carbonicum / Natriumcarbonat
Nat–m.	Natrum muriaticum / Kochsalz
Nat–s.	Natrum sulphuricum / Natriumsulphat
Nat–p.	Natrum phosphoricum / Natriumphosphat
Nicc.	Niccolum metallicum / Nickel
Nux–m.	Nux moschata / Muskatnuß
Nux–v.	Nux vomica / Brechnuß, Krähenaugen
Olnd.	Oleander / Rosenlorbeer
Op.	Opium / Schlafmohn
Paeon.	Paeonia officinalis / Pfingstrose
Petr.	Petroleum / Steinöl
Petros.	Petroselinum sativum / Petersilie
Phos.	Phosphorus / Gelber Phosphor
Phyt.	Phytolacca decandra / Kermesbeere
Plan.	Plantago major / Breitblättriger Wegerich
Plat.	Platinum metallicum / Platin
Plb.	Plumbum metallicum / Blei
Plb–a.	Plumbum aceticum / Bleizucker
Podo.	Podophyllum / Maiapfel
Psor.	Psorinum / Krätznosode
Puls.	Pulsatilla pratensis / Kuhschelle, Küchenschelle
Ran–b.	Ranunculus bulbosus / Hahnenfuß
Rheum	Rheum palmatum / Rhabarber
Rhod.	Rhododendron chrysanthum / Goldgelbe Alpenrose
Rhus–t.	Rhus toxicodendron / Giftsumach
Rob.	Robinia pseudacacia / Akazie
Rumx.	Rumex crispus / Krauser Ampfer
Ruta	Ruta graveolens / Weinraute, Edelraute
Sabad.	Sabadilla officinalis / Läusesamen
Sabal	Sabal serrulatum / Zwergpalme
Sabin.	Sabina Juniperus / Sadebaum
Samb.	Sambucus nigra / Schwarzer Holunder
Sang.	Sanguinaria canadensis / Blutwurz
Sars.	Sarsaparilla / Stechwinde
Sec.	Secale cornutum / Mutterkorn
Sel.	Selenium / Selen
Sep.	Sepia / Tintenfisch
Sil.	Silicea / Kieselsäure
Spig.	Spigelia anthelmia / Wurmkraut
Spong.	Spongia tosta / Röstschwamm
Stann.	Stannum metallicum / Zinn
Staph.	Delphinium staphisagria / Stephanskörner, Läusepfeffer
Stict.	Sticta pulmonaria / Lungenflechte
Stram.	Datura stramonium / Stechapfel
Sulph.	Sulphur lotum / Schwefelblüte
Sul–i.	Sulphur iodatum / Jodschwefel
Symph.	Symphytum officinale / Beinwell
Syph.	Syphilinum / Syphilisnosode
Tab.	Tabacum / Tabak
Tarent.	Tarentula hispanica / Tarantel
Tarax.	Taraxacum officinale / Löwenzahn
Ter.	Terebinthina oleum / Terpentinöl
Teucr.	Teucrium marum verum / Katzengamander
Ther.	Theridion curassavicum / Orangenspinne
Thuj.	Thuja occidentalis / Lebensbaum
Thyr.	Thyreoidinum / Schilddrüsenextrakt
Tub–k.	Tuberculinum Koch / Tuberkulinnosode
Verat.	Veratrum album / Weiße Nieswurz
Verb.	Verbascum thapsiforme / Königskerze
Vib.	Viburnum opulus / Schneeball
Viol–t.	Viola tricolor / Stiefmütterchen
Vip.	Vipera berus / Kreuzotter
Visc.	Viscum album / Mistel
Zinc.	Zincum metallicum / Zink

Bibliographie

Methodik

Lehrbücher, Theorie

Allen, James Henry: The Chronic Miasms. Psora and Pseudo-Psora. Chicago 1904–05. ND New Delhi 1993 (dt. Die chronischen Krankheiten. Die Miasmen. Bd. 1, Textband. Aachen 1987; Die chronischen Miasmen. Psora und Pseudopsora. Sykosis. Schäftlarn 1996)

Boericke, Garth: A Compend of the Principles of Homoeopathy for Students in Medicine. Philadelphia 1929, ND New Delhi 1991

Boericke, William: A Compend of the Principles of Homoeopathy. San Francisco 1896, ND New Delhi 1990

Boyd, Hamish: Introduction to Homoeopathic Medicine. Beaconsfield 1989 (dt. Fundamente der Homöopathie. Basiswissen und Grundlagen. Stuttgart 1995)

Braun, Artur: Methodik der Homöotherapie. Leitfaden für die Ärztekurse in homöopathischer Medizin. Regensburg 1975, Stuttgart [6]1998

Close, Stuart: The Genius of Homoeopathy. Lectures and Essays on Homoeopathic Philosophy. Philadelphia 1925. ND New Delhi 1993

Dorcsi, Mathias: Medizin der Person. Heidelberg [4]1982

–: Einführung in die Homöopathie (=Homöopathie, Bd. 1). Heidelberg 1987, [7]1992

–: Homöopathie heute. Ein praktisches Handbuch. Reinbek 1992

Dunham, Carroll: Homoeopathy. The Science of Therapeutics. New York 1877. ND New Delhi 1984

Farrington, Harvey: Homeopathy and Homeopathic Prescribing. ND New Delhi 1993 (dt. Kompaktkurs Homöopathie. Berg 1992)

Gallavardin, Jean-Pierre: Psyche und Homöopathie. Behandlung von Charakter- und Intelligenzfehlern. Berg [3]1991

Hahnemann, Samuel: Organon der Heilkunst. 6. Aufl. von 1842. Textkritische Ausgabe. Hg. v. Josef M. Schmidt. Heidelberg 1992, ND 1999; Standardausgabe. Hg. v. Josef M. Schmidt. Heidelberg 1996, ND 1999

Illing, Kurt-Hermann: Homöopathie für Anfänger (=Homöopathische Taschenbücher, Bd. 1). Heidelberg 1984, [4]1992

–: Klassische Homöopathie (=Homöopathische Taschenbücher, Bd. 4). Heidelberg 1988, [2]1997

Kent, James Tyler: Lectures on Homoeopathic Philosophy. Evanston 1900, Berkeley 1979, ND New Delhi 1985 (dt. Zur Theorie der Homöopathie. Kents Vorlesungen über Hahnemanns Organon. Leer 1973, Heidelberg [4]1996; Kommentar zum Organon der Heilkunst von Dr. med. Samuel Hahnemann. Celle 1992; Prinzipien der Homöopathie. Schäftlarn 1996)

Köhler, Gerhard: Lehrbuch der Homöopathie. Bd. 1, Grundlagen und Anwendung. Stuttgart 1982, [7]1999

Masi-Elizalde, Alfonso; Preis, Stefan: Überarbeitung der Lehre, Materia Medica und Technik der Homöopathie. Hg. v. Jürgen Faust. Hör-Grenzhausen 1993

Meili, Walter: Grundkurs in Klassischer Homöopathie. Stuttgart 1989

Meyer-König, Peter: Leitfaden für den Umgang mit Q-Potenzen. Göttingen 1995

Müller, Hugbald Volker: Die Farbe als Mittel zur Simillimumfindung in der Homöopathie. 3 Bde. Heidelberg 1990–95

Nash, Eugene Beauharnais: How to Take the Case and to Find the Simillimum. Philadelphia 1907, ND New Delhi o. J.

Ortega, Proceso Sanchez: Apuntes sobre los miasmas o enfermedades crónicas de Hahnemann. Buenos Aires 1983 (=dt. Die Miasmenlehre Hahnemanns. Diagnose, Therapie und Prognose der chronischen Krankheiten. Heidelberg [5]2000)

Ritter, Hans; Wünstel, Georg: Homöopathische Propädeutik. Stuttgart [2]1988

Sankaran, Rajan: The Spirit of Homoeopathy. Bombay 1991, [2]1992 (dt. Das geistige Prinzip der Homöopathie. Bombay 1995)

–: The Substance of Homoeopathy. Bombay 1994 (dt. Die Substanz der Homöopathie. Bombay 1996)

– (Hg.); Sankaran, Pichiah.: The Elements of Homoeopathy. 2 Bde. Bombay 1996

Schramm, Hans-Jürgen: Psychosomatik und Homöopathie. Stuttgart 1994

Sherr, Jeremy Yaakov: The Dynamics and Methodology of Homoeopathic Provings. West Malvern 1994 (dt. Die homöopathische Arzneimittelprüfung. Dynamik und Methode. Rösrath 1998)

Vannier, Léon; Meng, Heinrich: Einführung in das Studium der Homöopathie. Stuttgart 1922

Vithoulkas, George: The Science of Homeopathy. New York 1980 (dt. Die wissenschaftliche Homöopathie. Theorie und Praxis naturgesetzlichen Heilens. Göttingen 1986, [5]1993)

Wright-Hubbard, Elizabeth: A Brief Study Course in Homoeopathy. St. Louis, Mo. 1977 (dt. Das Studium der klassischen Homöopathie. Heidelberg 1990, [2]1993)

Praxis

Arzneimittellehren

Allen, James Henry: The Chronic Miasms. Chicago 1904–05. ND New Delhi 1993 (dt. Die chronischen Krankheiten. Die Miasmen. Bd. 2, Materia medica. Aachen 1989, [2]1993)

Allen, Henry Clay: Keynotes and Characteristics with Comparisons of Some of the Leading Remedies of the Materia Medica. Philadelphia 1898, ND New Delhi 1992 (dt. Leitsymptome wichtiger Arzneimittel der homöopathischen Materia medica. Göttingen [4]1994)

–: The Materia Medica of the Nosodes with Provings of the X-Ray. Philadelphia 1910, ND New Delhi 1993 (dt. Nosoden. Berg 1987, [3]1996)

Allen, Timothy Field: The Encyclopedia of Pure Materia Medica. 10 Bde. New York, Philadelphia 1874–79, ND New Delhi 1992

–: A Handbook of Materia Medica, and Homeopathic Therapeutics. Philadelphia 1889, ND New Delhi 1992

Barthel, Horst: Charakteristika homöopathischer Arzneimittel. 2 Bde. Berg 1984–90

Boericke, William: Pocket Manual of Homoeopathic Materia Medica. San Francisco 1910, [9]1927, ND New Delhi 1989 (dt. Homöopathisches Taschenbuch. Berg 1991; Homöopathische Mittel und ihre Wirkungen. Leer [5]1995; Handbuch der homöopathischen Materia medica. Heidelberg [2]1996)

Boger, Cyrus Maxwell: A Synoptic Key of the Materia Medica. Parkersburg 1915, [3]1928, ND New Delhi 1995

–: Vorlesungen über Materia Medica. Heidelberg 1989

Bönninghausen, Clemens v.: Übersicht der Haupt-Wirkungs-Sphäre der antipsorischen Arzneien sowie der antisyphilitischen und antisykotischen und ihrer charakteristischen Eigentümlichkeiten. Münster 1833. ND München 1978

Candegabe, Eugenio F.: Materia médica comparada. Buenos Aires 1989 (dt. Vergleichende homöopathische Arzneimittellehre. Göttingen 1990, [2]1994)

Charette, Gilbert: Homöopathische Arzneimittellehre für die Praxis. Stuttgart 1958, [7]1997

Clarke, John Henry: A Dictionary of Practical Materia Medica. 3 Bde. London 1925, ND New Delhi 1992 (dt. Der Neue Clarke. 10 Bde. Bielefeld 1990–96; Praktische Materia medica. 2 Bde. Schäftlarn 1994)

Coulter, Catherine R.: Portraits of Homoeopathic Medicines. 3 Bde. Berkeley, Calif. 1986–98 (dt. Portraits homöopathischer Arzneimittel. Zur Psychosomatik ausgewählter Konstitutionstypen. 2 Bde. Heidelberg 1988–91, [5]1998)

Cowperthwaite, Allen Corson: A Text-book of Materia Medica and Therapeutics. Philadelphia 1880, [11]1917, ND New Delhi 1993

Dahlke, Paul: Arzneimittellehre. Berlin 1914, [2]1928

Dewey, Willis Alonzo: Essentials of Homoeopathic Materia Medica and Homoeopathic Pharmacy. ND New Delhi [4]1983 (dt. Homöopathische Grundlagen in Frage und Antwort. Heidelberg [7]1993)

Dorcsi, Mathias: Arzneimittellehre (=Homöopathie, Bd. 5). Heidelberg 1985, [3]1991

Dunham, Carroll: Lectures on Materia Medica. Philadelphia 1878, ND New Delhi 1991

Farrington, Ernest Albert: A Clinical Materia Medica. Philadelphia 1887, [4]1908, ND New Delhi 1992 (dt. Klinische Arzneimittellehre. Leipzig 1891, [2]1913, ND Göttingen 1998)

–: Vergleichende Arzneimittellehre. Ruppichteroth 1996

Fellenberg-Ziegler, Ferdinand Albert v.: Kleine homöopathische Arzneimittellehre. Leipzig 1872, Heidelberg [25]1998

Friedrich, Edeltraud; Friedrich, Peter: Charaktere homöopathischer Arzneimittel. 2 Bde. Höhenkirchen [2]1992

Gawlik, Willibald: Arzneimittelbild und Persönlichkeitsportrait. Stuttgart 1990, [2]1996

Gerd-Witte, Heinrich: Kompendium der homöopathischen Arzneisymptome. Heidelberg 1981; Übersicht der homöopathischen Arzneisymptome. Schäftlarn [2]1993

Gladwin, Fredericia E.: The People of the Materia Medica World. A Comparative Materia Medica. ND New Delhi 1974 (dt. Die Materia Medica Familie. Heidelberg [3]1994)

Groß, Rudolf Hermann: Comparative Materia Medica. Hg. v. Constantin Hering. Philadelphia 1867, ND New Delhi 1993 (dt. Vergleichende Arzneiwirkungslehre. Leipzig 1892; Vergleichende Materia Medica. Berg 1985)

Guernsey, Henry Newell: Key-notes to the Materia Medica. Philadelphia 1887, ND

New Delhi 1994 (dt. Keynotes zur Materia Medica. Hidelberg [2]1999)
Gutman, William: Grundlage der Homöopathie und das Wesen der Arznei. Eine Neudarstellung von Arzneibildern. Heidelberg 1979, [2]1987
Gypser, Klaus-Henning (Hg.); Wilbrand, Rainer (Hg.): Gesammelte Arzneimittelprüfungen aus Stapfs ›Archiv für die homöopathische Heilkunst‹ (1822–1848). 4 Bde. Heidelberg 1991–94
Hahnemann, Samuel: Reine Arzneimittellehre. 6 Bde. Dresden 1811–21, Dresden, Leipzig [2]1822–27, [3]1830–33, ND Heidelberg [6]1995 (am. Materia Medica Pura, 2 Bde. New York 1846, Philadelphia 1880, ND New Delhi 1992)
–: Die chronischen Krankheiten, ihre eigentümliche Natur und homöopathische Heilung. 4 Bde. Dresden, Leipzig 1828–30; 5 Bde. Dresden, Leipzig, Düsseldorf [2]1835–39, ND Heidelberg [6]1995 (am. The Chronic Diseases. 2 Bde. New York 1845–46, Ann Arbor 1889, Philadephia 1904, ND New Delhi 1991)
Hale, Edwin Moses: The Characteristics of the New Remedies. Detroit [3]1873, ND New Delhi (dt. Neue amerikanische Heilmittel. Leipzig 1873)
Hartlaub, Carl Georg Christian; Trinks, Carl Friedrich: Reine Arzneimittellehre. 3 Bde. Leipzig 1828–31. ND Hamburg o. J.
Heinigke, Carl: Handbuch der homöopathischen Arzneiwirkungslehre. Leipzig 1880 (am. Pathogenetic Outlines of Homoeopathic Drugs. New York 1880)
Hering, Constantin: Condensed Materia Medica. Rev. by Ernest Albert Farrington. New York, Philadelphia 1877, ND New Delhi 1988 (dt. Kurzgefaßte Arzneimittellehre. 2 Bde. Berlin 1889–93, ND [5]1995)
–: The Guiding Symptoms of Our Materia Medica. 10 Bde. 1879–91, ND New Delhi 1971 (dt. Leitsymptome unserer Materia medica. 10 Bde. Aachen 1992–98)
Hughes, Richard: A Manual of Pharmacodynamics. London 1867, [6]1893, ND New Delhi 1991
–(Hg.): A Cyclopaedia of Drug Pathogenesy. 4 Bde. London 1886–91, ND New Delhi 1988
Jahr, Georg Heinrich Gottlieb: Handbuch der Haupt-Anzeigen für die richtige Wahl der homöopathischen Heilmittel. Düsseldorf 1835, ND München 1978
–: Ausführlicher Symptomen-Kodex der homöopathischen Arzneimittellehre. 2 Bde. Leipzig 1843, [3]1848, ND Hamburg 1990 (am. Hull's Jahr: A New Manual of Homoeopathic Practice. Allentown 1836, London, Paris [2]1847, ND New Delhi 1991)
Jouanny, Jacques: The Essentials of Homeopathic Materia Medica. Lyon 1984
Julian, Othon André: Matière Médicale d'Homéotherapie. Paris 1971 (dt. Materia medica der Nosoden. Heidelberg [9]1999)
–: Neuere homöopathische Arzneimittelbilder. Regensburg 1988
Kastner, Raimund Friedrich (Hg.): Bönninghausens Physiognomik der homöopathischen Arzneimittel und die Arzneiverwandtschaften. Heidelberg 1995
Keller, Georg v.: Symptomensammlungen homöopathischer Arzneimittel. 14 Bde. 1973–87
Kent, James Tyler: Lectures on Homoeopathic Materia Medica. Philadelphia 1905. ND New Delhi 1985 (dt. Homöopathische Arzneimittelbilder. Berlin 1919–20, Ulm 1958, Heidelberg [9]1997)
–: New Remedies, Clinical Cases… Chicago 1926, ND New Delhi 1994 (Neue Arzneimittelbilder der Materia medica homoeopathica. Heidelberg [4]1997)
Lathoud, Joseph Amédée: Etudes de Matière Médical Homéopathique. Lyon 1932 (dt. Materia medica. Berg [2]1994)
Leeser, Otto: Lehrbuch der Homöopathie. Bd. 2–5. Heidelberg [4]1988 (am. Text Book of Homeopathic Materia Medica. ND New Delhi 1993)
Lippe, Adolph v.: Text Book of Materia Medica. Philadelphia 1866, ND New Delhi 1988
–: Keynotes of the Homoeopathic Materia Medica. Philadelphia 1905. ND New Delhi 1984
Masi-Elizalde, Alfonso: Materia medica homoeopathica. Luzern 1996
Mezger, Julius: Gesichtete homöopathische Arzneimittellehre. 2 Bde. Saulgau 1951, Heidelberg [11]1995
Morrison, Roger: Desktop Guide to Keynotes and Confirmatory Symptoms. Albany, Calif. 1993 (dt. Handbuch der homöopathischen Leitsymptome und Bestätigungssymptome. Groß Wittensee 1995)
Murphy, Robin: Lotus Materia Medica. Pagosa Springs, Colo. 1995
Nash, Eugene Beauharnais: Leaders in Homoeopathic Therapeutics. Philadelphia 1899, ND New Delhi 1992 (dt. Leitsymptome in der homöopathischen Therapie. Heidelberg [19]1996)
Noack, Alphons; Trinks, Carl Friedrich; Müller, Clotar: Handbuch der homöopathischen Arzneimittellehre. 2 Bde. Leipzig 1843–47, ND Göttingen 1984

Phatak, S. R.: Materia Medica of Homeopathic Medicines. Bombay 1977, ND New Delhi 1982 (dt. Homöopathische Arzneimittellehre. Göttingen 1999)
Possart, Alphons: Charakteristik der homöopathischen Arzneien. 2 Bde. Sondershausen 1851–53, ND Göttingen 1986
–; Kleinert Georg Otto: Homöopathische Arzneimittellehre aller in den Jahren 1850–1862 geprüften Mittel. 3 Bde. Nordhausen 1858–63, ND Göttingen 1986
Pulford, Alfred; Pulfort, Dayton Turner: Key to the Homoeopathic Materia Medica. Toledo, Ohio 1936, ND New Delhi o. J.
Rampold, Veronika Barbara: Mindmat. Vollständige Materia medica der ichnahen Symptome. 10 Bde. Ruppichteroth 1998-
Royal, George: Textbook of Homeopathic Materia Medica. Philadelphia 1920, ND New Delhi 1991 (dt. Abriß der homöopathischen Arzneimittellehre. Regensburg 1970)
Sankaran, Rajan: The Soul of Remedies. Bombay 1997
Scholten, Jan: Homöopathie und Minerale. Utrecht 1994
–: Homöopathie und die Elemente. Utrecht 1997
Schroyens, Frederik (Hg.): 1001 kleine Arzneimittel. Greifenberg 1995
–: Arzneimittelbilder der Gemüts- und Traumsymptome. Greifenberg 1996
Seideneder, Armin: Mitteldetails der homöopathischen Arzneimittel. Materia medica synthetica. Ruppichteroth 1997
Smits, Tinus: Practical Materia Medica for the Consulting Room. Waalre 1993
Stauffer, Karl: Klinische homöopathische Arzneimittellehre. Regensburg ^{2}1925, Stuttgart ^{12}1995
–: Homöopathisches Taschenbuch. Saulgau 1950, Heidelberg ^{26}1996
Stiegele, Alfons: Homöopathische Arzneimittellehre. Stuttgart 1949, ^{2}1985
Teste, Alphonse: Systématisation pratique de la matière médicale homoéopathique. Paris 1853 (am. The Homoeopathic Materia Medica. Philadelphia 1854. ND New Delhi 1992)
Tyler, Margaret Lucy: Homoeopathic Drug Pictures. London ^{2}1952, ND New Delhi 1989 (dt. Homöopathische Arzneimittelbilder. Göttingen 1993)
Vermeulen, Frans: Synoptic Materia Medica. 2 Bde. Haarlem ^{3}1994 (dt. Synoptische Materia Medica. Bd. 1, Groß Wittensee 1996, ^{2}1998; Bd. 2, Haarlem 1998)
–: Concordant Materia Medica. Haarlem 1994
Vithoulkas, George: The Essence of Materia Medica. New Delhi 1988, ^{2}1990 (dt. Essenzen homöopathischer Arzneimittel. Frankfurt am Main 1986, Höhr-Grenzhausen 1998)
–: Materia medica viva, Essenzen und Leitsymptome homöopathischer Arzneimittel. ca. 15 Bde. Göttingen 1991-
Voegeli, Adolf: Leit- und wahlanzeigende Symptome der Homöopathie. Heidelberg 1984, ^{4}1996
Voisin, Henri: Matière médicale du practicien (dt. Materia medica des homöopathischen Praktikers. Heidelberg 1969, ^{3}1991)
Zaren, Ananda: Core Elements of the Materia Medica of the Mind. 2 Bde. 1993–94 (dt. Kernelemente der Materia medica der Gemütssymptome. 2 Bde. Göttingen 1994)
Zimmermann, Walter: Homöopathische Arzneitherapie. Eine kurzgefaßte integrierte Arzneimittellehre. Regensburg 1972, ^{5}1990

Repertorien

Barthel, Horst (Hg.); Klunker, Will (Hg.): Synthetisches Repertorium. 3 Bde. Heidelberg 1973, ^{4}1992
Barthel, Horst: Repertorium der Charakteristika. Berg 1985, ^{2}1993
Bönninghausen, Clemens v.: Systematisch-Alphabetisches Repertorium der homöopathischen Arzneien. Münster 1833–35, ND München 1978, Heppenheim 1987 (am. A Systematic Alphabetic Repertory of Homoeopathic Remedies. Philadelphia 1900. ND New Delhi o. J.)
–: Therapeutisches Taschenbuch für homöopathische Ärzte. Münster 1846, ND Hamburg 1996; revidierte Ausg., hrsg. von Klaus-Henning Gypser, Stuttgart 2000 (am. Therapeutic Pocket Book for Homoeopathic Physicians. New York 1847. ND New Delhi 1993)
Boger, Cyrus Maxwell: Boenninghausen's Characteristics and Repertory. Parkersburg 1905. ND New Delhi 1993
–: Times of the Remedies and Moon Phases. Calcutta o. J., ND New Delhi 1994 (dt. Fieber, Zeiten der Mittel, Mondphasen. Leer 1987)
Clarke, John Henry: A Clinical Repertory to the Dictionary of Materia Medica. London 1904, Sittingbourne ^{2}1991. ND New Delhi 1994
Dahlke, Paul: Repertorium. Berlin 1916, Stuttgart ^{2}1928
Dorcsi, Mathias: Symptomenverzeichnis (=Homöopathie, Bd. 6). Heidelberg 1985, ^{4}1992

Gentry, William Daniel: The Concordance Repertory of the More Characteristic Symptoms of the Materia Medica. 6 Bde. New York 1890–92. ND New Delhi 1980

Hering, Constantine: Analytical Repertory of the Symptoms of the Mind. Philadelphia 1881. ND New Delhi ^{2}1997

Jahr, Georg Heinrich Gottlieb: Systematisch-alphabetisches Repertorium der homöopathischen Arzneimittellehre. Düsseldorf, Leipzig 1844–48

Kastner, Raimund Friedrich (Hg.): Bönninghausens Repertorium der homöopathischen Arzneimittel und Geniushinweise. Heidelberg 1998

Kent, James Tyler: Repertory of the Homoeopathic Materia Medica. Lancaster 1897, Chicago ^{5}1945 (dt. Kents Repertorium der homöopathischen Arzneimittel. 3 Bde. Heidelberg ^{14}1998)

Knerr, Calvin Brobst: A Repertory of Hering's Guiding Symptoms of Our Materia Medica. Philadelphia 1896. ND New Delhi 1988

Künzli v. Fimmelsberg, Jost; Barthel, Michael (Hg.): Kents Repertorium Generale. Berg 1986–89, ^{3}1992

Laborde, Yves: Repertorium miasmatischer Symptome. München 1992

Leers, Hans: Symptomkartenverzeichnis. Haan ^{4}1986

Lippe, Adolph v.: Repertory to the More Characteristic Symptoms of Our Materia Medica. New York ^{2}1880. ND New Delhi 1996

Müller, Clotar Moriz: Systematisch-alphabetisches Repertorium der gesamten homöopathischen Arzneimittellehre. Leipzig 1848

Murphy, Robin: Homeopathic Medical Repertory. Pagosa Springs, Colo. 1993, ^{2}1996

Phatak, S. R.: A Concise Repertory of Homoeopathic Medicines. Bombay ^{2}1977, ND New Delhi

Roberts, Herbert Alfred: »Sensations as if« – A Repertory of Subjective Symptoms. Philadelphia 1937. ND New Delhi 1988 (dt. Repertorium der Empfindungssymptome. Murnau 1998)

Schroyens, Frederik (Hg.): Synthesis. Repertorium Homeopathicum Syntheticum. 3 Bde. Greifenberg 1993, ^{3}1995

Stauffer, Karl: Symptomen-Verzeichnis. Stuttgart ^{11}1997

Ward, James William: Unabridged Dictionary of the Sensations »As If«. 2 Bde. San Francisco 1939. ND New Delhi 1983

Witzig, Friedrich: Ischias-Repertorium. Schäftlarn 1993

Zandvoort, Roger v.: The Complete Repertory. Mind-Generalities. Leidschendam 1996 (dt. Complete Repertory. Gemüt bis Allgemeines. Ruppichteroth 1999)

Therapie-Handbücher

Bönninghausen, Clemens v.: Therapeutisches Taschenbuch für homöopathische Ärzte. Münster 1846, ND ND Hamburg 1996; revidierte Ausg., hrsg. von Klaus-Henning Gypser, Stuttgart 2000 (am. Therapeutic Pocket Book for Homoeopathic Physicians. New York 1847. ND New Delhi 1993)

Borland, Douglas M.: Some Emergencies of General Practice. ND New Delhi 1986 (dt. Homöopathie in der Alltagspraxis. Stuttgart 1992)

Caspari, Carl Gottlob: Homöopathischer Haus- und Reisearzt. Leipzig ^{6}1838

Dewey, Willis Alonzo.: Essentials of Homoeopathic Therapeutics. Philadelphia ^{2}1898. ND New Delhi 1992 (dt. Homöopathische Grundlagen in Frage und Antwort. Heidelberg ^{6}1987)

–: Practical Homoeopathic Therapeutics. Philadelphia 1901. ND New Delhi 1986 (dt. Homöopathie in der täglichen Praxis. Berg 1985, ^{3}1992)

Enders, Norbert: Bewährte Anwendung der homöopathischen Arznei. Heidelberg ^{3}1999

Gawlik, Willibald: Homöopathie und konventionelle Therapie. Anwendungsmöglichkeiten in der Allgemeinpraxis. Stuttgart ^{3}1997

Hale, Edwin Moses: Materia Medica and Special Therapeutics of New Remedies. 2 Bde. New York, Philadelphia ^{4}1875. ND New Delhi o. J. (dt. Neue amerikanische Heilmittel. Leipzig 1873)

Hering, Constantin: The Homoeopathic Domestic Physician. Allentown 1835, Philadelphia ^{4}1848. ND New Delhi 1986 (dt. Homöopathischer Hausarzt. Jena 1855, ^{14}1875, ND Hamburg 1993)

Horvilleur, Alain: Petite encyclopédie homéopathique. Lyon 1984 (dt. Enzyklopädie der homöopathischen Therapie. Heidelberg 1987)

Hughes, Richard: Principles & Practice of Homoeopathy. London 1902. ND New Delhi 1997

Illing, Kurt-Hermann: Therapie akuter Krankheiten (=Homöopathische Taschenbücher, Bd. 2). Heidelberg 1985, ^{3}1992

–: Therapie chronischer Krankheiten (=Homöopathische Taschenbücher, Bd. 3/I–II). Heidelberg 1986–87, ^{3}1996

Jahr, Georg Heinrich Gottlieb: Klinische Anweisungen zu homöopathischer Behandlung der Krankheiten. Ein vollständiges Taschen-

buch der homöopathischen Therapie. Leipzig ²1854, ND Euskirchen 1998
–: Therapeutischer Leitfaden für angehende Homöopathen. Leipzig 1869, ND Hamburg o.J.
Jouanny, Jacques: The Essential of Homeopathic Therapeutics. Lyon 1984
Köhler, Gerhard: Lehrbuch der Homöopathie. Bd. 2, Praktische Hinweise zur Arzneiwahl. Stuttgart 1986, ⁴1998
Lilienthal, Samuel: Homoeopathic Therapeutics. Philadelphia 1878, ⁵1925, ND New Delhi 1997 (dt. Homöopathische Therapeutica. Handbuch der klinischen Indikationen. 5 Bde. Ruppichteroth 1993–97; Homöopathische Heilmittel nach klinischen Gesichtspunkten. 3 Bde. Enger 1997–98)
Mezger, Julius: Kompendium der homöopathischen Therapie. Stuttgart 1950
Quilisch, Werner: Die Homöopathische Praxis. Ein Leitfaden. Stuttgart 1953, ⁴1993
Raue, Charles Godlove: Special Pathology and Diagnostics, with Therapeutic Hints. Philadelphia 1868. ND New Delhi 1997
Stauffer, Karl: Homöotherapie. Regensburg 1924. ND Stuttgart ⁵1997
Stiegele, Alfons: Klinische Homöopathie. Beiträge zu ihren Grundlagen. Stuttgart 1941, ⁵1955
Tyler, Margret Lucy: Pointers to Common Remedies. ND New Delhi 1998 (dt. Wichtige Krankheitszustände und ihre homöopathischen Mittel. Bielefeld 1991)
Voegeli, Adolf: Die korrekte homöopathische Behandlung in der täglichen Praxis. Ulm ²1964
Voisin, Henri: Praktische Homöopathie. Hamm 1969

Kasuistiken

Barthel, Horst: Dokumentierte Kasuistik in der Homöopathie. Berg 1986–91
Chitkara, H. L. (Hg.): Best of Burnett. New Delhi 1993
Eichelberger, Otto: Klassische Homöopathie. 4 Bde. Heidelberg 1987-⁵1994
Geukens, Alfons: Homöopathische Praxis. 8 Bde. Hechtel 1988–95
Ghegas, Vassilis: Augsburger Seminare in klassischer Homöopathie. 6 Bde. Höhr-Grenzhausen 1989–94
Rückert, Theodor J. (Hg.): Klinische Erfahrungen in der Homöopathie. 5 Bde. 1854–61
Springer, Wolfgang: Das Berner Seminar 1988. Göttingen 1992
Vithoulkas, George: Das Berner Seminar 1987. Göttingen 1990
–: Seminare und Vorlesungen. Bielefeld 1990
–: Homöopathisches Seminar [Esalen, Calif., 1980]. 2 Bde. Bielefeld 1993–94
–; Ghegas, Vassilis; Morrison, Roger: Englische Seminare in klassischer Homöopathie. 2 Bde. Höhr-Grenzhausen 1988–93

Zeitschriften

Allgemeine homöopathische Zeitschrift. 1832-
Archiv für die homöopathische Heilkunst. Hg. v. Ernst Stapf. 1822–48
Archiv für Homöopathik. Hg. v. Stefan Reis und Michael Terlinden. 1992-1998
British Homoeopathic Journal. 1911-
Deutsche Homöopathische Monatsschrift. 1950–60
Deutsche Zeitschrift für Homöopathie [Bis 1921 u.d.T.: Berliner homöopathische Zeitschrift]. 1922–44
Deutsches Journal für Homöopathie. Hg. v. Michael Barthel. 1982-
Documenta Homoeopathica. Hg. v. Mathias Dorcsi und Franz Swoboda. 1978-
Fliegende Blätter für Stadt und Land über Homöopathie. Begr. v. Arthur Lutze. 1857–77
Groupement Hahnemannien de Lyon. Compte rendu des réunions animées par Pierre Schmidt. 1963-
Homoeopathic Links. 1987-
Homoeopathic Recorder. 1886–1937
Homoeopathic World. Hg. v. John Henry Clarke. 1865–1931
Homöopathie Zeitschrift. Hg. v. Homöopahie-Forum. 1991-
Homöopathische Monatsblätter. Zschr. d. Hahnemannia. 1875–1940
Homöopathische Rundschau. Red. v. Heinrich Goullon. 1877–83
Homöopathische Vierteljahrschrift. Hg. v. Clotar Müller. 1850–65
Hygea. Zeitschrift für Heilkunst. Red. v. Ludwig Grießelich. 1834–48
Jahrbücher für Homöopathie. Hg. v. Albert Vehsemeyer. 1838–40
Journal of the American Institute of Homeopathy. 1909-
Journal of the British Homoeopathic Society. Hg. v. Richard Hughes. 1893–1904
Leipziger populäre Zeitschrift für Homöopathie. Hg. v. Willmar Schwabe. 1870–1933
Zeitschrift des Berliner Vereins homöopathischer Ärzte [Ab 1910 u.d.T.: Berliner homöopathische Zeitschrift]. 1882–1921
Zeitschrift für homöopathische Klinik. Hg. v. Bernhard Hirschel. 1851–79
Zeitschrift für Klassische Homöopathie. 1957-

Pharmakopöen

Caspari, Carl Gottlob: Pharmacopoea homoeopathica. Leipzig ²1829
Quin, Frederick: Pharmacopoeia homoeopathica. London 1834
Gruner, Carl Ernst: Homöopathische Pharmakopöe. Leipzig ²1854
Schwabe, Willmar (Hg.): Homöopathisches Arzneibuch. Berlin 1950
Homöopathisches Arzneibuch. 1. Ausg. 1978. Neufassung. Stuttgart, Frankfurt 1985; Homöopathisches Arzneibuch 2000. 2 Ordner. Stuttgart, Eschborn 2000

Diskussion

Naturwissenschaftliche Forschung

Bayr, Georg: Kybernetische Denkmodelle der Homöopathie. Steuerungen und Informatik. Heidelberg 1982
–: Berberis vulgaris. Eine Nachprüfung mit den Potenzen D3 und D30. Heidelberg 1984
Bock, Klaus Dieter (Hg.): Arzneimittelprüfung am Menschen. Ein interdisziplinäres Gespräch. Braunschweig 1980
Böttcher-Haase, Carsten; Respondek, Ursula: Croton tiglium. Eine Nachprüfung mit den Potenzen D6 und C30. Celle 1990
Clausius, Nicola: Kontrollierte klinische Studien zur Homöopathie. Eine systematische Übersichtsarbeit mit Metaanalyse. Essen 1998
Coulter, Harris Livermore: The Controlled Clinical Trial. An Analysis. Washington, DC 1991
Endler, Peter Christian: Expedition Homöopathieforschung. Ein altes Heilsystem wird plausibel. Wien 1998
– (Hg.); Schulte, Jürgen (Hg.): Ultra High Dilutions. Physiology and Physics. Dordrecht, Boston, London 1994
Ernst, Edzard; Hahn, Eckhart G. (Hg.): Homoeopathy. A Critical Appraisal. Oxford, Boston, Johannesburg u.a. 1998
Gebhardt, Karl-Heinz: Beweisbare Homöopathie. Heidelberg 1980, ²1986
Gutmann, Viktor; Engler, Ivan (Hg.): Wasser. Polaritätsphänomen, Informationsträger, Lebens-Heilmittel. Teningen 1989
Hansel, Jürgen: Ephedra und die Zauberpflanzen. Greifenberg 1998
Harisch, Günther; Kretschmer, Michael: Jenseits vom Milligramm. Die Biochemie auf den Spuren der Homöopathie. Berlin, Heidelberg, New York 1990
Hopff, Wolfgang H.: Homöopathie kritisch betrachtet. Stuttgart, New York 1991
Kienle, Gunver Sophia: Der sogenannte Placeboeffekt. Illusion, Fakten, Realität. Stuttgart, New York 1995
Kötschau, Karl: Zur wissenschaftlichen Begründung der Homöopathie. Leipzig 1929
Lewith, George T. (Hg.); Aldridge, David (Hg.): Clinical Research Methodology for Complementary Therapies. London, Sydney, Auckland 1993
Mössinger, Paul: Homöopathie und naturwissenschaftliche Medizin. Stuttgart 1984
Oepen, Irmgard (Hg.): An den Grenzen der Schulmedizin. Köln 1985
Pirtkien, Rudolf: Eine Arzneimittelprüfung mit Bryonia/Belladonna. Versuche zur wissenschaftlichen Begründung der Homöopathie. Stuttgart 1962/1963
Popp, Fritz-Albert: Neue Horizonte in der Medizin. Heidelberg 1983, ²1987
–: Bericht an Bonn. Ergebnisse eines Forschungsauftrages zum Wirksamkeitsnachweis der Homöopathie. Essen 1986
Prokop, Otto: Homöopathie. Was leistet sie wirklich? Frankfurt/Main, Berlin 1995
–; Prokop, Ludwig: Homöopathie und Wissenschaft. Stuttgart 1957
Resch, Gerhard; Gutmann, Victor: Wissenschaftliche Grundlagen der Homöopathie. Berg 1986, ³1994
Righetti, Marco: Forschung in der Homöopathie. Grundlagen, Probleme und Ergebnisse. Göttingen 1988
Schaffrath, Bettina: Homöopathie. Eine kritische Analyse kontroverser Argumente. Diss. Marburg, Ulm 1991
Schoeler, Heinz: Über die wissenschaftlichen Grundlagen der Homöopathie. Leipzig 1950
Schulte, Jürgen (Hg.): Fundamental Research in Ultra High Dilutions. Dordrecht 1998
Schuster, Bernd: Bambus. Homöopathische Prüfung und Verifizierung. Kronberg 1996
–: Cola. Homöopathische Arzneimittelprüfung von Cola nitida. Weilburg 1997
Schwab, Gerhard: Läßt sich eine Wirkung homöopathischer Hochpotenzen nachweisen? Karlsruhe 1990
Stübler, Martin (Hg.): Homöopathie in der Diskussion. Leer 1979
Walach, Harald: Homöopathie als Basistherapie. Plädoyer für die wissenschaftliche Ernsthaftigkeit der Homöopathie. Heidelberg 1986
–: Wissenschaftliche homöopathische Arzneimittelprüfung. Doppelblinde Crossover-Stu-

die einer homöopathischen Hochpotenz gegen Placebo. Heidelberg ²1993
–: Wissenschaftliche Untersuchungen zur Homöopathie. Essen 2000
Wiesenauer, Markus: Therapie als allgemeinmedizinische Forschung am Beispiel einer Arzneimittelstudie mit Galphimia glauca zur Behandlung der Pollinosis. Stuttgart 1981
Weingärtner, Otto (Hg.): Forschung zum Nachweis von Wirkung und Wirksamkeit homöopathischer Arzneimittel. Heidelberg 1985
–: Homöopathische Potenzen. Wunsch und Wirklichkeit bei der Suche nach der therapeutisch wirksamen Komponente. Berlin, Heidelberg, New York 1992

Philosophie und Homöopathie

Appell, Rainer G. (Hg.): Der verwundete Heiler. Homöopathie und Psychoanalyse im Gespräch. Heidelberg 1995
–(Hg.): Homöopathie zwischen Heilkunde und Heilkunst. Heidelberg 1997
– (Hg.): Homöopathie und Philosophie & Philosophie der Homöopathie. Eisenach 1998
Boss, Medard: Grundriß der Medizin. Ansätze einer phänomenologischen Physiologie, Psychologie, Pathologie, Therapie und zu einer daseinsgemäßen Präventiv-Medizin in der modernen Industrie-Gesellschaft. Bern, Stuttgart, Wien 1971. ND Bern u.a. ³1999
Boucsein, Horst-Uwe: Die Begründung des Ähnlichkeitsprinzips durch Hahnemann aus heutiger Sicht. Würzburg 1992
Buschauer, Walter: Homöopathie als Vollendung der Hippokratischen Medizin. Heidelberg 1982
–: Zur authentischen Interpretation der Homöopathie als Vollendung der Hippokratischen Medizin. Heidelberg 1985
Coulter, Harris Livermore: Homoeopathic Science and Modern Medicine. The Physics of Healing with Microdoses. Berkeley 1981 (dt. Homöopathische Wissenschaft & moderne Medizin. Heilen mit Mikrodosen. St. Gallen 1991)
Elsholz, Irmgard: Homöopathie. Heilkunst oder Irrlehre? Schäftlarn 1995
Flury, Rudolf: Realitätserkenntnis und Homöopathie. Aus Vorträgen und Manuskripten. Hg. v. Gerhard Resch u. Mechtild Flury-Lemberg. Bern 1979
Fräntzki, Ekkehard: Die Idee der Wissenschaft bei Samuel Hahnemann. Heidelberg 1976
Frick, Hermann; Kleinschmidt, Karl: Die Homöopathie und ihre religiösen Gegner, im Blickwinkel medizinischen Wissens und christlichen Glaubens. Metzingen 1998
Fritsche, Herbert: Samuel Hahnemann. Idee und Wirklichkeit der Homöopathie. 1942, Göttingen ⁷1994
Hadulla, Michael (Hg.); Wachsmuth, Jörg (Hg.): Homöopathische Archetypen bei Homer. Eine Archäologie der Seele. Heidelberg 1996
Kiene, Helmut: Komplementärmedizin – Schulmedizin. Stuttgart, New York 1994
Köster, Walter: Hahnemann und C. G. Jung. Ein Denkmodell der Homöopathie. Heidelberg 1992
Ritzer, Friedrich: Heilung durch Ähnlichkeit, in homöopathischer und theologischer Sicht. München 1990
Schlegel, Emil: Religion der Arznei. Hg. v. Ernst Schmeer. Regensburg ⁶1987
Schmeer, Ernst H.: Homöopathie – Psychosomatik – Paramedizin. Grenzgebiete im Reiche des Simile. Leer 1982
Schmidt, Josef M.: Die philosophischen Grundlagen Samuel Hahnemanns bei der Begründung der Homöopathie (bis zum Organon der rationellen Heilkunde, 1810). München 1990
Spaemann, Robert; Löw, Reinhard: Die Frage Wozu? Geschichte und Wiederentdeckung des teleologischen Denkens. München, Zürich 1982, ²1985
Speiser, Hermann: Der lange Weg der Homöopathie in Deutschland. Eine unzeitgemäße Betrachtung. Göttingen 1980
Twenhöfel, Ralf: Homöopathie und Schulmedizin. Zur Soziologie eines Konfliktes. Heidelberg 1994
Vithoulkas, George: A New Model for Health and Disease. 1987 (dt. Die neue Dimension der Medizin. Ein konkreter Maßstab zur Bewertung von Gesundheit und Erkrankungen. Kassel 1997)
Voegeli, Adolf: Heilkunst in neuer Sicht. Ulm 1955, Heidelberg ⁵1983
Whitmont, Edward C.: Psyche and Substance. Essays on Homeopathy in the Light of Jungian Psychology. Richmond, Calif. 1980 (dt. Psyche und Substanz. Göttingen ³1997)
–: The Alchemy of Healing. Psyche and Soma. Berkeley, Calif. 1993 (dt. Die Alchemie des Heilens. Göttingen 1994)
Zycha, Harald: Organon der Ganzheit. Heidelberg 1996

Geschichte

Geschichte der Homöopathie

Ameke, Wilhelm: Die Entstehung und Bekämpfung der Homöopathie. Berlin 1884

Appell, Rainer G. (Hg.): Homöopathie 150 Jahre nach Hahnemann. Standpunkte und Perspektiven. Heidelberg 1994

Baur, Jacques; Schweitzer, Wolfgang: Ein Buch geht um die Welt. Die kleine Geschichte des Organon des Dr. Ch. F. Samuel Hahnemann. Heidelberg 1979

Bayr, Georg: Hahnemanns Selbstversuch mit der Chinarinde im Jahre 1790. Die Konzipierung der Homöopathie. Heidelberg 1989

Borghardt, Tilman: Homöopathie in Indien. Berg 1990

Bradford, Thomas Lindsley: The Life and Letters of Dr. Samuel Hahnemann. Philadelphia 1895, ND New Delhi 1992

–: The Pioneers of Homoeopathy. Philadelphia 1897

Brandt, Herwig: Die Auseinandersetzung um die Homöopathie. Die Homöopathie zwischen Anhängern, Widersachern und Mißinterpreten. Göttingen 1990

Campbell, Anthony: The Two Faces of Homoeopathy. London 1984

Cleave, Egbert: Biographical Cyclopaedia of Homoeopathic Physicians and Surgeons. Philadelphia 1873

Cook, Trevor Morgan: Samuel Hahnemann. The Founder of Homoeopathic Medicine. Wellingborough, Northamptonshire 1981

Cordasco, Francesco: Homoeopathy in the United States. A Bibliography of Homoeopathic Medical Imprints, 1825–1925. Fairview, NJ, London 1991

Coulter, Harris Livermore: Divided Legacy. A History of the Schism in Medical Thought. 4 Bde. Washington, DC 1973–94

–: Hahnemann und die Homöopathie. Eine medizinhistorisch begründete Einführung in die Grundgedanken der homöopathischen Heilkunst. Übers. v. Thomas v. Grudzinski. Heidelberg 1994

Currim, Ahmed N. (Hg.): The Collected Works of Arthur Hill Grimmer. Norwak, Conn., Greifenberg 1996

Czech, Barbara: Konstitution und Typologie in der Homöopathie des 19. und 20. Jahrhunderts. Heidelberg 1996

Dinges, Martin (Hg.): Weltgeschichte der Homöopathie. Länder, Schulen, Heilkundige. München 1996

– (Hg.): Homöopathie. Patienten, Heilkundige, Institutionen, von den Anfängen bis heute. Heidelberg 1996

Dudgeon, Robert Ellis (Hg.): The Lesser Writings of Samuel Hahnemann. London 1951, ND New Delhi 1987

Eastman, Arthur M.: Life and Reminiscences of Dr. Constantine Hering. Philadelphia 1917

Eppenich, Heinz: Geschichte der deutschen homöopathischen Krankenhäuser, von den Anfängen bis zum Ende des Ersten Weltkriegs. Heidelberg 1995

Gawlik, Willibald: Samuel Hahnemann. Synchronopse seines Lebens. Stuttgart 1996

Genneper, Thomas: Als Patient bei Samuel Hahnemann. Die Behandlung Friedrich Wiecks in den Jahren 1815/1816. Heidelberg 1991

Gumpert, Martin: Hahnemann. Die abenteuerlichen Schicksale eines ärztlichen Rebellen und seiner Lehre, der Homöopathie. Konstanz 1949, Freiburg i. Br. [2]1989

Günther, Renate; Wittern, Renate (Hg.): Katalog der Bibliothek des Homöopathie-Archivs. Aus den Beständen des Instituts für Geschichte der Medizin der Robert Bosch Stiftung. Stuttgart 1988

Gypser, Klaus-Henning (Hg.): Bönninghausens kleine medizinische Schriften. Heidelberg 1984

– (Hg.): Herings medizinische Schriften. 3 Bde. Göttingen 1988

Handley, Rima: A Homeopathic Love Story. The Story of Samuel and Mélanie Hahnemann. Berkeley, Calif. 1990 (=dt. Eine homöopathische Liebesgeschichte. Samuel und Mélanie Hahnemann. München 1993)

–: In search of the later Hahnemann. Beaconsfield 1997

Haehl, Richard: Samuel Hahnemann. Sein Leben und Schaffen. 2 Bde. Leipzig 1922 (=am. Samuel Hahnemann. His Life & Work. 2. Bde. London 1922. ND New Delhi 1992)

Haehl, Erich: Geschichte des Deutschen Zentralvereins homöopathischer Ärzte. Leipzig 1929

Heinze, Sigrid (Hg.): Homöopathie 1796–1996. Eine Heilkunde und ihre Geschichte. Berlin 1996

Henne, Heinz: Quellenstudien über Samuel Hahnemanns Denken und Wirken als Arzt. Stuttgart 1963

–: Hahnemann. A Physician at the Dawn of a New Era. Stuttgart 1977

Hickmann, Reinhard: Das psorische Leiden der Antonie Volkmann. Eine Krankenge-

schichte aus Hahnemanns Krankenjournalen von 1819–1831. Heidelberg 1996
Höhn, Rudolf: Die Geschichte der Homöopathie in Indien. Diss. Freiburg 1982
Jacobi, Ursula: Der Hochpotenzstreit, von Hahnemann bis heute. Stuttgart 1994
Jütte, Robert (Hg.); Risse, Guenter B. (Hg.); Woodward, John (Hg.): Culture, Knowledge and Healing. Historical Perspectives of Homeopathic Medicine in Europe and North America. Sheffield 1998
Kaufman, Martin: Homeopathy in America. The Rise and Fall of a Medical Heresy. Baltimore, London 1971
King, William Harvey (Hg.): History of Homoeopathy and its Institutions in America. 4 Bde. New York, Chicago 1905
Kleinert, Georg Otto: Geschichte der Homöopathie. Leipzig 1863
Knerr, Calvin Brobst: Life of Hering. Philadelphia 1939, ND New Delhi 1992
Kottwitz, Friedrich: Bönninghausens Leben. Hahnemanns Lieblingsschüler. Berg 1985
Lucae, Christian: Homöopathie an deutschsprachigen Universitäten. Die Bestrebungen zu ihrer Institutionalisierung von 1812 bis 1945. Heidelberg 1998
Maier, Annemarie: Der Ähnlichkeitsgedanke vor Hahnemann. Diss. Freiburg i. Br. 1945
Michalak, Michael: Das homöopathische Arzneimittel, von den Anfängen zur industriellen Fertigung. Stuttgart 1991
Nicholls, Phillip A.: Homoeopathy and the Medical Profession. London, New York, Sydney 1988
Ripke, Franz Ludwig: Die Bedeutung des Ähnlichen in der Krankheitslehre Samuel Hahnemanns. Diss. Göttingen 1958
Ritter, Hans: Samuel Hahnemann. Begründer der Homöopathie. Sein Leben und Werk in neuer Sicht. Heidelberg 1974, ^{2}1986
Rogers, Naomi: An Alternative Path. The Making and Remaking of Hahnemann Medical College and Hospital of Philadelphia. New Brunswick, NJ 1998
Rothschuh, Karl Ed.: Konzepte der Medizin in Vergangenheit und Gegenwart. Stuttgart 1978
Scheible, Karl-Friedrich: Hahnemann und die Cholera. Heidelberg 1994
Schmidt, Josef M.: Bibliographie der Schriften Samuel Hahnemanns. Rauenberg 1989
– (Hg.): Katalog der Bibliothek des Krankenhauses für Naturheilweisen. Bd. 1. München 1990; Bd. 2. München 2000
Schulz, Hugo: Similia similibus curantur. Eine Studie. München 1920
Schulz, Irmgard: Hahnemanns Werk als Ausdruck seiner Persönlichkeit. Diss. Freiburg i. Br. 1945
Schwanitz, Hans Joachim: Homöopathie und Brownianismus 1795–1844. Zwei wissenschaftstheoretische Fallstudien aus der praktischen Medizin (=Medizin in Geschichte und Kultur. Hg. v. K. E. Rothschuh u. R. Toellner, Bd. 15). Stuttgart, New York 1983
Schweitzer, Wolfgang: Ikonographie. Sammlung, Dokumentation, Historie und Legenden der Bilder des Hofrates Dr. med. habil. Christian Friedrich Samuel Hahnemann. Heidelberg 1991
Seiler, Hanspeter: Die Entwicklung von Samuel Hahnemanns ärztlicher Praxis, anhand ausgewählter Krankengeschichten. Heidelberg 1988
Stahl, Martin: Der Briefwechsel zwischen Samuel Hahnemann und Clemens v. Bönninghausen. Heidelberg 1977
Steinbichler, Eveline: Geschichte der homöopathischen Arzneibereitungslehre in Deutschland bis 1872. Diss. Frankfurt am Main 1956 (=Veröffentlichungen der Internationalen Gesellschaft für Geschichte der Pharmazie. Hg. v. G. E. Dann. Bd. 11. Eutin 1957)
Stolberg, Michael: Geschichte der Homöopathie in Bayern (1800-1914). Heidelberg 1999
Tischner, Rudolf: Das biologische Grundgesetz in der Medizin. München 1914
–: Geschichte der Homöopathie. Leipzig 1932–39, ND Wien, New York 1998
–: Das Werden der Homöopathie. Geschichte der Homöopathie vom Altertum bis zur neuesten Zeit. Stuttgart 1950; Neuaufl., Stuttgart 2001
–: Samuel Hahnemanns Leben und Lehre. Ulm 1959
Varady, Helene: Die Pharmakotherapie Samuel Hahnemanns in der Frühzeit der Homöopathie. Edition und Kommentar des Krankenjournals Nr. 5 (1803–1806). Diss. München 1987
Wapler, Hans (Hg.): Hufelands Schriften über Homöopathie und die Achtzehn Thesen von Dr. Paul Wolf. Leipzig 1921
Wischner, Matthias: Fortschritt oder Sackgasse? Die Konzeption der Homöopathie in Samuel Hahnemanns Spätwerk (1824-1842). Essen 2000
Wittern, Renate (Hg.): Frühzeit der Homöopathie. Ausgewählte Aufsätze aus dem ›Archiv für die homöopathische Heilkunst‹ aus den Jahren 1822 bis 1838. Stuttgart 1984

Schriften Hahnemanns (Auswahl)

Conspectus adfectuum spasmodicorum aetiologicus et therapeuticus. Diss. Erlangen 1779

Versuch über ein neues Prinzip zur Auffindung der Heilkräfte der Arzneisubstanzen, nebst einigen Blicken auf die bisherigen. Journal der praktischen Arzneikunde und Wundarzneikunst Bd. 2, H. 3–4, S. 391–439 u. 465–561, 1796. ND Heidelberg 1988

Anleitung, alte Schäden und faule Geschwüre gründlich zu heilen. Leipzig 1784

Über die Arsenikvergiftung, ihre Hilfe und gerichtliche Ausmittelung. Leipzig 1786

Unterricht für Wundärzte über die venerischen Krankheiten, nebst einem neuen Quecksilberpräparate. Leipzig 1789

Abhandlung über die Materia medica (=Übers. von William Cullens ›A Treatise of the Materia Medica‹). 2 Bde. Leipzig 1790

Freund der Gesundheit. 2 Bde. Frankfurt/Main, Leipzig 1792–95

Apothekerlexikon. 4 Bde. Leipzig 1793–99, ND Heidelberg 1986

Heilung und Verhütung des Scharlach-Fiebers. Gotha, Nürnberg 1801

Der Kaffee in seinen Wirkungen. Leipzig 1803

Äskulap auf der Waagschale. Leipzig 1805

Fragmenta de viribus medicamentorum positivis sive in sano corpore humano observatis. 2 Bde. Leipzig 1805

Heilkunde der Erfahrung. Berlin 1805, ND Heidelberg 1989

Dissertatio historico-medica de Helleborismo Veterum. Habil. Leipzig 1812

Organon der rationellen Heilkunde. Dresden 1810

Organon der Heilkunst. Dresden ²1819, ³1824, Dresden, Leipzig ⁴1829, ⁵1833

Organon der Heilkunst [Manuskript der 6. Aufl. von 1842]. Textkritische Ausgabe. Bearb. und hrsg. v. Josef M. Schmidt. Heidelberg 1992, ND 1999; Standardausgabe. Bearb. und hrsg. v. Josef M. Schmidt. Heidelberg 1996, ND 1999

Reine Arzneimittellehre. 6 Bde. Dresden 1811–21, Dresden, Leipzig ²1822–27, ³1830–33, ND Heidelberg ⁶1995

Die chronischen Krankheiten, ihre eigentümliche Natur und homöopathische Heilung. 4 Bde. Dresden, Leipzig 1828–30; 5 Bde. Dresden, Leipzig, Düsseldorf ²1835–39, ND Heidelberg ⁶1995

Die Allöopathie. Ein Wort der Warnung an Kranke jeder Art. Leipzig 1831

Aufruf an denkende Menschenfreunde über die Ansteckungsart der asiatischen Cholera. Leipzig 1831

Sicherste Heilung und Ausrottung der asiatischen Cholera. Leipzig 1831

Kleine medizinische Schriften von Samuel Hahnemann. Hg. v. Ernst Stapf. 2 Bde. Dresden, Leipzig 1829, ND Heidelberg 1971

Die Krankenjournale von Samuel Hahnemann. Kritische Gesamtedition. Hrsg. v. Robert Jütte. Bearb. v. Arnold Michalowski [D2–5, DF5], Ute Fischbach-Sabel [D34] u. a. Heidelberg 1991-

Samuel Hahnemanns gesammelte kleine Schriften. Hg. v. Josef M. Schmidt und Daniel Kaiser. Heidelberg 2001

Übersichten / Einführungen

Blackie, Margery Grace: The Patient Not the Cure. The Callenge of Homoeopathy. London 1976. ND New Delhi 1986

-: Lebendige Homöopathie. Gesammelte Erfahrungen als vitale Arzneimittellehre. München 1990

Debats, Fernand J. M.: Homöopathie. Die Methode für mich. Schäftlarn 1996

Deutscher Zentralverein homöopathischer Ärzte (Hg.): Homöopathie-Wegweiser 1999/2000. Stuttgart 1999

Gypser, Klaus-Henning: Wissenswertes für Patienten über Homöopathie. Heidelberg ⁴1995

–: Homöopathie. Grundlagen und Praxis. München 1998

Möllinger, Heribert: Homöopathie. Die große Kraft der kleinen Kugeln. Ein Leitfaden für Patienten. Freiburg, Basel, Wien 1995

Risch, Gerhard: Homöopathik. Die Heilmethode Hahnemanns. München 1985, ³1998

–: Der sanfte Weg. Eine Information über Homöopathie für jedermann. München 1994

Terlinden, Michael: Was ist Homöopathie? Ein Ratgeber für Patienten und interessierte Laien. Essen 1991

Ullman, Dana: Discovering Homeopathy. Your Introduction to the Science and Art of Homeopathic Medicine. Berkeley, Calif. 1991 (dt. Homöopathie. Die sanfte Heilkunst. 1992)

Vithoulkas, George: Medicine of the New Man. 1979, New York 1987 (=dt. Medizin der Zukunft. Homöopathie. Kassel 1979, ¹³1995)

Abbildungsnachweis

76 A: [Dunham:] King, History of Homoeopathy (1905), Bd. 3, S. II; **78 B**: [Hahnemann, jung:] © Deutsche Homöopathie Union (DHU), Karlsruhe, mit freundlicher Genehmigung der DHU; [Hahnemann, mittel und alt:]; Schweitzer, Ikonographie Hahnemanns (1991), S. 159, 163; **82 A**: [Swedenborg] Homoeopathic Links 7 (1994), S. 29; **88**: [Schemata mit Zylindern:] nach Vithoulkas, Sciene of homeopathy (1980), S. 24, 47, 88 und Vithoulkas, Die neue Dimension der Medizin (1997), S. 54, 95; **90 A**: [Miasmen-Karte:] nach Sankaran, Substance of Homoeopathy (1993), S. 78; **90 B**: [Periodensystem:] nach Sankaran, Substance of Homoeopathy (1993), S. 104f., 204f.; **92**: [Thomas von Aquin:] Der Neue Brockhaus, Bd. 5 (1960), S. 238; [Sündenfall, von Michelangelo:] Deckenfresko der Sixtinischen Kapelle; in: The four wonders of Italy: Rome, Florence, Venice, Naples (1972), S. 85; **94 A**: [Spirale; Hügel:] nach Scholten, Homöopathie und die Elemente (1997), S. 73, 29; **94 B**: [Essenzen:] nach Scholten, Homöopathie und die Elemente (1997), S. 837f.; **104 B**: [MacRepertory:] Werbeprospekt von MacRepertory Pro (1999); mit Genehmigung von MacRepertory Deutschland und Österreich; **110 A**: [Degranulation:] Jan Klein, Immunology (1982), S. 535, abgedruckt mit freundlicher Genehmigung von John Wiley & Sons, Inc., New York; **112**: [Metaanalyse:] nach Jos Kleijnen, Berlin Journal on Research in Homoeopathy 1 (1991), S. 180-183; **114**: [Metaanalyse:] nach Klaus Linde, The Lancet (1997), S. 836-838, © The Lancet Ltd.; **116 B**: [Wasserstruktur mit Strukturbrecher:] Resch/Gutmann, Wissenschaftliche Grundlagen der Homöopathie (1986), S. 339; **126 B**: [Hippokrates; Celsus; Dioskurides; Galen:] Diasammlung, Inst. f. Gesch. d. Med., LMU München; **128 A**: [Paracelsus; Fludd; van Helmond:] Diasammlung, Inst. f. Gesch. d. Med., LMU München; [Astrologische Entsprechungen:] Rothschuh, Konzepte der Medizin (1978), Stuttgart, Hippokrates Verlag, o.S.; **128 B**: [Jenner; Pockenimpfung:] Diasammlung, Inst. f. Gesch. d. Med., LMU München; **130 A**: [Gesner; Stoerck:] Diasammlung, Inst. f. Gesch. d. Med., LMU München; **130 B**: [von Haller:] Sammlung des Deutschen Museums, München, Nr. 32778; **132 A**: [Hahnemann, Ölgemälde:] Inst. f. Gesch. d. Med. d. Robert Bosch Stiftung, Stuttgart; **132 B**: [Mitteleuropa:] Putzger, Historischer Weltatlas (1997), © Cornelsen Verlag, Berlin, S. 82/83; **144 B**: [Hahnemann:] Hahnemann, Organon der Heilkunst, 5. Aufl. (1833), o.S.; [von Schwarzenberg:] Foto, Portraitsammlung der Zentralbibliothek Zürich, Graphische Sammlung; **146 B**: [Cholera-Epidemie:] Schreiber/Mathys, Infectio, Ansteckende Krankheiten in der Geschichte der Medizin (1986), S. 43; **154 A**: [Organon-Manuskript:] University of California, San Francisco, Special Collections, Foto des Autors (1991); **158**: [Kant:] Der Große Knaur (1967), S. 610; [Schelling:] Der Neue Brockhaus, Bd. 4 (1959), S. 483; **164 A**: [Stapf:] King, History of Homoeopathy (1905), Bd. 1, S. 19; [Männer:] Voelske, Zeiten und Menschen (1969), o.S.; **164 B**: [Hufeland:] Haehl, Hahnemann (1922), Bd. 1, S. 139; [Männer:] Voelske, Zeiten und Menschen (1969), o.S.; **166 A**: [Moritz Müller:] King, History of Homoeopathy (1905), Bd. 1, S. 30; [Universität Leipzig:] Foto: Hans-Jürgen Donner, Leipzig; in: Seiler, Entwicklung von Hahnemanns Praxis (1988), S. 14; **170**: [Stapf; Groß; Hartmann; Rummel:] King, History of Homoeopathy (1905), Bd. 1, S. 19, 23, 28, 37; [Schrön; Arnold:] Tischner, Geschichte der Homöopathie, Bd. 3 (1937/1998), S. 486, 490; [Grießelich:] Haehl, Hahnemann (1922), Bd. 1, S. 438; **174**: [Hering:] King, History of Homoeopathy (1905), Bd. 2, S. 54; [Lachesis:] King, History of Homoeopathy (1905), Bd. 1, S. 141; [von Bönninghausen:] Haehl, Hahnemann (1922), Bd 1, S. 430; [Lutze:] Arthur Lutze, Selbstbiographie (1866), Fontispiz; [Lutze-Klinik:] E. A. Lutze, Dr. Arthur Lutze's Tischreden (1890), S. 68; **178 A**: [Rademacher:] Rademacher, Rechtfertigung der ... Erfahrungsheillehre, 3. Ausg. (1848/1939), o.S.; **178 B**: [Buchner:] Foto, Stadtarchiv München; [Prießnitz:] Zur Geschichte der Naturheilkundebewegung (1934), S. 41; **180 A**: [Anatomie der Rückenmuskulatur:] Sobotta/Becher, Atlas der Anatomie des Menschen, Bd. 1 (1972), S. 142; [Clotar Müller:] Haehl, Hahnemann (1922), Bd. 1, S. 450; [Hörrohr:] Inst. f. Gesch. d. Med. d. Robert Bosch Stiftung, Stuttgart; **180 B**: [von Grauvogl:] Haehl, Hahnemann (1922), Bd. 1, S. 461; **182 A**: [Lutze:] Foto; im Besitz der Bach-Gedenkstätte Schloß Köthen / Historisches Museum für Mittelanhalt; **182 B**: [Schüßler:] Feichtinger/Mandl/Niedau, Handbuch der Biochemie nach Dr. Schüßler (1999); [Mattei; Zimpel:] Müller-Jahncke/Reichling, Arzneimittel der Besonderen Therapierichtungen (1996); **182 C**: [Wimpel:] Familie Götze, Röhrsdorf; **184 A**: [Krankenhaus Leipzig:]

Allg. hom. Ztg. 116 (1888), S. 177; [Krankenhaus Berlin:] Homöopathische Rundschau 3 (1905), S. 4; [Krankenhaus München, Paul-Heyse-Straße:] Krankenhaus für Naturheilweisen (1968), S. 5; **186**: [von Bakody; Arndt:] Tischner, Geschichte der Homöopathie, Bd. 4 (1939/1998), S. 609, 688; [Schulz] Prospekt zu: Hugo Schulz, Wirkung und Anwendung der deutschen Arzneipflanzen (1929); [Bier; Stiegele; Wapler:] Tischner, Geschichte der Homöopathie, Bd. 4 (1939/1998), S. 758, 708; [Bastanier:] Leipziger Populäre Zschr. für Homöopathie (1928), Sonderbeilage; **188 A**: [Biers Abschiedsvorlesung:] Foto: Inst. f. Gesch. d. Med. d. FU Berlin; in: Ausstellungs-Katalog Homöopathie (1996), S. 72; [Dozenten:] Foto: Inst. f. Gesch. d. Med. d. Robert Bosch Stiftung, Stuttgart; **188 B**: [Kongreß der Homöop. Liga:] Foto: Ullstein Bilderdienst, Berlin; [Vereinsfeier in Röhrsdorf:] Foto: Familie Götze, Röhrsdorf; **188 C**: [Virchow-Krankenhaus:] Foto: Landesarchiv Berlin; [Donner:] Allg. hom. Ztg. 201 (1956), S. 255; [Rabe] Allg. hom. Ztg. 205 (1960), S. 42; [Schoeler:] Allg. hom. Ztg. 200 (1955), S. 1; **190 A**: [Robert Bosch Krankenhaus:] Foto: Der Boschzünder (1940); Inst. f. Gesch. d. Med. d. Robert Bosch Stiftung, Stuttgart; [Stiegele; Leeser:] Allg. hom. Ztg. 201 (1956), S. 395, 81; [Ritter:] Allg. hom. Ztg. 222 (1977), S. 116; [Mezger:] Allg. hom. Ztg. 221 (1976), S. 244; **190 B**: [Kent:] Kent, Zur Theorie der Homöopathie (1996); [Austin:] King, History of Homoeopathy (1905), Bd. 4, S. 153; [Schmidt:] Zschr. f. klass. Hom. 31 (1987), S. 223; [Flury:] Zschr. f. klass. Hom. 21 (1977), S. 164 sowie Allg. hom. Ztg. 222 (1977), S. 197; [Voegeli:] Zschr. f. klass. Hom. 32 (1988), S. 217; [Künzli:] Homoeopathic Links 5 (1992), S. 4; [Hahnemann-Briefmarke:] Deutsche Post; **192 A**: [Sendboten:] Tischner, Geschichte der Homöopathie, Bd. 4 (1939/1998), S. 722; **192 B**: [Jahrbuch von Madaus:] Madaus, Radebeul (1931); Inst. f. Gesch. d. Med. d. Robert Bosch Stiftung, Stuttgart; [Werbung von Schwabe:] Schwabe, Spezielles Illustriertes Preisverzeichnis der homöopathischen Central-Apotheke (1890), S. 14; Inst. f. Gesch. d. Med. d. Robert Bosch Stiftung, Stuttgart; **194 A**: [Dorcsi] Foto: © Jan Roeder; in: Hom. Zschr. (1997), S. 6; [von Quarin:] Haehl, Hahnemann (1922), Bd. 1, S. 21; **194 B**: [Wiener Homöopathen:] Tischner, Geschichte der Homöopathie, Bd. 4 (1939/1998), S. 624; **196 A**: [Schmidt:] Horst Barthel, Homöopathische Schätze von und mit Pierre Schmidt (1994), S. 2; [Geographische Verteilung:] nach einer Grafik: © Lukas Fäh, Schweiz; in: Dinges, Weltgeschichte der Homöopathie (1996), S. 105; [Künzli] Homoeopathic Links 5 (1992), S. 4; [Spinedi:] Foto: © Dario Spinedi; **196 B**: [Wegbereiter:] nach einem Foto: © Lukas Fäh, Schweiz; in: Dinges, Weltgeschichte der Homöopathie (1996), S. 104; **198**: [Apotheke; Reinigung; Abfüllung; Auslieferung:] Fotosammlung des Fonds documentaire Boiron, Lyon; [Gallavardin:] Gallavardin, Psychismus und Homöopathie, 1987, S. 2; **200**: [Quin:] Foto: © Philipp A. Nicholls/ Peter Morrell; in: Dinges, Weltgeschichte der Homöopathie (1996), S. 187; [Queen Elizabeth II.:] Margery Blackie, The patient, not the cure (1976), o.S.; mit freundlicher Genehmigung des „Blackie Foundation Trust"; **202**: [Italien-Karte:] Putzger, Historischer Weltatlas (1972), © Cornelsen Verlag, Berlin, S. 100; [Postkarte mit Apotheke:] Alberto Lodispoto, Storia della Omeopatia in Italia (1987), Abb. 6; in: Dinges, Weltgeschichte der Homöopathie (1996), S. 242, 252; [Mangialavori:] Foto: © Massimo Mangialavori; [Ligakongreß] Allg. hom. Ztg. 205 (1960), S. 61; **204**: [Unterrichtsraum; Behandlungsraum; Krankensaal:] Fotos: © Arturo Jimenez Verdú, Sociedad Hahnemanniana Matritense; in: Dinges, Weltgeschichte der Homöopathie (1996), S. 221, 217, 219; **206**: [Scholten:] Foto: © Jan Roeder; in: Hom. Zschr. (1997), S. 8; [Geukens:] Foto: © Harry van der Zee; in: Homoeopathic Links 10 (1997), S. 196; **208**: [Hausapotheke; Bäder; Operationssaal:] © The Medical History Museum, Institute of Public Health, University of Copenhagen; **210 A**: [Drzewiecki:] Europ. Journal für klass. Homöopathie 1 (1995), S. 33; **212**: [Popov:] Cahier du Groupment Hahnemannien du Docteur P. Schmidt (1999), S. 61; **214 A**: [von Brukenthal:] Bildarchiv Preußischer Kulturbesitz, Berlin; [Gouverneurspalast:] Schweitzer, Ikonographie Hahnemanns, S. 155; **214 B**: [histor. Karte:] Putzger, Historischer Weltatlas (1972), © Cornelsen Verlag, Berlin, S. 102/103.; **216**: [Almási; von Bakody:] Allg. hom. Ztg. 221 (1976), S. 230, 231; [Vithoulkas:] Foto: © Jan Roeder; Homöopathie Zschr. (1994), S. 63; [Akademie:] Europ. Journal f. klass. Hom. 1 (1995), Nr. 3-4, Titelbl.; **218**: [Lehrkörper:] King, History of Homoeopathy (1905), Bd. 2, S. 94; [Gram; Detwiller:] King, History of Homoeopathy (1905), Bd. 1, S. 46, 129; [Kent:] Kent, Repertory of the homoeopathic materia medica, 3. Aufl. (1924), o.S.; [J. H. Allen] King, History of Homoeopathy (1905), Bd. 3, S. 263; [Zeitschriften:] King, History of Homoeopathy (1905), Bd. 2, S. 15; [Hahnemann-Denkmal:] Foto: © Winfried Heinze, London; in: Ausstellungs-Katalog Homöopathie (1996), S. 109; **220 A**: [Hahnemann-Villa:] Baldwin Room, Metropolitan Toronto Reference Library, Toronto; in: Dinges, Weltgeschichte der Homöopathie (1996), S. 311; **220 B**: [Operationssaal:] Grace Hospital Album, University Health Network or Archives, Toronto; **222 A**: [Apotheke:] Ciencia Hoje 7 (1988), S. 59; **222 B**: [Schüttelmaschine:] Benoît Mure, Doctrine de l'école de Rio de Janeiro et pathogénésis brésilienne (1849), S. 42; **224**: [Paschero:] Foto mit freundlicher Genehmigung von Kurt-Hermann Illing; in: Zschr. f. klass. Hom. 31 (1987), S. 243; [Masi:] Prospekt zu: 1. Internationaler Homöopathie-Kongreß (1998), S. 9; **226**: [Sherpa:] Homoeopathic Links 10 (1997), S. 7; [Sankaran:] Prospekt zu: A celebration of women homeopaths & Rajan Sankaran, The unified thread (1996), S. 4; [Ambulanz:] Foto: © Ute Schumann; in: Ausstellungs-Prospekt Homöopathie 1796-1996 (1996), o.S.

Trotz ausführlicher Recherche war es uns leider nicht in allen Fällen möglich, die Rechteinhaber zu ermitteln. Wir bitten daher weitere Rechteinhaber, sich ggf. an den Verlag zu wenden.

Personenregister

Sachregister

ISBN 3-8304-7054-1